Kist   Caspary   Lentze (Hrsg.)   Ökosystem Darm VII

Springer

Berlin
Heidelberg
New York
Barcelona
Budapest
Hongkong
London
Mailand
Paris
Santa Clara
Singapur
Tokio

M. Kist   W. F. Caspary   M. J. Lentze (Hrsg.)

Ökosystem Darm VII

Funktionsstörungen
Pädiatrische Gastroenterologie
Mikrobiologie
Klinische Manifestation

Mit 90 Abbildungen und 40 Tabellen

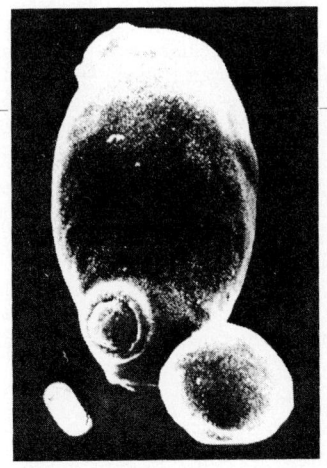

**Expertenrunde
Darmerkrankungen**

Garmisch-Partenkirchen
Februar 1996

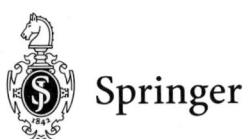 Springer

Prof. Dr. med. *Manfred Kist*
Albert-Ludwigs-Universität
Institut für Medizinische Mikrobiologie und Hygiene
Hermann-Herder-Straße 11, D-79104 Freiburg i. Br.

Prof. Dr. med. *Wolfgang F. Caspary*
Medizinische Klinik, Universitätsklinikum
Schwerpunkte: Gastroenterologie/Hepatologie
und Pneumologie/Allergologie
Theodor-Stern-Kai 7, D-60590 Frankfurt a. M.

Prof. Dr. med. *Michael J. Lentze*
Rheinische Friedrich-Wilhelms-Universität
Zentrum für Kinderheilkunde
Allgemeine Pädiatrie und Poliklinik
Adenauerallee 119, D-53113 Bonn

ISBN 3-540-61817-1 Springer-Verlag Berlin Heidelberg New York

Die Deutsche Bibliothek – CIP-Einheitsaufnahme
Ökosystem Darm VII : Funktionsstörungen, Pädiatrische Gastroenterologie,
Mikrobiologie, Klinische Manifestation ; mit 40 Tabellen / Expertenrunde
Darmerkrankungen, Garmisch-Partenkirchen, Februar 1996. M. Kist ... (Hrsg.). –
Berlin ; Heidelberg ; New York ; Barcelona ; Budapest ; Hongkong ; London ;
Mailand ; Paris ; Santa Clara ; Singapur ; Tokio : Springer, 1996
   ISBN 3-540-61817-1
NE: Kist, Manfred [Hrsg.]; Expertenrunde Darmerkrankungen <7, 1996, Garmisch-Partenkirchen>

Umschlaggestaltung: Springer-Verlag, Design & Production
Satz und Reproduktionen: Renner Typografie & Satz, Wiesenbach
Druck- und Weiterverarbeitung: Beltz, Hemsbach
SPIN: 10539213   23/3134 – 5 4 3 2 1 0 – Gedruckt auf säurefreiem Papier

Vorwort

Eine landesweite Epidemie in Japan mit über 1000 Erkrankten, hervorgerufen durch *enterohämorrhagische Escherichia coli* (EHEC), hat im Spätsommer 1996 weltweit besorgte Aufmerksamkeit über die zunehmende Bedeutung neuer Krankheitserreger ausgelöst. Bereits im vergangenen Jahr trat dieser Erreger auch in Europa vermehrt in Erscheinung, wobei besonders das *hämolytisch-urämische Syndrom* als schwere extraintestinale Komplikation wegen seiner Folgeschäden und wegen seiner hohen Letalität klinische Priorität hat. Parallel dazu wurden große Fortschritte bei der Aufklärung der Virulenzausstattung von EHEC erzielt. Bei *Clostridium difficile*, der infektiösen Ursache der *antibio-tika-assoiziierten Kolitis*, gelang ebenfalls 1995 ein Durchbruch in der Erforschung der molekularen Grundlagen der toxinbedingten Pathogenese dieses klinisch außerordentlich bedeutsamen Krankheitsbildes. Beide Beispiele zeigen augenfällig, daß Fortschritte bei der Erforschung, Diagnostik, Therapie und Bekämpfung solcher Erkrankungen auf eine enge interdisziplinäre Kooperation angewiesen sind. Die Expertenrunde „Darmerkrankungen", bei der sich klinische Gastroenterologen und Immunologen, Pädiater, Mikrobiologen, Toxikologen und Pathologen im Februar 1996 bereits zum 7. Mal in Garmisch-Partenkirchen zusammenfanden, hat sich diesen interdisziplinären Austausch auf die Fahne geschrieben. Weitere hochaktuelle Themen der Tagung waren neue Befunde zu NSAR bei der Entstehung gastrointestinaler Tumoren sowie zur Rolle von Wachstumsfaktoren und Zelladhärenzmolekülen bei diesen Erkrankungen, weiterhin der Stand der Forschung zur intestinalen Barrierefunktion und bakteriellen Translokation. Die pädiatrische Gastroenterologie ist durch Beiträge zur Zöliakie und zum Problem der Nahrungsmittelallergien repräsentiert. Die zystische Fibrose, die im besonderen Maße eine enge interdisziplinäre Zusammenarbeit erfordert, setzte den Schlußpunkt unter 3 Tage intensiver Diskussion.

Die Herausgeber danken den Beitragsautoren für die Überlassung der publikationsfähigen Manuskripte; ihr Abdruck soll die Informationen und Erkenntnisse der Expertenrunde einem weiteren fachlich interessierten Kreis in komprimierter Form zugänglich machen und damit einen weiteren Beitrag zur Förderung der interdisziplinären Medizin leisten.

Unser Dank gilt vor allem auch den Förderern der interdisziplinären Diskussionsrunden, Herrn Frank Burmeister und Herrn Dr. Hasso Holst, Fa. Thiemann Arzneimittel GmbH, die – mit großem persönlichen Engagement – diese wissenschaftliche Veranstaltung finanziell unterstützt haben.

Freiburg i. Br., im November 1996   *Manfred Kist*
                                                                        Wolfgang F. Caspary
                                                                        Michael J. Lentze

Inhaltsverzeichnis

III. Gastrointestinale Onkologie

(Herausgeber: W. F. Caspary)

IV. Physiologie und Pathophysiologie der intestinalen Barrierefunktion

(Herausgeber: W. F. Caspary)

V. Pädiatrische Gastroenterologie

(Herausgeber: M. J. Lentze)

VI. Mukoviszidose –
eine interdisziplinäre Herausforderung

(Herausgeber: M. J. Lentze)

Festvortrag

Verzeichnis der erstgenannten Autoren

Prof. Dr. med. Dr. rer. nat. *Klaus Aktories*
Institut für Pharmakologie und Toxikologie, Abt. 1
Albert-Ludwigs-Universität, Hermann-Herder-Straße 5, D-79104 Freiburg i. Br.

Prof. Dr. med. *Jochen Bockemühl*
Hygiene-Institut Hamburg
Abteilung Bakteriologie
Marckmannstraße 129a, D-20539 Hamburg

Prof. Dr. med. *Wulf Brands*
Kinderchirurgische Klinik
Städtische Kliniken Karlsruhe, Karl-Wilhelm-Straße 1, D-76131 Karlsruhe

Prof. Dr. med. *Wolfgang F. Caspary*
Medizinische Klinik, Universitätsklinikum
Schwerpunkte: Gastroenterologie/Hepatologie und Pneumologie/Allergologie
Theodor-Stern-Kai 7, D-60590 Frankfurt a. M.

Dr. med. *Axel Dignass*
Abteilung Gastroenterologie
Medizinische Klinik und Poliklinik
Universitätsklinikum Essen, Hufelandstraße 55, D-45122 Essen

Priv.-Doz. Dr. med. *Christoph von Eichel-Streiber*
Verfügungsgebäude für Forschung und Entwicklung
Institut für Medizinische Mikrobiologie
Johannes-Gutenberg-Universität, Obere Zahlbacherstraße 63, D-55131 Mainz

Priv.-Doz. Dr. med. *Thomas Frieling*
Abteilung Gastroenterologie
Medizinische Einrichtungen
Heinrich-Heine-Universität, Moorenstraße 5, D-40225 Düsseldorf

Prof. Dr. med. *Volker Gross*
Klinik und Poliklinik für Innere Medizin I
Universität Regensburg, Franz-Josef-Strauß-Allee 11, D-93042 Regensburg

Dr. med. *Wolfgang Holtmeier*
Medizinische Klinik II
Universitätsklinikum, Theodor-Stern-Kai 7, D-60590 Frankfurt a. M.

Prof. Dr. med. *Helge Karch*
Institut für Hygiene und Mikrobiologie
Josef-Schneider-Straße 2, D-97080 Würzburg

Priv.-Doz. Dr. med. *Klaus-Michael Keller*
Rheinische Friedrich-Wilhelms-Universität
Zentrum für Kinderheilkunde
Allgemeine Pädiatrie und Poliklinik, Adenauerallee 119, D-53113 Bonn

Dr. med. *Sibylle Koletzko*
Kinderpoliklinik der Ludwig-Maximilians-Universität
Pädiatrische Gastroenterologie, Pettenkoferstraße 8a, D-80336 München

Priv.-Doz. Dr. rer. nat. *Gabor Kottra*
Zentrum der Physiologie
Universitätsklinikum, Theodor-Stern-Kai 7, D-60590 Frankfurt a. M.

Prof. Dr. med. *Bernhard Lembcke*
Zentrum Innere Medizin
Klinikum der J.W. Goethe-Universität
Theodor-Stern-Kai 7, D-60596 Frankfurt a. M.

Prof. Dr. med. *Michael J. Lentze*
Rheinische Friedrich-Wilhelms-Universität
Zentrum für Kinderheilkunde
Allgemeine Pädiatrie und Poliklinik, Adenauerallee 119, D-53113 Bonn

Prof. Dr. med. *Klaus Loeschke*
Abteilung Gastroenterologie
Klinikum Innenstadt der Ludwig-Maximilians-Universität
Medizinische Klinik, Ziemssenstraße 1, D-80336 München

Priv.-Doz. Dr. rer. soc. Dr. rer. pol. *Dieter S. Lutz*
Institut für Friedensforschung und Sicherheitspolitik
Falkenstein 1, D-22587 Hamburg

Dr. med. *Hans-Georg Posselt*
Klinikum der J.W. Goethe-Universität
Zentrum der Kinderheilkunde
Klinik für Kinderheilkunde I, Theodor-Stern-Kai 7, D 60590 Frankfurt a. M.

Prof. Dr. med. *Christian Rieger*
Klinik für Kinder- und Jugendmedizin
der Ruhr-Universität Bochum
St. Joseph-Hospital, Alexandrinenstraße 5, D-44791 Bochum

Prof. Dr. med. *Gotthard Ruckdeschel*
Klinikum Großhadern
Medizinische Mikrobiologie
Max von Pettenkofer-Institut für Hygiene und Medizinische Mikrobiologie
Marchioninistraße 15, D-81377 München

Dr. med. *Hans-Ulrich Schmidt*
Krankenhaus Schwabing
Institut für Medizinische Mikrobiologie, Immunologie und Krankenhaushygiene
Kölner Platz 1, D-80804 München

Dr. med. *Herbert Schmidt*
Institut für Hygiene und Mikrobiologie der Universität Würzburg
Josef-Schneider-Straße 2, D-97080 Würzburg

Priv.-Doz. Dr. med. *Heino Skopnik*
Kinderklinik des Stadtkrankenhauses Worms
Gabriel von Seidl-Straße 81, D-67550 Worms

Priv.-Doz. Dr. med. *Andreas Stallmach*
Innere Medizin II
Universitätskliniken des Saarlandes, D-66424 Homburg

Dr. Dr. med. *Jürgen Stein*
Abteilung Gastroenterologie
Medizinische Klinik II
Universitätsklinikum, Theodor-Stern-Kai 7, D-60590 Frankfurt a. M.

Prof. Dr. med. *Stephan Strobel*
Dept. of Paediatrics and Clinical Immunology
Institute of Child Health
and Great Ormond Street Hospital for Children NHS Trust
30 Guilford Street, London WC1N 1EH, U.K.

Dr. *Christoph Winckler*
Institut für Veterinär-Physiologie
Justus-Liebig-Universität, Frankfurter Straße 100, D-35392 Gießen

Priv.-Doz. Dr. med. *Klaus-Peter Zimmer*
Universitätskinderklinik
Allgemeine Pädiatrie
Westfälische Wilhelms-Universität, Albert-Schweitzer-Straße 33, D-48129 Münster

Priv.-Doz. Dr. med. *Lothar-Bernd Zimmerhackl*
Allgemeine Pädiatrie
Universitäts-Kinderklinik, Mathildenstraße 1, D-79106 Freiburg i. Br.

I. Enterohämorrhagische Escherichia coli (EHEC)

(Herausgeber: M. Kist)

Epidemiologie der EHEC-Infektionen: Wirkliche Bedrohung oder Presse-Popanz?

J. Bockemühl, H. Karch

Einleitung

Enterohämorrhagische Escherichia coli (EHEC) sind eine neue, erst seit 1982 bekannte Gruppe darmpathogener E. coli, die zur wäßrigen bis blutig-wäßrigen Kolitis führen und insbesondere bei Kindern unter 6 Jahren im Anschluß an die Darmsymptome ein hämolytisch-urämisches Syndrom (HUS) mit Hämolyse, Nierenversagen und u. U. neurologischen Symptomen zur Folge haben können. EHEC besitzen durch ihre ausgeprägte Säuretoleranz und durch überwiegend extrachromosomal determinierte Virulenzfaktoren eine hohe Anpassungsfähigkeit und Tendenz zur Ausbreitung.

Obwohl in der deutschen und internationalen Fachliteratur umfassende Berichte über die klinische, mikrobiologische und epidemiologische Bedeutung der Erreger vorliegen [4, 10, 21, 22, 23, 26], werden EHEC und die durch sie hervorgerufenen Erkrankungen in der Öffentlichkeit eher sensationell als sachlich behandelt. Überschriften wie „Mysteriöse Bakterienseuche tötet Kinder", „Nach BSE: Bayern zittert vor neuen Killerbakterien", „Die Keimbombe im Kuhstall" oder „Der Coli-Erreger lauert auch in der Mettwurst" führen einerseits zur Verunsicherung, andererseits aber auch zur Abwertung der Gefahr mit dem Hinweis, die Problematik sei ein übertriebener und hochgespielter Presse-Popanz.

Nachdem in den vergangenen 10 Jahren EHEC-Infektionen in Deutschland überwiegend in sporadischer Form oder als kontrollierte Ausbrüche in Erscheinung getreten sind, ist es im Winter und Frühjahr 1995/96 in Bayern erstmals zu einer epidemischen Ausbreitung mit über 50 HUS- und 7 Todesfällen gekommen [18, 34], die es geboten erscheinen lassen, die derzeitige Situation und Bedeutung der Erreger anhand der für Deutschland vorliegenden Daten darzustellen.

Definition

Die Nomenklatur der Erreger ist international nicht einheitlich. Neben der Bezeichnung enterohämorrhagische E. coli (EHEC) für vollvirulente Keime mit Nachweis der phagenkodierten Bildung von Zytotoxin, des plasmidkodierten

M. Kist et al. (Hrsg.) Ökosystem Darm VII
© Springer-Verlag Berlin Heidelberg 1996

Tabelle 1. Serovare und Virulenzmarker bei EHEC-Stämmen von Patienten, untersucht in Würzburg und Hamburg 1994–1995 (Nach Bockemühl u. Karch 1996 [10])

Hämolytisch-urämisches Syndrom-Fälle	
69 x O157 (78,4 %)	*eae*A-Gen 100 %, EHEC-*hly* 100 %
10 x O26 (11,4 %)	*eae*A-Gen 100 %, EHEC-*hly* 100 %
4 x O111 (4,5 %)	*eae*A-Gen 100 %, EHEC-*hly* 100 %
5 x andere (5,7 %)	*eae*A-Gen 20 %, EHEC-*hly* 40 %
Enteritis-Fälle	
19 x O157 (43,2 %)	*eae*A-Gen 100 %, EHEC-*hly* 100 %
9 x O26 (20,5 %)	*eae*A-Gen 100 %, EHEC-*hly* 100 %
4 x O111 (9,1 %)	*eae*A-Gen 100 %, EHEC-*hly* 50 %
12 x andere (27,3 %)	*eae*A-Gen 33 %, EHEC-*hly* 58 %

EHEC-Hämolysins und Anwesenheit des chromosomalen *eae*-Gens (Intimin) werden Bezeichnungen wie Shiga-like Toxin- (SLTEC) oder Verotoxin-bildende E. coli (VTEC) für Stämme verwendet, bei denen das Virulenzplasmid nicht vorhanden ist. Die Umbenennung der Shiga-like Toxine (= Verotoxine) in Shigatoxine [12] bringt eine erneute Namensänderung mit sich. Da aber die extrachromosomalen Gene spontan oder nach Kulturpassage sehr schnell verloren gehen bzw. das EHEC-Hämolysin nicht immer phänotypisch exprimiert wird, verwenden wir die Bezeichnung EHEC einheitlich für alle pathogenen E. coli-Stämme, die unter Bildung von Zytotoxinen (Shigatoxine) zur Kolitis und zum HUS befähigt sind. Aufgrund der jetzt vorliegenden Erfahrung trifft dies, wenn auch mit unterschiedlicher Häufigkeit, im Prinzip für alle Shigatoxin-bildenden E. coli zu (s. Tabelle 1).

Krankheitsbilder

Die Infektion führt nach einer Inkubation von ca. 2–5 Tagen zur Durchfallerkrankung, die unterschiedlich schwer als milder wäßriger Durchfall bis hin zur schmerzhaften, blutig-wäßrigen Kolitis in Erscheinung treten kann. Kolikartige Bauchkrämpfe und u.U. häufige, schmerzhafte Entleerungen weisen auf die Infektion des Dickdarmes hin und führen den Patienten bei ausgeprägtem Krankheitsbild in der Regel in ärztliche Behandlung. Erbrechen kann in etwa der Hälfte der Fälle auftreten, die Körpertemperatur ist nicht oder nur leicht erhöht, fäkale Leukozyten fehlen. Differentialdiagnostisch muß an Darminfektionen mit invasiven Erregern gedacht werden (Campylobacter, Salmonellen, Shigellen, Yersinien), ferner an Colitis ulcerosa, Morbus Crohn, Invagination oder Appendizitis [36]. In der Regel heilt die Krankheit unbehandelt nach 6–10 Tagen ab.

Ältere Menschen und besonders Kinder unter 6 Jahren entwickeln in 5–10 % der Fälle ein hämolytisch-urämisches Syndrom, das sich etwa 8 (3–12) Tage nach Beginn des Durchfalls manifestiert. Dieser lebensbedrohende Zustand ist durch eine mikroangiopathische hämolytische Anämie mit Fragmentierung der Thrombozyten, Thrombozytopenie und Nephropathie mit Protein- und Hämaturie gekennzeichnet. Dialysepflichtige Oligo- oder Anurie, Hypertonie, zerebrale Krampfanfälle und Beteiligung anderer Organe (z.B. Lunge), die einzeln oder in Kombination auftreten können, sind Zeichen eines schweren Verlaufs, der in etwa 10 % tödlich endet und in 15–30 % eine dauerhafte Schädigung in Form lebenslanger Niereninsuffizienz, Bluthochdruck oder zentralnervöser Schädigung zur Folge hat. Inwieweit das beim erwachsenen Patienten gelegentlich auftretende, histopathologisch verwandte Syndrom der thrombotisch-thrombozytopenischen Purpura (TTP, Moschkowitz-Syndrom) auf EHEC-Zytotoxine zurückzuführen ist, wird derzeit nicht einheitlich beurteilt.

Inzidenz, Ausscheidungsdauer und Saisonalität

Da eine EHEC-Meldepflicht nur in Bayern (seit 1. April 1996) besteht [1], können zur Schätzung der Inzidenz menschlicher EHEC-Infektionen in Deutschland bisher nur Ergebnisse gezielter Untersuchungsreihen, labordiagnostisch erfaßter Einzelfälle sowie Häufungen von HUS herangezogen werden [vgl. 10].

Inzidenz bei hospitalisierten Kindern. 1991–1995 wurden in Zusammenarbeit mit zwei Kinderkliniken nahezu alle in Würzburg hospitalisierten Enteritispatienten unter 16 Jahren auf EHEC untersucht. Die in Abb. 1 dargestellten Ergebnisse beruhen auf einer durchgehend einheitlichen Nachweismethodik (kulturelle Anzucht, PCR-Screening, DNS-Hybridisierung zur Identifizierung der Erreger) und zeigen für 1991-1994 eine deutliche Zunahme der Infektionen von 0,4 auf 2,8 %, die sich 1995 nicht mehr fortsetzte (2,5 %).

Die 1994 durchgeführten Untersuchungen wurden von Huppertz et al. [19] analysiert. EHEC erwiesen sich nach Salmonella (13,5 %) und vor Campylobacter (1,3 %) als zweithäufigste bakterielle Enteritiserreger. Die Inzidenzrate unter Berücksichtigung der Altersverteilung der unterfränkischen Bevölkerung betrug 12,5 hospitalisierte EHEC-Infektionen pro 100.000 Kinder unter 16 Jahren bzw. 33 pro 100.000 Kinder unter 6 Jahren.

Sporadische Erkrankungen. Routineuntersuchungen von Stuhlproben enteritischer Patienten im Hamburger Institut führten 1994 zu einer Nachweisrate von 1 % (2/192) bzw. 1995 von 2,4 % (6/249). In Würzburg wurden EHEC 1994 in 5,3 % (3/57) bzw. 1995 in 3,3 % (8/245) der Stuhlproben nachgewiesen. Hierbei handelte es sich um reine Routineuntersuchungen, Befunde im Zusammenhang mit gezielten Studien sind in diesen Zahlen nicht enthalten. Die Ergebnisse zeigen, daß bei umfassender Labordiagnostik enteritischer Stuhlproben in 1–3 (–5) % der Fälle mit dem Nachweis von EHEC zu rechnen ist.

Hämolytisch-urämisches Syndrom (HUS). Wie an anderer Stelle ausführlich dargestellt [10], wurden EHEC 1994 bei 57 von 202 (28,2 %) bzw. 1995 bei 51 von 145 HUS-Patienten (35,2 %) aus dem gesamten Bundesgebiet bakteriologisch und/oder serologisch nachgewiesen (Antikörpernachweis gegen O157-LPS [6, 7]).

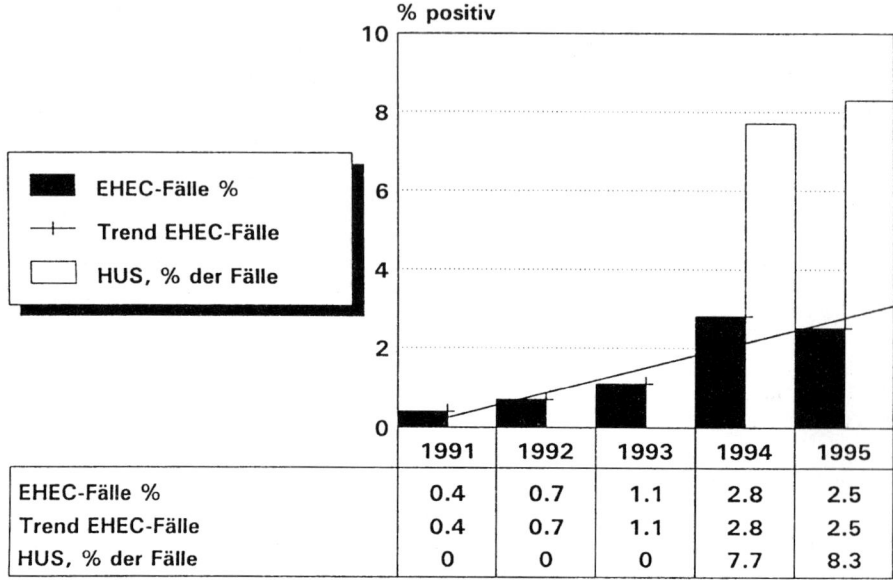

	1991	1992	1993	1994	1995
EHEC-Fälle %	0.4	0.7	1.1	2.8	2.5
Trend EHEC-Fälle	0.4	0.7	1.1	2.8	2.5
HUS, % der Fälle	0	0	0	7.7	8.3

Abb. 1. Inzidenz von EHEC-Infektionen bei hospitalisierten Kindern unter 16 Jahren mit Enteritis in zwei Kinderkliniken in Würzburg (1991–1995) (Nach Bockemühl u. Karch 1996 [10])

Die Aufklärungsrate von HUS-Fällen wird durch mehrere Faktoren maßgeblich beeinflußt:

a) Wenn die Stuhlentnahme erst beim beginnenden oder bereits manifesten HUS erfolgt, ist die Zahl ausgeschiedener Erreger bereits gering und der kulturelle Nachweis erschwert.

b) In etwa 20 % der 1994/95 untersuchten Fälle waren die Patienten, z.T. über mehrere Tage, mit Antibiotika behandelt worden; in der Kultur ließen sich häufig keine coliformen Keime der physiologischen Darmflora mehr nachweisen.

c) Bei etwa der Hälfte der HUS-Patienten wurde entweder nur eine Serum- oder eine Stuhlprobe eingesandt, nicht aber beides, wie es zur Optimierung der diagnostischen Sensitivität erforderlich wäre.

d) Mit der etablierten Methode des O157-LPS-Antikörpernachweises können nur Infektionen durch E. coli O157, nicht aber das große Spektrum anderer EHEC-Serovare erfaßt werden. Retrospektiv haben wir 35 O157-Antikörper-negative Seren von HUS-Patienten gegen LPS-Antikörper der Serogruppen O26, O103 und O111 getestet. Hiervon zeigten je 2 Seren eine IgM-Reaktivität gegen O26 bzw. O111, und ein Serum reagierte mit O103-LPS.

Wie wir kürzlich gezeigt haben, ließen sich 1995 bei unbehandelten und frühzeitig mit aufwendiger kultureller, molekularbiologischer und serologischer Diagnostik untersuchten HUS-Patienten 70 % der Fälle auf EHEC zurückführen

[25]. Dieser Prozentsatz liegt etwas niedriger als die von Bitzan und Mitarbeitern [8] publizierten Befunde einer mitteleuropäischen prospektiven Multicenter-Studie der Jahre 1986-1991 mit einem EHEC-Nachweis in 86 % der Fälle. Ein Grund für die trotz verbesserter Methodik heute geringere Nachweisrate liegt im Erregerwandel mit deutlicher Zunahme der anderen, nicht zu O157 gehörenden EHEC-Serovare, auch bei HUS-Fällen (s. Tabelle 1).

Von HUS-Patienten wurden 1994/95 in rund 94 % Stämme isoliert, die neben der Bildung von Shigatoxinen auch die Gene für Intimin (*eae*A) und EHEC-Hämolysin (EHEC-*hly*) besaßen. Jedoch hatten nahezu 6 % der Isolate von HUS und 27 % der Stämme von Enteritispatienten ein unvollständiges Muster von Virulenzfaktoren und gehörten zu verschiedenen Serovaren (s. Tabelle 1). Dies zeigt, in Übereinstimmung mit anderen Autoren [16, 28], daß nach derzeitigem Kenntnisstand allen Shigatoxin-produzierenden E. coli ein pathogenes Potential zugestanden werden muß.

Ausbrüche. EHEC-Infektionen treten infolge des unterschiedlichen Schweregrades der Erkrankungen in der Regel als sporadische Fälle in Erscheinung und werden deshalb von Amts wegen meist nicht weiter verfolgt oder bekämpft. Epidemiologische Zusammenhänge werden daher nur erkannt, wenn Krankheitshäufungen in einer umschriebenen Gemeinschaft auftreten, wie z.B. 1992 in einer Kindertagesstätte in Mecklenburg [31]. Regionale Häufungen von HUS als Indikatoren größerer EHEC-Ausbrüche sind in Deutschland vereinzelt bekannt geworden, so 1988 in einer Gemeinde in Oberbayern (6 HUS-Fälle durch Sorbit-positive EHEC O157:H⁻ [23]), 1994 im Münsterland/Emsland (15 HUS-Fälle durch EHEC O157:H7 [33] und 1995/96 in Bayern (über 50 HUS-Fälle [18, 34]). Bei der letztgenannten Epidemie wurden überwiegend Sorbit-positive EHEC O157:H⁻ nachgewiesen.

Untersuchungen in Deutschland über die EHEC-Ausscheidungsdauer nach akuter Enteritis und/oder HUS haben in Übereinstimmung mit Berichten der internationalen Literatur [vgl. 29] eine durchschnittliche Ausscheidung von 2–3 Wochen ergeben [11, 24; Ludwig et al., pers. Mitt.]. Karch u. Mitarb. [24] wiesen jedoch bei 13 % ihrer Patienten die Erreger länger als einen Monat nach; die Ausscheidung war bei einigen Patienten intermittierend. Besondere epidemiologische Bedeutung dürfte der wiederholt belegten Langzeitausscheidung zukommen, die bei einzelnen Rekonvaleszenten über 4–5 Monate nachgewiesen wurde [24, 29; Ludwig et al., persönliche Mitteilung]. Hieraus ergibt sich die Notwendigkeit für den öffentlichen Gesundheitsdienst, Patienten mit EHEC-Infektionen wie bei Salmonellosen und Shigellosen bis zum Vorliegen von drei negativen Stuhlproben zu überwachen.

EHEC-Infektionen werden in Deutschland überwiegend von April – Juni – September, d.h. in der wärmeren Jahreszeit, beobachtet [19, 31; eigene unveröffentlichte Befunde]. Diese typische Saisonalität, möglicherweise beeinflußt durch eine schnellere Vermehrung der Erreger in Lebensmitteln bei erhöhten Außentemperaturen, ist jedoch nicht verläßlich, wie ein früherer Ausbruch [23] sowie die aktuelle, seit 1995 in Bayern ablaufende Epidemie gezeigt haben.

Übertragung

Während in den USA unzureichend gegartem Rindfleisch in Form von Hamburgern, Roastbeef u. a. primäre Bedeutung bei der Übertragung der EHEC vom Tier auf den Menschen zukommt [2, 32], scheint in Deutschland Rohmilch und evtl. auch Rohmilchkäse eine größere Bedeutung zu haben. Zwar liegt bisher nur eine Veröffentlichung über eine Übertragung durch unpasteurisierte Milch vor [11], doch sprechen Hinweise von Patienten, die anamnestisch Rohmilchverzehr angegeben haben [33] sowie in Milchproben nachgewiesene EHEC-Typen, die beim Menschen als Krankheitserreger vorkommen [10], für diesen Übertragungsweg. Auch kontaminierter Rohmilchkäse wurde inzwischen als Ursache von EHEC-Infektionen bei drei Erwachsenen wahrscheinlich gemacht, die an einer wäßrigen Enteritis mit Darmkoliken erkrankten [10]. Dagegen konnte rohes Rinderhack bisher erst einmal als wahrscheinliche Ursache bei einem Kind ermittelt werden, das nach einer Enteritis ein dialysepflichtiges HUS entwickelte [10].

Die ausgeprägte Säuretoleranz der Erreger ermöglicht EHEC-Stämmen, den Reifungsprozess fermentierter Lebensmittel, wie z. B. Wurst [14, 17] oder Käse zu überleben [15]. Diese Lebensmittel müssen deshalb, ebenso wie Tiefkühlkost, die primär oder sekundär mit EHEC kontaminiert sein kann [31], bei der Aufklärung von Ausbrüchen in Betracht gezogen werden. In ländlichen Gebieten mit unsicherer Wasserversorgung ist weiterhin Trinkwasser in die Überlegungen einzubeziehen, nachdem in den USA und Südafrika wasserbedingte Ausbrüche nachgewiesen worden sind [20, 35].

Eine möglicherweise unterschätzte Bedeutung könnte angesichts falsch verstandener „biologischer" Land- und Gartenwirtschaft die Kontamination frischer Lebensmittel durch Dung landwirtschaftlicher Nutztiere haben. Tschäpe et al. [37] berichten über einen Ausbruch in einer Kindertagesstätte durch Shigatoxin-produzierende Citrobacter freundii, bei dem es zu 36 Infektionen mit 9 HUS-Fällen kam. Ursache war eine frisch hergestellte Kräuterbutter, deren Kräuter (Petersilie) aus einem mit Schweinedung gedüngten Garten stammten.

Nach Infektion eines Patienten über kontaminierte Lebensmittel kommt der anschließenden Verbreitung durch Kontaktinfektionen in der Familie, in Kindertagesstätten, Altenheimen, Krankenhäusern und anderen Einrichtungen mit engem Personenkontakt überragende Bedeutung zu. Da viele EHEC-Stämme pH 2,5 über 5 Stunden tolerieren und somit die Magenpassage überstehen [3], ist die krankheitsauslösende Infektionsdosis mit 10-100 Keimen überaus gering und den Shigellen vergleichbar. Die durch Schmierinfektionen verursachte Verbreitung wurde auch in Deutschland bei einem Ausbruch in einer Kindertagesstätte [31], in einer Klinik [19] sowie bei Familienausbrüchen belegt [31; Ludwig et al., persönliche Mitteilung sowie eigene unveröffentlichte Befunde].

Bekämpfung, Prophylaxe und Therapie

Zur Seuchenbekämpfung gehören die Überwachung der epidemiologischen Situation (Surveillance), die Intervention bei der Übertragung der Erreger, Maßnahmen beim Patienten und, bei Zoonosen, beim tierischen Erregerreservoir. Letzteres betrifft die Veterinärmedizin und soll hier nicht berücksichtigt werden.

Surveillance. Durchfallerkrankungen durch EHEC sind nach § 3 BSeuchG als „Enteritis infectiosa – übrige Formen" meldepflichtig. Die Meldepflicht der „übrigen Formen" beinhaltet aber nicht die Nennung der Erreger und die Meldung symptomlos Infizierter. Bisher hat nur Bayern von der Ermächtigungsklausel nach § 7 BSeuchG Gebrauch gemacht und die Meldepflicht für EHEC-Nachweise bei Erkrankten und symptomlosen Ausscheidern verordnet. Da eine bundesweite Gesetzesänderung vermutlich sehr zeitaufwendig ist, sollte als Sofortmaßnahme eine Laborberichtspflicht erlassen werden mit der Auflage, EHEC-Nachweise der Fachgruppe Infektionsepidemiologie am Robert Koch-Institut mitzuteilen. Die zusammengeführten Daten würden Trends von Inzidenz und Ausbreitung sowie Prävalenz und Wechsel der Erreger erkennen lassen. Indikationen zur bakteriologischen Untersuchung auf EHEC sind in Tabelle 2 zusammengefaßt.

Eine flächendeckende Übersicht könnte weiterhin durch eine Berichtspflicht für HUS-Fälle erreicht werden. HUS tritt primär im Kindesalter und zwar mit einem Anteil von 5–10 % der EHEC-Infektionen auf; die Behandlung dieser Fälle konzentriert sich auf wenige Kinderdialysezentren. Die hiermit gewonnenen Daten würden eine realistische Einschätzung der EHEC-Inzidenz im Kindesalter ermöglichen und ließen v. a. frühzeitig regionale Häufungen als Indiz für einen EHEC-Ausbruch erkennen.

Übertragung. Im Hinblick auf die hohe Infektiosität der Erreger ist dem Amtsarzt anzuraten, bei bestätigter Diagnose Maßnahmen anzuordnen, die de-

Tabelle 2. Indikationen zur Laboruntersuchung von Personen auf EHEC (Nach Kist et al. 1995 [27] erweitert)

Behandelnder Arzt	Untersuchungsmaterial
Erkrankung an HUS und TTP	Serum und Stuhl
Mit Enteritis hospitalisierte Kinder bis zu 6 Jahren	Stuhl
Enteritis mit blutig wäßrigen Stühlen	Stuhl
Nekrotisierende Enteritis oder endoskopisch nachgewiesene hämorrhagische Kolitis	Stuhl und Biopsiematerial
Durchfall in Anamnese (Woche vorher) und Auftreten einer hämol. Anämie oder eines akuten Nierenversagens	Serum und Stuhl
Amtsarzt	
Ausbruch in Gemeinschaftseinrichtung und Wohngemeinschaft oder bei Gemeinschaftsverpflegung	Stuhl und Lebensmittel
Kontaktpersonen bei HUS und nachgewiesener EHEC-Infektion	Stuhl

nen bei Shigella-Infektionen entsprechen. Hierzu gehören neben den oben aufgeführten Umgebungsuntersuchungen der Verbot des Besuchs von Kindertagesstätten und ggf. Schulen, Einschränkungen von Tätigkeiten im Kranken- und Pflegebereich sowie in Gemeinschaftsküchen und bei der Lebensmittelherstellung [vgl. 4, 9]. Wegen der intermittierenden Erregerausscheidung bei Rekonvaleszenten sind vor Entlassung aus der Überwachung 3 negative Stuhlproben zu fordern.

Im Krankenhaus sollten EHEC-ausscheidende Patienten isoliert werden. Strikte Hygienemaßnahmen einschließlich angemessener Desinfektion sind im Bereich des Erkrankten sowie bei Auftreten in Gemeinschaftseinrichtungen oder im Küchenbereich einzuhalten. Das Kapitel „Shigellosis" in der Anlage 5.1 der Richtlinie für Krankenhaushygiene und Infektionsprävention des RKI gibt hierzu brauchbare Verhaltensregeln. Sie beinhalten im wesentlichen: Einzelunterbringung, Einzeltoilette, Pflege des Patienten mit Einwegschürze und Handschuhen, Desinfektion des gebrauchten Essengeschirrs auf der Station, abschließende Scheuer- und Wischdesinfektion.

Der Verbraucher muß eindringlich vor dem Verzehr rohen Fleisches und unpasteurisierter Milch gewarnt werden. Wie in den USA ist ein Warnvermerk in Metzgereien oder auf abgepacktem Rindfleisch zu erwägen. Bei Abhofmilch-Abgabe muß die deutliche Anbringung des Hinweises auf die Notwendigkeit, die Milch vor dem Verzehr abzukochen, überprüft werden. Auch Vorzugsmilch ist unpasteurisierte Milch, und der Verbraucher muß deutlich darüber aufgeklärt werden, daß sie in unerhitztem Zustand nicht von Kindern, alten oder resistenzgeminderten Personen getrunken werden sollte.

Patienten und gefährdete Bevölkerungsgruppen. Impfstoffe zur Prävention der Infektion stehen nicht zur Verfügung; wegen der Vielseitigkeit der Erreger ist damit auch kurz- oder mittelfristig nicht zu rechnen. Über eine antibiotische Prophylaxe von Kontaktpersonen liegen keine Erfahrungen vor. Die antibiotische Behandlung Erkrankter muß derzeit eher zurückhaltend beurteilt werden, nachdem über extraintestinale Komplikationen (HUS) nach Antibiotikamedikation bei Infektionen von EHEC, wie übrigens auch bei Kolitis durch Shigella dysenteriae Typ 1 (Shiga-Ruhr), berichtet wurde [5, 13, 30]. Damit kommt neben der symptomatischen Behandlung der klinischen Überwachung, vor allem bei Kindern, besondere Bedeutung zu, damit ein beginnendes Nierenversagen frühzeitig bemerkt und entsprechend nephrologisch therapiert werden kann.

Schlußfolgerung

Die Autoren dieses Beitrags hatten bereits 1989 einen Katalog von Fragen als unbedingt klärungsbedürftig formuliert, die aber bis heute weitgehend unbeantwortet geblieben sind [22]. Während in den späten 80er Jahren EHEC-Infektionen als Einzelfälle auftraten, haben sie sich inzwischen endemisch mit offensichtlichem Süd-Nord-Gefälle etabliert. Die derzeitige EHEC-Epidemie in Bayern hat bis Ende Juni 1996 zu mindestens 51 HUS-Fällen geführt [34]; aufgrund vorliegender Erfahrungen (5–10 %) kann hieraus eine Zahl von 510–1020

EHEC-Infektionen im Kindesalter hochgerechnet werden. Hinzu kommt eine unbekannte Zahl von Infektionen im Erwachsenenalter, deren Bedeutung bei der Übertragung der Erreger in der Familie auch in Deutschland mehrfach nachgewiesen worden ist. Von den 51 HUS-Patienten sind 7 verstorben [18], bei weiteren 15–30 %, d.h. bei 7–15 Kindern, wird nach deutscher und internationaler Erfahrung ein dauerhafter Nierenschaden mit Dialysepflicht, Nierentransplantation oder Bluthochdruck zurückbleiben. Die Anpassungsfähigkeit der Erreger in der Umwelt, ihre nachgewiesene Ausbreitung während der vergangenen Jahre, die genetische Mobilität der Virulenzfaktoren, die Schwere der Erkrankung mit häufiger dauerhafter Schädigung des Patienten sowie das Fehlen einer spezifischen Therapie sollten Gründe genug sein, EHEC als wirkliche Bedrohung ernst zu nehmen. Angesichts gesicherter Fakten ist es unbillig, von Panikmache zu reden oder die Problematik als schlichten Pressepopanz abzuwerten.

Literatur

1. Bayerisches Staatsministerium für Arbeit, Sozialordnung, Familie, Frauen und Gesundheit (1996) Verordnung über die Meldepflicht für EHEC-Ausscheider vom 21. März 1996. Bayer Ges Verordnungsbl Nr 6: 122
2. Bell BP, Goldoft M, Griffin PM, Davis MA, Gordon DC, Tarr PI, Bartleson CA, Lewis JH et al (1994) A multistate outbreak of Escherichia coli O157:H7-associated bloody diarrhea and hemolytic uremic syndrome from hamburgers. JAMA 272: 1349–1353
3. Benjamin MM, Datta AR (1995) Acid tolerance of enterohemorrhagic Escherichia coli. Appl Environm Microbiol 61: 1669–1672
4. Beutin L, Niemer U (1995) Erkennung, Verhütung und Bekämpfung von Infektionen durch enterohämorrhagische E. coli (EHEC) – Erfordernisse und Möglichkeiten für das öffentliche Gesundheitswesen. Bundesgesundbl 38: 422–427
5. Bin Saeed AAA, El Bushra HE, Al-Hamdan NA (1995) Does treatment of bloody diarrhea due to Shigella dysenteriae type 1 with ampicillin precipitate hemolytic uremic syndrome? Emerg Infect Dis 1: 134–137
6. Bitzan M, Karch H (1992) Indirect hemagglutination assay for diagnosis of Escherichia coli O157 infection in patients with hemolytic-uremic syndrome. J Clin Microbiol 30:1174-1178
7. Bitzan M, Moebius E, Ludwig K, Müller-Wiefel DE, Heesemann J, Karch H (1991) High incidence of serum antibodies to Escherichia coli O157 lipopolysaccharide in children with hemolytic-uremic syndrome. J Ped 119: 380–385
8. Bitzan M, Ludwig K, Klemt M, König H, Büren J, Müller-Wiefel DE (1993) The role of Escherichia coli O157 infections in the classical (enteropathic) haemolytic uraemic syndrome: Results of a Central European, multicentre study. Epidemiol Infect 110: 183–196
9. Bockemühl J, Karch H (1995) Infektionen mit enterohämorrhagischen E. coli in Deutschland: Bedeutung und Interventionsmöglichkeiten. Stellungnahme für den Seuchenausschuß der AGLMB, Potsdam, 25.01.1995
10. Bockemühl J, Karch H (1996) Zur aktuellen Bedeutung der enterohämorrhagischen Escherichia coli (EHEC) in Deutschland (1994-1995). Bundesgesundbl 39: 290–296
11. Bockemühl J, Karch H, Rüssmann H, Aleksic S, Wiß R, Emmrich P (1990) Shiga- like (Verotoxin)-produzierende Escherichia coli O22:H8. Übertragung durch unpasteurisierte Milch mit nachfolgender Erkrankung an hämolytisch-urämischem Syndrom. Bundesgesundbl 33: 3–6
12. Calderwood SB, Acheson DWK, Keusch GT, Barrett TJ, Griffin PM, Strockbine NA, Swaminathan B, Kaper JB et al (1996) Proposed new nomenclature for SLT (VT) family. ASM News 62: 118–119

13. Carter AO, Borczyk AA, Carlson JA, Harvey B, Hockin JC, Karmali MA, Krishnan C, Korn DA, Lior H (1987) A severe outbreak of Escherichia coli O157:H7– associated hemorrhagic colitis in a nursing home. N Engl J Med 317: 1496–1500

14. Centers for Disease Control (1995) Escherichia coli O157:H7 outbreak linked to commercially distributed dry-cured salami – Washington and California, 1994. Morb Mort Wkly Rep 44: 157–160

15. Daschênes G, Casenave C, Grimont F, Desenclos JC, Benoit S, Collin M, Baron S, Mariani P et al (1996) Cluster of cases of haemolytic uraemic syndrome due to unpasteurised cheese. Pediatr Nephrol 10: 203–205

16. Franke S, Harmsen D, Caprioli A, Pierard D, Wieler LH, Karch H (1995) Clonal relatedness of Shiga-like toxin-producing Escherichia coli O101 strains of human and porcine origin. J Clin Microbiol 33: 3174–3178

17. Glass KA, Loeffelholz JM, Ford JP, Doyle MP (1992) Fate of Escherichia coli O157:H7 as affected by pH or sodium chloride in fermented, dry sausage. Appl Environ Microbiol 58: 2513–2516

18. Huber CH (1996) Eine neue ernstzunehmende Gefahr: EHEC. Münch Med Wschr 138:347

19. Huppertz HI, Busch D, Schmidt H, Aleksic S, Karch H (1996) Diarrhea in young children associated with Escherichia coli non-157 organisms that produce Shiga-like toxin. J Pediatr 128:341-346

20. Isaacson M, Canter PH, Effler P, Arntzen L, Bomans P, Heenan R (1993) Haemorrhagic colitis epidemic in Africa [letter]. Lancet 341: 961

21. Karch H (1996) Control of enterohaemorrhagic Escherichia coli infections: The need for a network involving microbiological laboratories, clinical facilities and public health institutions. Eur J Clin Microbiol Infect Dis 15: 276–280

22. Karch H, Bockemühl J (1989) Infektionen durch enterohämorrhagische Escherichia coli (EHEC): ein klinisches und mikrobiologisches Problem und eine Herausforderung für den öffentlichen Gesundheitsdienst. Immun Infekt 17: 206–211

23. Karch H, Wiß R, Gloning H, Emmrich P, Aleksic S, Bockemühl J (1990)Hämolytisch-urämisches Syndrom bei Kleinkindern durch Verotoxin-produzierende Escherichia coli. Dtsch Med Wschr 115: 489–495

24. Karch H, Rüssmann H, Schmidt H, Schwarzkopf A, Heesemann J (1995) Long-term shedding and clonal turnover of enterohemorrhagic Escherichia coli O157 in diarrheal diseases. J Clin Microbiol 33: 1602–1605

25. Karch H, Janetzki-Mittmann C, Aleksic S, Datz M (1996) Isolation of enterohemorrhagic Escherichia coli O157 in patients with hemolytic-uremic syndrome using immunomagnetic separation, DNA-based methods and direct culture. J Clin Microbiol 34:516-519

26. Karmali MA (1989) Infection by verocytotoxin-producing Escherichia coli. Clin Microbiol Rev 2: 15–38

27. Kist M, Beutin L, Bockemühl J, Karch H, Heesemann J (1995) Empfehlung der Fachgruppe „Gastrointestinale Infektionen" der Deutschen Gesellschaft für Hygiene und Mikrobiologie (DGHM) zur mikrobiologischen Diagnostik der Infektionen durch enterohämorrhagische E. coli (EHEC). Mikrobiologe 5: 124–125

28. Louie M, De Azevedo J, Clarke R, Borczyk A, Lior H, Richter M, Brunton J (1994) Sequence heterogeneity of the eae gene and detection of verotoxin-producing Escherichia coli using serotype-specific primers. Epidemiol Infect 112: 449–461

29. Orr P, Milley D, Colby D, Fast M (1994) Prolonged fecal exretion of Verotoxin- producing Escherichia coli following diarrheal illness [letter]. Clin Inf Dis 19: 796–797

30. Pavia AT, Nichols CR, Green DP, Tauxe RV, Mottice S, Greene KD, Wells JG, Siegler RL et al (1990) Hemolytic-uremic syndrome during an outbreak of Escherichia coli O157:H7 infections in institutions for mentally retarded persons: clinical and epidemiological observations. J Pediatr 116: 544–551

31. Reida P, Wolff M, Pöhls HW, Kuhlmann W, Lehmacher A, Aleksic S, Karch H, Bockemühl J: An outbreak due to enterohaemorrhagic Escherichia coli O157:H7 in a children day care centre characterized by person-to-person transmission and environmental contamination. Zbl Bakt 281: 534–543

32. Rodrigue DC, Mast EE, Greene KD, Davis JP, Hutchinson MA, Wells JG, Barrett TJ, Griffin PM (1995) A university outbreak of Escherichia coli O157:H7 infections associated with roast beef and an unusually benign clinical course. J Inf Dis 172:1122–1125
33. Störmann J, Bulla M, Kuwertz-Bröking E, Karch H (1996) Zunahme von Erkrankungen an hämolytisch-urämischem Syndrom (HUS) durch enterohämorrhagische E. coli (EHEC) im Münsterland/Emsland 1994. Monatsschr Kinderheilk 144: 1242–1247
34. Süddeutsche Zeitung (1996) Geheimnisvolle Krankheit bedroht Kinder. 28.06.1996
35. Swerdlow DL, Woodruff BA, Brady RC, Griffin PM, Tippen S, Donnell HDJ, Geldreich E, Payne BJ et al (1992) A waterborne outbreak in Missouri of Escherichia coli O157:H7 associated with bloody diarrhea and death. Ann Int Med 117: 812–819
36. Tarr PI (1995) Escherichia coli O157:H7: Clinical, diagnostic, and epidemiological aspects of human infection. Clin Infect Dis 20: 1–10
37. Tschäpe H, Prager R, Streckel W, Fruth A, Tietze E, Böhme G (1995) Verotoxigenic Citrobacter freundii associated with severe gastroenteritis and cases of haemolytic uraemic syndrome in a nursery school: green butter as the infection source. Epidemiol Infect 114: 441–450

Moderne Molekularbiologie der Virulenzfaktoren darmpathogener Escherichia coli

H. Schmidt, H. Karch

Einleitung

Das Gram-negative, fakultativ anaerobe Stäbchenbakterium *Escherichia coli* gehört zur normalen Darmflora des Menschen und vieler Tiere. Im Kolon werden *E. coli* Keimzahlen zwischen 10^6 und 10^8 pro Gramm Darminhalt erreicht. Diese bilden zusammen mit anderen Bakterien – bei 10^{10} bis 10^{12} Keimen pro Gramm Stuhl überwiegen anaerobe Bakterien – und der Darmschleimhaut und ihren Sekreten ein Ökosystem, das wichtige Abwehrleistungen erfüllt. Die Zusammensetzung der residenten Kolonflora zeigt eine relativ große individuelle Konstanz. Darüber hinaus gibt es innerhalb der Spezies E. coli auch pathogene und fakultativ pathogene Varianten. Diese treten v. a als Erreger von Harnwegsinfektionen, Sepsis und Meningitis auf. E. coli sind auch wichtige Ursachen der infektiösen Enteritis. Darmpathogene E. coli werden in Pathogruppen unterteilt, die Durchfallerkrankungen mit unterschiedlichen klinischen Erscheinungsformen verursachen. Diese Gruppen werden im internationalen Schrifttum als enteropathogene E. coli (EPEC), enterotoxische E. coli (ETEC), enteroinvasive E. coli (EIEC), enterohämorrhagische E. coli (EHEC) und enteroaggregative E. coli (EAggEC) bezeichnet. Die Zuordnung klinischer Isolate zu diesen Pathogruppen erfolgte in früheren Jahren hauptsächlich durch die Serotypisierung. Das Aufkommen molekularbiologischer Techniken machte bald klonale Analysen und einen erweiterten Einblick in pathogenetische Zusammenhänge möglich. Dabei zeigte sich, daß die Serotypisierung alleine ein unzureichendes Merkmal für die Zuordnung zu den entsprechenden Pathogruppen darstellt. Ein Grund hierfür liegt darin, daß die Gene für zahlreiche Pathogenitätsfaktoren auf mobilen genetischen Elementen lokalisiert sind und somit durch horizontalen Gentransfer auf *E. coli* anderer Serovare übertragen werden können. Die sicherere Identifizierung und Klassifizierung erfolgt heute durch den molekularbiologischen Nachweis der bakteriellen Virulenz- und Pathogenitätsfaktoren, möglichst im Zusammenhang mit phänotypischen Merkmalen. Im folgenden werden die pathogenetischen Eigenschaften der einzelnen Gruppen der darmpathogenen E. coli und die für diese Erreger gängigen molekularbiologischen Nachweismethoden vorgestellt.

M. Kist et al. (Hrsg.)   Ökosystem Darm VII
© Springer-Verlag Berlin Heidelberg 1996

Enteropathogene E. coli (EPEC)

EPEC wurden erstmals in den 40er Jahren als Erreger der Säuglingsenteritis während eines großen Ausbruchs in Großbritannien isoliert und sind die typischen Erreger von Durchfallerkrankungen bei Säuglingen und Kleinkindern unter 2 Jahren [32]. Der Durchfall ist oft wäßrig, mit bis zu 10–20 Entleerungen pro Tag. EPEC spielen heute besonders in Entwicklungsländern eine große Rolle [10], kommen aber auch sporadisch in den Industrienationen vor [56]. Repräsentative EPEC-Serotypen wie O111:H2, O55:H6 oder O119:H6 werden weltweit am häufigsten als Erreger von Durchfallerkrankungen bei Kleinkindern isoliert [67]. Die Serotypisierung als Nachweisverfahren für EPEC erwies sich bald als ungenügend, da z. B. E. coli der Serotypen O26:H11 oder O111:H⁻ zu den EHEC gehören, O44 hingegen zu den EAggEC [33,59,60]. Andere, als EPEC klassifizierte Serotypen, wie O18:H7 oder -O18:H14 sind möglicherweise nicht pathogen [10]. Heute werden EPEC als eine Gruppe darmpathogener E. coli definiert, die sog. „attaching and effacing" Läsionen des Mikrovillibesatzes der Enterozyten verursachen und keine Shiga Toxine bilden.

Ein Charakteristikum der molekularen Pathogenese der EPEC ist die Kolonialisierung von Epithelzellen *in vitro* in distinkten Mikrokolonien, ein Phänomen, das als „lokalisierte Adhärenz (LA)" bezeichnet wird [53] (siehe Abb.1). Die genetische Information für die LA liegt auf Virulenzplasmid der EPEC, das bei verschiedenen Isolaten ein Molekulargewicht von 55–65 MDa aufweist [38]. Der Begriff „EPEC Adhärenz Faktor" (EAF) wurde ursprünglich geprägt, um

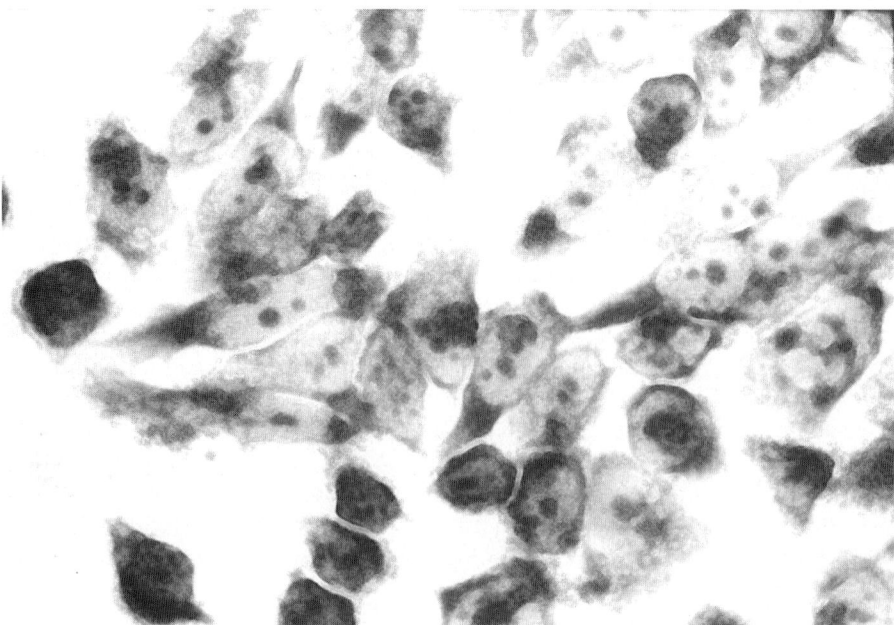

Abb. 1. Lokalisierte Adhärenz enteropathogener E. coli an HEp-2 Zellen

einen damals noch hypothetischen plasmidkodierten Liganden für die LA zu beschreiben [38]. Zwei für die LA wichtige DNA-Regionen wurden bisher auf dem EPEC-Plasmid gefunden. Aus einer dieser Regionen wurde vom Plasmid pMAR2 des EPEC Stammes E3248/69 ein ca. 1-kb großes BamHI-SalI Restriktionsfragment isoliert und als spezifische Gensonde (EAF-Sonde) zum Nachweis von EPEC verwendet [2]. Die strukturelle Basis für die lokalisierte Adhärenz liegt in der Produktion sog. „bundle forming pili" [22]. Dies sind Fimbrien des Typs IV, die von dem Gen bfpA kodiert werden [11]. Bfps mehrerer EPEC können sich seilartig miteinander verdrillen und verursachen auf diese Weise den Phänotyp der LA.

Die sehr enge Anheftung der Bakterien an Epithelzellen mit anschließender Destruktion des Bürstensaumes ("attaching and effacing") ist ein wichtiges Kennzeichen der Pathogenese der EPEC [35]. Hierbei gelangen die Bakterien sehr nah (ca. 10 nm) an die Plasmamembran der Enterozyten. Direkt unter der Anheftungsstelle lösen sich die Mikrovilli auf. An dieser Stelle bilden die Enterozyten einen becherförmig eingestülpten Sockel aus, an dem die Bakterien festhaften [45]. Direkt unter der Anheftungsstelle findet ein Rearrangement von Elementen des Zytoskeletts der Enterozyten statt, hieran beteiligt sind Myosin, F-Actin, a-Actinin, Talin, und Ezrin [18,29]. Diese klassischen histopathologischen Läsionen werden als AE-Läsionen ("attaching and effacing") bezeichnet. Die Expression des AE-Phänotyps ist von mehreren Genen abhängig, einige davon befinden sich auf dem LEE-Lokus ("Locus of enterocyte effacement"), einem 35-kb großen DNA-Abschnitt auf dem EPEC-Chromosom [34]. Diese Region wurde auch bei enterohämorrhagischen E. coli, Hafnia alvei und Citrobacter freundii nachgewiesen [34]. Drei Gene oder Gencluster dieses Lokus sind bisher beschrieben, eaeA, eaeB und die sep Gene. Das Gen eaeA kodiert für Intimin, ein 94 kDa Protein der äußeren Membran, welches vermutlich als Adhäsin fungiert [26]. Das eaeB Gen wurde erst kürzlich in espB umbenannt, als Kürzel für „E. coli secreted protein gene". Es liegt ca. 5 kb stromabwärts des eaeA Gens, seine Funktion ist bislang unbekannt [12,27]. Die Expression sowohl von eaeA als auch von espB wird auf Transkriptionsebene positiv vom perA Locus des EAF Plasmids reguliert. Das Protein PerA (plasmid-encoded regulator) gehört zur AraC Familie transkriptioneller Aktivatoren [23]. Die abgeleiteten Aminosäuresequenzen der Gene sepA, sepB, sepC und sepD (secretion of E. coli proteins) lassen darauf schließen, daß diese Proteine ein Transportsystem für Signalsequenz-unabhängigen Transport, vermutlich von Virulenzfaktoren der EPEC konstituieren [27]. Vermutlich wird das Protein EspB auf diese Weise aus der Zelle transportiert.

Die dramatischen Effekte der EPEC auf das Zytoskelett der Epithelzellen sind das Resultat der Fähigkeit dieser Bakterien, die normalen Signaltransduktionswege der Epithelzellen zu beeinflussen. Die Aktivierung einer Tyrosin Kinase und die damit verbundene Phosphorylierung eines 90 kDa Proteins der Epithelzellen, Erhöhung des intrazellulären Kalzium-Spiegels, Entlassung von Inositol-Phosphat und die Aktivierung von PKC/Kalzium Calmodulin abhängigen Kinasen mit Phosphorylierung der leichten Kette des Myosins und anderer Proteine des Zytoskeletts in eukaryotischen Zellen sind Phänomene, die *in vitro*

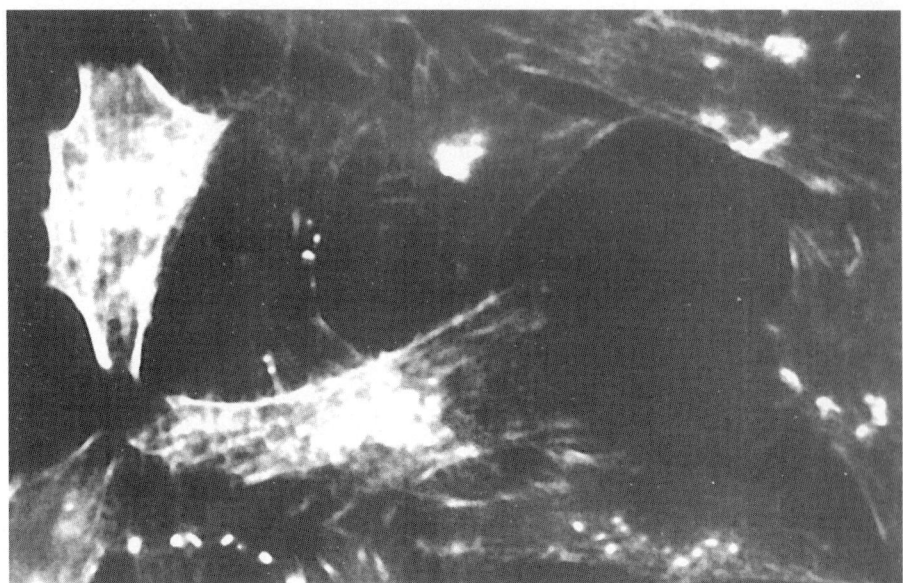

Abb. 2. Fluoreszenz-Aktin-Färbetest

nach experimenteller EPEC-Infektion gemessen werden konnten [3, 5, 15, 19, 28, 47].

Die Diagnostik der EPEC kann am sichersten durch den Nachweis ihrer Virulenzeigenschaften oder -Gene sicher stattfinden. Neben Zellkulturtests, die den Phänotyp der lokalisierten Adhärenz zeigen, die Fluoreszenz-Aktin-Färbemethode, mit der man die Veränderung des Zytoskeletts der befallenen Zellen sichtbar machen kann (s. Abb. 2), werden Gensonden und PCR-Verfahren angewendet [37].

Der Phänotyp der lokalisierten Adhärenz kann mit relativ einfachen Mitteln gezeigt werden. Annähernd alle E. coli Stämme, die große Mikrokolonien (LA) bilden, besitzen auch das bfpA und das eaeA Gen. Allerdings ist der rein visuelle Nachweis des Adhärenzphänotyps subjektiv und kann leicht zu Fehlinterpretationen führen. Im diagnostischen Labor ist diese Methode aus Zeit- und Kostengründen nicht praktikabel.

Eine interessante Alternative ist die Fluoreszenz Mikroskopie, um die Aktinpolymerisation in Epithelzellen direkt unter der EPEC Anheftungsstelle als Marker für den Attaching and effacing-Effekt sichtbar zu machen (s. Abb. 2). Dieser Fluoreszenz-Aktin Färbetest (FAS) korreliert mit den Ergebnissen der Elektronenmikroskopie. Allerdings ist die Durchführung auch zeit- und kostenaufwendig [29,30].

Bei der Verwendung molekularbiologischer Methoden wurde bisher am häufigsten die EAF-Gensonde eingesetzt. Sie besteht aus einem 1 kb großen DNA-Fragment aus dem EPEC Adhärenzplasmid [37]. Die Mehrzahl der EAF-positiven Isolate zeigen auch den Phänotyp der LA. Das EAF-Sondenfragment wurde von unserer Gruppe erstmals sequenziert und aus der Sequenz wurde ein PCR-Verfahren entwickelt [20]. Dadurch konnte eine völlig neue diagnostische Strategie entwickelt werden: Bei Verwendung der PCR als Screeningmethode beschränkt sich die zeitaufwendige Kolonienblothybridisierung auf wenige PCR positive Proben. In Kombination mit einem PCR-Verfahren, mit dem das EPEC-spezifische eaeA Gen amplifiziert wird, kann eine sichere Identifizierung der EPEC erfolgen. Bei Durchführung dieser Verfahren ist es uns gelungen, auch EPEC außerhalb der klassischen EPEC-Serovare zu identifizieren. So fanden wir beispielsweise EPEC innerhalb des Serovars O157:H45 [56].

Enterohämorrhagische E. coli (EHEC)

Enterohämorrhagische E. coli verursachen wäßrige oder wäßrig-blutige Durchfälle mit abdominellen Krämpfen. Als lebensbedrohliche Komplikation kann eine hämorrhagische Kolitis (HC) oder ein hämolytisch urämisches Syndrom (HUS) mit den Leitsymptomen Mikroangiopathie, Thrombozytopenie und Nephropathie auftreten. Etwa 10 % dieser Fälle enden tödlich und in weiteren 15–30 % kommt es zu einem bleibenden Nierenschaden. EHEC haben eine hohe Tendenz zur Ausbreitung. Die Nomenklatur der Erreger ist international nicht einheitlich. Der Begriff EHEC wurde für E. coli Stämme gewählt, die unter Bildung von Zytotoxinen eine hämorrhagische Kolitis und ein hämolytisch urämisches Syndrom hervorrufen können. Für die Zytotoxine besteht keine einheitliche Nomenklatur. Es werden die Bezeichnungen Verotoxine , Shiga-like Toxine und seit neuerem Shiga Toxine verwendet. Tabelle 1 zeigt eine Gegenüberstellung der alten und neuen Nomenklatur.

Bei den Shiga Toxinen handelt es sich um Zytotoxine mit AB_5 Struktur, die als rRNA-N-Glykosidasen die Proteinbiosynthese von Zielzellen hemmen und somit den Zelltod verursachen [16]. SLTs binden bei Menschen an den Oberflächen Rezeptor Globotriaosylceramid, der auf Zellen mehrerer Organe vorkommt [69]. Die Shiga Toxine sind eine heterogene Familie, die aus 2 Hauptgruppen besteht. Shiga Toxin I (Stx1) ist identisch mit dem Shiga Toxin von S. dysenteriae und wird auch von Anti Shiga Toxin Antiserum neutralisiert. Shiga Toxin II (Stx2) zeigt nur ca. 55 % und 57 % Homologie in den A- und B-Un-

Tabelle 1. Gegenüberstellung der aktuellen Nomenklatur und der synonym verwendeten älteren Bezeichnungen für Shiga Toxine der enterohämorrhagischen E. coli

Aktuelle Bezeichnung	Synonyme		Referenz
Stx1	SLT-I	VT1	[44]
Stx2	SLT-II	VT2	[64]
Stx2c	SLT-IIc[a]	VT2v[a]	[58]
Stx2e	SLT-IIe /SLT-IIp	VT2e, VT2p	[70]

[a] Die im internationalen Schrifttum als SLT-IIc, SLT-IIvhc, SLT-IIvha, SLT-IIvhb, SLT-IIva bezeichneten SLT-II Varianten (SLT-IIc) werden nun einheitlich als Stx2c bezeichnet [6]

Tabelle 2. Primer und PCR-Bedingungen zum Nachweis enterohämorrhagischer E. coli

Primer	Primer-Sequenz	Ziel-Sequenz	PCR-Bedingungen			Länge des PCR-Produktes	Refe-renz
			Denatu-rierung	Anlage-rung	Verlänge-rung		
HlyA1	5'ggt gca gca gaa aaa gtt gtag-3'	EHEC-*hlyA*	94 °C,30s	57 °C, 60s	72 °C,90s	1550 bp	[54]
HlyA4	5'-tct cgc ctg ata gtg ttt ggt a-3'			30 Zyklen			
KS7	5'-ccc gga tcc atg aaa aaa aca tta tta ata gc-3'	*stx₁B*	94 °C,30s	52 °C, 60s	72 °C,40s	285 bp	[57]
KS8	5'-ccc gaa ttc agc tat tct gag tca acg-3'			30 Zyklen			
GK3	5'-atg aag aag atg ttt atg-3'	*stx₂B, stx₂cB*	94 °C, 30s	52 °C, 60s	72 °C,40s	260 bp	[24]
GK4	5'-tca gtc att att aaa ctg-3'			30 Zyklen			
SK1	5'-ccc gaa ttc ggc aca agc ata agc-3'	*eaeA*	94 °C,30s	52 °C, 60s	72 °C,60s	800 bp	[57]
Sk2	5'-ccc gga tcc gtc tcg cca gta ttc g-3'			30 Zyklen			

tereinheiten zu Stx1 und wird nicht von Anti Shiga Toxin Antiserum neutralisiert. Daneben werden Varianten der Stx2 Gruppe gefunden, die Stx2c benannt werden [43]. EHEC besitzen wie die EPEC einen LEE-Lokus, der für die histopathologischen Läsionen am Darmepithel verantwortlich ist [34]. Zusätzlich wird bei nahezu allen EHEC ein 90-kb großes Plasmid gefunden, das die genetische Information für ein RTX Toxin, das EHEC-Hämolysin, trägt [33,54].

Aufgrund ihrer phänotypischen Eigenschaften können EHEC nicht sicher auf Selektivnährböden identifiziert werden. Weiterhin erschwert die große Zahl möglicher Serovare den kulturellen Nachweis der EHEC. Oft liegt nur ein geringer Anteil von EHEC im Vergleich zur physiologischen Flora vor. Daher ermöglichen nur molekularbiologische Methoden den spezifischen Nachweis der EHEC in Stuhlkulturen oder Lebensmitteln. Zur Anwendung kommen die PCR und Kolonienblothybridisierung. Tabelle 2 zeigt PCR-Primer und -Bedingungen, die sich in unserem Labor bewährt haben.

Die Kultur nach Voranreicherung und nachfolgender immunmagnetischer Separation sollte der Analyse mit molekularbiologischen Methoden voran gehen. Allerdings steht diese Methode bisher nur für die Serogruppe O157 zur Verfügung. Die Voranreicherung liefert in den meisten Fällen auch keine Reinkulturen, sondern erfordert die anschließende Identifizierung der Erreger im Keimgemisch mit molekularen Methoden.

Enteroaggregative E. coli (EAggEC)

Infektionen mit enteroaggregativen E. coli sind die Hauptursache für das Auftreten persistierender Durchfallerkrankungen bei Kindern in Entwicklungsländern. EAggEC werden durch ihre besondere Art der Adhärenz an humane Epithelzellinien (z.B. HEp -2) charakterisiert, die als aggregative Adhärenz bezeichnet wird (s. Abb. 3) [39]. Hierbei lagern sich die Bakterien in unregelmäßigen

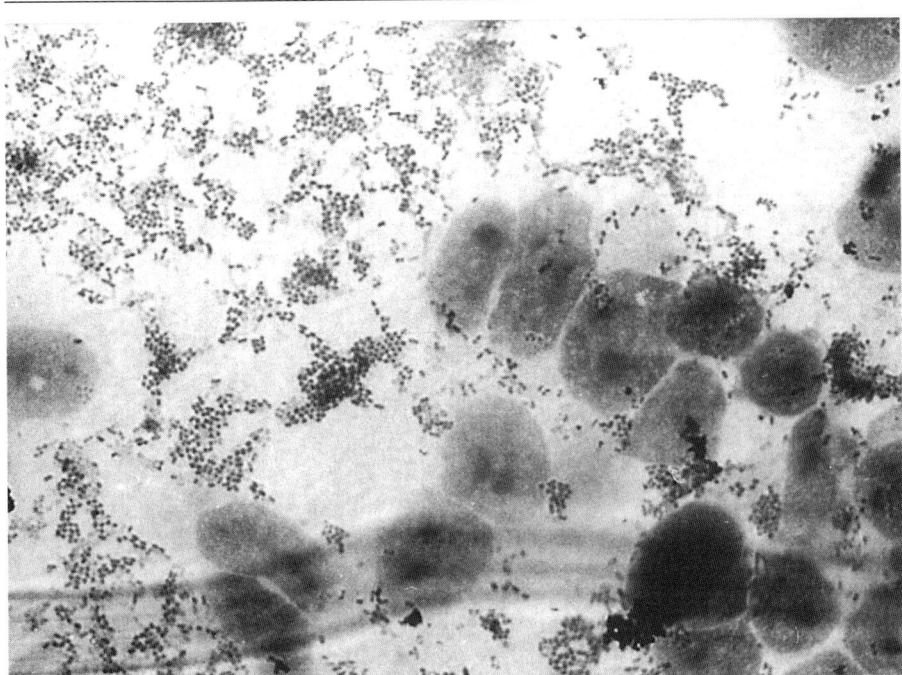

Abb. 3. Aggregative Adhärenz enteroaggregativer E. coli an HEp-2 Zellen

Haufen an die Zellen oder Objektträger an an (s. Abb. 3). Dadurch unterscheiden sie sich von diffus adhärierenden E. coli, die sich dispers über die HEp-2-Zelloberfläche verteilen und nur geringfügige Aggregationseigenschaften aufweisen.

Die Histopathologie von EAggEC-Infektionen wurde im Kaninchen- und Rattendarmschlingenmodell untersucht [68]. Neben der Verkürzung der Mikrovilli, und Nekrose der Mikrovilli-Spitzen wird eine milde Entzündungsreaktion mit Ödem und mononukleärer Infiltration der Submukosa als Folge einer Infektion mit EAggEC beobachtet. Die Architektur der Mikrovilli bleibt anders als bei EHEC- und EPEC-Infektionen, erhalten.

Die Adhärenzeigenschaften der EAggEC, d.h. die Ausbildung von Fimbrien sind mit einem ca. 65 MDa großen Plasmid assoziiert. Nataro et al.[39] untersuchten die Adhärenzeigenschaften des Prototyps der EAggEC 17-2 (O3:H2) genauer und beschrieben Fimbrien, die bündelförmige Strukturen ausbilden können und aus 2–3 nm dicken Fasern bestehen. Sie wurden als „aggregative Adhärenz Fimbrien I (AAF/I)" bezeichnet. AAF/I sind weiterhin mit der Hämagglutination humaner Erythrozyten und der Autoagglutination in Kulturbrühe assoziiert [41,52]. Die Gene für diese Fimbrien sind in 2 unabhängigen DNA-Regionen auf dem Virulenzplasmid des Stammes 17–2 lokalisiert [41]. Während Region 1 die Gene aggA, aggB, aggC und aggD für die Synthese und den Zusammenbau der AAF/I Fimbrien enthält, wurden in Region 2 vier offene Leserahmen gefunden, von denen einer, aggR für einen transkriptionellen Aktivator aus der AraC Familie DNA-bindender Proteine [42] kodiert.

EAggEC bilden weiterhin das hitzestabile Enterotoxin EAST1 (EAggEC hitzestabiles Enterotoxin 1). Die genetische Information hierfür (astA) ist auch auf dem 60 MDa Plasmid lokalisiert. EAST1 ist ein Polypeptid von 38 Aminosäuren, das 4 Cysteinreste enthält. Die toxische Aktivität von EAST1 konnte bereits in einem Kaninchenmodell gezeigt werden [50,51]. Weiterhin konnte von Baldwin et al. [4] ein extrazelluläres Toxin nachgewiesen werden, daß intrazelluläre Kalziumspiegel von HEp-2 Zellen verändert und von anti-a-Hämolysin Antikörpern neutralisiert wird. Auch die Expression eines Kontakt-Hämolysins wurde beschrieben [12]. Bis heute gibt es kein einheitliches Bild der molekularen Pathogenese der EAggEC.

Der Nachweis von EAggEC in Stuhlkulturen stützt sich hauptsächlich auf HEp-2 Zell-Adhärenztests und molekulare Methoden wie der Einsatz von Gensonden und Amplifikationsmethoden. Beim Adhärenztest tritt auch, ähnlich wie bei den EPEC beschrieben das Problem auf, daß Variationen der „aggregativen Adhärenz" häufiger vorkommen. Ein ca. 1 kb großes Restriktionsfragment aus dem Plasmid des EAggEC Stammes 17–2 wird als DNA-Sonde (pCVD432) in der Diagnostik eingesetzt. Die Sonde zeigt eine unterschiedliche Sensitivität von 39–89 %. Eine weitere Sonde wurde von Debroy et al. [8] entwickelt. Diese Sonde ist sowohl in Sensitivität als auch Spezifität der pCVD Sonde überlegen. Die DNA-Sequenzanalyse der pCVD432 Sonde führte zur Entwicklung eines PCR Verfahrens zum Nachweis der EAggEC. Mit 86 % Sensitivität und > 99 % Spezifität ist die EAggEC-PCR damit den Hybridisierungsverfahren überlegen [55]. Eine weitere Methode zum Nachweis der EAggEC besteht im Nachweis einer Kahmhautbildung auf der Oberfläche einer Müller-Hinton Bouillon [1]. Dieser Phänotyp korreliert gut mit den Ergebnissen der Sondenhybridisierung. Dennoch, bis durch epidemiologische Studien gezeigt wird, ob Sonden-positive Isolate pathogener sind als Sonden-negative, wird der HEp-2 Adhärenztest als goldener Standard angesehen.

Enterotoxische E. coli (ETEC)

ETEC verursachen wäßrige, nicht-blutige Durchfallerkrankungen, die 1- bis 2 Wochen andauern. Auch über schwere sekretorische, cholera-ähnliche Diarrhöen wurde berichtet [7]. Beim Erwachsenen ist die typische durch ETEC hervorgerufene Erkrankung die Reisediarrhoe. In Deutschland kommen ETEC selten vor. In den warmen Klimazonen hingegen sind ETEC endemisch und verursachen häufig Durchfallerkrankungen bei Säuglingen und Kleinkindern.

Die molekulare Pathogenese der ETEC ist hauptsächlich durch 2 Virulenzeigenschaften gekennzeichnet. Die Erreger kolonialisieren zunächst die Mukosa des Dünndarms mit Hilfe von Kolonisations-Faktor-Antigenen (CFAs). Hierbei wird, im Gegensatz zu EPEC-Infektionen, die Ultrastruktur der Bürstensaummembran der Enterozyten nicht zerstört. Nach erfolgter Kolonisation bilden die Keime hitzestabile Enterotoxine (ST) und/oder hitzelabile Enterotoxine (LT).

Verschiedene Kombinationen dieser Pathogenitätsfaktoren sind vermutlich für das breite Spektrum der ETEC-Erkrankungen verantwortlich.

Mittlerweile sind mehrere serologisch unterschiedliche Fimbrien-Antigene charakterisiert worden, die als „colonization factor antigens (CFA)" bezeichnet werden. Für humane ETEC-Isolate sind mehrere CFAs wie z.B. CFA/I, CFA/II, CFA/III, CFA/IV beschrieben. Während CFA/I ein einzelnes Antigen darstellt, kann CFA/II in eine Familie aus 3 verwandten Oberflächenfaktoren (CS1, CS2 und CS3) unterteilt werden. Während CFA/I, CS1 und CS2 sich ähneln und starre, proteinartige Strukturen mit 6–7 nm Durchmesser ausbilden, bildet CS3 eine faserartige, flexible Struktur von 2–3 nm Durchmesser aus. CS3 kommt fast in allen ETEC Serogruppen vor, entweder alleine oder in Kombination mit CS1 oder CS2. Die Plasmide, die CFA/I und CFA/II determinieren, beherbergen meist auch ST und/oder LT Gene. Weitere bereits charakterisierte ETEC Kolonialisations-Antigene sind CFA/III und die CFA/IV Familie bestehend aus CS4, CS5 und CS6. CFA/III, CS4 und CS5 bilden stäbchenartige Fimbrien, während CS6 helixartig aus 2 feinen Fasern aufgebaut zu sein scheint. Die Expression dieser Antigene ist essentiell für die Virulenz dieser Erreger [7].

Ein weiteres Charakteristikum der ETEC ist die Produktion von ST und LT. STa und LT-I sind mit humanen und tierischen Erkrankungen assoziiert, während STb und LT-II nur Tiererkrankungen hervorrufen. Humane ETEC Isolate produzieren entweder STa alleine, LT-I alleine oder beide Toxine zusammen.

STa ist ein zysteinreiches 18–19 Aminosäuren umfassendes Polypeptid mit einer molekularen Masse von 2 kDa. Die genetische Information für STa liegt innerhalb eines Transposon auf dem Virulenzplasmid der ETEC [14,62,65] und wird als estA bezeichnet. STa wird als Prä-Propeptid von 72 Aminosäuren synthetisiert und durch eine Kombination von posttranslationeller Spaltung der Signalsequenz und weiterer extrazellulärer Prozessierung in seine endgültige Form gebracht [46]. Die STa-Familie besitzt einige besondere physikochemische Eigenschaften. Sie behalten ihre volle biologische Aktivität nach Erhitzung für mehrere Stunden auf 60 °C oder 15 min auf 100 °C, sie werden durch Säurebehandlung nicht zerstört und sind resistent gegen Detergentien. Weiterhin sind sie unempfindlich gegen viele Proteasen [7].

STa bindet an einen Proteinrezeptor (Guanylat Cyclase Typ C, GC-C) der intestinalen Epithelzellen des Bürstensaums. Diese Rezeptoren finden sich sowohl im Dünndarm als auch im Dickdarm. Mit zunehmendem Alter nimmt die Rezeptordichte ab. Nach Bindung von STa wird die GC-C aktiviert. Hieraus resultiert ein erhöhter extrazellulärer zyklischer AMP-Spiegel, der die Chlorid Sekretion und NaCl-Absorption stimuliert. Die Folge ist eine Flüssigkeitssekretion aus dem Darm [31].

LT bilden eine Familie hochmolekularer Proteine, die strukturell und funktionell dem Cholera Toxin ähnlich sind [9]. Die LTI Familie beinhaltet 2 Subtypen, das humane LThI und das bei Schweinen vorkommende LTpI. LTI besteht aus einer einzelnen enzymatisch aktiven A-Untereinheit, die von fünf rezeptorbindenden B-Untereinheiten umgeben ist [63]. LTI und Cholera-Toxin weisen untereinander eine 80 %ige Homologie auf, LTI wird auch von Antiserum gegen Cholera-Toxin neutralisiert. LTI induziert den Flüssigkeitsverlust im Darm durch die Aktivierung der Adenylat Cyclase in einer NAD-abhängigen Reaktion. Die A-Untereinheit enthält eine NAD-Bindestelle und hat Ähnlichkeit mit dem Diphterie-Toxin. Der Rezeptor für LTI ist nicht nur das Gangliosid GM1 sondern auch ein 130–140 kDa Glykoprotein der intestinalen Bürstensaummembran.

Eine zweite Gruppe hitzelabiler Toxine, die nicht durch Anticholera-Toxin Antiserum neutralisiert wird, bezeichnet man als LTII. Das Gen für LTIIa zeigt nur 50–60 % Homologie zu dem entsprechenden Gen für die A-Untereinheiten von LThI und Cholera Toxin. Die B-Untereinheiten weisen überhaupt keine Homologie untereinander auf. Daher sind auch die Bindungscharakteristiken an den Glykolipidrezeptor verschieden. LT werden auch von anderen Bakterien wie Klebsiella spp., Enterobacter spp., Aeromonas spp., Campylobacter spp. oder Salmonella spp. gebildet [7].

Für den Nachweis hitzestabiler Enterotoxine wurde in früheren Jahren hauptsächlich der Babymaustest verwendet. Hierbei wird die Flüssigkeitssekretion durch perkutane Injektion von Kulturüberständen von Stuhlisolaten in neugeborene SWISS CD4 Mäuse beobachtet. Obwohl der Test zuverlässig und reproduzierbar ist, ist er auch teuer und zeitaufwendig. Die 2 Standardtests für den Nachweis von LT sind der Y1 Adrenal Zell Test [25] und der Biken Test. Neben serologischen Nachweisverfahren wie ELISA und passive Hämagglutination sind auch Gensonden und PCR-Tests durchgeführt worden. Die Anwendung von Gensonden und PCR-Verfahren ist die Methode der Wahl zum Nachweis der hitzestabilen und hitzelabilen Toxine. Der Vergleich verschiedener Gensonden mit dem Babymaustest erbrachte einen positiven prädiktiven Wert von 95 %.

Enteroinvasive E. coli (EIEC)

Neben Shigella spp. sind EIEC wichtige Erreger der bakteriellen Dysenterie. Häufige Stuhlentleerungen, vermischt mit Blut und Schleim charakterisieren dieses Krankheitsbild. Man schätzt, daß bis zu 600 000 Todesfälle jährlich weltweit als Folge solcher Infektionen auftreten. Jedoch entwickeln > 90 % aller Patienten nur wäßrige Durchfälle als Symptome. Shigella spp. und EIEC sind eng miteinander verwandt. Beide Krankheitserreger besitzen ein 140 MDa Plasmid, das für die invasiven Eigenschaften verantwortlich ist. Das Hauptpathogenitätsmerkmal der EIEC liegt in der Fähigkeit, in Epithelzellen einzudringen und sich dort zu vermehren. Die Fähigkeit zur Epithelzellinvasion wird von zahlreichen Genen auf einem ca. 140 MDa großen Plasmid (pInv) determiniert. Die plasmidkodierten Invasionseigenschaften der Shigellen und der EIEC sind nahezu identisch [49]. Der invasive Prozess der EIEC kann in 4 Phasen eingeteilt werden:

a) Eindringen der Bakterien in die Zelle,
b) Intrazelluläre Vermehrung,
c) Intra- und interzelluläre Verbreitung,
d) Abtöten der Wirtszelle.

Beteiligt an dem Invasionsprozeß sind unter anderem die Gene ipaA, B, C und D, die sich auf dem sogennanten „invasion associated Locus" (ial) des Virulenzplasmids befinden. Ein weiters Gen ist ipaH, das sich nicht in unmittelbarer Nähe des ipa ABCD Genclusters befindet [13, 48].

Die Genese der wäßrigen Durchfälle ist für lange Zeit unklar gewesen, doch die Entdeckung und Charakterisierung mehrerer Enterotoxine bei den EIEC läßt auf eine Toxin vermittelte Genese schließen. Fasano et al. [17] untersuchten Kulturfiltrate von EIEC und fanden enterotoxische Aktivität. Das potentielle Toxin wurde als EIET (Enteroinvasives Enterotoxin) bezeichnet. Weitere enterotoxische Aktivität in EIEC Kulturüberständen konnten dem Toxin ShET2 zugeschrieben werden. Dieses Toxin wird auch von Shigella flexneri gebildet und ist plasmidkodiert [40]. Ein weiteres, kleineres Zytotoxin < 30 kDa mit geringer Verozellzytotoxizität konnte charakterisiert werden, aber seine Rolle in der Pathogenese EIEC assoziierter Krankheiten ist unklar [17].

EIEC sind mit klassischen Methoden schwer zu isolieren, da ihre biochemischen Eigenschaften sehr variabel sind. Der Sereny Test oder Plasmidanalysen können verwendet werden, um EIEC zu charakterisieren, aber diese Tests eignen sich nicht fürs diagnostische Labor [36,66]. Unter den molekularen Methoden hat sich die PCR durchgesetzt. Verwendet werden Primer, die eine Region des ial oder des ipaH Gens amplifizieren [21,61]. Die PCR hat bei der Identifizierung der EIEC Vorteile gegenüber anderen Methoden da hier auch nichtreplizierende Bakterien, z. B. nach einer Antibiotikatherapie nachgewiesen werden können.

Literatur

1. Albert MJ, Qadri F, Haque A, Bhuiyan NA (1993) Bacterial clump formation at the surface of liquid culture as a rapid test for identification of enteroaggregative Escherichia coli. J Clin Microbiol 31: 1397–1399
2. Baldini MM, Nataro JP, Kaper JB (1986) Localization of a determinant for HEp-2 adherence by enteropathogenic Escherichia coli. Infect Immun 52: 334–336
3. Baldwin TJ, Brooks SF, Knutton S, Manjarrez Hernandez HA, Aitken A, Williams PH (1990) Protein phosphorylation by protein kinase C in HEp-2 cells infected with enteropathogenic Escherichia coli. Infect Immun 58: 761–765
4. Baldwin TJ, Knutton S, Sellers L, Hernandez HA, Aitken A, Williams PH (1992) Enteroaggregative Escherichia coli strains secrete a heat-labile toxin antigenically related to E. coli hemolysin. Infect Immun 60: 2092–2095
5. Baldwin TJ, Ward W, Aitken A, Knutton S, Williams PH (1991) Elevation of intracellular free calcium levels in HEp-2 cells infected with enteropathogenic Escherichia coli. Infect Immun 59: 1599–1604
6. Calderwood SB, Acheson DWK, Keusch GT, Barrett TJ, Griffin PM, Strockbine NA, Swaminathan B, Kaper JB, Levine MM, Kaplan BS, Karch H, O'Brien AD, Obrig TG, Takeda Y, Tarr PI, Wachsmuth IK (1996) Proposed new nomenclature for SLT (VT) family. ASM News 62: 118–119
7. Cohen MB, Giannella RA (1995) Enterotoxigenic Escherichia coli. In: Blaser MJ, Smith PD, Ravdin JI (eds) Infections of the gastrointestinal tract. Raven, New York, pp 691–707
8. Debroy C, Bright BD, Wilson RA, Yealy J, Kumar R, Bhan MK (1994) Plasmid-coded DNA fragment developed as a specific gene probe for the identification of enteroaggregative Escherichia coli. J Med Microbiol 41: 393–398

9. Domenighini M, Pizza M, Jobling MG, Holmes RK, Rappuoli R (1995) Identification of errors among database sequence entries and comparison of correct amino acid sequences for the heat-labile enterotoxins of Escherichia coli and Vibrio cholerae. Mol Microbiol 15: 1165–1167

10. Donnenberg MS (1995) Enteropathogenic Escherichia coli. In: Blaser MJ, Smith PD, Ravdin JI, Greenberg HB, Guerrant RL (eds) Infections of the gastrointestinal tract. Raven, New York, pp 709–726

11. Donnenberg MS, Giron JA, Nataro JP, Kaper JB (1992) A plasmid-encoded type IV fimbrial gene of enteropathogenic Escherichia coli associated with localized adherence. Mol Microbiol 6: 3427–3437

12. Donnenberg MS, Yu J, Kaper JB (1993) A second chromosomal gene necessary for intimate attachment of enteropathogenic Escherichia coli to epithelial cells. J Bacteriol 175: 4670–4680

13. Donohue Rolfe A, Acheson DW, Keusch GT (1991) Shiga toxin: purification, structure, and function. Rev Infect Dis 13 Suppl 4: 293–297

14. Dreyfus LA, Frantz JC, Robertson DC (1983) Chemical properties of heat-stable enterotoxins produced by enterotoxigenic Escherichia coli of different host origins. Infect Immun 42: 539–548

15. Dytoc M, Fedorko L, Sherman PM (1994) Signal transduction in human epithelial cells infected with attaching and effacing Escherichia coli in vitro. Gastroenterology 106: 1150–1161

16. Endo Y, Tsurugi K, Yutsudo T, Takeda Y, Ogasawara T, Igarashi K (1988) Site of action of a Vero toxin (VT2) from Escherichia coli O157: H7 and of Shiga toxin on eukaryotic ribosomes. RNA N-glycosidase activity of the toxins. Eur J Biochem 171: 45–50

17. Fasano A, Kay BA, Russell RG, Maneval DR Jr., Levin MM (1990) Enterotoxin and cytotoxin production by enteroinvasive Escherichia coli. Infect Immun 58:3717-3723

18. Finlay BB, Rosenshine I, Donnenberg MS, Kaper JB (1992) Cytoskeletal composition of attaching and effacing lesions associated with enteropathogenic Escherichia coli adherence to HeLa cells. Infect Immun 60: 2541–2543

19. Foubister V, Rosenshine I, Finlay BB (1994) A diarrheal pathogen, enteropathogenic Escherichia coli (EPEC), triggers a flux of inositol phosphates in infected epithelial cells. J Exp Med 179: 993–998

20. Franke J, Franke S, Schmidt H, Schwarzkopf A, Wieler LH, Baljer G, Beutin L, Karch H (1994) Nucleotide sequence analysis of enteropathogenic Escherichia coli (EPEC) adherence factor probe and development of PCR for rapid detection of EPEC harboring virulence plasmids. J Clin Microbiol 32: 2460–2463

21. Frankel G, Riley L, Giron JA, Valmassoi J, Friedmann A, Strockbine N, Falkow S, Schoolnik GK (1990) Detection of Shigella in feces using DNA amplification. J Infect Dis 161: 1252–1256

22. Giron JA, Ho AS, Schoolnik GK (1991) An inducible bundle-forming pilus of enteropathogenic Escherichia coli. Science 254: 710–713

23. Gomez Duarte OG, Kaper JB (1995) A plasmid-encoded regulatory region activates chromosomal eaeA expression in enteropathogenic Escherichia coli. Infect Immun 63: 1767–1776

24. Gunzer F, Bohm H, Russmann H, Bitzan M, Aleksic S, Karch H (1992) Molecular detection of sorbitol-fermenting Escherichia coli O157 in patients with hemolytic-uremic syndrome. J Clin Microbiol 30: 1807–1810

25. Honda T, Taga S, Takeda Y, Miwatani T (1981) Modified Elek test for detection of heat-labile enterotoxin of enterotoxigenic Escherichia coli. J Clin Microbiol 13: 1–5

26. Jerse AE, Yu J, Tall BD, Kaper JB (1990) A genetic locus of enteropathogenic Escherichia coli necessary for the production of attaching and effacing lesions on tissue culture cells. Proc Natl Acad Sci U S A 87: 7839–7843

27. Kenny B, Finlay BB (1995) Protein secretion by enteropathogenic Escherichia coli is essential for transducing signals to epithelial cells. Proc Natl Acad Sci U S A 92: 7991–7995

28. Knutton S, Baldwin T, Williams P, Manjarrez Hernandez A, Aitken A (1993) The attaching and effacing virulence property of enteropathogenic *Escherichia coli*. Int J Med Microbiol Virol Parasitol Infect Dis 278: 209–217

29. Knutton S, Baldwin T, Williams PH, McNeish AS (1989) Actin accumulation at sites of bacterial adhesion to tissue culture cells: basis of a new diagnostic test for enteropathogenic and enterohemorrhagic Escherichia coli. Infect Immun 57: 1290–1298

30. Knutton S, Phillips AD, Smith HR, Gross RJ, Shaw R, Watson P, Price E (1991) Screening for enteropathogenic Escherichia coli in infants with diarrhea by the fluorescent-actin staining test. Infect Immun 59: 365–371

31. Krause WJ, Cullingford GL, Freeman RH, Eber SL, Richardson KC, Fok KF, Currie MG, Forte LR (1994) Distribution of heat-stable enterotoxin/guanylin receptors in the intestinal tract of man and other mammals. J Anat 184: 407–417

32. Levine MM, Edelman R (1984) Enteropathogenic Escherichia coli of classic serotypes associated with infant diarrhea: epidemiology and pathogenesis. Epidemiol Rev 6: 31–51

33. Levine MM, Xu JG, Kaper JB, Lior H, Prado V, Tall B, Nataro J, Karch H, Wachsmuth K (1987) A DNA probe to identify enterohemorrhagic Escherichia coli of O157:H7 and other serotypes that cause hemorrhagic colitis and hemolytic uremic syndrome. J Infect Dis 156: 175–182

34. McDaniel TK, Jarvis KG, Donnenberg MS, Kaper JB (1995) A genetic locus of enterocyte effacement conserved among diverse enterobacterial pathogens. Proc Natl Acad Sci USA 92: 1664–1668

35. Moon HW, Whipp SC, Argenzio RA, Levine MM, Giannella RA (1983) Attaching and effacing activities of rabbit and human enteropathogenic Escherichia coli in pig and rabbit intestines. Infect Immun 41: 1340–1351

36. Murayama SY, Sakai T, Makino S, Kurata T, Sasakawa C, Yoshikawa M (1986) The use of mice in the Sereny test as a virulence assay of shigellae and enteroinvasive *Escherichia coli*. Infect Immun 51: 696–698

37. Nataro JP, Baldini MM, Kaper JB, Black RE, Bravo N, Levine MM (1985) Detection of an adherence factor of enteropathogenic Escherichia coli with a DNA probe. J Infect Dis 152: 560–565

38. Nataro JP, Maher KO, Mackie P, Kaper JB (1987) Characterization of plasmids encoding the adherence factor of enteropathogenic Escherichia coli. Infect Immun 55: 2370–2377.

39. Nataro JP, Scaletsky IC, Kaper JB, Levine MM, Trabulsi LR (1985) Plasmid-mediated factors conferring diffuse and localized adherence of enteropathogenic Escherichia coli. Infect Immun 48: 378–383

40. Nataro JP, Seriwatana J, Fasano A, Maneval DR, Guers LD, Noriega F, Dubovsky F, Levine MM, Morris JG, Jr. (1995) Identification and cloning of a novel plasmid-encoded enterotoxin of enteroinvasive Escherichia coli and Shigella strains. Infect Immun 63: 4721–4728

41. Nataro JP, Yikang D, Giron JA, Savarino SJ, Kothary MH, Hall R (1993) Aggregative adherence fimbria I expression in enteroaggregative Escherichia coli requires two unlinked plasmid regions. Infect Immun 61: 1126–1131

42. Nataro JP, Yikang D, Yingkang D, Walker K (1994) AggR, a transcriptional activator of aggregative adherence fimbria I expression in enteroaggregative Escherichia coli. J Bacteriol 176: 4691–4699

43. O'Brien AD, Holmes RK (1987) Shiga and Shiga-like toxins. Microbiol Rev 51: 206–220

44. O'Brien AD, LaVeck GD (1983) Purification and characterization of a Shigella dysenteriae 1-like toxin produced by Escherichia coli. Infect Immun 40: 675–683

45. Padhye VV, Kittell FB, Doyle MP (1986) Purification and physicochemical properties of a unique Vero cell cytotoxin from Escherichia coli O157:H7. Biochem Biophys Res Commun 139: 424–430

46. Rasheed JK, Guzman Verduzco LM, Kupersztoch YM (1990) Two precursors of the heat-stable enterotoxin of *Escherichia coli*: evidence of extracellular processing. Mol Microbiol 4: 265–273

47. Rosenshine I, Donnenberg MS, Kaper JB, Finlay BB (1992) Signal transduction between enteropathogenic Escherichia coli (EPEC) and epithelial cells: EPEC induces tyrosine phosphorylation of host cell proteins to initiate cytoskeletal rearrangement and bacterial uptake. EMBO J 11: 3551–3560

48. Sansonetti PJ (1991) Genetic and molecular basis of epithelial cell invasion by Shigella species. Rev Infect Dis 13 Suppl 4: 285–292
49. Sasakawa C. (1992) The large virulence plasmid of Shigella. In: Sansonetti PJ (ed) Pathogenesis of Shigellosis. Springer-Verlag, Heidelberg, pp 21–44
50. Savarino SJ, Fasano A, Robertson DC, Levine MM (1991) Enteroaggregative Escherichia coli elaborate a heat-stable enterotoxin demonstrable in an in vitro rabbit intestinal model. J Clin Invest 87: 1450–1455
51. Savarino SJ, Fasano A, Watson J, Martin BM, Levine MM, Guandalini S, Guerry P (1993) Enteroaggregative Escherichia coli heat-stable enterotoxin 1 represents another subfamily of E. coli heat-stable toxin. Proc Natl Acad Sci U S A 90: 3093–3097
52. Savarino SJ, Fox P, Deng Y, Nataro JP (1994) Identification and characterization of a gene cluster mediating enteroaggregative Escherichia coli aggregative adherence fimbria I biogenesis. J Bacteriol 176: 4949–4957
53. Scaletsky IC, Silva ML, Trabulsi LR (1984) Distinctive patterns of adherence of enteropathogenic Escherichia coli to HeLa cells. Infect Immun 45: 534–536
54. Schmidt H, Beutin L, Karch H (1995) Molecular analysis of the plasmid-encoded hemolysin of Escherichia coli O157:H7 strain EDL 933. Infect Immun 63: 1055–1061
55. Schmidt H, Knop C, Franke S, Aleksic S, Heesemann J, Karch H (1995) Development of PCR for screening of enteroaggregative Escherichia coli. J Clin Microbiol 33: 701–705
56. Schmidt H, Rüssmann H, Karch H (1993) Virulence determinants in nontoxinogenic Escherichia coli O157 strains that cause infantile diarrhea. Infect Immun 61: 4894–4898
57. Schmidt H, Rüssmann H, Schwarzkopf A, Aleksic S, Heesemann J, Karch H (1994) Prevalence of attaching and effacing Escherichia coli in stool samples from patients and controls. Int J Med Microbiol Virol Parasitol Infect Dis 281: 201–213
58. Schmitt CK, McKee ML, O'Brien AD (1991) Two copies of Shiga-like toxin II-related genes common in enterohemorrhagic Escherichia coli strains are responsible for the antigenic heterogeneity of the O157:H- strain E32511. Infect Immun 59: 1065–1073
59. Scotland SM, Smith HR, Said B, Willshaw GA, Cheasty T, Rowe B (1991) Identification of enteropathogenic Escherichia coli isolated in Britain as enteroaggregative or as members of a subclass of attaching-and-effacing E. coli not hybridising with the EPEC adherence-factor probe. J Med Microbiol 35: 278–283
60. Scotland SM, Willshaw GA, Smith HR, Rowe B (1990) Properties of strains of Escherichia coli O26:H11 in relation to their enteropathogenic or enterohemorrhagic classification. J Infect Dis 162: 1069–1074
61. Sethabutr O, Venkatesan M, Murphy GS, Eampokalap B, Hoge CW, Echeverria P (1993) Detection of Shigellae and enteroinvasive Escherichia coli by amplification of the invasion plasmid antigen H DNA sequence in patients with dysentery. J Infect Dis 167: 458–461.
62. So M, McCarthy BJ (1980) Nucleotide sequence of the bacterial transposon Tn1681 encoding a heat-stable (ST) toxin and its identification in enterotoxigenic Escherichia coli strains. Proc Natl Acad Sci U S A 77: 4011–4015.
63. Spangler BD (1992) Structure and function of cholera toxin and the related Escherichia coli heat-labile enterotoxin. Microbiol Rev 56: 622–647.
64. Strockbine NA, Marques LR, Newland JW, Smith HW, Holmes RK, O'Brien AD (1986) Two toxin-converting phages from Escherichia coli O157:H7 strain 933 encode antigenically distinct toxins with similar biologic activities. Infect Immun 53: 135–140.
65. Thompson MR, Giannella RA (1985) Revised amino acid sequence for a heat-stable enterotoxin produced by an Escherichia coli strain (18D) that is pathogenic for humans. Infect Immun 47: 834–836
66. Todorova K, Bratoeva M, Daneva M (1990) Characterization of enteroinvasive Escherichia coli serotype 0164 by means of plasmid analysis and virulence assay. J Basic Microbiol 30: 451–454
67. Toledo MR, Alvariza M, Murahovschi J, Ramos SR, Trabulsi LR (1983) Enteropathogenic Escherichia coli serotypes and endemic diarrhea in infants. Infect Immun 39: 586–589
68. Vial PA, Robins Browne R, Lior H, Prado V, Kaper JB, Nataro JP, Maneval D, Elsayed A, Levine MM (1988) Characterization of enteroadherent-aggregative Escherichia coli, a putative agent of diarrheal disease. J Infect Dis 158: 70–79

69. Waddell T, Head S, Petric M, Cohen A, Lingwood C (1988) Globotriosyl ceramide is specifically recognized by the Escherichia coli verocytotoxin 2. Biochem Biophys Res Commun 152: 674–679
70. Weinstein DL, Jackson MP, Samuel JE, Holmes RK, O'Brien AD (1988) Cloning and sequencing of a Shiga-like toxin type II variant from Escherichia coli strain responsible for edema disease of swine. J Bacteriol 170: 4223–4230

Das enteropathische hämolytisch-urämische Syndrom in der Pädiatrie: Ätiologie und Pathogenese

L. B. Zimmerhackl, C. Garz, N. Böhm, M. Brandis

Einleitung

Hämolytisch-urämische Syndrome (HUS) sind durch die Trias Thrombozytopenie, Hämolyse und Urämie gekennzeichnet. Die erste Beschreibung eines HUS wurde bereits Anfang dieses Jahrhunderts durch Moschcowitz als „thrombotisch-thrombozytopenische Purpura (TTP)" geliefert [5, 11]. Die Abgrenzung von HUS und TTP erfolgte 1955 durch die bahnbrechende Arbeit von Gasser et al. [4]. Diese Unterteilung wird nicht generell akzeptiert, und als übergeordneter Begriff für beide Erkrankungen wird der Terminus „Thrombotische Mikroangiopathie" verwendet. Es spricht einiges dafür, daß es sich beim HUS nicht um eine einzigartige Erkrankung, sondern um einen Sammeltopf handelt. Gasser sprach daher bereits von hämolytisch urämischen Syndromen. Im Kindesalter treten HUS saisonal auf und zeigen einen Häufigkeitsgipfel innerhalb der ersten 4 Lebensjahre [2, 3, 11]. Epidemien wurden mehrfach berichtet. Derzeit (Winter/Frühjahr 1995/96) wird eine Epidemie in Bayern beobachtet. Eine der bisher größten Epidemien läuft z.Z. in Japan ab. Bei beiden Epidemien sind mehrere Todesfälle aufgetreten. Nach den bisher vorliegenden epidemiologischen Untersuchungen in Washington, Minnesota und Utah nimmt die Inzidenz zu [2, 11].

Erst im Jahre 1985 gelang es der Arbeitsgruppe um Karmali, toxinbildende Kolibakterien, die als verotoxinbildende Escherichia coli (VTEC) benannt wurden, zu identifizieren [8]. Die Nomenklatur dieser enterohämorrhagischen Escherichia coli Bakterien (EHEC) ist noch nicht einheitlich. Derzeit wird vorgeschlagen, VT durch SLT (= Shiga like toxin) oder ST (Shiga toxin) zu ersetzen.

Ätiologie

Die durch Bakterien ausgelösten HUS sind charakteristischerweise mit einer Durchfallserkrankung assoziiert (D+HUS). Davon abzugrenzen sind HUS, die ohne gastroenteritische Prodrome verlaufen (D–HUS). Im Falle von D–HUS kommen als Ursache v.a. sekundäre HUS-Formen nach Medikamentengaben (Cyclosporin A, FK 506, Kokain, Mitomycin) und nach Knochenmarkstransplantationen [5, 11, 13] in Betracht. Eine besondere Gruppe stellen dabei die

M. Kist et al. (Hrsg.)   Ökosystem Darm VII
© Springer-Verlag Berlin Heidelberg 1996

familiären Formen dar, die sowohl autosomal dominant als auch rezessiv vererbt werden können [5]. D–HUS-Erkrankungen stellen in der Kinderheilkunde etwa 10–15 % der HUS-Erkrankungen dar. Das postdiarrhöische HUS, auf das ich mich in diesem kurzen Übersichtsartikel beschränken möchte, wird v.a. durch E. coli O157:H7 ausgelöst. Die genaue Häufigkeit dieses Darmkeimes bei Durchfallserkrankungen läßt sich nicht angeben, da noch kein Register und auch keine allgemeine Meldepflicht für diese Erkrankungen existiert. Des weiteren wird noch nicht routinemäßig bei Darmerkrankungen auf EHEC bzw. VTEC untersucht [6]. Da in den letzten Jahren zumindest die HUS mit Einweisung in ein Kindernephrologisches Zentrum in Deutschland auf VTEC untersucht werden, zeigt sich, daß die überwiegende Mehrzahl der HUS im Kindesalter auf O157:H7 zurückzuführen sind (80–90 %) [1]. Seltenere Erreger sind O157:H-, O111 und O26. Insgesamt sind über 50 verschiedene Erreger bereits beschrieben [2, 11]. Als Überträger kommen sowohl unpasteurisierte Milch von befallenen Kühen als auch durch nicht gegartes Rindfleisch (Hamburger) und in zunehmendem Maße auch eine Infektion durch symptomlose Dauerausscheider in Frage [1, 2, 11].

Die pathogenetische Kaskade, die von VTEC ausgelöst wird, ist noch nicht komplett aufgeklärt. Insbesondere läßt sich nicht erklären, daß im Rahmen von Epidemien nur ca. 10 % der Patienten mit VTEC-Infektionen eine akute Niereninsuffizienz erleiden, wobei besonders Kinder unter 6 Jahren betroffen sind. Des weiteren ist unklar, wieso bei einigen Patienten die Erkrankungen hauptsächlich die Nierenfunktion beeinträchtigt, bei anderen aber mehrere Organsysteme.

Pathogenese

Verotoxin (VT) ist ein hochwirksames zytotoxisches Agens. Es setzt sich zusammen aus einer enzymatisch aktiven Untereinheit A (MW 32 kD) und 5 rezeptorbindenden Untereinheiten B (MW 75 kD). VT interagiert über spezifische Rezeptoren. Das Glykolipid Globotriasylceramid (GB$_3$) wird dabei als wichtigster Rezeptor zumindest auf Endothelzellen angesehen. Nach Interaktion der Untereinheit B mit dem GB$_3$-Rezeptor dissoziiert der Komplex, und nur die Untereinheit A erscheint im Zytoplasma. Eine der derzeit attraktivsten Hypothesen ist die altersabhängige Verteilung von GB$_3$-Rezeptoren im Körper. Folgt man den Untersuchungen von Lingwood [9] und Obrig et al. [10], so ist im Kleinkindesalter der GB$_3$-Rezeptor v.a. in der Niere lokalisiert. Mit zunehmendem Alter sind die Rezeptoren ubiquitär vorhanden. Diese Ergebnisse sollten jedoch mit einer gewissen Vorsicht übertragen werden, da diese nur an wenigen Gewebeproben bestimmt werden konnten. Der GB$_3$-Rezeptor scheint beim D+HUS die Rolle des transzellulären Mittlers zu spielen. Wird der GB$_3$-Rezeptor von Toxin (aus VTEC) belegt, findet eine Internalisierung des Toxin-Rezeptor-Komplexes statt. Durch dieses Ereignis kommt es zur Änderung des Stoffwechsels und der DNA-Synthese in Endothelzellen der Niere. Endothelin wird freigesetzt, das lokal zu einer Vasokonstriktion mit Einschränkung der Nierenfunktion führen kann. Als sekundäre Phänomene können dann die Beeinträchtigung des Prostaglandinsystems, Erhöhung des Tumor-Nekrose-Faktors (TNF), Interleukin 8, des Plättchen-aktivierenden Faktors (PAF) und die Veränderungen der Gerinnungsfaktoren (von Willebrandt-Faktor) angesehen werden [2, 11–13]. Das Endergebnis der oben genannten Veränderungen ist eine lokale (renale) oder generalisierte Mikroangiopathie.

Neben der Rezeptor-vermittelten Toxizität ist jedoch auch eine direkte Toxinwirkung auf die Membran von Tubulusepithelien denkbar.

Pathologie

Der pathogenetische intrarenale Ablauf beim HUS ist noch nicht komplett geklärt [11]. Die pathologischen Untersuchungen werden vornehmlich an Patienten mit einem komplizierten Verlauf oder einem letalen Ausgang durchgeführt. Mit Hilfe der an diesen Patienten gewonnenen Ergebnisse läßt sich folgendes Bild zeichnen: Innerhalb der präglomerulären Arteriolen (s. Abb. 1) und der glomerulären Kapillaren kommt es zu Freilegung der Basalmembran mit konsekutiver Ablagerung von Fibrin und Thromben (s. Abb. 2: G, Abb. 3). Dies führt wahrscheinlich zu einer Reduktion der Nierendurchblutung. Das Ausmaß dieser Reduktion ist bisher nicht quantifiziert worden. Es ist jedoch nicht wahrscheinlich, daß diese Reduktion der Nierendurchblutung per se ausreicht, um die Reduktion der GFR bis hin zum kompletten Nierenversagen mit Anurie zu erklären. Bei den oben genannten Veränderungen fällt auf, daß der tubuläre Apparat in Mitleidenschaft gezogen wird (s. Abb. 2: T). In Anlehnung an die Pathogenese des ischämischen akuten Nierenversagens scheint auch beim HUS die tubuläre Funktionseinschränkung mit Schwellung der tubulären Epithelien, interstitieller entzündlicher Reaktion und konsekutiver tubulärer Obstruktion ein wichtiger pathogenetischer Mechanismus zu sein. Ob dies ein sekundäres Phänomen, also die Folge der reduzierten renalen Durchblutung oder eine direkte Schädigung der Epithelzellen durch Verotoxin ist, wird derzeit intensiv untersucht. Nach unseren vorläufigen Untersuchungen an isolierten Schweinetubuluszellen (LLC-PK1) ist Verotoxin (VT2 > VT1) für epitheliale Zellkulturen zytotoxisch.

Klinik

Die Patienten mit D+HUS zeigen als häufigstes Symptom Durchfall (70–95 %), gefolgt von Erbrechen (70–80 %), blutigen Stühlen (35–75 %) und Fieber (30–50 %). Etwa 20–25 % haben Zeichen eines Infektes der oberen Luftwege [3]. Die typischen Laborveränderungen sind in der folgenden Übersicht aufgelistet.

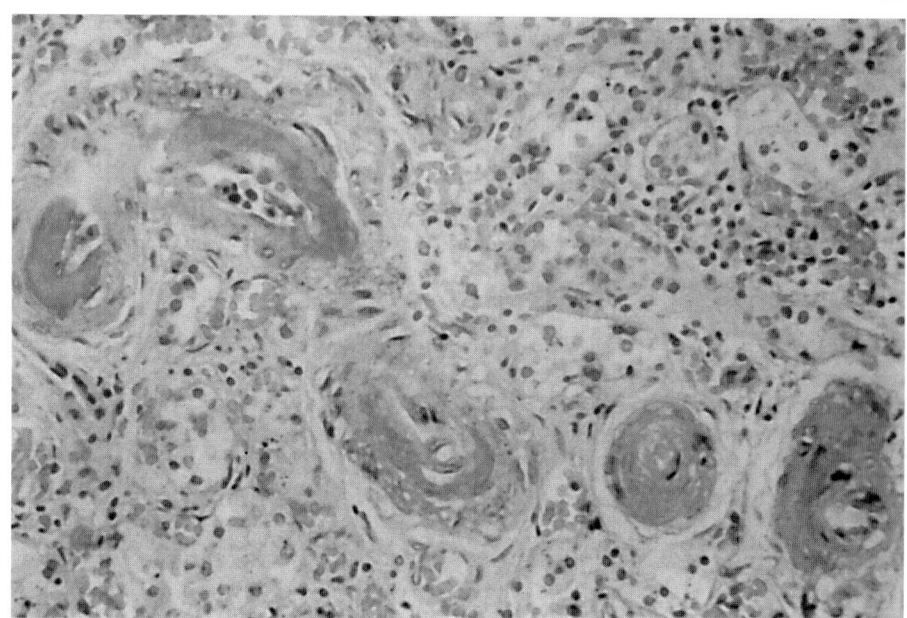

Abb. 1

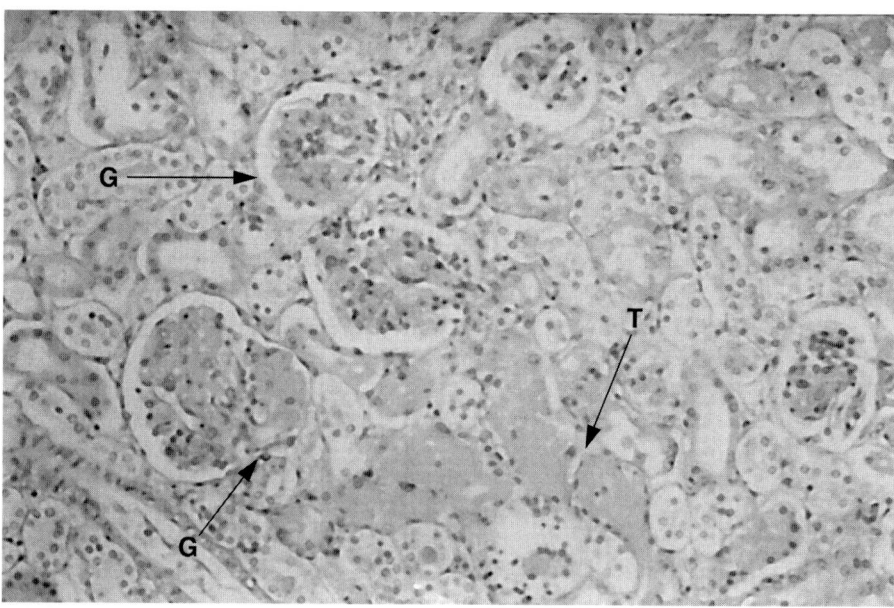

Abb. 2

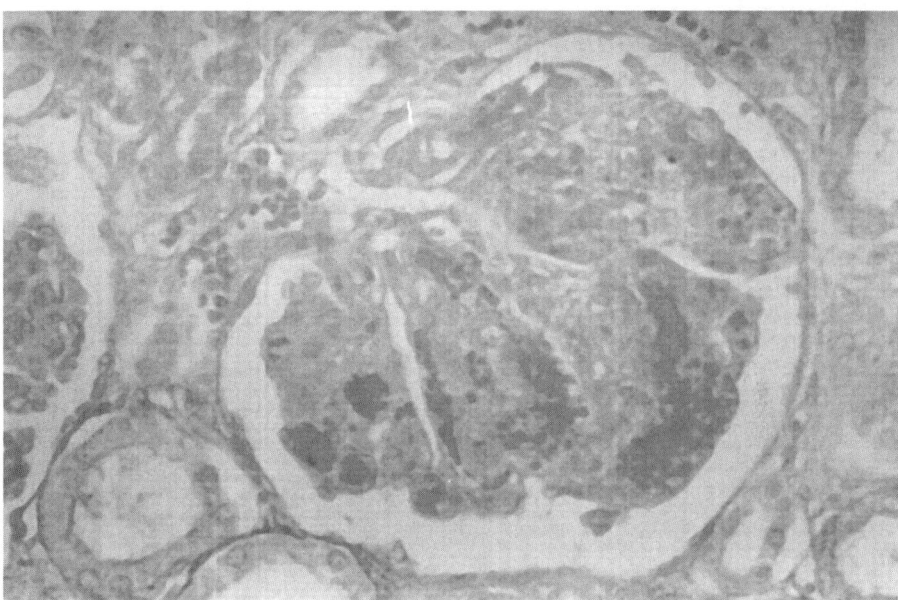

Abb. 3

Abb. 1. Histologisches Bild einer Niere bei einem hämolytisch-urämischen Syndrom. Masson, Vergrößerung (×63). Im linken oberen Bildrand mehrere Arteriolen mit Ablagerung von Fibrin und fast kompletten Verschluß der Gefäße. Im rechten unteren Bild zwiebelschalenähnlicher Wandaufbau mit Mikrothromben und bereits beginnender Organisation. Dies stellt wahrscheinlich einen irreversiblen Nierenschaden dar

Abb. 2. Histologisches Bild einer Niere bei einem hämolytisch-urämischen Syndrom. HE, Vergrößerung (×20). In den dargestellten Glomerula (G) vereinzelt Nachweis von Fibrin und Thromben (Pfeile). Das langgestreckte Gefäß im linken unteren Bildanteil zeigt ebenfalls Hinweise auf eine Ablagerung von Fibrin. Ein Teil der dargestellten Tubuli (T) weist Zeichen einer tubulären Nekrose auf (Pfeil)

Abb. 3. Histologisches Bild einer Niere bei einem hämolytisch-urämischen Syndrom. Azan, Vergrößerung (×100). Darstellung eines Glomerulus. Innerhalb der Kapillaren sind Thromben, Fibrin und Erythrozyten erkennbar. Im Vas afferens sind ebenfalls Mikrothromben vorhanden

Initiale Labordaten bei hämolytisch-urämischen Syndromen (eigenes Patientengut)

- Leukozyten   > 20,000/µl   40 %
- Thrombozyten   < 50,000/µl   50 %
                  < 20,000/µl   5 %
- Hb   < 10 g/dl   70 %
- LDH   > 2,000 U/l   90 %
- Kreatinin   > 2,5 mg/dl   75 %

Etwa 70–80 % der Patienten mit HUS müssen einer Dialyse zugeführt werden. Patienten, die extrarenale Symptome, insbesondere neurologische Auffälligkeiten aufweisen, zeigen besonders schwere Verläufe [3, 11]. Es scheint, daß die inadäquate Flüssigkeitssubstitution bei Anurie mit einer Überwässerung des Patienten ein Risikofaktor für neurologische Symptome ist.

Therapie

Die Therapie des D+HUS ist derzeit symptomatisch. Bei schwerer Hämolyse (Hkt < 15 %) wird die Transfusion von Leukozyten-depletierten Erythrozytenkonzentraten, bei akutem Nierenversagen wird die Peritoneal- oder Hämodialyse als Nierenersatztherapie durchgeführt. Insbesondere die Kontrolle der Flüssigkeitsbilanz ist essentiell. Die Frage nach Plasmaaustausch, Substitution von Plasmabestandteilen oder einer Plasmapherese als Therapie ist nicht abschließend geklärt. Auch wird der Einsatz von Aggregationshemmern, thrombolytischen Pharmaka (ASS, Streptokinase, rtPA) als überaus kritisch angesehen. Eine Wirksamkeit konnte bisher nicht belegt werden. Komplikationen sind jedoch häufig [2, 11].

Erste präventive Maßnahmen werden versucht mit der oralen Applikation von Substanzen, die entweder das Toxin aus dem Darm binden sollen (Synsorb PK) in Kanada oder durch Gabe einer Kuhmilchpräparation, die einen hohen Anteil an Antikörpern gegen Bestandteile des O157 Bakteriums besitzen (Karch, Würzburg). Ergebnisse aus diesen Untersuchungen liegen jedoch noch nicht vor.

Ob mit einer Antibiotikatherapie die Erkrankung verhindert oder günstig beeinflußt werden kann, ist noch nicht eindeutig geklärt. Es gibt insbesondere retrospektive und in vitro Untersuchungen, die darauf hinweisen, daß durch die Gabe von Antibiotika der Erkrankungsverlauf durch eine massive Freisetzung von Toxinen eher ungünstig beeinflußt wird [2, 7, 11].

Prognose

Die Prognose des HUS wurde lange als gut betrachtet. Die genaueren Analysen der letzten Jahre zeigten jedoch, daß die Mortalität des D+HUS bei 5 % liegt und etwa 5 % terminal niereninsuffizient werden. Eine Einschränkung der Nierenfunktion, arterielle Hypertonie oder eine renale Proteinurie wird bei bis zu 60 % der Patienten nach Ablauf mehrerer Jahre gefunden! Bei terminaler Niereninsuffizienz ist die Nierentransplantation das Mittel der Wahl. Ein Wiederauftreten ist bei D+HUS ungewöhnlich. Die D+HUS-Erkrankungen sind insbesondere im Kindesalter mit einer deutlich höheren Komplikationsrate und mit einer schlechteren Prognose assoziiert. Daraus ergibt sich, daß Patienten, die an einem HUS erkrankt sind, in ein regelmäßiges Überwachungsprogramm einbezogen werden müssen [11].

Zusammenfassend läßt sich sagen, daß HUS die häufigste Ursache für ein akutes Nierenversagen im Kindesalter darstellen. Präventive Maßnahmen sind in wenigen Ländern (Kanada, Deutschland) in der Erprobung. Eine Verbesserung der Erfassung der Erkrankten und eine gezielte mikrobiologische Überwachung von Nahrungsmitteln und Kontaktpersonen ist zu fordern. Ohne eine zusätzliche Förderung von Untersuchungen zur Epidemiologie, Pathogenese und Prävention wird das Problem der enterohämorrhagischen Escherichia coli Infektionen zunehmen [6].

Literatur

1. Bitzan M, Moebius E, Ludwig K, Müller-Wiefel DE, Heesemann J, Karch H (1991) High incidence of serum antibodies to Escherichia coli O157 lipopolysaccharide in children with hemolytic uremic syndrome. J Pediatr 119: 380–385
2. Boyce TG, Swerdlow DL, Griffin PM (1995) Escherichia coli O157:H7 and the hemolytic uremic syndrome. N Engl J Med 333: 364–368
3 Brandis M (1979) Die Klinik des hämolytisch-urämischen Syndroms. Klin Wschr 57: 1081
4. Gasser C, Gautier E, Steck A, Siebenmann RE, Oechslin R (1955) Hämolytisch-urämische Syndrome: Bilaterale Nierenrindennekrosen bei akuten erworbenen Anämien. Schweiz Med Wschr 85: 905–909
5. Kaplan BS, Proesmans W (1987) The hemolytic uremic syndrome in childhood and its variants. Sem hematol 24: 148–160
6. Karch H (1996) Control of enterohemorrhagic escherichia coli infection – the need for a network involving microbiological laboratories and clinical and public health institutions. Eur J Clin Microbiol Infect Dis 15: 276–280
7. Karch H, Stockbrine NA, O'Brien AD (1986) Growth of Escherichia coli in the presence of trimethoprim-sulfamethoxazole facilitates detection of Shiga-like toxin producing strains by colony blot assay. FEMS Microbiol Lett 35: 141–145
8. Karmali MA, Petric M, Lim C, Fleming PC, Arbus GS, Lior H (1985) The association between idiopathic hemolytic uremic syndrome and infection by verotoxin producing E. coli. J Infect Dis 151: 775–782
9. Lingwood CA (1994) Verotoxin-binding in human renal sections. Nephron 66: 21–28
10. Obrig TG, Louise CB, Lingwood CA, Boyd B, Barley-Maloney L, Daniell TO (1993) Endothelial heterogeneity in shiga toxin receptors and responses. J Biol Chem 268: 15484–15488
11. Siegler RL (1995) HUS in children. Current Opinion In Pediatrics 7: 159–163
12. Van de Kar NCAJ, Van Hinsbergh VWM, Brommer EJP, Monnens LAH (1994) The fibrinolytic system in hemolytic uremic syndrome: in vivo and in vitro studies. Pediatric Res 36: 257–264
13. Zimmerhackl LB, Thomas KB, Zehenter A, Grohmann A, Brandis M, Sutor AH (1994) Alteration of the von Villebrand factor in children with hemolytic uremic syndrome. In: Karmali MA, Goglio A (Eds) Recent advances in verocytotoxin-producing Escherichia coli infections. Elsevier Science, Amsterdam, pp 333–336

II. *Clostridium difficile*

(Herausgeber: M. Kist)

Diagnostik und Epidemiologie
der Clostridium difficile-Infektion

G. Ruckdeschel, S. Lob, A. Schwarzenböck

Clostridium difficile, im Jahre 1935 als Bestandteil der Darmflora von Neugeborenen erstmals beschrieben [7], gilt heute als der einzige bekannte Erreger schwerer pseudomembranöser Colitiden während und nach Antibiotikabehandlungen und als wichtige Ursache der durch Antibiotika induzierten Diarrhöen überhaupt. Das ist seit der zweiten Hälfte der 70er Jahre bekannt, als es Bartlett und Tedesco mit ihren Arbeitsgruppen gelang, die Pathogenese der Clindamycin-assoziierten Kolitis zu klären, die damals aktuell war; die Geschichte dieser Entdeckung hat Bartlett kürzlich geschildert [2].

Die Diagnostik der genannten Erkrankungen geht 2 Wege, die Züchtung des C. difficile und den Nachweis der Clostridientoxine aus dem Stuhl der Patienten.

Züchtung von C. difficile

C. difficile ist ein schlankes, grampositives Stäbchen (0,5–1,5 x 3–6 μm; s. Abb. 1), bei längerer Bebrütung mit subterminalen ovalen Sporen, die die Zellen auftreiben. Der Erreger wächst in anaerober Atmosphäre gut auf Blut- und Anaerobiernährböden, auch auf Nagler-Agar; dieses Eigelb-haltige Medium bildet die Grundlage für das am meisten gebrauchte Selektivmedium, den Cycloserin-Cefoxitin-Fruktose-Agar (CCFA).

Das ursprüngliche Rezept [6] empfiehlt den Zusatz von 500 mg Cycloserin und 16 mg Cefoxitin pro Liter, vielfach werden jedoch geringere Zusätze verwendet, was sich nach unseren Erfahrungen wegen der geringeren Selektivität nicht empfiehlt und die Ausbeute nicht wesentlich steigert. Der CCFA wird kräftig beimpft und 2 Tage anaerob bei 36 °C inkubiert.

C. difficile wächst in ziemlich charakteristischer Form: große, flache, unregelmäßig geformte, sehr weiche Kolonien mit gelapptem Rand; der Indikatorumschlag nach Spaltung der Fruktose färbt sie blaßgelb, unter UV-Licht (360 nm) leuchten sie gelbgrün. Typisch ist auch der Phenolgeruch (p-Kresol), der bei dichtem Wachstum leicht wahrzunehmen ist.

Die Ausbeute läßt sich steigern, wenn ein flüssiges Anreicherungsmedium verwendet wird, das auch bei sehr kräftiger Beimpfung selektiv wirkt. Die Anreicherung empfiehlt sich auch bei Umgebungsuntersuchungen, wenn geringe

M. Kist et al. (Hrsg.) Ökosystem Darm VII
© Springer-Verlag Berlin Heidelberg 1996

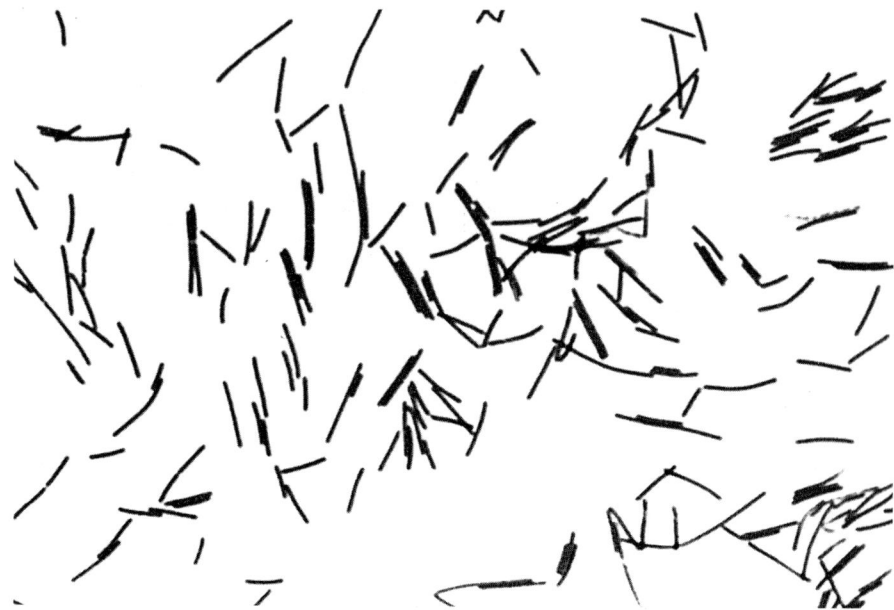

Abb. 1. Clostridium difficile. Präparat aus 24stündiger Thioglykolatbouillon (Vergrößerung 1200fach)

Clostridienzahlen zu erwarten sind. Die Rezeptur der Anreicherungsbouillon entspricht der des CCFA, der Agar entfällt.

Modifikationen der Agarnährböden wurden vorgeschlagen, um den Nachweis versporter Clostridien zu heben, z.B. durch den Zusatz von Taurocholat [24], doch war dieser Effekt in einer vergleichenden Untersuchung nicht ganz überzeugend. Die Tabelle 1 zeigt die Ergebnisse dieser Studie.

Andere Vergleichsstudien zu den verschiedenen Nährböden und Züchtungsprozeduren wurden von Marler [13] sowie von Shanholtzer [18] mit ihren Mit-

Tabelle 1. Züchtungsverfahren und Häufigkeit des Nachweises von Clostridium difficile. (Nach Danninger 1986 [4])

	n Proben	CCFA[a]		CCFB[b]		TCCFA[c]		CCFA + CCFB	
		n	%	n	%	n	%	n	%
Patienten	2250	236	10,5	215	9,6	189	8,4	272	12,1
Gesunde									
(< 2 Jahre)	204	24	11,8	38	18,6	4	2,0	42	20,6
(> 2 Jahre)	782	3	0,1	13	1,7	1	0,1	15	1,9

[a] *CCFA* Cycloserin-Cefoxitin-Fruktose-Agar
[b] *CCFB* Cycloserin-Cefoxitin-Fruktose-Bouillon
[c] *TCCFA* Cycloserin-Cefoxitin-Fruktose-Agar mit Zusatz von Taurocholat

arbeitern durchgeführt; sie ergaben deutliche Qualitätsunterschiede der Trokken- und Fertigmedien, was auf die Bedeutung einer internen Qualitätskontrolle hinweist. Allerdings bleibt es offen, ob die Sensitivität der kulturellen Diagnostik noch wesentlich gesteigert werden sollte, von der Bearbeitung wissenschaftlicher Fragen abgesehen, wenn man bedenkt, daß der Nachweis sehr geringer Erregermengen oft in die Irre führt und kaum Bedeutung für die Diagnose haben wird, v.a. dann, wenn die Patienten gar keine Diarrhöen und vielleicht auch gar kein Erkrankungsrisiko haben. Jedenfalls ergäbe die höhere Sensitivität nur dann einen Sinn, wenn die Zahl der Erreger auf dem Befund angegeben würde und vernünftig zu interpretieren wäre.

Die Identifizierung verdächtiger Kolonien macht dem erfahrenen Untersucher kaum Schwierigkeiten. Die gute Selektivität des CCFA, die charakteristische Form und Beschaffenheit der Kolonien und ggf. der typische Geruch sind
ziemlich eindeutige Differenzierungskriterien. Fehlen diese Hinweise, dann
muß mittels biochemischer Tests und Gaschromatographie weiter untersucht
werden. C. difficile bildet Isocapronsäure in großen Mengen; C. bifermentans
und C. sordellii, die das auch können, spalten Mannitol nicht und werden so
abgetrennt. Die Differenzierung beschränkt sich im wesentlichen auf diese nach
der Kolonieform dem C. difficile ähnlichen Spezies einschließlich C. sporogenes
[16].

Empfindlichkeitsprüfungen sind entbehrlich. Die Erreger besitzen gute Empfindlichkeit für Vancomycin und Metronidazol; Resistenzen wurden sehr selten
beobachtet.

Die Zytotoxizität läßt sich in Zellkulturen an verschiedenen Zellinien bestimmen. Die Bestimmung des Toxin B im Neutralisationstest gilt allgemein als
bester Standard sowohl für die Toxinbildungsfähigkeit einzelner Stämme wie
auch für den Nachweis im Stuhl von Patienten [3]. Die Zellkultur ist hochempfindlich und weist bis zu 1 pg des Toxins nach.

Die Zellkultur ist jedoch umständlich und braucht länger als für einen
brauchbaren Befund gut ist. Deshalb wurde eine Reihe von Enzymimmunassays entwickelt, die als Testkits gehandelt werden. Sie weisen entweder nur das
Toxin A oder kombiniert mit dem Toxin B nach. Die Sensitivität und Spezifität
dieser Methoden wird meist am Zytotoxintest gemessen; die Ergebnisse einer
vergleichenden Untersuchung an den in Deutschland verfügbaren Tests bringt
die Tabelle 2. Inzwischen werden Testverfahren für die Toxindiagnostik, aber
auch nach mehr klinisch definierten Kriterien validiert; die hier gezeigten Zahlen sind als Standard bestimmt worden, sie ändern sich bei einer solchen Bewertung nicht wesentlich. Die Sensitivität der Tests ist eher gering. Einen einzelnen Test anhand dieser Ergebnisse zu bevorzugen, erscheint nicht berechtigt.

Die im Handel verfügbaren Testkits wurden in zahlreichen Vergleichsstudien
mit dem Zytotoxinnachweis, der Züchtung und klinischen Parametern verglichen. Die Ergebnisse können wegen ihrer Fülle hier nicht im einzelnen dargestellt werden. Sie sind nicht einheitlich, doch sprechen die meisten Studien für
eine gute Tauglichkeit in der Praxis. Der kombinierte Nachweis der Toxine A
und B in einem Ansatz verbessert die Ergebnisse nicht.

Tabelle 2. Vergleich von 5 Enzymimmunassays mit dem Zytotoxin-Test für Toxin B

	Test	n	Sensitivität (%)	Spezifität (%)	PVW[a] (%)	NVW[b] (%)
Premier™	Toxin A	236	85	91	73	95
ProSPect®	Toxin A	231	90	94	83	97
VIDAS®	Toxin A	236	83	90	72	95
Ridascreen®	Toxin A + B	232	72	93	79	93
Röhm	Toxin A + B	236	87	93	80	96

[a] *PVW* Positiver Vorhersagewert
[b] *NVW* Negativer Vorhersagewert

Die Situation ist übrigens nicht ganz übersichtlich: dieselben Tests werden in verschiedenen Ländern von verschiedenen Firmen unter verschiedenen Namen gehandelt.

Seit kurzem wird ein Immunassay als Schnelltest angeboten (C. difficile Toxin A-Test, Firma Oxoid), der sich mit geringem Aufwand durchführen läßt; wissenschaftliche Angaben über seine Eignung liegen noch nicht vor.

CDT-Test

Der CDT- oder Clostridium difficile-Test, ein Latex-Agglutinationstest, war auch als Toxinnachweis gedacht, doch stellte sich bald heraus, daß er ein Protein des Erregers detektiert, das als Glutamatdehydrogenase identifiziert worden ist [11]. Dieses Enzym ist auch bei anderen Clostridien und Anaerobiern zu finden und hat mit der Toxizität des C. difficile nichts zu tun. In einer Reihe von Untersuchungen wurde jedoch eine gute Korrelation der positiven Testergebnisse mit dem Zytotoxinnachweis und passender klinischer Symptomatik festgestellt, so daß er offensichtlich noch eine gewisse Stellung in der Diagnostik behaupten kann und ungefähr auf dem Rang der Kultur einzustufen ist [8, 25].

Neben den oben erwähnten Tests zum spezifischen Toxinnachweis hat der CDT-Test trotz seiner technischen Einfachheit keinen berechtigten Platz.

Andere Testmethoden

Neben der Kultur und der Toxinbestimmung haben sich weitere Verfahren bis heute nicht etabliert. Molekularbiologische Methoden wurden zwar entwickelt, im besonderen auch eine Polymerase-Kettenreaktion zur Amplifikation des Toxin A-Gens [26], doch ist das Vorliegen des Gens nicht zwingend mit der Toxinbildung und die abhängig von der Toxinmenge nicht unbedingt mit einer Erkrankung verknüpft, so dient die Molekularbiologie heute noch ausschließlich wissenschaftlichen Fragen.

Tabelle 3. Nachweis von Clostridium difficile und des Zytotoxins. (Nach Bartlett 1994 [2])

	Kultur positiv %	Zytotoxin positiv %
Patienten mit Antibiotika-assoziierter Pseudomembranöser Kolitis	95–100	95–100
Patienten mit Antibiotika-assoziierter Diarrhöe	15–25	10–25
Patienten ohne Diarrhöe unter Antibiotikatherapie	10–25	5–10
Patienten im Krankenhaus	10–25	2–8
Patienten mit gastroinstestinalen Erkrankungen ohne Antibiotikatherapie	2–3	0,5
gesunde Erwachsene	2–3	0
gesunde Neugeborene	5–70	5–63

Der Nachweis von Antikörpern gegen Erreger oder Toxine hat für die Erkennung der C. difficile-assoziierten Diarrhöen keine Bedeutung.

Diagnostische Kriterien

Die Diagnose der CDAD stellt sich aus der Anamnese, dem klinischen Bild und den Laborbefunden, dazu gehören die Diarrhöen und ggf. die koloskopisch verifizierten Pseudomembranen, eine Antibiotika- oder Zytostatikatherapie in den letzten 8 Wochen, der Erfolg einer gegen C. difficile gerichteten Behandlung und nicht zuletzt das Fehlen einer anderen plausiblen Ursache für die Durchfälle.

Die Züchtung des C. difficile macht die Ätiologie wahrscheinlich, der Toxinnachweis sollte sie sichern. Das gilt jedoch nur mit Einschränkungen. Bartlett hat die klinischen Konstellationen abgestuft in Beziehung zur Labordiagnostik gebracht; dabei ergeben sich bemerkenswerte Einsichten, wie Tabelle 3 zeigt.

Bei der pseudomembranösen Kolitis ist die Situation einfach: sowohl die Kultur wie der Zytotoxinnachweis sind in fast allen Fällen positiv. Die Häufigkeit der Züchtung von C. difficile läßt aber zwischen Patienten mit und ohne Diarrhö unter Antibiotikatherapie sowie Krankenhauspatienten ganz allgemein nicht unterscheiden. Der Toxinnachweis ist umso weniger häufig positiv, je weniger wahrscheinlich eine CDAD vorliegt, doch haben trotzdem bis zu 10 % der Patienten ohne Diarrhöen nachweisbare Toxinmengen im Stuhl. Das schränkt den Wert der Toxinbestimmung ein, macht jedenfalls deren Befunde nicht so treffsicher, wie man es anfänglich erhofft hat; das bedeutet, daß für die klinische Diagnose einer CDAD alle bekannten Hinweise gut erwogen werden müssen.

Die Bedeutung der Kultur ist umstritten, wie sich gezeigt hat, und sie wird nicht zuletzt wegen der Kosten als entbehrlich angesehen.

Tabelle 4. Häufigkeit von Clostridium difficile bei Gesunden (%)

n	< 2 Jahre	> 20 Jahre	Autoren	
22	45,4		Snyder 1940	[19]
17	17,6		Kelsey u. Vince 1979	[9]
23	8,7		Viscidi et al. 1981	[23]
40	27,5		Mardh et al. 1982	[12]
10	40,0		Stark et al. 1982	[20]
100	17,0		Svedham et al. 1982	[21]
204	20,6		Ruckdeschel et al. 1984	[17]
22	27,2		Torres et al. 1984	[22]
137		3,0	George et al. 1979	[6]
362		10,5	Nakamura et al. 1981	[15]
60		0	Viscidi et al. 1981	[23]
424		1,2	Möllby et al. 1983	[14]
782		1,9	Ruckdeschel et al. 1984	[17]
594		2,0	Aronsson et al. 1985	[1]

In Krankenhäusern mit einem hohen Anteil von schwerkranken Patienten empfiehlt es sich nach unseren Erfahrungen, von allen Stuhlproben bei Diarrhö eine Kultur auf C. difficile anzulegen. Aus 6–10 % dieser Proben, also nicht der Patienten, kann C. difficile isoliert werden. Solche Befunde halten den Gedanken an die CDAD generell wach, zwingen im Einzelfall zu einer Entscheidung hinsichtlich der Therapie und lassen Häufungen früher erkennen.

Vorkommen von C. difficile

C. difficile kommt weltweit vor und wird auch im Darm von Tieren und im Boden oder Schlamm gefunden. Diese Standorte haben für die Verbreitung unter Menschen offensichtlich keine weitere Bedeutung.

Menschen sind relativ häufig symptomlose Träger von C. difficile im Darm. Die Trägerraten wurden bei gesunden Erwachsenen und Kindern in verschiedenen Ländern wiederholt bestimmt. Bei den Erwachsenen liegen sie aber niedrig, in Mittel- und Nordeuropa um 2 %. Kleine Kinder sind häufig besiedelt, bei ihnen wurden bis zu 45 % und höher gemessen. Tabelle 4 gibt einen Überblick.

Die Kolonisation in verschiedenen Altersstufen zeigen die Ergebnisse einer Studie von Danninger an der süddeutschen Bevölkerung in der Tabelle 5. Diese Studie hat übrigens auffällige Unterschiede zwischen Deutschen und Ausländern ergeben: ausländische Kinder sind doppelt so häufig Träger von C. difficile. Höhere Kinderzahl, engere Kontakte und auch andere soziale Faktoren haben da wohl einen Einfluß. Die Clostridien werden direkt oder indirekt fäkaloral weitergegeben.

Tabelle 5. Nachweis von Clostridium difficile bei Gesunden im Raum München. (Nach Danninger 1986 [4])

n	Alter	%
57	< 3 Tage	1,75
68	2–12 Monate	48,5
79	1–2 Jahre	11,4
204	5–13 Jahre	3,9
200	20–30 Jahre	1,5
200	40–60 Jahre	1,5
201	> 60 Jahre	0,5
27	Laborpersonal (20–50 Jahre)	11,0

C. difficile im Krankenhaus

Das Krankenhausmilieu bringt vielfältige Begegnungen mit C. difficile, entsprechend hoch ist die Kolonisation der Patienten. In eigenen orientierenden Untersuchungen lagen die Raten über 10 %, noch höher in der Onkologie, doch wurden wichtige Details, beispielsweise die Liegedauer nicht genauer verfolgt. Vermutlich sind derartige Angaben doch sehr stark von lokalen Faktoren bestimmt und deshalb nicht zu verallgemeinern. Unter den Mitarbeitern unseres bakteriologischen Labors lag die Kolonisationsrate im Jahre 1985 bei 11 %, also 5fach über dem Durchschnitt, auch dadurch zeigt sich, daß eine stärkere Exposition die Besiedelung erhöht.

Das Umfeld der Träger von C. difficile ist hochgradig kontaminiert, wohl vorwiegend mit versporten Formen. In den Zimmern mehrerer Patienten wurden jeweils 50 Abstriche entnommen: C. difficile fand sich am Bett, der Wäsche, den Handtüchern, auf dem Boden und dem Fenster, auf allen möglichen Gegenständen und an den Kitteln und Händen der Schwestern und Ärzte. Die Typisierung mit der SDS-Polyacrylamid-Gel-Elektrophorese (PAGE) der Zellproteine ergab häufig Übereinstimmung zwischen den Stämmen vom Patienten und seiner Umgebung.

Tabelle 6 zeigt die Ergebnisse von Untersuchungen auf 2 chirurgischen Intensivstationen: bemerkenswert ist, daß zwar die Bettschüsselspüler häufig kontaminiert waren, C. difficile auf den Bettschüsseln aber nicht gefunden wurde; die Umgebung der Patienten mit CDAD ist sichtbar stärker verunreinigt.

Die Befunde von 2 Kinderstationen in Tabelle 7 zeigen ähnliches, doch sind die Bettschüsselspüler frei von C. difficile, und die Neugeborenen-Intensivstation, auf der CDAD-Fälle kaum zu erwarten sind, ist zwar weniger kontaminiert als die Normalstation, aber durchaus nicht frei von den Erregern.

C. difficile und seine Sporen überleben lange: auf den Fluren einer stillgelegten Klinik wurden Stuhlaufschwemmungen ausgebracht; C. difficile war bei sinkender Keimzahl bis zu 20 Wochen nachweisbar [10].

Inzwischen wurden alle verfügbaren phäno- und genotypischen Methoden zur Charakterisierung und Unterscheidung von Stämmen auch auf C. difficile

Tabelle 6. Clostridium difficile im Umfeld der Patienten zweier chirurgischer Intensivstationen. (Nach Kim et al. 1981 [10])

| | CDAD-Fälle | | Negative | |
	Proben	% positiv	Proben	%
Bettschüsselspüler	58	26	25	8
gespülte Bettschüsseln	20	0	20	0
Boden des Patienzimmers	55	15	25	4
Wände	40	0	20	0
Toilettensitze	45	33	–	–
Waschbecken	40	0	20	0

Tabelle 7. Clostridium difficile auf Kinderstationen. (Nach Kim et al. 1981 [10])

| | Normalstation mit CDAD-Fällen | | Neugeborenen-Intensivstation ohne CDAD-Fälle | |
	n	%	n	%
Bettschüsselspüler	25	0	15	0
Fieberkurven	30	3	20	0
Wischmops	6	33	4	0
Boden Patientenzimmer	50	12	30	3
Bettwäsche (im Gebrauch)	50	10	37	8
Waschbecken	40	10	30	3
Waagen	40	20	30	3

angewandt. Die Diskriminationsfähigkeit ist verschieden, gute Ergebnisse liefert die schon erwähnte SDS-PAGE [5]. Der Nutzen dieser subtilen Typisierungsmethoden für die Infektionsprophylaxe im Krankenhaus ist gering, aber sie bringen wichtige und interessante Erkenntnisse zum Infektionsgeschehen, zur Frage von Relaps und Reinfektion und zur Häufigkeit von endogener und exogener Infektion überhaupt.

Die epidemiologischen Fakten, die hier dargestellt wurden, v.a. das Ausmaß der Kolonisation im Krankenhaus und die hohe Umweltresistenz der Erreger erklären schon, daß die üblichen prophylaktischen Maßnahmen gegen die Verbreitung von C. difficile nur beschränkt wirken können. Zu empfehlen ist die Isolierung von Ausscheidern auf Stationen mit erhöhtem Erkrankungsrisiko, also von Schwerkranken und Patienten unter Antibiotika- und Zytostatikatherapie. Bei gehäuftem Auftreten der CDAD sollen Kontrolluntersuchungen bei Patienten und Personal durchgeführt werden, in solchen Situationen hat sich nach unseren Erfahrungen die Dekontamination der Keimträger mit Metronidazol über mehrere Tage bewährt.

Für die Desinfektion, deren Wirkung angesichts der weiten Verbreitung der Erreger und der hohen Resistenz über Sporen begrenzt sein muß, kommen wegen des besseren sporoziden Effekts v.a. Aldehydpräparate in Frage.

Literatur

1. Aronsson B, Möllby R, Nord CE (1985) Antimicrobial Agents and Clostridium difficile in acute enteric disease: Epidemiological data from Sweden, 1980–1982. J Infect Dis 151: 476–481
2. Bartlett JG (1994) Clostridium difficile: history of its role as an enteric pathogen and the current state of knowledge about the organism. Clin Infect Dis 18, Suppl 4: 265–272
3. Chang TW, Lauerman M, Bartlett JG (1979) Cytotoxicity assay in antibiotic-associated colitis. J Infect Dis 140: 765–770
4. Danninger M (1986) Untersuchungen zur Häufigkeit von Clostridium difficile in verschiedenen Altersklassen der gesunden Bevölkerung im Raum München – Vergleich verschiedener Nachweisverfahren. Med. Dissertation, Universität München
5. Ehret W, Turba M, Pfaller P, Heizmann W, Ruckdeschel G (1988) Computer-aided densitometric analysis of protein patterns of Clostridium difficile. Eur J Clin Microbiol Infect Dis 7: 285–290
6. George WL, Sutter VL, Citron D, Finegold SM (1979) Selective and differential medium for isolation of Clostridium difficile. J Clin Microbiol 9: 214–219
7. Hall IC, O'Toole E (1935) Intestinal flora in new-born infants with description of a new pathogenic organism Bacillus difficilis. Am J Dis Child 49: 390–402
8. Kelly WF, Wait KJ, Gilligan PH (1992) Evaluation of the latex agglutination test for detection of Clostridium difficile. Arch Pathol Lab Med 116: 517–520
9. Kelsey MC, Vince AJ (1979) Clostridia in neonatal faeces. Lancet 2: 100
10. Kim KH, Fekety FR, Batts DH, Brown D, Cudmore M, Silva J, Waters D (1981) Isolation of Clostridium difficile from the environment and contacts of patients with antibiotic-associated colitis. J Infect Dis 143: 42–50
11. Lyerly DM, Barroso LA, Wilkins TD (1991) Identification of the latex test-reactive protein of Clostridium difficile as glutamate dehydrogenase. J Clin Microbiol 29: 2639–2642
12. Mardh PA, Colleen HI, Öberg M, Holst E (1982) Clostridium difficile toxin in faecal specimens of healthy children with diarrhoe. Acta Paediatr Scand: 275–278
13. Marler LM, Siders JA, Wolters LC, Pettigrew Y, Skitt BL, Allen SD (1992) Comparison of five cultural procedures for isolation of Clostridium difficile from stools. J Clin Microbiol 30: 514–516
14. Möllby R, Aronsson B, Nord CE (1983) Ecological aspects on Clostridium difficile. 13th Int Congress Chemother, Abstract Nr. 45: 8–11
15. Nakamura S, Mikawa M, Nakashio S, Takabatake M, Okado I, Yamakawa K, Serikawa T, Okumura S, Nishida S (1981) Isolation of Clostridium difficile from the feces and the antibody in sera of young and elderly adults. Microbiol Immunol 25: 345–351
16. Ruckdeschel G (1992) Gattung Clostridium. In: Burkhardt F (Hrsg) Mikrobiologische Diagnostik. Thieme, Stuttgart New York, 223–237
17. Ruckdeschel G, Danninger M, Pfaller P (1984) Diagnostik und Epidemiologie von Clostridium difficile. Fortschr Antimikrob Antineoplast Chemother 3–4: 397–402
18. Shanholtzer CJ, Peterson LR (1987) Laboratory quality assurance testing of microbiologic media from commercial sources. Am J Clin Pathol 88: 210–215
19. Snyder ML (1940) The normal fecal flora of infants between two weeks and one year of age. J Infect Dis 66: 1–16
20. Stark PL, Lee A, Parsonage BD (1982) Colonization of the large bowel by Clostridium difficile in healthy infants: quantitative study. Infect Immun 35: 895–899
21. Svedham A, Kaijser B, McDowall I (1982) Intestinal occurence of Campylobacter fetus subspecies jejuni and Clostridium difficile in children in Sweden. Eur J Clin Microbiol 1: 29–32
22. Torres JF, Cedillo R, Sanchez J, Dillman C, Giono S, Munoz O (1984) Prevalence of Clostridium difficile and its cytotoxin in infants in Mexico. J Clin Microbiol 20: 274–275
23. Viscidi R, Willey S, Bartlett JG (1981) Isolation rates and toxigenic potential of Clostridium difficile isolates from various patient populations. Gastroenterol 81: 5–9
24. Wilson KH, Kennedy MJ, Fekety R (1982) Use of sodium taurocholate to enhance spore recovery on a medium selective for Clostridium difficile. J Clin Microbiol 15: 443–446

25. Woods GL, Yam P (1988) Clinical comparison of latex agglutination and cytotoxin assay for detection of Clostridium difficile toxin in feces. Lab Med 19: 649–651
26. Wren B, Clayton C, Tabaqchali S (1990) Rapid identification of toxigenic Clostridium difficile by polymerase chain reaction. Lancet 1: 423 (Letter)

Klinik und Therapie der Clostridium difficile-Erkrankung

K. Loeschke

Einleitung

Im Gegensatz zur Pathophysiologie ist die klinische Symptomatik der Erkrankung durch Clostridium difficile seit mindestens 15 Jahren gut bekannt, das therapeutische Vorgehen steht seither im Wesentlichen fest [Übersichten u. a. 2, 4, 6, 18, 36]. Dennoch scheint die Erkrankung im Bewußtsein der Ärzte noch nicht sicher verankert zu sein. Neben einer etwas unübersichtlichen Nomenklatur mag das an einem trotz aller Fortbildungsbemühungen mangelhaften Bekanntheitsgrad liegen. Insofern lohnt sich eine kurze Wiederholung der wichtigsten Tatsachen.

Nomenklatur

Daß Clostridium difficile (CD) überwiegend unter oder nach einer Behandlung mit Antibiotika klinisch bedeutsam wird, hat zu einer historisch bedingten Überschneidung von Begriffen geführt. Schon bevor die Zusammenhänge Ende der 70er Jahre klar wurden, war die Antibiotika-assoziierte Kolitis (AAC) ein etabliertes Krankheitsbild. Von wenigen Ausnahmen abgesehen sind Antibiotika aber lediglich Wegbereiter, nicht Ursache der Erkrankung, die vielmehr durch Toxine von CD (Clostridium difficile-assoziierte Kolitis, CDAC) hervorgerufen wird. Andererseits können Antibiotika bzw. CD auch mit Durchfällen assoziiert sein, bei denen keine Darmentzündung besteht (AAD bzw. CDAD). Diese Durchfälle ohne Kolitis treten bei 10 bis 20 % aller antibiotisch behandelten Patienten auf und sind nur zu ca. 20 % mit dem Nachweis von CD verbunden, wohingegen CD-Toxine bei der sehr viel selteneren AAC – insbesondere in ihrer pseudomembranösen Ausprägung – mittels Gewebekultur zu fast 100 % nachgewiesen werden [2]. Verwirrend kann zusätzlich sein, daß in manchen Therapiestudien als Zugeständnis an klinische Gegebenheiten auf eine Koloskopie verzichtet wird, so daß ungesichert bleibt, ob aufgetretene Durchfälle auf eine Darmentzündung zurückgehen oder nicht. Es wird dann von Antibiotika- bzw. CD-assoziierter „Diarrhö oder Kolitis" bzw. von CD-Erkrankung gesprochen. Somit ist klinisch zwischen Durchfällen und Kolitis einerseits und zwischen ihrer Assoziation mit Antibiotika bzw. CD andererseits zu unterscheiden.

M. Kist et al. (Hrsg.) Ökosystem Darm VII
© Springer-Verlag Berlin Heidelberg 1996

Zögernde Diagnostik?

Mehrere Kasuistiken und nosokomiale Ausbrüche [z.B. 3, 22, 38] auch in neuerer Zeit weisen darauf hin, daß die CDAC immer noch unterschätzt und daher oft zu spät erkannt und behandelt wird. Besonders illustrativ ist ein Bericht aus zwei chirurgischen Krankenhäusern einer Großstadt, in dem 201 Erkrankungen an CDAC analysiert wurden [9]. Es wurde ein steiler Anstieg der Inzidenz zwischen 1984 und 1994 festgestellt, parallel zum perioperativen Einsatz von Cephalosporinen. Allerdings waren nur 55 % chirurgische Patienten, 20 % waren immunkompromittiert. Bei 5 % der Patienten war die Kolitis Anlaß zur Operation mit einer Letalität von 30 %. Die Gesamtletalität aller 201 Patienten betrug 3,5%, ähnlich wie in anderen Zusammenstellungen. Einziger signifikanter Unterschied zwischen Verstorbenen und Überlebenden war eine verzögerte Diagnose, wodurch die Therapie im Mittel erst 10.7 statt 5.4 Tage nach den ersten Symptomen begann. Es wurde eine strikte Befolgung der Regeln für die perioperativen Einsatz von Antibiotika, eine vermehrte Aufmerksamkeit für die Symptomatik und eine „aggressive" Behandlung als wesentlich für eine Verbesserung der Prognose angesehen. Ähnliche Forderungen wurden von anderer Seite erhoben [13, 26, 38].

Gründe für eine Verzögerung von Diagnostik und Therapie könnten sein: Die Unterstellung, daß es sich auch im Einzelfall um blande Durchfälle und nicht um eine Kolitis handelt; Aufwand und Kosten der Diagnostik; oder eben ungenügende Kenntnis des potentiell tödlichen Verlaufs.

Disposition

Die Kolitis entsteht, wenn es bei Trägern oder nach – oft nosokomialer – Neuinfektion (vgl. Beitrag Ruckdeschel) zur Vermehrung des Erregers und zur Toxinproduktion kommt (s. Abb. 1). Nosokomiale Infektionsketten sind durch Erregertypisierung gut belegt und hatten gelegentlich die Schließung ganzer Klinikstationen zur Folge. Ein kleiner Ausbruch auf unserer Intensivstation war auch der Anlaß dafür, daß wir uns früh mit dem Erkrankungskreis beschäftigt haben [15]. Eine anschließende Untersuchung über 15 Monate an Münchner Krankenhäusern [19, 33] zeigte, daß das Problem in zahlreichen Fachrichtungen bestand (s. Tabelle 1) und daß Breitspektrumpenicilline und Cephalosporine wie andernorts als Auslöser führend waren.

An dieser Situation hat sich bis heute kaum etwas geändert, auch wenn z.B. die Chinolone und neuen Macrolide hinzugekommen und wie alle anderen Antibiotika (Ausnahmen bzw. ganz selten: Vancomycin, Teicoplanin, Bacitracin, parenterale Aminoglycoside) vereinzelt Anlaß zu einer Kolitisentwicklung sein können. Nach einem Abfall der Inzidenz durch sparsamen Gebrauch von Lincomycinen [z.B. 24], deren Einsatz im Tierexperiment ja zur Aufklärung der Pathogenese beigetragen hatte, wurde teilweise ein erneuter Anstieg in den letzten Jahren beobachtet und v. a. auf die Cephalosporine der 2. und 3. Generation zurückgeführt [1, 9, 23]. Erkrankungen 2–3 Wochen nach Absetzen sind be-

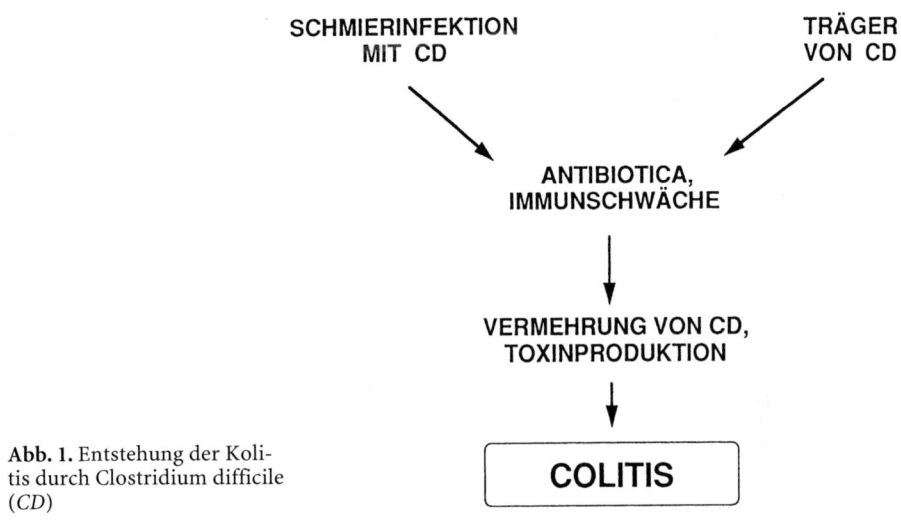

Abb. 1. Entstehung der Kolitis durch Clostridium difficile (*CD*)

schrieben, was anamnestisch wichtig ist. Weit weniger häufig ist eine CDAC ohne vorausgegangene Antibiotikatherapie, vor allem bei Immunschwäche. Beispiele sind Patienten mit HIV-Infektion [35], Immunglobulinmangel [7], Niereninsuffizienz oder unter medikamentöser Immunsuppression z.B. nach Organtransplantation [26, 27, 28].

Tabelle 1. Verteilung auf Fachdisziplinen von Patienten mit Nachweis von Clostridium difficile im Stuhl. (Mod. nach Loeschke et al. 1984 [19])

Klinik	Zahl der Patienten mit Nachweis von Clostridium difficile im Stuhl
Medizinische 1[a]	15
Medizinische 2[a]	15
Medizinische 3[a]	26
Medizinische 4[a]	14
Medizinische 5	4
Medizinische 6	2
Medizinische 7, 8, 9	3
Chirurgische[a]	12
Gynäkologische 1[a], 2[a]	7
Kinder[a]	5
Neurochirurgische[a]	4
Herzchirurgische 1[a], 2[a]	2
Anästhesie[a]	4
Urologische 1[a], 2[a]	4
HNO[a]	2
Neurologische[a]	1
Orthopädische[a]	1
Dermatologische	1

[a] Bereich der Universitätskliniken München

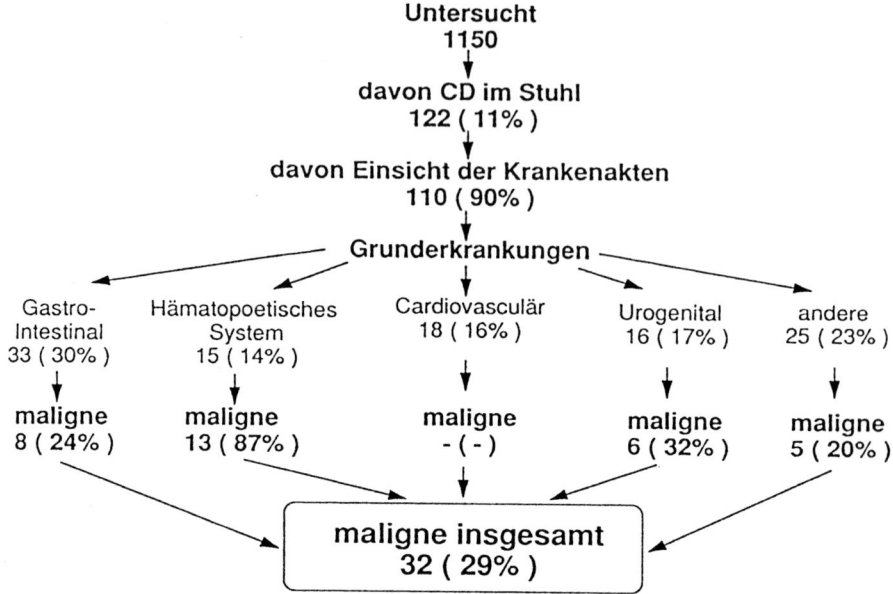

Abb. 2. Grunderkrankungen bei 110 Patienten mit Clostridium difficile (*CD*) im Stuhl in Münchner Krankenhäusern. (Mod. nach Loeschke et al. 1984 [19]

Außer Antibiotika, die auch bei sonst gesunden, z.B. wegen einer Sinusitis oder Adnexitis Behandelten eine CDAC auslösen können, gibt es also weitere Dispositionen von seiten des Patienten, besonders wenn sie mit Antibiotika zusammentreffen. Unsere damalige Untersuchung [19, 33] bestätigte, daß das Alter im Prinzip keine Rolle spielt, es reicht vom Neugeborenen bis zum Hochbetagten (s. Tabelle 2).

Ältere Patienten sind nur deshalb häufiger betroffen, weil sie oft nicht nur an einer, sondern an mehreren und schwereren Erkrankungen leiden. Das gleiche sagt, anders aufgeschlüsselt, Abb. 2 aus. In über 1000 aufgrund verschiedener Verdachtsdiagnosen eingesandten Stühlen ließ sich CD in ca. 11 % nachweisen. In hohem Prozentsatz lagen maligne Erkrankungen zugrunde mit Ausnahme der Kardiologie, die dafür viele der Intensivpatienten stellte. Für die Praxis bedeutet dies, daß man v. a., wenn auch nicht ausschließlich, bei Schwerkranken mit Durchfällen früh an eine CD-Infektion denken muß.

Tabelle 2. Klinische Basischarakteristika bei 110 Patienten mit Nachweis von Clostridium difficile im Stuhl. (Daten aus Tredup 1985 [33])

Alter	4 Tage – 86 Jahre. 64,5 % über 40 Jahre
Geschlecht	53,6 % weiblich, 46,4 % männlich
Anzahl der Diagnosen	63 % Multimorbidität
Schwere der Erkrankung	in 81 % als schwer eingestuft

Tabelle 3. Befunde bei Antibiotika-assoziierter Diarrhö bzw. Kolitis. (Mod. nach Loeschke et al. 1992 [18]

	Diarrhö	(Entero)kolitis
Risikogruppen	–	Multimorbidität, Immunschwäche, Malignität
Durchfälle	Milde, nicht blutig	ausgeprägter, manchmal blutig, bei tox. Megakolon auch fehlend
Systemische Entzündungszeichen	fehlend	oft Fieber, Leukozytose u. a.
Koloskopie	intakte Mukosa	uncharakteristische bis pseudomembranöse Kolitis
Mikrobiologie	nur ca. 20 % Clostridium difficile	Clostridium difficile, Toxin A und B

Klinik und Differentialdiagnose der AAC und AAD

Treten unter Antibiotika Durchfälle auf, so kann die Differentialdiagnose zwischen Kolitis und blanden Durchfällen klinisch abgeschätzt werden (s. Tabelle 3). Die Durchfälle ohne Kolitis kennen keine Risikogruppen und gehen, da keine morphologischen Veränderungen bestehen, nie mit Blutungen oder systemischen Entzündungszeichen einher. Ihre Pathogenese wurde andernorts diskutiert [14, 16, 36], CD ist allenfalls bei einem kleinen Teil beteiligt. Auch bei Kolitis sind die Durchfälle meist nicht blutig, aber in der Regel zahlreicher als bei AAD und meist wäßrig mit den potentiellen Folgen von Hypokaliämie, Acidose und enteralem Eiweißverlust. Fieber verstärkt die Neigung zur Dehydratation. Klinische Zeichen eines Subileus weisen auf die Gefahr des toxischen Megakolons bzw. der Perforation hin. Extraintestinale Manifestationen wie Arthralgien sind sehr selten. Wenn es zur Sepsis kommt, ist sie durch übliche Darmbakterien, kaum je durch CD bedingt.

Da die Symptomatik der jeder anderen schweren Kolitis entspricht, kommen differentialdiagnostisch natürlich weitere infektiöse oder nichtinfektiöse Kolitiden in Frage einschließlich der chronisch-entzündlichen Darmerkrankungen. Eine therapeutisch wichtige, wenngleich nur in ca. 50 Fällen beschriebene Differentialdiagnose betrifft die sog. hämorrhagische Variante der AAC, die nicht auf CD zurückgeht. Sie tritt vorwiegend nach Penicillinen im rechten Kolon auf und verschwindet nach Absetzen innerhalb von 3 Tagen. Ihre Genese ist nicht geklärt („allergisch"?).

Da der Toxinnachweis heute recht schnell geführt werden kann, wird die Koloskopie zur Diagnose immer seltener herangezogen. Man möchte die Untersuchung den oft schwerkranken Patienten ersparen und diagnostiziert meist nach Symptomatik und Toxinnachweis. Dennoch ist die Koloskopie auch heute nicht obsolet. Sie allein gestattet den zweifelsfreien Nachweis der Kolitis, ihres Schweregrades und ihrer Ausdehnung, trägt zur Differentialdiagnose bei und kann, notfalls und sehr vorsichtig durchgeführt, sogar zur Absaugung von Flüssigkeit und Gas eingesetzt werden mit dem Ziel der Dekompression bei toxischem Megakolon [34]. Eine Laparotomie allein zur Exploration sollte nur noch ganz ausnahmsweise vorkommen. Komplementär werden Sonographie, röntgenologische Lehraufnahme des Abdomens und CT bzw. NMR eingesetzt.

Das klassische Bild der pseudomembranösen Kolitis ist inzwischen immerhin so bekannt, daß sie und die AAC vielfach gleichgesetzt werden, was nicht korrekt ist. Pseudomembranen können sich nicht nur bei CDAC finden, sondern auch – wenngleich selten – bei Erkrankungen, die mit CD nichts zu tun haben wie die Amoebenruhr oder Gold-induzierte Kolitis (s. folgende Übersicht).

Ursachen der pseudomembranösen (Entero)Kolitis. (Mod. nach Loeschke et al. 1989 [17]

- *ohne Clostridium difficile*
  Schwermetalle, v. a. Gold (Rheumatherapie)
  Shigellen-, Amöbenruhr, Staph. aureus
  nicht-okklusive Ischämie, Obstruktion

- *mit Clostridium difficile*
  nach Antibiotika
  ohne Antibiotika, v. a. bei Immunschwäche

Sie bestehen aus Zelldetritus, Leukozyten, Fibrin und Schleim auf Erosionen und bedecken die Schleimhaut einzelstehend, bei massiver Ausprägung auch durchgehend, so daß verständlich wird, warum die Erkrankung selbst ohne Perforation oder andere Komplikationen zum Tod führen kann. Der Dünndarm kann beteiligt sein (Enterokolitis). Andererseits können Pseudomembranen fehlen, vor allem im Anfangs- und Spätstadium, in dem es zu Ulcerationen kommen kann. Es ist also durchaus möglich, daß eine CDAC ein uncharakteristisches morphologisches Bild bietet.

Therapie

Akute Erkrankung

Nach überwiegender Ansicht ist orales Vancomycin nach wie vor Mittel der Wahl, jedenfalls für die schweren Verläufe [2, 5, 18, 36], zumal Vancomycin im Vergleich zu Metronidazol signifikant schneller wirkt [37]. Für das weniger erprobte Teicoplanin (4mal 50 mg/Tag) scheinen die Ergebnisse etwas schlechter zu sein [32]. Es ist bedauerlich, daß es immer noch keine Abpackungen von Vancomycin zu 125 mg gibt, denn 4mal 125 mg/Tag über 7–10 Tage reichen nach klinischen und mikrobiologischen Untersuchungen vollkommen aus [5, 11]. Mit dieser Dosierung werden Stuhlkonzentrationen erreicht, die weit über der minimalen Hemmkonzentration liegen. Die parenterale Gabe von Vancomycin ist nicht indiziert, da davon zu wenig in den Darm gelangt.

Im übrigen besteht die Behandlung natürlich im Absetzen, notfalls auch nur Umsetzen der Antibiotika sowie einer intensiven supportiven Therapie. Die in der Tabelle in Klammern angegebenen Möglichkeiten sind mehr oder weniger hypothetisch, da es orales Bacitracin als Einzelsubstanz bei uns nicht gibt und die übrigen Prinzipien zu wenig erprobt sind. Interessant ist das Konzept der (der Bindungsstelle des Toxin A-Rezeptors ähnelnden) synthetischen Oligosaccharide, die an einen inerten Träger gebunden sind [8].

Therapie der Antibiotika-assoziierten (Entero)kolitis

• Absetzen des Antibiotikums (ggf. Umsetzen)
• Intensive supportive Therapie (Infusionen)
• Vancomycin, Metronidazol, Teicoplanin
  (Bacitracin, Oligosaccharide/Synsorb, Antikörper gegen Toxin A)

Statt des teuren Vancomycin oder Teicoplanin wird in der Praxis oft das viel billigere Metronidazol (ca. 3mal 400 mg/Tag) verwendet, v. a. bei leichterem Verlauf. Metronidazol wird im Dünndarm gut resorbiert, und selbst bei erhöhter Permeabilität (durch Kolitis) ist strittig, ob es überhaupt in ausreichender Konzentration in das Kolonlumen ausgeschieden wird. Zudem gibt es Resistenzen (ca. 5 %), auch kann es vereinzelt selbst eine Kolitis auslösen. Trotzdem sind die Ergebnisse nicht viel schlechter als mit Vancomycin, wie auch aus eigenen Daten hervorging [19]. Für die parenterale Gabe ist Metronidazol jedoch das einzige sinnvolle Mittel.

Die Behandlung der AAD ohne Kolitis ist unproblematisch. Sie bedarf allenfalls einer symptomatischen Therapie, z.B. mit Loperamid, nach Beendigung der Antibiotikagabe klingen die Durchfälle von selbst ab.

Träger des Erregers ohne klinische Symptome werden nur in Ausnahmesituationen behandelt, z.B. wenn eine immunsuppressive Therapie bevorsteht. In der Regel ist das Wiederauftreten vorprogrammiert [10].

Rezidive

Klinisch bedeutsam und mit ca. 20 % sehr häufig sind Rezidive oder Reinfektionen nach Absetzen von Vancomycin bzw. Metronidazol. Obwohl sie gut auf eine erneute Antibiose ansprechen, kommt es häufig zu mehrfachen Rückfällen, so daß Alternativen gefragt sind. Wir selbst haben gute Erfahrungen mit dem

Tabelle 4. Therapie des Kolitis-Rezidivs durch Clostridium difficile (I). (Nach Tedesco et al. 1985 [31])

Vancomycin	4mal 125 mgTTag
jeweils	2mal 125 mg/Tag
1 Woche	1mal 125 mg/Tag
	1mal 125 mg jeden 2. Tag
	1mal 125 mg jeden 3. Tag

Tabelle 5. Therapie des Kolitis-Rezidivs durch Clostridium difficile (II)

Vancomycin 10 Tage	ab 5. Tag Saccharomyces boulardii 1 g/Tag 30 Tage. (Nach Surawicz et al. 1989 [30])
Vancomycin oder Metronidazol	Zugabe von Saccharomyces boulardii 1 g/Tag 4 Wochen. (Nach McFarland et al. 1994 [21])

von Tedesco [31] angegebenen Schema gemacht (s. Tabelle 4), in dem Vancomycin in absteigenden Dosen über insgesamt 5 Wochen verwendet wird. Bei 22 Patienten trat in keinem Fall ein weiteres Rezidiv auf [31]. Die Konzeption ist, daß in den Intervallen zwischen der Vancomycingabe Sporen zu vegetativen, vancomycinempfindlichen Formen werden.

Andere Vorschläge beinhalten die Instillation von Stuhl Gesunder in das Rektum oder eine Umstellung der bakteriellen Flora durch die Gabe von Laktobazillen. Einen vergleichbaren Ansatz verfolgt man mit Saccharomyces boulardii kombiniert mit Vancomycin bzw. Metronidazol (s. Tabelle 5). In einer kleinen, unkontrollierten Studie [30] kam es zu keinem neuerlichen Rückfall bei 11 von 13 Patienten. In einer großen und kontrollierten Studie [21] wurde bei 60 Patienten zwischen CDAC und CDAD nicht unterschieden, es ergab sich eine signifikante Senkung weiterer Rückfälle von 65 auf 35 %. Die Wirkung könnte über eine Hemmung der Toxin A-Rezeptoren durch eine von dem Hefepilz produzierte Protease gehen [25]. Durchfälle könnten auch dadurch gebessert werden, daß die Chlorid-Resorption gesteigert wird [12].

Prävention

Die Prävention zielt natürlich darauf ab, nicht nur die Durchfälle, sondern v.a. die Kolitis bei gefährdeten Patienten zu verhindern, also bei Schwerkranken speziell unter Beta-Laktam-Antibiotika oder bei Auftreten einer nosokomialen Infektionskette z.B. im Krankenhaus oder in Heimen. Hier bieten sich in erster Linie hygienische Maßnahmen an. In zwei Arbeiten wurde aber auch gezeigt, daß durch eine prophylaktische Gabe von Saccharomyces boulardii, 1g/Tag bis 3 [20] bzw. 14 [29] Tage nach Beendigung der Antibiotika-Behandlung das Auftreten von Durchfällen (oder Kolitis) um 50 % vermindert werden konnte (s. Tabelle 6). Dies gilt sowohl bei AAD als auch speziell bei CDAD. Ein Effekt des Pilzes auf die Besiedelung mit dem Erreger war statistisch nicht signifikant [20]. Es scheint also, als könnte man bei prophylaktischer Gabe von Saccharomyces boulardii zwar die Durchfallrate senken, nicht aber den Kolonisationswiderstand erhöhen.

Tabelle 6. Prävention der Antibiotika- (AAD) bzw. Clostridium difficile-assoziierten Diarrhö (CDAD) durch Saccharomyces boulardii (SB). (Zusammenfassung von Daten aus McFarland et al. 1995 [20], Surawicz et al. 1989 [29]

Ref.	Patienten gesamt N =	AAD		davon CDAD	
		Placebo n =	SB N =	Placebo N =	SB N =
[29]	180	14/64	11/116	5/16	3/32
[20]	193	14/96	7/ 97	4/14	3/10
	373	28/160 (17,5 %)	18/213 (8,4 %)	9/30 (30 %)	6/42 (14,3 %)

Literatur

1. Anand A, Bashey B, Mir T, Glatt AE (1994) Epidemiology, clinical manifestations, and outcome of Clostridium difficile-associated diarrhea. Am J Gastroenterol 89: 519–523
2. Bartlett JG (1994) Clostridium difficile: History of its role as an enteric pathogen and the current state of knowledge about the organism. Clin Infect Dis 18, S 265–272
3. Cartmill TDI, Panigrahi H, Worsley MA, McCann DC, Nice CN, Keith E (1994) Management and control of a large outbreak of diarrhoea due to Clostridium difficile. J Hosp Infect 27:1–15
4. Fekety R (1995) Antibiotic-associated diarrhea and colitis. Current Opinion Infect Dis 8: 391–397
5. Fekety R, Silva J, Kauffman C, Buggy B, Gunner H (1989) Treatment of antibiotic-associated Clostridium difficile colitis with oral vancomycin: comparison of two dosage regimens. Am J Med 86: 15–19
6. Gerding DN, Johnson S, Peterson LR, Mulligan ME, Silva J,jr (1995) Clostridium difficile-associated diarrhea and colitis. Infect Control Hosp Epidemiol 16: 459–477
7. Gryboski JD, Pellerano R, Young N, Edberg S (1991) Positive role of Clostridium difficile infection in diarrhea in infants and children. Am J Gastroenterol 86: 685–689
8. Heerze LD, Kelm MA, Talbot JA, Armstrong GD (1994) Oligosaccharide sequences attached to an inert support (SYNSORB) as potential therapy for antibiotic-associated diarrhea and pseudomembranous colitis. J Infect Dis 169: 1291–1296
9. Jobe BA, Grasley A, Deveney KE, Deveney CW, Sheppard BC (1995) Clostridium difficile colitis: An increasing hospital-acquired illness. Am J Surg 169: 480–483
10. Johnson S, Homann SR, Bettin KM, Quick JN, Clabots CR, Peterson LR, Gerding DN (1992) Treatment of asymptomatic Clostridium difficile carriers (fecal excretors) with vancomycin or metronidazole. A randomized, placebo-controlled trial. Ann Int Med 117: 297–302
11. Keighley MRB, Burdon DW, Arabi Y, Alexander-Williams J, Thompson H, Youngs D, Johnson M, Bentley S, George RH, Mogg GAG (1978) Randomised controlled trial of vancomycin for pseudomembranous colitis and postoperative diarrhea. B Med J 2: 1667–1669
12. Krammer M, Karbach U (1993) Antidiarrheal action of the yeast Saccharomyces boulardii in the rat small and large intestine by stimulating chloride absorption. Z Gastroenterol 31: 73–77
13. Kreisel D, Savel TG, Silver AL, Cunningham JD (1995) Surgical antibiotic prophylaxis and Clostridium difficile toxin positivity. Arch Surg 130: 989–993
14. Loeschke K (1980) Antibiotika-assoziierte Diarrhoe und Enterokolitis. Klin Wschr 58: 337–345

15. Loeschke K, Hauck R, Halbritter R, Pfaller P, Ruckdeschel G (1983) Clostridium difficile und Antibiotika-assoziierte Kolitis bei Risikopatienten: Zweimonatige epidemiologische Studie auf einer Intensiveinheit. Klin Wschr 61: 1081–1087

16. Loeschke K, Kautz U, Löhrs U (1980) Effects of antibiotics on caecal electrolyte transport and morphology in rats. Contribution to the pathogenesis of antibiotic-associated diarrhoea. Klin Wschr 58: 383–385

17. Loeschke K, Ruckdeschel G (1989) Antibiotikaassoziierte Kolitis - aktualisiert. Internist 30: 345–351

18. Loeschke K, Ruckdeschel G (1992) Durchfälle unter Antibiotika. Dtsch Ärztebl 89: B-221–224

19. Loeschke K, Tredup J, Ruckdeschel G (1984) Klinik der Antibiotika-assoziierten Kolitis. Fortschr Antimikr Antineopl Chemother (FAC) 3-3: 409–418

20. McFarland LV, Surawicz CM, Greenberg RN, Elmer GW, Moyer KA, Melcher SA, Bowen KE, Cox JL (1995) Prevention of ß-Lactam-associated diarrhea by Saccharomyces boulardii compared with placebo. Am J Gastroenterol 90: 439–448

21. McFarland LV, Surawicz CM, Greenberg RN, Fekety R, Elmer GW, Moyer KA, Melcher SA, Bowen KE, Cox JL, Noorani Z, Harrington G, Rubin M, Greenwald D (1994) A randomized placebo-controlled trial of Saccharomyces boulardii in combination with standard antibiotics for Clostridium difficile disease. JAMA 271: 1913–1918

22. Nath SK, Thornley JH, Kelly M, Kucera B, On SLW, Holmes B, Costas M (1994) A sustained outbreak of Clostridium difficile in a general hospital: Persistence of a toxigenic clone in four units. Infect Control Hosp Epidemiol 15: 382–389

23. Nelson DE, Auerbach SB, Baltch AL, Desjardin E, Beck-Sague C, Rheal C, Smith RP, Jarvis WR (1994) Epidemic Clostridium difficile-associated diarrhea: Role of second- and third-generation cephalosporins. Infect Control Hosp Epidemiol 15: 88–94

24. Pear SM, Williamson TH, Bettin KM, Gerding DN, Galgiani JN (1994) Decrease in nosocomial Clostridium difficile-associated diarrhea by restricting clindamycin use. Ann Int Med 120: 272–277

25. Pothoulakis C, Kelly CP, Joshi MA, Gao N, O'Keane CJ, Castagliuolo I, Lamont T (1993) Saccharomyces boulardii inhibits Clostridium difficile toxin A binding and enterotoxicity in rat ileum. Gastroenterology 104: 1108–1115

26. Prendergast TM, Marini CP, D'Angelo AJ,Sher ME, Cohen JR (1994) Surgical patients with pseudomembranous colitis: Factors affecting prognosis. Surgery 116: 768–775

27. Rubin MS, Bodenstein LE, Kent KC (1995) Severe Clostridium difficile colitis. Dis Colon Rectum 38: 350–354

28. Samore MH, DeGirolami PC, Tlucko A, Lichtenberg DA, Melvin ZA, Karchmer AW (1994) Clostridium difficile colonization and diarrhea at a tertiary care hospital. Clin Infect Dis 18: 181–187

29. Surawicz CM, Elmer GW, Speelman P, McFarland LV, Chinn J, van Belle G (1989) Prevention of antibiotic-associated diarrhea by Saccharomyces boulardii: A prospective study. Gastroenterology 96: 981–988

30. Surawicz CM, McFarland LV, Elmer G, Chinn J (1989) Treatment of recurrent Clostridium difficile colitis with vancomycin and Saccharomyces boulardii. Am J Gastroenterol 84: 1285–287

31. Tedesco FJ, Gordon D, Fortson WC (1985) Approach to patients with multiple relapses of antibiotic-associated pseudomembranous colitis. Am J Gastroenterol 80: 867–868

32. The Swedish CDAD Study Group (1994) Treatment of Clostridium difficile associated diarrhea and colitis with an oral preparation of teicoplanin; a dose finding study. Scand J Infect Dis 26: 309–316

33. Tredup J (1985) Clostridium difficile im Stuhl: Klinische Bedeutung bei 110 Patienten aus Krankenhäusern in München. Med. Dissertation LMU München

34. Triadafilopoulos G, Hallstone AE (1991) Acute abdomen as the first presentation of pseudomembranous colitis. Gastroenterology 101: 685–691

35. Tumbarello M, Tacconelli E, Leone F, Cauda R, Ortona L (1995) Clostridium difficile-associated diarrhoea in patients with human immunodeficiency virus infection: a case-control study. Eur J Gastroenterol Hepatol 7: 259–263

36. Wehrmann T, Lembcke B (1995) Antibiotika-assoziierte Durchfälle. Z Gastroenterol 33 (Suppl 2): 35–40
37. Wilcox MH, Howe R (1995) Diarrhoea caused by Clostridium difficile: response time for treatment with metronidazole and vancomycin. J Antimicr Chemother 36: 673–679
38. Yee J, Dixon CM, McLean APH, Meakins JL (1991) Clostridium difficile disease in a department of surgery. The significance of prophylactic antibiotics. Arch Surg 126: 241–246

Interaktionen zwischen Clostridium difficile und Saccharomyces boulardii

H.-U. Schmidt

Einführung

Das klinische Management Clostridium difficile-assoziierter Diarrhöen ist nach wie vor mit Problemen behaftet. Die Modifikation der zu über 99 % aus Anaerobiern bestehenden intestinalen Kolonisationsflora durch Antibiotika gilt als wesentlicher prädisponierender Faktor. Ein Absetzen der einmal begonnenen antibiotischen Therapie bzw. ein Umsetzen auf weniger begünstigende Substanzen ist aufgrund der klinischen Situation (z.B. Endokarditis) oft nicht möglich. Daneben ist ein ausgeprägter postantibiotischer Effekt zu beobachten, d.h. die physiologische Darmflora erholt sich nur langsam. Bei einzelnen Patienten traten die Durchfälle erst 6 Wochen nach Beendigung der antibiotischen Therapie auf [20].

Die Wirksamkeit einer Therapie der antibiotikaassoziierten Kolitis mit Vancomycin oder Metronidazol ist seit der Identifizierung von Clostridium difficile als auslösendem Agens durch zahlreiche tierexperimentelle und klinische Studien gut belegt. Während Therapieversager nur in etwa 3 % der Fälle auftreten, kommt es jedoch bei 10 bis über 20 % der Patienten nach Absetzen der Therapie zu Rezidiven [1, 15]. Die Rezidivrate kann bei Patienten mit bereits vorangegangenen Episoden einer Clostridium difficile-assoziierten Kolitis bis auf über 60 % ansteigen, wobei sich die Prädisposition zu Rezidiven anhand klinisch-anamnestischer Daten nicht vorhersagen läßt [20]. Die Vancomycintherapie ist zudem mit hohen Kosten belastet.

Ausgehend vom Pathomechanismus der antibiotikaassoziierten Kolitis hat man deshalb nach alternativen Prophylaxe- und Therapiekonzepten gesucht, die die Restitution der physiologischen Darmflora und die Antagonisierung der Wirkung der Clostridium difficile-Toxine zum Ziel haben. Denkbare therapeutische Angriffspunkte sind die Kolonisierung des Darms mit Clostridium difficile, die Vermehrung toxinbildender Stämme, die Toxinbildung, die Toxin-Rezeptorbindung, die Endozytose der Toxine und schließlich der durch Clostridium difficile-Toxin A vermittelte Entzündungsprozeß selbst [23].

Eine gesicherte Therapievariante bei Rezidiven ist die Gabe von Vancomycin in absteigenden Dosen mit dazwischenliegenden behandlungsfreien Intervallen [18, 13]. Daneben werden auch die Gabe von Cholestyramin, das Clostridium difficile-Toxin B, möglicherweise aber auch Vancomycin bindet, ebenso wie die

M. Kist et al. (Hrsg.) Ökosystem Darm VII
© Springer-Verlag Berlin Heidelberg 1996

orale probiotische Therapie mit Laktobazillen und nichttoxinogenen Clostridium difficile-Stämmen oder Einläufe mit normaler Fäkalflora vorgeschlagen [14, 27, 24]. Schließlich werden auch Möglichkeiten der Immunisierung gegen die Clostridium difficile-Toxine zur Infektionsprävention diskutiert [15].

Biotherapeutikum Saccharomyces boulardii – Indikationen und Pharmakokinetik

Die bisher am besten untersuchte biotherapeutische Alternative ist die orale Verabreichung des apathogenen Hefepilzes Saccharomyces boulardii [12]. Seit seiner Markteinführung im Jahre 1962 wird das Präparat in vielen Ländern zur Behandlung von Diarrhöen eingesetzt, die mit Veränderungen der Darmflora einhergehen, ohne daß schwere unerwünschte Wirkungen gemeldet wurden.

In Deutschland ist Saccharomyces boulardii unter dem Handelsnamen Perenterol u.a. zur symptomatischen Behandlung akuter Durchfallerkrankungen sowie zur Vorbeugung und symptomatischen Behandlung von Reisediarrhöen und Diarrhöen unter Sondenernährung zugelassen [3].

Das Schicksal von Saccharomyces boulardii als „Biotherapeutikum" im menschlichen Darm wurde bei gesunden Versuchspersonen untersucht. Hier führt die orale Gabe von 1 g/Tag, die einer Zahl lebensfähiger Zellen von mindestens $1,8$ mal 10^{10} entspricht, nach 3 Tagen zu einer steady-state-Konzentration koloniebildender Einheiten von 10^8/g Stuhl. Dies entspricht einer Wiederfindungsrate lebender Keime von weniger als 1 %, die sich jedoch unter paralleler Einnahme von Ampicillin, also bei Reduktion der physiologischen Darmflora, verdoppelte [16].

Im Hinblick auf die therapeutische Sicherheit wurde festgestellt, daß die Einnahme von Saccharomyces boulardii nicht zu einer Kolonisation des Darms führt [21]. Eine Woche nach Beendigung der Therapie kann Saccharomyces boulardii mit kulturellen Methoden gewöhnlich nicht mehr im Stuhl nachgewiesen werden. Das Auftreten einer Fungämie durch Saccharomyces boulardii während der Einnahme erscheint aufgrund mykoserologischer Untersuchungen unwahrscheinlich. Bei leukopenischen Patienten sollte die Indikation zur Einnahme von Saccharomyces boulardii jedoch streng gestellt werden.

Wirkmechanismen bei Diarrhö

Zur Wirksamkeit von Saccharomyces boulardii gegen Diarrhöen können sowohl antibakterielle Effekte als auch Effekte auf die Darmmukosa beitragen. In vitro wurde die Adhäsion von Saccharomyces boulardii an Typ I-Fimbrien von E. coli nachgewiesen. In der Mischkultur mit Saccharomyces boulardii wurde das Wachstum von Proteus mirabilis und vulgaris, Salmonella typhi und typhimurium, Pseudomonas aeruginosa, Staphylococcus aureus, Escherichia coli, bestimmtem Shigellen und Candida albicans gehemmt [2].

Saccharomyces boulardii reduzierte den durch Inkubation mit Choleratoxin induzierten Natrium- und Wassereinstrom in Darmschlingen der Ratte [28]. Außerdem bewirkte Saccharomyces boulardii an Darmpräparaten der Ratte eine Stimulation der Chloridabsorption [17].

Nach Verabreichung von Saccharomyces boulardii wurde in Jejunumbiopsien gesunder Erwachsener sowie von Ratten eine signifikante Aktivitätserhöhung der bürstensaummembranständigen Disaccharidasen Laktase, Saccharase und Maltase beobachtet. Durch diesen Effekt könnte die intestinale, zu Durchfällen führende Malabsorbtion von Kohlehydraten vermindert werden [4]. Bei der Ratte stimuliert Saccharomyces boulardii die Produktion der sekretorischen Komponente und steigert damit die Konzentration des sekretorischen Immunglobulins (sIgA) im Darmlumen [5]. Man nimmt an, daß die trophischen Effekte von Saccharomyces boulardii auf die Darmmukosa durch Polyamine (Spermidin und Spermin) vermittelt werden, die beim Abbau der Hefen im Darmlumen frei werden [6].

Die Wechselwirkungen zwischen Saccharomyces boulardii und Clostridium difficile sind in Tiermodellen, in vitro und in klinischen Studien untersucht worden.

Saccharomyces boulardii und Clostridium difficile

Tierversuche

Gnotobiotische (steril aufgezogene) Mäuse reagieren aufgrund fehlender autochthoner Darmflora sehr empfindlich auf eine Infektion mit Clostridium difficile und sterben innerhalb von 2 Tagen [7]. Durch Verabreichung einer Einmaldosis lebender Hefen vier Tage vor der oralen Infektion mit einer definierten Keimzahl von Clostridium difficile konnte die Überlebensrate auf 16 % gesteigert werden. Eine Dauerprophylaxe über das Trinkwasser beginnend vier Tage vor der Infektion schützte 56 % der Tiere bei einer Saccharomyces boulardii-Konzentration im Stuhl von etwa 10^9/g. Die Überlebensrate der Tiere war jeweils signifikant korreliert mit der Reduktion des Clostridium difficile-Zytotoxintiters, während die Clostridium difficile-Keimzahlen im Stuhl überlebender wie gestorbener Tiere sich nicht signifikant unterschieden. Die Autoren schlossen aus ihren Ergebnissen auf einen protektiven Effekt von Saccharomyces boulardii durch Modulation der fäkalen Zytotoxinproduktion.

In einem weiteren Tierversuch mit gnotobiotischen Mäusen wurde die Abhängigkeit des protektiven Effekts von der Dosierung und der Lebensfähigkeit der Hefen untersucht [11]. Während eine Dauerprophylaxe mit lebenden Hefen 74 % der Tiere schützte, sank die Überlebensrate durch Gammabestrahlung des verabreichten Präparats auf 20 % und nach Gabe von autoklavierten oder Amphotericin-behandelten Hefen sowie von Kulturüberständen von Saccharomyces boulardii sogar auf 0 %. Offensichtlich war die Schutzwirkung an eine nur in vivo aktiv von den Hefen gebildete Substanz gebunden. Die Autoren konnten weiterhin durch Dauerprophylaxe mit verschiedenen Dosen lebender Saccharomyces boulardii-Zellen eine lineare Dosis-Wirkungsbeziehung darstellen.

Eine Erhöhung der steady-state-Keimzahl von Saccharomyces boulardii im Stuhl der Tiere von 4,6 mal 10^6/g auf 5 mal 10^8/g steigerte die Überlebensrate von 0 auf 85 %. Auch in diesem Versuch wiesen die überlebenden vorbehandelten Tiere eine signifikant reduzierte Konzentration der Clostridium difficile-Toxine A und B im Stuhl auf. Die Clostridium difficile-Keimzahl im Stuhl blieb dabei unverändert hoch. Die Schutzwirkung von Saccharomyces boulardii beruhte demnach nicht auf einer Reduktion der Clostridium difficile-Keimzahl im Stuhl.

Ein weiteres zum Studium der Pathogenität von Clostridium difficile herangezogenes Tiermodell ist die letal verlaufende, durch orale Gabe von Clindamycin induzierte Kolitis bei Hamstern. Die Entwicklung einer Kolitis der Hamster kann durch tägliche Gabe von Vancomycin supprimiert werden; setzt man das Vancomycin ab, bricht die Erkrankung jedoch sofort aus.

Mit diesem Modell konnte das Rezidiv einer pseudomembranösen Kolitis beim Menschen simuliert werden [10]. Die Hamster wurden 2 Tage vor Beendigung der Vancomycin-Prophylaxe mit einer subletalen Dosis von Clostridium difficile infiziert, gruppenweise 5, 7, 9 und 12 Tage später getötet und der Dickdarminhalt quantitativ untersucht. Ein Teil der Tiere erhielt direkt im Anschluß an die Vancomycin-Prophylaxe eine Dauerprophylaxe mit Saccharomyces boulardii über das Trinkwasser. Nur bei insgesamt 3 % dieser Tiere vs. 51 % in der Kontrollgruppe ließ sich Toxin B im Stuhl nachweisen. Der Stuhl wurde außerdem mit einem Latextest untersucht, der ein weiteres Extrazellulärprodukt von Clostridium difficile nachweist. Auch hier reagierten nur 3 % der mit Saccharomyces boulardii vorbehandelten Tiere vs. 33 % der Kontrollgruppe positiv. Bei einem Teil der vorbehandelten Tiere war auch eine signifikant verringerte Clostridium difficile-Keimzahl im Stuhl zu beobachten. Es blieb damit offen, ob die beobachtete Reduktion des Toxintiters durch direkte Einwirkung auf das Toxin zustande kam oder aus den niedrigen Clostridium difficile-Keimzahlen resultierte.

Der Lösung dieser Frage gingen Pothoulakis et al. nach [22]. Sie wählten eine Versuchsanordnung, bei der die biologischen Effekte einer definierten Dosis des Clostridium difficile-Toxins A in Abwesenheit der Bakterien in vivo untersucht werden konnte (s. Tabelle 1). Jeweils 5 µg Toxin A wurden in ligierte Ileumschlingen narkotisierter Ratten injiziert, die Tiere nach 4 Stunden getötet und die Darmschlingen entnommen. Die erhöhte Flüssigkeitssekretion in das Darmlumen wurde durch Wiegen der Darmschlingen und die erhöhte Permeabilität der Schleimhaut durch Bestimmung der Konzentration von vorher intravenös injiziertem ^{3}H-Mannit im Darmlumen erfaßt. Der Darm wurde außerdem histologisch untersucht.

Bei Tieren, die vor dem Eingriff 3 Tage lang eine orale Dauerprophylaxe mit lebenden Saccharomyces boulardii-Hefen über das Trinkwasser erhalten hatten (n=14), war eine Reduktion der Flüssigkeitssekretion gegenüber der Kontrollgruppe (n=14) um 21,5 %(p <0,05) und der intraluminalen Exkretion von ^{3}H-Mannit um 74 % (p <0,01) zu beobachten. In einem weiteren Versuch wurden 5 µg Toxin A zusammen mit 0,4 ml einer Suspension mit 10^9 koloniebildenden Einheiten von Saccharomyces boulardii/ml in die Darmschlingen injiziert. Die

Tabelle 1. Reduktion pathogener Effekte von C. difficile-Toxin A auf Ileumschlingen der Ratte durch S. boulardii. (Nach Pothoulakis et al. 1993 [22])

Art der Prophylaxe	Flüssigkeitssekretion	^{3}H-Mannit-Exkretion
3 Tage Sb oral vor TA-GAbe	– 21,5 % (n = 14, p <0,05)	– 74 % (n = 14, p <0,01)
gleichzeitige Gabe von Sb und TA	– 39 % (n = 6, p <0,01)	– 64,6 % (n = 6, p <0,05)
gleichzeitge Gabe von Sb-Kultur-überstand (gefiltert) und TA	– 26,2 % (n = 6, p <0,05)	n. s.
gleichzeitige Gabe von Sb-Kultur-überstand (autoklaviert) und TA	+ 16,4 %	n. s.

Kontrollgruppe: n = 14
Sb S. boulardii
TA C. difficile-Toxin A
n. s. nicht signifikant

Flüssigkeitssekretion verringerte sich daraufhin um 39 % (n = 6, p <0,01), die ^{3}H-Mannitexkretion um 64,4 % (p <0,05). Gab man das Toxin A zusammen mit zellfreiem Kulturüberstand von Saccharomyces boulardii, verringerte sich die Flüssigkeitsseketion immerhin um 26,2 % (n=6, p <0,05), jedoch ohne signifikanten Einfluß auf die Permeabilität der Schleimhaut für ^{3}H-Mannit. Wurde der Kulturüberstand vorher autoklaviert, so war kein protektiver Effekt zu beobachten. In allen Versuchen hatte Saccharomyces boulardii keinen statistisch signifikanten Effekt auf die durch Toxin A induzierten histopathologischen Veränderungen.

In vitro-Versuche

In einem in vitro-Versuchsansatz untersuchten die Autoren daraufhin den Einfluß von Saccharomyces boulardii auf die Rezeptorbindung von ^{3}H-markiertem Toxin A auf eine Bürstensaummembranpräparation des Rattenileums. Eine 2stündige Vorinkubation der Bürstensaummembranen mit 10^8 bzw. 10^9 koloniebildenden Einheiten von Saccharomyces boulardii/ml reduzierte die Bindung des ^{3}H-markierten Toxins A um 21 % (p <0,05) bzw. 63 % (p <0,01). Bei Vorbehandlung mit dem zellfreien Überstand einer Saccharomyces boulardii-Kultur mit 10^9 koloniebildenden Einheiten/ml war ebenfalls ein signifikanter Effekt zu beobachten (51 % Reduktion, p <0,01). Autoklavierte Hefesuspensionen und Kulturüberstände sowie mit dem Proteaseinhibitor alpha$_2$-Makroglobulin vorbehandelte Kulturüberstände hatten keinen inhibitorischen Effekt auf die Rezeptorbindung.

Bei Versuchsansätzen mit einer lektinaffinitätschromatographisch gereinigten Rezeptorpräparation wurden vergleichbare Ergebnisse erzielt. Zellfreier Überstand einer Saccharomyces boulardii-Kultur mit 10^8 bzw. 10^9 koloniebildenden Einheiten/ml reduzierte die Rezeptorbindung um 45 % (p <0,05) bzw. 62 % (p <0,01). Wurden die Bürstensaummembranpräparationen in einer SDS (Natrium-Dodecylsulfat-Acrylamid)-Gelelektrophorese aufgetrennt, so zeigte sich, daß die meisten Proteine im Vergleich zur Kontrolle verschwunden oder signifikant reduziert waren, wenn die Membranen vorher zwei Stunden mit zellfreiem Kulturüberstand von Saccharomyces boulardii inkubiert worden waren.

Die Autoren folgerten aus ihren Untersuchungen, daß der antisekretorische Effekt von Saccharomyces boulardii durch eine im Darmlumen gebildete extrazelluläre Protease vermittelt wird, die den Toxin A-Rezeptor in der Bürstensaummembran enzymatisch abbaut. Daneben könnte der Abbau von Glykoproteinen der Darmepithelmembranen auch die Adhäsion pathogener Mikroorganismen hemmen.

Die Ergebnisse von Zellkulturexperimenten mit intestinalen Zellinien der Ratte unterstützen diese Hypothese [8, 9]. Die Zellinie IRD98 reagierte auf die Einwirkung von Cholera-Toxin mit einer erhöhten cAMP-Synthese ohne morphologische Veränderungen, die nach Einwirkung von Clostridium difficile-Toxin A nicht zu beobachten war. Dagegen verursachen die Clostridium difficile-Toxine in unterschiedlicher Dosis und Einwirkzeit (Toxin A 6 h., 7 μg/ml; Toxin B 4 h., 1 ng/ml) eine Abrundung der Zellen, die mit einer veränderten, mit Immunfluoreszenzmethoden sichtbaren Anordnung der intrazellulären Actinfilamente einherging. Eine vorherige Inkubation der Zellen mit Saccharomyces boulardii hemmte sowohl die Abrundung der Zellen bei Kontakt mit den Clostridium difficile-Toxinen als auch die durch das Cholera-Toxin induzierte Erhöhung der cAMP-Produktion. Der protektive Effekt von Saccharomyces boulardii war also unabhängig vom Wirkmechanismus der Toxine.

1995 berichteten Pothoulakis et al. über eine 54 kD Serinprotease aus Saccharomyces boulardii-Kulturen, die in vitro das Toxin A-Molekül spaltet, zusätzlich zu einer Hemmung der Toxin A-Rezeptorbindung führt und in vivo Flüssigkeitssekretion und epitheliale Permeabilität reduziert (unveröffentlicht).

Die Ergebnisse der in vitro- und Tierexperimente lassen den Schluß zu, daß eine von Saccharomyces boulardii gebildete Protease sowohl Clostridium difficile-Toxin A als auch dessen intestinalen Rezeptor hydrolysiert und dadurch vor der enterotoxischen Wirkung des Toxins schützt. Es ist jedoch damit nicht ausgeschlossen, daß die anderen beschriebenen Wirkmechanismen wie Hemmung des Wachstums von Bakterien, trophische Effekte auf die Darmmukosa und die Stimulation der sekretorischen Immunität auch bei der Clostridium difficile-assoziierten Diarrhöe wirksam werden.

Klinische Studien

Basierend auf den positiven Erfahrungen, die man in den Tierversuchen mit Hamstern gesammelt hatte, behandelten Surawicz et al. 13 Patienten, die mindestens ein Rezidiv einer pseudomembranösen Kolitis (PMC) erlitten hatten, 10 Tage mit Vancomycin und überlappend insgesamt 30 Tage mit 2mal 2 Kapseln

Tabelle 2. Einfluß einer Prophylaxe mit S. boulardii auf die Rezidivhäufigkeit der C. difficile-assoziierten Diarrhö (Nach McFarland et al. 1994 [19])

	Rezidivhäufigkeit bei initialer CAD	Rezidivhäufigkeit bei rezidivierender CAD
Plazebo-Gruppe	24,2 % (8 von 33)	64,7 % (22 von 34)
Sb-Gruppe	19,3 % (6 von 31)	34,6 % (9 von 26)
Signifikanz	$p = 0,86$	$p = 0,04$

CAD C. difficile-assoziierte Diarrhö
Sb S. boulardii

à 250 mg Saccharomyces boulardii täglich [26]. Signifikant weniger Patienten wiesen nach der Kombinationstherapie Clostridium difficile und Zytotoxin im Stuhl auf (45 % bzw. 18 % vs. jeweils 100 %). Elf (85 %) der Patienten erlitten während der Einnahme des Hefepräparats kein Rezidiv mehr. Nur sieben Patienten konnten jedoch über den Einnahmezeitraum hinaus weiterverfolgt werden.

In einer multizentrischen, plazebo-kontrollierten Doppelblindstudie untersuchte man daraufhin 124 Patienten, die wegen einer Clostridium difficile-assoziierten Diarrhö mit Vancomycin und/oder Metronidazol behandelt wurden [19] (s. Tabelle 2). Neunzehn dieser Patienten litten an einer pseudomembranösen Kolitis. Bei 64 Patienten handelte es sich um die Erstmanifestation einer Clostridium-assoziierten Diarrhö, 60 hatten mehrfache Episoden einer Clostridium difficile-assoziierten Diarrhö erlitten (Durchschnitt 3,2). Die Patienten erhielten über die Antibiose hinaus für 4 Wochen 2mal 2 Kapseln à 250 mg Saccharomyces boulardii bzw. Plazebo täglich und wurden dann vier Wochen über das Ende der Prophylaxe hinaus nachverfolgt. Die Rückfallrate innerhalb der Beobachtungszeit wurde durch Saccharomyces boulardii bei Patienten mit mehrfachen Episoden einer Clostridium difficile-assoziierten Diarrhö unabhängig vom Schweregrad der Erkrankung signifikant von 64,7 % auf 34,6 % gesenkt ($p = 0,04$). Bei Patienten mit initialer Clostridium difficile-assoziierter Diarrhö war die protektive Wirkung der Hefen jedoch nicht signifikant (24,2 % vs. 19,3 %, $p = 0,86$).

Zwei weitere Studien untersuchten die Frage, ob Saccharomyces boulardii das Auftreten einer antibiotikaassoziierten Diarrhö verhindern kann. In der von Surawicz et al. 1989 publizierten Studie [25] erhielten 180 stationäre Patienten Saccharomyces boulardii in einer Dosierung von 2mal 2 Kapseln à 250 mg bzw. Plazebo täglich parallel zur antibiotischen Therapie sowie 14 Tage darüber hinaus (s. Tabelle 3). Die Inzidenz antibiotikaassoziierter Diarrhöen konnte bei diesen Patienten von 22 % in der Plazebo-Gruppe auf 9,5 % in der mit den Hefen behandelten Gruppe gesenkt werden ($p = 0,038$). Aufgrund der heterogenen Zusammensetzung der Studienpopulation und der relativ kleinen Zahl von Patienten mit Nachweis von Clostridium difficile im Stuhl ($n = 48$) war jedoch keine signifikante Assoziation zwischen dem Vorhandensein von Clostridium difficile oder seinen Toxinen im Stuhl und dem Auftreten von Durchfällen zu beobachten. Die Autoren konnten deshalb bei den mit Clostridium difficile be-

Tabelle 3. Einfluß einer Prophylaxe mit S. boulardii auf die Häufigkeit der antibiotikaassoziierten Diarrhö. (Nach Surawicz et al. [25])

	Patienten mit Diarrhö insgesamt	Patienten mit CAD	Patienten ohne Diarrhö, mit Cd im Stuhl
Plazebo-Gruppe	22 % (14 von 64)	31 % (5 von 16)	27 % (22 von 81)
Sb-Gruppe	9,5 % (11 von 116)	9,4 % (3 von 32)	14 % (5 von 36)
Signifikanz	p = 0,038	p = 0,07	p = 0,18

CAD C. difficile-assoziierte Diarrhö
Cd C. difficile
Sb S. boulardii

siedelten Patienten keine signifikant protektive Wirkung von Saccharomyces boulardii nachweisen. Saccharomyces boulardii schützte offensichtlich auch nicht vor der Kolonisation mit Clostridium difficile während des stationären Aufenthalts, die bei 27 Patienten zu beobachten war.

In der bisher aufwendigsten Doppelblindstudie zum Thema Prophylaxe antibiotikaassoziierter Durchfälle durch Saccharomyces boulardii untersuchte man 193 hospitalisierte Patienten, die mit mindestens einem ß-Lactam-Antibiotikum behandelt worden waren [20]. Innerhalb von 3 Tagen nach Beginn der Antibiose erhielten die Patienten prophylaktisch Saccharomyces boulardii in der oben genannten Dosierung; die Hefen wurden nur 3 Tage über das Ende der Antibiose hinaus verabreicht, die Nachverfolgung der Patienten jedoch auf 7 Wochen ausgedehnt. Auch in dieser Studie sank die Inzidenz antibiotikaassoziierter Durchfälle von 14,6 % auf 7,2 % (p = 0,02) in der Gruppe der mit Saccharomyces boulardii behandelten Patienten. Traten in der Verumgruppe Durchfälle auf, so dauerten sie signifikant weniger lang an. Da das Studiendesign darauf abzielte, die protektive Wirkung von Saccharomyces boulardii bei allen Formen antibiotikaassoziierter Durchfälle zu erfassen, wurde keiner der Patienten endoskopisch untersucht. Damit konnte keine Aussage über die Inzidenz der bekanntermaßen eng mit Clostridium difficile assoziierten kolitischen Verlaufsformen gemacht werden. Trotzdem war die Kolonisation mit Clostridium difficile in dieser Studie ein signifikanter Risikofaktor für die Entwicklung antibiotikaassoziierter Durchfälle (p = 0,03). Die Zahl der betroffenen Patienten war jedoch mit 24 zu gering, um einen antagonistischen Effekt von Saccharomyces boulardii gegen Clostridium difficile demonstrieren zu können.

Die Ergebnisse klinischer Studien zeigen, daß die Gabe von Saccharomyces boulardii in Kombination mit Vancomycin oder Metronidazol eine effektive Therapie der rezidivierenden Clostridium difficile-assoziierten Diarrhö darstellt. Die prophylaktische Gabe von Saccharomyces boulardii kann weiterhin die Inzidenz antibiotikaassoziierter Durchfälle unabhängig vom Clostridium difficile-Status senken. Offensichtlich besteht auch bei der Anwendung am Menschen ein signifikanter Antagonismus von Saccharomyces boulardii gegen Clostridium difficile. Mehrere der in diesem Kapitel dargestellten unspezifischen protektiven Effekte von Saccharomyces boulardii können hier wirksam werden.

Literatur

1. Bartlett JG (1990) Clostridium difficile: clinical considerations. Rev Infect Dis 12, (suppl 2): 243–251
2. Brugier S, Patte F (1975) Antagonisme in vitro entre l'ultra-levure et différents germes bactériens. Med Paris 45: 3–8
3. Bundesanzeiger (1994) Monographie: Trockenhefe aus Saccharomyces cerevisi HANSEN CBS 5926 (Synonym: Saccharomyces boulardii). Bundesanzeiger 71: 40491
4. Buts JP, Bernasconi P, van Craynest MP, Maldague P, de Mayer R (1986) Response of human and rat small intestinal mucosa to oral administration of Saccharomyces boulardii. Pediatr Res 20: 192–196
5. Buts JP, Bernasconi P, Vaerman JP, Dive C (1990) Stimulation of secretory IgA and secretory component of immunoglobulins in small intestine of rats treated with Saccharomyces boulardii. Dig Dis Sci 35: 251–256
6. Buts JP, de Keyser N, de Raedemaeker L (1994) Saccharomyces boulardii enhances rat intestinal enzyme expression by endoluminal release of polyamines. Pediatr Res 36: 522–527
7. Corthier G, Dubos F, Ducluzeau R (1986) Prevention of Clostridium difficile induced mortality in gnotobiotic mice by Saccharomyces boulardii. Can J Microbiol 32:894–896
8. Czerucka D, Nano JL, Bernasconi P, Rampal P (1989) Résponse à la toxine cholérique de deux lignées de cellules épithéliales intestinales. Effet de Saccaromyces boulardii. Gastroenterol Clin Biol 13: 383–384
9. Czerucka D, Nano JL, Bernasconi P, Rampal P (1991) Response aux toxines A et B de Clostridium difficile d'une lignée de cellules épithéliales intestinales de rat: IRD 98. Effet de Saccharomyces boulardii. Gastroenterol Clin Biol 15: 22–27
10. Elmer GW, McFarland LV (1987) Suppression by Saccharomyces boulardii of toxigenic Clostridium difficile overgrowth after Vancomycin treatment in hamsters. Antimicrob Agents Chemother 31: 129–131
11. Elmer GW, Corthier G (1990) Modulation of Clostridium difficile induced mortality as a function of the dose and the viability of the Saccaromyces boulardii used as a preventative agent in gnotobiotic mice. Can J Microbiol 37: 315–317
12. Elmer GW, Surawicz CM, McFarland LV (1996) Biotherapeutic agents. A neglected modality for the treatment and prevention of selected intestinal and vaginal infections. JAMA 275: 870–876
13. Fekety R, Shah AB (1993) Diagnosis and treatment of Clostridium difficile colitis. JAMA 269: 71–75
14. Gorbach SL, Chang TW, Goldin B (1987) Successful treatment of relapsing Clostridium difficile colitis with Lactobacillus GG. Lancet 2:1519
15. Kelly CP, Pothoulakis C, LaMont T (1994) Clostridium difficile colitis. N Engl J Med 330: 257–262
16. Klein SM, Elmer GW, McFarland LV, Surawicz CM, Levy RH (1993) Recovery and elimination of the biotherapeutic agent , Saccharomyces boulardii, in healthy human volunteers. Pharm Res 10: 1615–1619
17. Krammer M, Karbach U (1993) Antidiarrheal action of the yeast Saccharomyces boulardii in the rat small and large intestine by stimulating chloride absorption. Z Gastroenterol 31(suppl 4): 73–77
18. Loeschke K, Ruckdeschel G (1992) Durchfälle unter Antibiotika: Diagnostik und Therapie. Dt Ärztebl 89: B221–B224
19. McFarland LV, Surawicz CM, Greenberg RN, Fekety R, Elmer GW, Moyer KA, Melcher SA, Bowen KE, Cox JL, Noorani Z, Harrington G, Rubin M, Greenwald D (1994) A randomized placebo-controlled trial of Saccharomyces boulardii in combination with standard antibiotics for Clostridium difficile disease. JAMA 272: 1913–1918
20. McFarland LV, Surawicz CM, Greenberg RN, Elmer GW, Moyer KA, Melcher SA, Bowen KE, Cox JL (1995) Prevention of ß-lactam-associated diarrhea by Saccharomyces boulardii compared with placebo. Am J Gastroenterol 90: 439–448

21. Müller J, Remus N, Harms KH (1995) Mycoserological study of the treatment of paediatric cystic fibrosis patients with Saccharomyces boulardii (Saccaromyces cerevisiae Hansen CBS 5926). Mycoses 38: 119–123
22. Pothoulakis C, Kelly CP, Joshi MA, Gao N, O'Keane CJ, Castagliuolo I, LaMont T (1993) Saccaromyces boulardii inhibits Clostridium difficile Toxin A binding and enterotoxicity in rat ileum. Gastroenterol 104: 1108–1115
23. Salyers AA, Whitt DD (1994) Pseudomembranous colitis. In: Bacterial pathogenesis. A molecular approach. ASM Press, pp 282–289
24. Seal D, Borriello SP, Barclay F, Welch A, Piper M, Bonnycastle M (1987) Treatment of relapsing Clostridium difficile diarrhea by administration of a nontoxigenic strain. Eur J Clin Microbiol 6: 51–53
25. Surawicz CM, Elmer GW, Speelman P, McFarland LV, Chinn J, van Belle G (1989) Prevention of antibiotic-associated diarrhea by Saccharomyces boulardii: A prospective study. Gastroenterol 96: 981–988
26. Surawicz CM, McFarland LV, Elmer GW, Chinn J (1989) Treatment of recurrent Clostridium difficile colitis with Vancomycin and Saccharomyces boulardii. Am J Gastroenterol 84: 1285–1287
27. Trede M, Rask-Madsen J (1989) Bacteriotherapy for chronic relapsing Clostridium difficile diarrhea in six patients. Lancet 1:1156–1160
28. Vidon N, Huchet B, Rambaud JC (1986) Influence de Saccharomyces boulardii sur la sécrétion jéjunale induit chez le rat par le toxin cholérique. Gastroenterol Clin Biol 10: 13–16

Pseudomembranöse Kolitis – vom Krankheitsbild zum molekularen Verständnis der Wirkung der Clostridium difficile Toxine

C. von Eichel-Streiber, V. Braun, T. Hundsberger, M. Moos, M. Weidmann

Ursache der pseudomembranösen Kolitis

Mit der Einführung von Makrolid-Antibiotika wie Clindamycin traten vermehrt schwere Darmerkrankungen auf [4, 5], die sich zunächst in Form von Durchfällen und im weiteren Verlauf als mitunter tödliche pseudomembranöse Kolitis (PMC) äußerten. Der scheinbare Zusammenhang gab der Erkrankung zunächst den Namen „Clindamycin-assoziierter Durchfall", heute weiß man, daß neben Zytostatikatherapie [1] und großen bauchchirurgischen Eingriffen [52] nahezu alle in der Klinik eingesetzten Antibiotika das Krankheitsbild auslösen können [31]. Ende der 70er Jahre wurde im Stuhl erkrankter Patienten eine zytotoxische Aktivität entdeckt [4], von der man zunächst annahm, es handle sich um ein Virus, das auf Zellen aufgebracht zu dem zu beobachtenden zytopathischen Effekt führe. Erst als Antiseren gegen clostridiale Toxine eingesetzt wurden, entdeckte man die Ursache, die im Stuhl enthaltenen Toxine [43, 59]. Seit 1979 ist bekannt, daß toxinbildende *C. difficile* Isolate die Erkrankung auslösen [6, 32].

Eigenschaften der Toxine

Toxinogene *C. difficile* Isolate produzieren 2 Toxine A (TcdA) und B (TcdB) [2, 65]. Ohne diese beiden Toxine sind die Isolate nicht krankheitserregend [29, 40, 12], so daß es sich bei den Toxinen um die Hauptpathogenitätsfaktoren des Keimes handelt (s. Abb. 1). Es wurden weitere „akzessorische Proteine" beschrieben, die einen zusätzlichen Anteil an dem pathogenen Potential nehmen könnten, sie haben aber offensichtlich nur untergeordnete Funktion im Rahmen der Pathogenese [7].

Die beiden Toxine wurden gemäß ihrer hervorstechenden biologischen Aktivität als Enterotoxin (TcdA) bzw. als Zytotoxin (TcdB) bezeichnet [3, 64]. So bewirkt das Enterotoxin A im Hamster-Tiermodell das volle Bild der PMC [10,47], die Tiere versterben nach intraoraler Gabe innerhalb weniger Tage unter dem histologischen Bild der PMC [45]. Alleinige Gabe von TcdB ist beim Hamster nicht wirksam, sondern Spuren von TcdA sind nötig, damit TcdB wirkt [47]. Neuere Studien an humanem Gewebe weisen darauf hin, daß dem TcdB in

M. Kist et al. (Hrsg.) Ökosystem Darm VII
© Springer-Verlag Berlin Heidelberg 1996

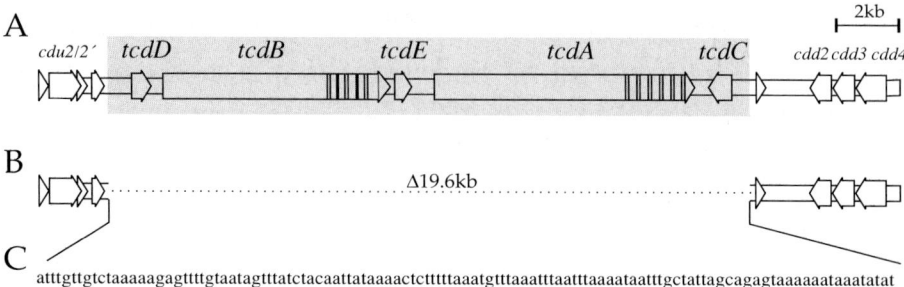

Abb. 1. Partielle Genkarten im Vergleich toxinogener (*A*) und atoxinogener (*B*) *C. difficile* Isolate. Toxinogene Stämme kodieren im Vergleich zu atoxinogenen Isolaten zusätzlich für 5 Gene *tcd*A-E, die zusammen 19.6 kb Information umfassen (*grau unterlegt*). Nur toxinogene Stämme sind pathogen, daher hat dieses genetische Element die Bezeichnung "Pathogenitätslokus" erhalten [9]. Die *Pfeile* stehen für die in der Kopfzeile benannten Gene, geben offene Leseraster und die Richtung ihrer Transkription vor. Das *tcd*A Gen kodiert für das Enterotoxin A, *tcd*B für das Zytotoxin B. *tcd*C-E sind akzessorische Gene, deren Funktion noch zu klären sind. Der Pa-Loc ist immer in einer Richtung und immer in den selben genetischen Hintergrund integriert. Statt des 19.6 kb PaLoc enthält die Insertionsstelle atoxinogener Stämme 115 Basenpaare (*s. Abschnitt C*)

vivo bei der Pathogenese der menschlichen Erkrankung eine wichtigere Rolle zukommt [58]. Beide Toxine sind bei Zugabe zu kultivierten Zellen zytotoxisch und bewirken charakteristische morphologische Veränderungen (s. Abb. 2) [66,25]. Neben der zytopathischen Aktivität und der lokalen Wirkung auf den Verdauungstrakt bei per os Gabe über eine Sonde wirken beiden Toxine nach systemischer Gabe im Tierversuch bei entsprechender Dosierung letal (s. Tabelle 1 [19,64].

Wesentliche Moleküleigenschaften sind das extrem hohe Molekulargewicht der Toxine (für TcdA bzw. TcdB 308 bzw 270 kDa) [17,18,21,36] und ihr Aufbau aus nur einer Kette. Die Toxine werden von *C. difficile* Isolaten ins Kulturmedium abgegeben, aus dem sie gereinigt werden [19,64]. Die Aussage, daß es sich um einen toxischen Stamm handelt (z.B. abgeleitet aus dem Nachweis von Toxingenen) läßt nicht auf die Menge an Toxin rückschließen, die vom jeweiligen Isolat gebildet wird. Die Pathogenität der Stämme in vivo korreliert nicht mit der Menge an in vitro produziertem Toxin [13, 14, 15]. Selbst Stämme, die in vitro nur geringe Toxinmengen produzieren, können das vollständige Krankheitsbild auslösen.

Der Trägerstatus

Wichtig für die Diskussion der pathogenen Eigenschaften von *C. difficile* ist die Tatsache, daß ein Trägerstatus existiert [30], d. h., der Nachweis eines toxinogenen Isolates ist nicht notwendig mit einer Erkrankungssituation korreliert [13, 29, 40]. Das Aufdecken des Status des gesunden Trägers ist aus zweierlei Aspekten interessant:

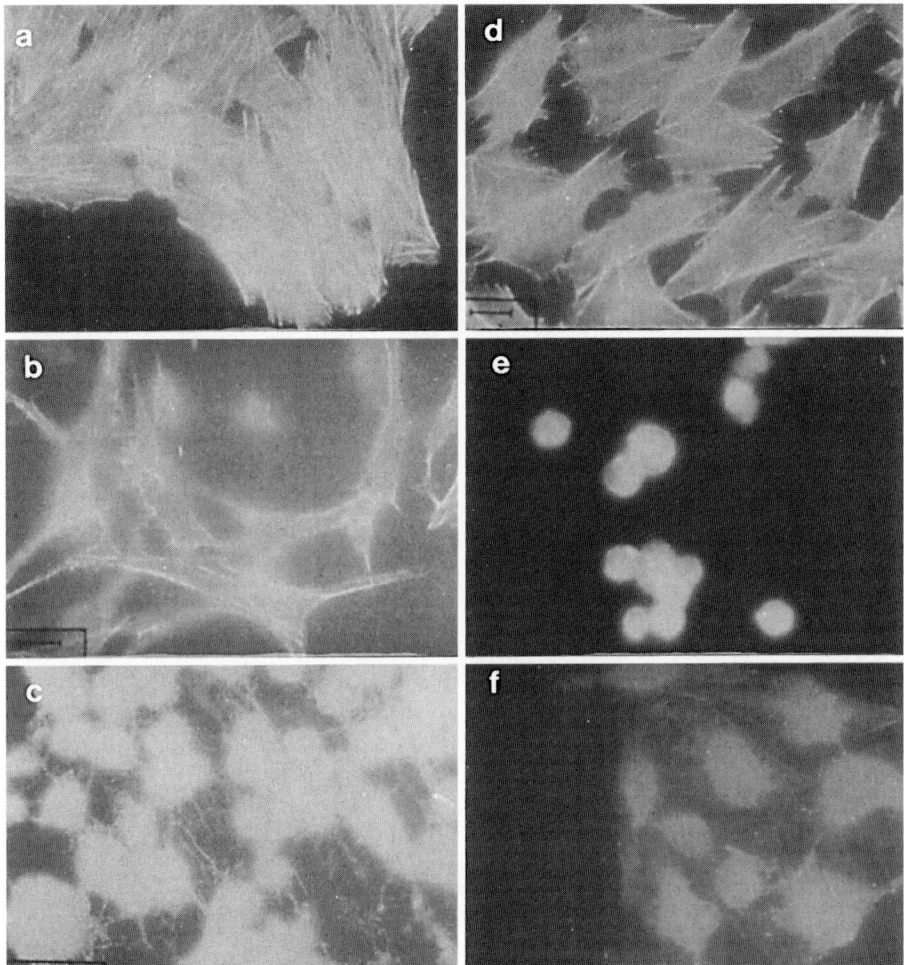

Abb. 2. Zytopathischer Effekt großer clostridialer Zytotoxine auf ausgewählte Zellen. Die Bilder zeigen Aktinfärbungen (mit Phalloidin-FITC) von **a-c** DON Zellen (Hamster Fibroblasten Zellinie); **d-f** CHO-Zellen (Ovarialtumor vom chinesischen Hamster). Unbehandelte Kontrollen **a** und **d**; Zellen nach Behandlung mit dem letalen Toxin (TcsL) von C. sordellii; Zellen nach Behandlung mit C. difficile Toxin B (TcdB). Die Aktinveränderungen sind Zell- und Toxintypisch. Der Längenstandard *links unten* in den Bildern entspricht 13 µm

a) toxinogene Stämme isoliert vom gesunden Neugeborenen können im Tierversuch sehr wohl pathogen sein [44, 40, 13];

b) im Tierversuch vermögen atoxinogene Stämme vor der Erkrankung mit toxinogenen Stämmen zu schützen [68, 69].

Der Mechanismus der Induktion der Erkrankung bei latenter Infektion mit toxinogenen Stämmen ist bisher unbekannt und Zielsetzung für der Arbeiten einer Reihe von Gruppen weltweit.

Tabelle 1. Große clostridiale Zytotoxine

Spezies	Toxin	Mr PI	Homologie[a] (in %)	CROPs[b]	CPE[c] Typisch für	Ziel-Protein	Glykosylierung an Position	Kofaktor	Zytotoxische Dosis in ng/ml	Letal-Dosis ng i.p
C. difficile	TcdA	308[e] 5.3	48/15	30	TcdB	Rho, Rac, Cdc42	Thr37 (Rho)	UDP-Glc	10	50–100
	TcdB	270[e] 4.1	100	19	TcdB	Rho, Rac, Cdc42	Thr37 (Rho)	UDP-Glc	0.001–0.05	50–100
C. sordellii	TcsH	300[f] 6.1	n.b	n.b.	n.b.	n.b.	n.b.	UDP-Glc	15–500	75–120
	TcsL	270[e] 4.55	76/14	19	TscL	Rac, Ras, Rap1, Rap2	Thr35 (Ras)	UDP-Glc	1.6–16	3–5
C. novyi	Tcnα	250[e] 5.9	32/16	13	TcdB	Rho, Rac, Cdc42	n.b.	UDP-GlcNAc	0.1–10	5–10

[a] Sequenzvergleich zum TcdB-Protein; die Zahlen für den Prozentsatz identischer oder konservativ substituierter Aminosäuren sind angegeben
[b] Zahl der clostridial repetitive oligopeptides (CROPs)
[c] Die Zellveränderung (CPE: cytopathic effect) wurden durch Färbung mit FITC-Phalloidin dargestellt
[d] Die Zielproteine gehören der Superfamilie der Ras-analogen kleinen GTP-bindenden Proteine an (s. Tabelle 2)
[e] Aus der DNA Sequenz abgeleitet
[f] Durch SDS-Page Gelelektrophorese bestimmt
n.b. – nicht bestimmt

Molekulargenetik toxischer im Vergleich zu atoxischen Clostridium difficile Isolaten

Zu Beginn der Untersuchungen zur Pathogenese der *C. difficile*-Erkrankungen stand die Analyse der Toxingene. Die Isolierung kreuzreaktiver monoklonaler Antikörper [19] gab zunächst zur Vermutung Anlaß, die beiden Toxine könnten durch posttranslationale Prozessierung auseinander hervorgehen [19]. Die Isolierung und Sequenzierung der Toxingene deckte das Vorliegen zweier unabhängiger Toxingene auf, die auf dem Chromosom in enger Nachbarschaft kodiert sind [17, 18, 21, 36]. Der Vergleich der beiden aus den Genen abgeleiteten Proteinsequenzen ergab eine 63 %ige Homologie der beiden Toxine A und B [24]. Dies macht eine Entstehung durch Genduplikation mit nachfolgender Veränderung der Gene durch Rekombinationsvorgänge und Mutation sehr wahrscheinlich [24].

Da nur toxinogene Stämme die Erkrankung auslösen können [14, 40, 29], haben wir zuletzt die Fragestellung verfolgt, welche Unterschiede zwischen toxinogenen und atoxinogenen Stämmen bestehen. Hybridisierungsstudien mit DNA-Proben, die Teile der Toxingene und deren direkte Nachbarschaft kodierten, hatten zunächst ergeben, daß einige Anteile der Proben in allen Isolaten zu finden waren (eigene unveröffentlichte Daten), unabhängig vom Vorliegen der Toxininformation. In der Folge dieser Studien wurde das genetische Element definiert, das für die Toxine kodiert (Braun et al. 1996), und darüber hinaus der Genort bestimmt, der das Element aufnimmt [9, 34]. Toxinogene Stämme tragen gegenüber atoxischen bis zu 19.6 kb zusätzlich (s. Abb. 1). Da *C. difficile* Isolate ohne diesen Abschnitt apathogen sind, haben wir dem genetischen Element die Bezeichnung Pathogenitätslokus (PaLoc) gegeben [9].

Der Pathogenitätslokus

Der PaLoc [9 und eigene unveröffentlichte Daten] ist immer an einer Stelle und in einer Orientierung im Genom integriert. Anstelle des PaLoc enthalten atoxinogene Stämme ein 115 bp Insert (s. Abb. 1), dessen Bedeutung unklar ist [9]. Die angrenzenden Sequenzen sind bei allen Isolaten, unabhängig ob Toxinträger oder nicht, identisch [9]. In den Grenzbereichen der Insertionsstelle finden sich keine Sequenzen, die auf einen speziellen Integrationsprozeß schließen ließen, so daß der Mechanismus der Integration zur Zeit ungeklärt bleibt. Im Bereich der Integrationsstelle befinden sich eine Reihe von Genen, die in Transportvorgänge eingespannt sein sollten [9]. „Upstream" ist dies ein potentieller Na-Transporter, „downstream" 3 Gene, die für einen ABC-Transporter kodieren sollten. Wir nehmen an, daß der Ort der PaLoc Integration für die Bereitstellung der Toxine (Sekretion ins Medium) wichtig ist [9].

Der PaLoc selber enthält neben den beiden Strukturgenen *tcd*A und *tcd*B drei weitere offene Leseraster *tcd*C,D,E (eigene unveröffentlichte Daten). Alle 5 Gene werden transkribiert und die bisher erhaltenen Daten deuten an, daß die beiden potentiellen Proteine TcdC und TcdD in der Regulation der Toxin-Transkription eine Rolle spielen (unveröffentlichte Daten). Über TcdE läßt sich keine Aussage treffen.

Modularer Aufbau bakterieller Toxine

Bei den beiden Toxinen handelt es sich um Proteine, die im Zellinneren wirken. Dies konnte zuletzt durch eine Reihe von Studien belegt werden, in denen *C. difficile* Toxine oder dazu verwandten *C. sordellii* Toxine unter Umgehung des regulären Aufnahmeprozesses in Zellen mikroinjiziert wurden [53, 56]. Damit verhalten sich diese Moleküle ähnlich anderen Bakterien-Toxinen, wie den AB-Toxinen [50] des Diphtheria-Toxin-Typs und den AB_5-Toxinen, vom Typ des hitzelabilen Toxins von *E. coli* [10, 63]. Alle angeführten Toxine benötigen 3 funktionelle Abschnitte, um ihre Wirkung in der Zelle zu entfalten, eine Liganden-Domäne zur Anhaftung an die Zellen, eine Translokations-Domäne zur Überwindung der Zellmembran und eine katalytische Domäne, um den intrazellulären Effekt auszuüben. Im Gegensatz zu den bereits länger bekannten bakteriellen Toxinen handelt es sich bei den *C. difficile* Toxinen, wie auch bei den *C. sordellii* Toxinen TcsL und TcsH und dem α-Toxin von *C. novyi*, um einkettige Moleküle mit repetitiven Ligandendomänen. In Abgrenzung zu den anderen bakteriellen Toxinen wird ihre Struktur daher am besten als AB^x-Typ beschrieben [25] (s. unten Abb. 5 und 6).

Rezeptor-vermittelte Aufnahme

Elektronenmikroskopische Studien mit Gold-markierten Toxinen haben deutlich werden lassen, daß die Toxine über „coated pits" und „coated vesicles" in Endosomen eingeschleust werden [22]. Der dadurch vorgezeichnete Weg ist der der Rezeptor-vermittelten Endozytose. Es wurden monoklonale Antikörper (TTC8, PCG-4) beschrieben [48, 20], die die Wirkung des Toxin A neutralisieren können. Einer der beiden Antikörper (TTC8) wurde zur Blockade der Interaktion von TcdA mit permissiven F9 Zellen eingesetzt (eigene unveröffentlichte Ergebnisse). Die Blockade der Endozytose bei 4 °C machte deutlich, daß TcdA ohne TTC8 Zusatz auf der Oberfläche der Zelle verbleibt, wohingegen TcdA unter Gegenwart von TTC8 erst gar nicht an die Zelle bindet.

Bei der Untersuchung der Lage des durch TTC8 erkannten Epitopes konnte die minimal erkannte Sequenz bis auf 6 Aminosäuren eingegrenzt werden [61]. Das Epitop liegt im C-terminalen repetitiven Bereich des TcdA, der aus 30 CROPs (clostridial repetitive oligopeptides) aufgebaut ist, die zusammen 833 Aminosäuren umfassen (s. Tabelle 1) [18, 24]. TTC8 kann als einzelner Antikörper sein Antigen im Ouchterlony Test präzipitieren, sein Epitop ist demnach mehrfach im TcdA Molekül vorhanden. Mit all diesen Informationen wurde die Sequenz TIDGKK, die 6fach in dieser Domäne vorkommt, als wahrscheinlichste Zielsequenz eingegrenzt. Insgesamt konnten mit den geschilderten Versuchen die Ligandenfunktion des TcdA in seiner C-terminalen repetitiven Domäne lokalisiert werden.

Die repetitive Domäne der Toxine A und B hat Sequenzhomologie zu repetitiven Sequenzen [23, 46], die vorher bereits in Glucosyltransferasen von *S. mutans* entdeckt worden waren [46]. Die entsprechenden Sequenzen in *S. mutans* sind an der Bindung von Zuckern und der Bildung polymerer Glucane beteiligt [62], so daß man ähnliche Eigenschaften auch für die TcdA/B Sequenzen zu Grunde legen konnte. In der Tat interagiert dieser Abschnitt der Toxine mit Thyroglobulin [41], einem Glykoprotein, das als Saccharidanteil die Struktur Galα1-3Galβ1-4GlcNAc enthält. Thyroglobulin kann zur Reinigung von TcdA eingesetzt werden. Der Zusammenhang wurde aufgedeckt, da TcdA Kaninchenerythrozyten haemagglutiniert [42], die auf ihrer Oberfläche ebenfalls Galα1-3Galβ1-4GlcNAc tragen. An der Bindung zwischen Toxin und Zelloberfläche sind also offensichtlich Oligosaccharide beteiligt.

Die Frage, wie die Ausprägung des Zellrezeptors in Abhängigkeit vom Lebensalter verläuft hat eine wesentliche Rolle bei der Untersuchung der Toleranz von Kleinkindern gegenüber den Toxinen gespielt. Lange Zeit galt die Hypothese, daß die Rezeptoren in der frühen Lebensphase nicht oder nicht in ausreichendem Maße gebildet werden und daß Toxin A so nicht wirksam sein kann [60]. Vergleichende Untersuchungen an Hamstern haben dann zur partiellen Charakterisierung eines 165 kDa Glykoproteins als TcdA Rezeptormolekül geführt [60]. Dieses Glykoprotein erscheint in gleichem Maße bei Baby-Hamstern wie bei erwachsenen Hamstern, so daß Unterschiede in der Rezeptorexpression den Unterschied in der Toxinsensitivität anscheinend nicht erklären können. Das Verstehen der geschilderten Abläufe ist an die molekulare Identifikation der Toxinrezeptoren gebunden. Derzeit liegt nur die partielle Beschreibung des TcdA Rezeptors vor, der TcdB Rezeptor ist bisher gänzlich unbekannt.

Überwinden der Zellmembran

In den zentralen Domänen der Toxine sind gehäuft hydrophobe Aminosäuren zu finden [24]. Zusätzlich ortet der Computer in diesem mittleren Drittel der Moleküle alle membranständigen Sequenzen (unveröffentlichte Ergebnisse). Damit ergeben sich einige Parallelen zu Toxinen wie dem Diphtherie Toxin (DT). Dessen Translokationsdomäne hat ähnliche Eigenschaften und liegt ebenfalls im Zentrum des Toxins. Von DT ist ferner bekannt, daß es das saure Milieu der Endosomen braucht, von denen aus, offensichtlich durch Konformationsänderungen bewirkt, die katalytische A-Kette in das Zellinnere geschleust wird [54]. Umgehen läßt sich dieser Weg durch Zugabe von DT zu Zellen in saurem Wachstumsmedium [26]. In diesem Fall vermag das Toxin bereits durch die Zellmembran zu translozieren, so daß der „endosomale pathway" abgekürzt wird. Studien zu TcdA und TcdB haben einen Einfluß des sauren Milieus auch im Verlauf der TcdA/B Wirkung deutlich gemacht [27, 28, 35]. Neutralisiert man das saure Milieu in Endosomen, so werden die Toxine unwirksam. Obwohl mit diesen Untersuchungen dem endosomalen Schritt bei der Wirkung der Toxine eine wichtige Rolle zugewiesen wird, sind die Toxine dennoch nach Mikroinjektion in das Zytosol direkt wirksam [53, 56]. Dies spricht gegen einen Aktivierungsprozeß innerhalb der Endosomen. Die Toxine müssen demnach ins Zytosol gelangen, bevor sie wirken können.

Das Wirkprinzip und die Eingrenzung der katalytischen Domäne

Die Suche nach den intrazellulären Zielproteinen verlief lange Zeit erfolglos. Versuche, bei denen in einem ersten Schritt lebende Zellen mit *C. difficile* Toxinen behandelt wurden, um danach ihren Zellaufschluß im Reagenzglas mit der ADP-Ribosyltransferase C3 (von *C. botulinum*) nachzubehandeln, ergaben, daß C3 sein Zielmolekül, das kleine GTP-bindende Protein Rho, nicht mehr modifizieren konnte [37]. Die Blockade der C3-Modifikation variierte in zeitlicher und Dosisabhängigkeit mit der Vorbehandlung durch *C. difficile* Toxine [37]. Zusammen mit Rac und Cdc42 bildet Rho die Subfamilie der Rho-GTPasen unter den Ras analogen Proteinen [33]. Die Rho-GTPasen sind in dynamische Prozesse des Zellzytoskeletts involviert (s. folgende Übersicht).

Ras-Superfamilie der kleinen GTP-bindenden Proteine und ihre Funktion

- Ras – Zell-Differenzierung und Proliferation
- Rho – Dynamische Prozesse des Zytoskeletts
- Rab – Vesikuläre Exozytose
- Ran – Transport über die Kernmembran
- ARF – Vesikuläres Budding

In der Folge konnte die durch *C. difficile* bewirkte biochemische Modifikation von Rho definiert werden [38,39]. Die *C. difficile* Toxine A und B sind demnach Glukosyltransferasen, die UDP-Glukose als Cofaktor bei der Modifikation der GTPasen Rho, Rac und Cdc42 einsetzen (S. Abb. 3 und 4). Für Rho wurde gezeigt, daß Threonin 37 in der Effektorregion des Moleküls kovalent mit einem Glukosemolekül verknüpft wird [38]. Durch diese Reaktion werden die GTPasen funktionell inaktiviert, mit der Folge des Zusammenbruchs des Aktinzytoskeletts (s. auch Beitrag Aktories „Molekularer Mechanismus von *C. difficile* Toxin A und B").

Bei der Suche nach der Lage der katalytischen Domäne der *C. difficile* Toxine war die Untersuchung eines varianten Toxins von großer Hilfe [25]. Das weltweit am besten untersuchte Toxin wird von einem Serotyp G-Stamm, dem *C. difficile* Isolat VPI10463, gebildet [19,64]. Das variante Toxin wurde aus dem Stamm 1470 isoliert, der dem Serotyp F angehört. Dieser Stamm produziert ein verkürztes TcdA und ein variantes TcdB Molekül [25 und eigene unveröffentlichte Daten]. Das *tcd*B-1470 Gen wurde vollständig sequenziert und die Analyse der erhaltenen Aminosäuresequenz ergab Abweichungen zu TcdB-10463 v. a. im ersten, dem N-terminalen Drittel [25]. Isoliertes TcdB-1470 Protein wurde auf Zellen eingesetzt und rief zytopathische Veränderungen hervor, wie sie für das letale Toxin von *C. sordellii* typisch sind. Von diesem Toxin konnte kürzlich

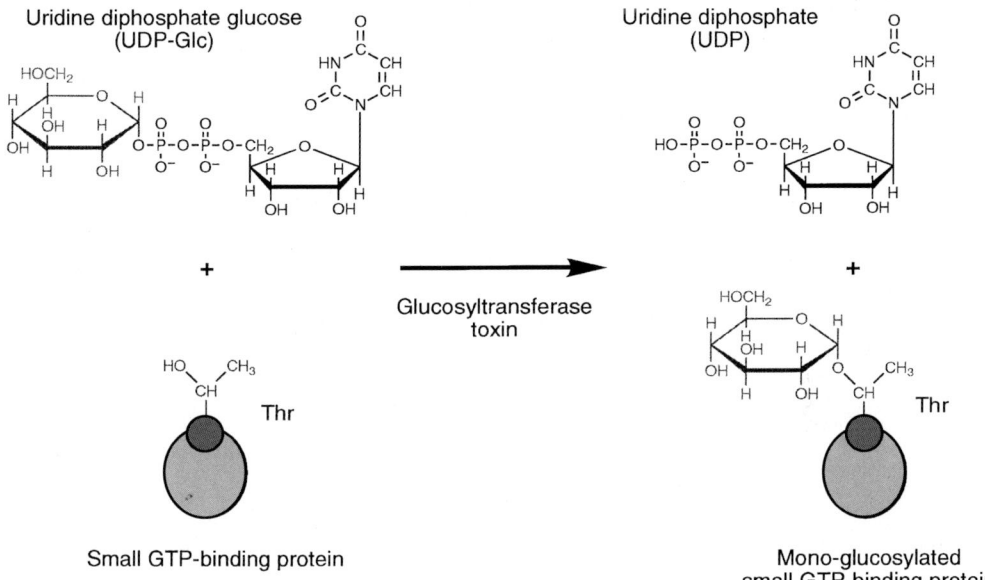

Abb. 3. Biochemie der Glukosyltransferasereaktion

gezeigt werden, daß es die GTPasen Rac, Ras und Rap durch UDP-Glukose-Glu-
kosyltransferase-Reaktion kovalent modifiziert (s. Abb. 4) [56]. Alle unsere bisherigen Daten deuten darauf hin, daß TcdB-1470 sich auch im Reagenzglas
ähnlicher dem letalen Toxin (TcsL) von *C. sordellii* verhält. Vergleiche der Sequenzen von TcsL und TcdB-1470 ließen dies nicht vermuten (unveröffentlichte
Daten), da TcdB-1470 näher mit TcdB als mit TcsL verwandt ist, und dies selbst
innerhalb des ersten Drittels der Gene, dem Bereich, der für die katalytische
Domäne der Toxine kodiert.

LCTs (large clostridial cytotoxins) als Werkzeug in der Zellbiologie – ein Ausblick

Viele Signaltransduktionswege in eukaryonten Zellen laufen über heterotrimere
GTP-bindende Proteine (45 kDa) [57] oder kleine GTP-bindende Proteine (22-
25 kDa) [8]. Derzeit werden innerhalb der Ras-Superfamilie der kleinen GTPasen 5 Gruppen differenziert. Die Ras- und Rho-Subfamilie sind beide an der
Regulation von Transkriptionsprozessen und der Dynamik des Zellzytoskeletts
beteiligt [33, 8], die Rab-Subfamilie im vesikulären Transport [55], die Ran-
Analoge in den Transport von Proteinen und Nukleinsäuren über die Kernmembran [51] und die ARF-Subfamilie in vesikuläres Budding [16]. Diese GTP-
bindenden Moleküle sind molekulare Schalter, die in ihrer GTP-gebundenen

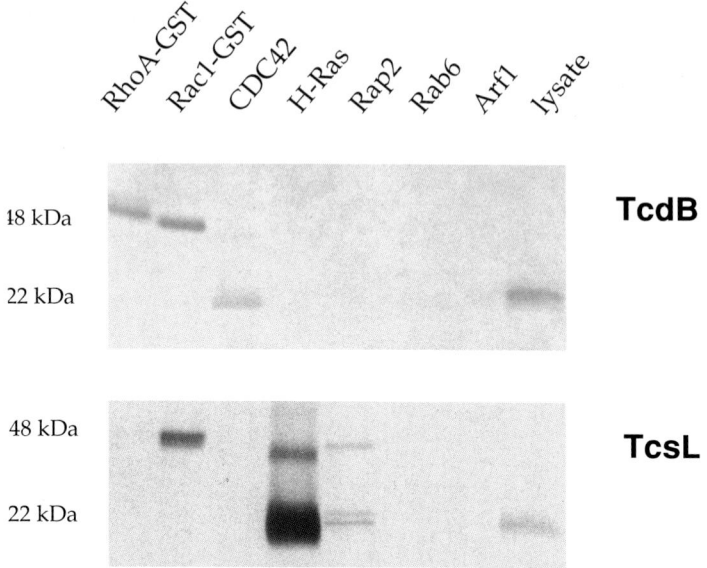

Abb. 4. Autoradiogramm der Modifikationsreaktion definierter GTP-bindender Proteine. GTP-bindende Proteine der Rho-Subfamilie (Rho, Rac, CDC42), der Ras-Subfamilie (Ras und Rap), der Rab- und der ARF-Subfamilie sowie komplettes Lysat von DON-Zellen wurden als Zielproteine für die Toxine TcdB von *C. difficile* und TcsL von *C. sordellii* eingesetzt. Die Modifikation der Proteine wurde unter Zusatz ^{14}C-markierter UDP-Glukose ausgeführt, die Proteine im SDS-PAGE aufgetrennt, das Gel getrocknet und die eingebaute Radioaktivität in der Autoradiographie nachgewiesen. TcdB modifiziert Rho, Rac und CDC42, TcsL aus der Rho-Subfamilie nur Rac und zusätzlich Ras und Rap aus der Ras-Subfamilie der GTPasen [38, 56]

Form aktiv, in der GDP-Form inaktiv sind. Der Austausch von GDP gegen GTP wird durch eine Reihe von akzessorischen Proteinen geregelt [49, 67].

Extrazelluläre Signale aktivieren kleine GTP-bindende Proteine durch intermediäre Proteine [49, 67]. Aktivierte GTP-bindende Proteine geben die Signale weiter ins Zellinnere, der Weg führt über Effektor-Proteine in die verschiedenen Signal-Kaskaden. Zytosolische und kernständige Effektoren sind für ihre GTP-ase spezifisch, Rhopillin ist eines der zuletzt entdeckten Effektoren von Rho [67]. Die GTPasen der Rho-Subfamilie sind in Kaskaden organisiert und offensichtlich existiert ein GTPasen-Netzwerk, die im Detail noch nicht verstanden sind.

Alle bisher untersuchten LCTs modifizieren ein Threonin in der Effektor Region der GTP-bindenden Proteine [38,39]. In ihrer Reaktion unterscheiden sie dabei zwischen den unterschiedlichen GTP-bindenden Proteinen, es wird nur eine ausgewählte Subpopulation der Proteine modifiziert (Abb. 4). Threonin 35/37 sind Teil der Switch 1 Region der GTP-bindenden Proteine [8, 49, 67]. Durch die Auswahl dieser Position haben sich die LCTs hervorragend an diese zellulären Schaltermoleküle und deren zentrale Funktion für die Zelle angepaßt.

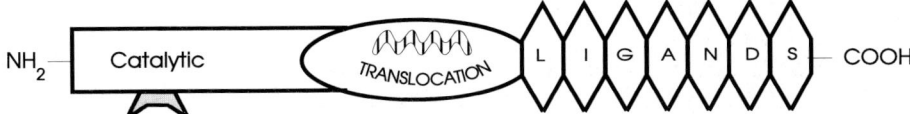

Abb. 5. AB^x-Modell der großen clostridialen Zytotoxine. Die Toxine sind aus 3 funktionellen Domänen aufgebaut; vom Aminoterminus zum Carboxyterminus sind dies die katalytische Domäne, die zentrale Translokationsdomäne und die repetitive Ligandendomäne. Anders als bei AB$_5$-Toxinen des Choleratoxintyp sind die Toxine aus nur einer Kette aufgebaut, besitzen mehrere Rezeptor-bindende Epitope und unterscheiden sich damit von Toxinen des Diphtherietyps

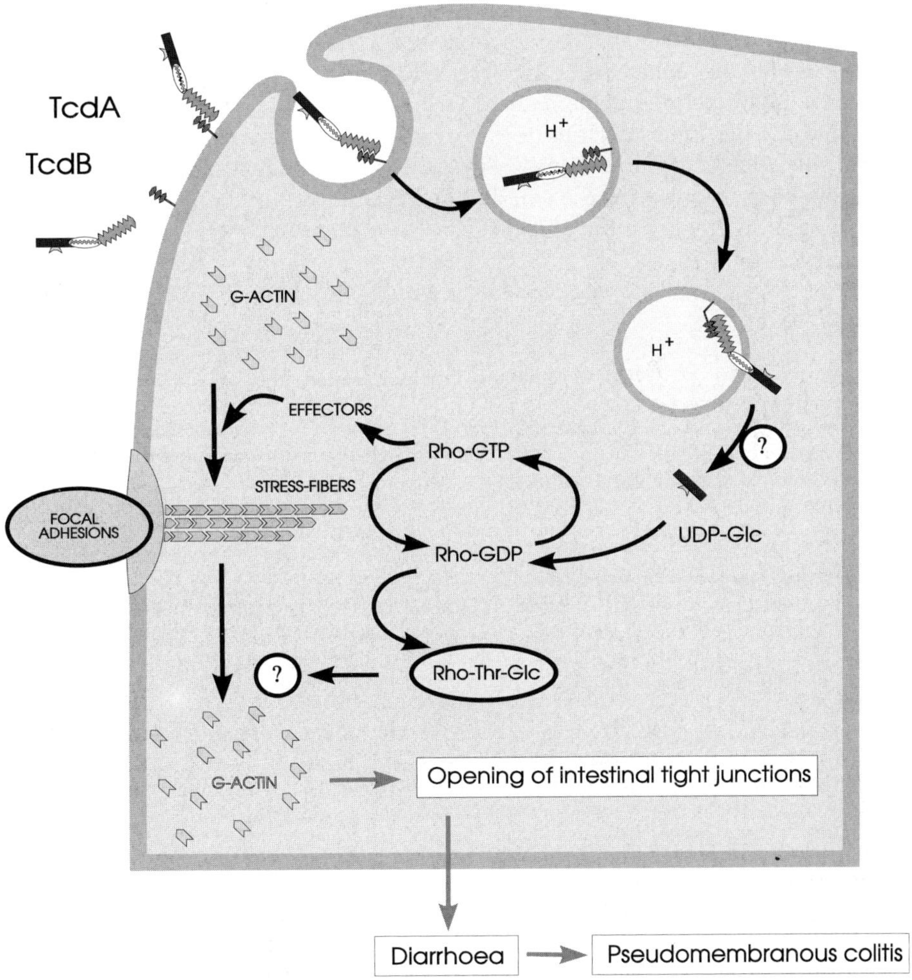

Abb. 6. Schematische Darstellung der Toxinwirkung. Die *C. difficile* Toxine TcdA und TcdB werden durch Rezeptor-vermittelte Endozytose aufgenommen, passieren (obligat) das saure Milieu der Endosomen, um dann ins Zytosol freigesetzt zu werden. Ob ein Teil oder die ganzen Toxine ins Zytosol geschleust werden ist noch unklar. Im Zytosol werden unter Gegenwart von UDP-Glukose Rho, Rac und CDC42 modifiziert (hier nur Rho dargestellt). Die Modifikationen führen zur funktionellen Inaktivierung der GTPasen mit dem Ergebnis der Depolymerisation von F- zu G-Aktin

Zusammenfassung

Die *C. difficile* Toxine gehören mit anderen Zytotoxinen zur Gruppe der großen clostridialen Zytotoxine (LCTs), die sich durch einen AB^x-Typ des Molekülaufbaus auszeichnen (s. Abb. 5). Wie andere AB-Toxine werden die LCTs durch Rezeptor-vermittelte Endozytose in die Wirtszelle aufgenommen (s. Abb. 6). In Analogie zu den clostridialen Neurotoxinen sind unter den LCTs die Sequenzen homolog, sie weisen alle eine gemeinsame enzymatische Aktivität auf (Gykosyltransferasen) auf, und sie sind alle gegen Schaltermoleküle, kleine GTP-bindende Proteine der Ras-Superfamilie, gerichtet, die zentrale Bedeutung für die Zelle haben. Im Unterschied zu den Neurotoxinen modifizieren die LCTs nur eine Stelle innerhalb der Zielproteine, wobei die unterschiedlichen zytopathischen Effekte durch das Muster der GTPase-Veränderungen bestimmt werden. Die kleinen GTP-bindenden Proteine sind wichtige Glieder in der Signaltransduktion innerhalb der Zelle. Sie sind in Prozesse wie Zelldifferenzierung und Proliferation sowie in die Dynamik des Zellzytoskeletts und den intrazellulären Transport involviert. Es ist zu erwarten, daß die Toxine in Kürze mit Erfolg für viele zellbiologische Fragestellung eingesetzt werden können.

Literatur

1. Anand A, Glatt AE (1993) Clostridium difficile infection associated with antineoplastic chemotherapy: a review. Clin Infect Dis 17: 109–113
2. Banno T, Kobayashi T, Watanabe K, Ueno K, Nozawa Y (1981) Two toxins (D-1 and D-2) of Clostridium difficile causing antibiotic-associated colitis: purification and some characterization. Biochem Internat 2: 629–635
3. Banno Y, Kobayashi T, Kono K (1984) Biochemical characterization and biological actions of two toxins (D-1 and D-2) from Clostridium difficile. Rev Infect Dis 6: 11-20
4. Bartlett JG, Gorbach SL (1977) Pseudomembranous Enterocolitis (antibiotic-related colitis). Adv Internal Med 22: 455–476
5. Bartlett JG, Onderdonk AB, Cisneros RL, Kasper DL (1977) Clindamycin-associated colitis due to a toxin-producing species of Clostridium in hamsters. J Infect Dis 136: 701–705
6. Bartlett JG, Chang TW, Gurwith M, Gorbach SL, Onderdonk AB (1978) Antibiotic-associated pseudomembranous colitis due to a toxin-producing Clostridia. New Engl J Med 298: 531–534
7. Borriello SP, Davies HA, Kamiya S, Reed PJ, und Seddon S (1990) Virulence factors of Clostridium difficile. Rev Infect Dis 12: S185–191
8. Bourne HR, Sanders DA, McCormick F (1991) The GTPhase superfamily: Conserved structure and molecular mechanism. Nature 349: 117–127
9. Braun V, Hundsberger T, Leukel P, Sauerborn M, Eichel-Streiber C (1996) Definition of the single integration site of the pathogenicity locus in Clostridium difficile. Gene 181: 29–38
10. Chang TW, Bartlett JG, Gorbach SL, Onderdonk AB (1978) Clindamycin-induced enterocolitis in hamsters as a model of pseudomembranous colitis in patients. Infect Immun 20: 526–529
11. Choe S, Bennett MJ, Fujii G, Curmi PMG, Kantardjieff KA, Collier RJ, Eisenberg D (1992) The crystal structure of diphtheria toxin. Nature 357: 216–222
12. Delmée M (1989) Application d'un nouveau schéma de sérogroupage à l'étude de Clostridium difficile. Thèse présentée en vue de l'obtention du grade d'Agrégé de l'Enseignement Supérieur, Unité de Microbiologie, Université de Louvaine, Bruxelles

13. Delmée M, Verellen G, Avesani V, Francois G (1988) Clostridium difficile in neonates: serogrouping and epidemiology. Euro J Pediat 147: 36-40

14. Delmée M, Avenasi V, Ernest I, Surleraux M (1990) Detection of specific antigens for ten serogroups of Clostridium difficile. Mol Cell Probes 4: 1-10

15. Depitre C, Delmée M, Avesani V, L'Haridon R, Roels A, Popoff M and Corthier G (1993) Serogroup F strains of Clostridium difficile produce toxin B but not toxin A. J Med Microbiol 38: 434-441

16. Donaldson JG, Klausner RD (1994) ARF: a key regulatory switch in membrane traffic and organelle structure. Curr Opin Cell Biol 6: 527-532

17. Dove CH, Wang S-Z, Price SB, Phelbs CJ, Lyerly DM, Wilkins TD, Johnson JL (1990) Molecular characteriziation of the Clostridium difficile toxin A. Infect Immun 58: 480-488

18. Eichel-Streiber C, Sauerborn M (1990) Clostridium difficile toxin A carries a C-terminal repetitive structure homologous to the carbohydrate binding region of streptococcal glycosyltransferases. Gene 96: 107-113

19. Eichel-Streiber C, Harperath U, Bosse D, Hadding U (1987) Purification of two high molecular weight toxins of Clostridium difficile which are antigenically related. Microbial Pathogen 2: 307-318

20. Eichel-Streiber C, Suckau D, Wachter M, Hadding U (1989) Cloning and characterization of overlapping DNA fragments of the toxin A gene of Clostridium difficile. J Gen Microbiol 135: 55-64

21. Eichel-Streiber C, Laufenberg-Feldmann R, Sartingen S, Schulze J, Sauerborn M (1990) Cloning of Clostridium difficile toxin B gene and demonstration of high N-terminal homology between toxin A and B. Med Microbiol Immunol 179: 271-279

22. Eichel-Streiber C, Warfolomeow I, Knautz D, Sauerborn M, Hadding U (1991) Morphological changes in adherent cells induced by Clostridium difficile toxins. Biochem Soc Transact 19: 1154-1160

23. Eichel-Streiber C, Sauerborn M, Kuramitsu HK (1992) Evidence for a modular structure of the homologous repetitive carbohydrate-binding sites of Clostridium difficile toxins and Streptococcus mutans glucosyltransferases. J Bacteriol 174: 6707-6710

24. Eichel-Streiber C, Laufenberg-Feldmann R, Sartingen S, Schulze J, Sauerborn M (1992) Comparative sequence analysis of the Clostridium difficile toxins A and B. Mol Gen Genet 230: 260-268

25. Eichel-Streiber C, Meyer zu Heringdorf D, Habermann E, Sartingen S (1995) Closing in on the toxic domain through analysis of a variant Clostridium difficile cytotoxin B. Mol Microbiol 17: 312-321

25a. Eichel-Streiber C, Boqnnet G, Lauerborn M, Thelestam M (1996) Large clostridial cytotoxins – a family of glycosyltransferases modifying small GTP-Binding proteins. Trends in Microbiol 14: 375-382

26. Falnes PO, Wiedlocha A, Rapak A, Olsnes S (1995) Farnesylation of CaaX-tagged diphtheria toxin A-fragment as a measure of transfer to the cytosol. Biochem 34, 11152-11159

27. Florin I, Thelestam M (1983) Internalization of Clostridium difficile cytotoxin into cultured human lung fibroblasts. Biochem Biophys Acta 763: 383-392

28. Florin I, Thelestam M (1986) Lysosomal involvement in cellular intoxication with Clostridium difficile toxin B. Microb Pathogen 1: 373-385

29. Fluit A C, Wolfhagen MJ, Verdonk GP, Jansze M, Torensma R, Verhoef J (1991) Nontoxigenic strains of Clostridium difficile lack the genes for both toxin A and toxin B. J Clin Microbiol 29: 2666-2667

30. George RH (1986) The carrier state: Clostridium difficile. J Antimicrob Chemother 18: 47-58

31. George WL (1988) Antimicrobial agent-associated diarrhea in adult humans. In: Rolfe RD, Finegold SM (Hrsg) Clostridium difficile: its role in intestinal disease, Academic press Inc New York, S 31-44

32. George RH, Simonds JM, Dimock F, Brown JD, Arabi Y, Shinagawa N, Keighly MRB, Alexander-Williams L, Burdon DW (1978) Identification of Clostridium difficile as a cause of pseudomembranous colitis. British Med J 1: 695

33. Hall A (1994) Small GTP-binding proteins and the regulation of the actin cytoskeleton. Annu Rev Cell Biol 10: 31–54
34. Hammond GA, Johnson JL (1995) The toxigenic element of clostridium difficile strain vpi 10463. Microb Pathogen 19: 203–213
35. Henriques B, Florin I, Thelestam M (1986). Cellular internalisation of Clostridium difficile toxin A. Microbiol Pathogen 2: 455–463
36. Johnson JL, Phelbs CJ, Barroso L, Roberts MD, Lyerly DM, Wilkins TD (1990) Cloning and expression of the toxin B gene of Clostridium difficile. Curr Microbiol 20: 397–401
37. Just I, Fritz G, Aktories K, Giry M, Popoff MR, Boquet P, Hegenbarth S, Eichel-Streiber C (1994) Clostridium difficile toxin B acts on the GTP-binding protein Rho. J Biol Chem 269: 10706–10712
38. Just I, Selzer J, Wilm M, Eichel-Streiber C, Mann M, Aktories K (1995) Glucosylation of Rho by Clostridium difficile toxin B. Nature 375: 500–503
39. Just I, Wilm M, Selzer J, Rex G, Eichel-Streiber Cv, Mann M, Aktories K (1995) The Enterotoxin from Clostridium difficile mono-glucosylates the Rho proteins. J Biol Chem 270: 13932–13936
40. Knoop FC, Owens M, Crocker IC (1993) Clostridium difficile: clinical disease and diagnosis. Clin Microbiol Rev 6: 251–265
41. Krivan HC, Wilkins TD (1987) Purification of Clostridium difficile toxin A by affinity chromatography on immobilized thyroglobulin. Infect Immun 55: 1873–1877
42. Krivan HC, Clark GF, Smith DF, Wilkins TD (1986) Cell surface binding site for Clostridium difficile enterotoxin: Evidence for a glycoconjugate containing the sequence Galα1-3Galβ1-4GlcNAc. Infect Immun 53: 573–581
43. Larson HE, Price AB (1977) Pseudomembranous colitis: presence of clostridial toxin. Lancet II: 1312–1314
44. Larson HE, Barcley FE, Honour P, Hill ID (1982) Epidemiology of Clostridium difficile in infants. J Infect Dis 146: 727–733
45. Lima AAM, Lyerly DM, Wilkins TD, Innes DJ, Guerrant RL (1988) Effects of Clostridium difficile toxins A and B in rabbit small and large intestine in vivo and on cultured cells in vitro. Infect Immun 56: 582–588
46. Lis M, Shiroza T, Kuramitsu-HK (1995) Role of C-terminal direct repeating units of the Streptococcus mutans glucosyltransferase-S in glucan binding. Appl Environ Microbiol 61(5): 2040–2042
47. Lyerly DM, Saum KE, MacDonald DK, WilkinsTD. (1985) Effects of Clostridium difficile given intragastrically to animals. Infect. Immun. 47: 349–352
48. Lyerly DM, Phelps CJ, Toth J, Wilkins TD (1986) Characterization of toxins A and B of Clostridium difficile with monoclonal antibodies. Infect Immun 54: 70–76
49. Marshall MS (1993) The effector interactions of p21^{ras}. Trends Biochem Sci 18: 250–254
50. Middlebrook JL, Dorland RB (1984) Bacterial toxins: Cellular mechanisms of action. Microbiol Rev 48: 199–221
51. Moore SMS, Blobel G (1994) A G-protein involved in nucleocytoplasmic transport: the rol of Ran. Trends Biochem Sci 19: 211–216
52. Morris JB, Zollinger Jr RM, Stellato TA (1990) Role of surgery in antibiotic induced pseudomembranous enterocolitis. Am J Surg 160: 535–539
53. Müller H, Eichel-Streiber Cv, Habermann E (1992) Morphological changes of cultured endothelial cells after microinjection of toxins that act on the cytoskeleton. Infect Immun 60: 3007–3010
54. O'Keefe D, Cabiaux V, Choe S, Eisenberg D, Collier RJ (1992) PH-dependent insertion of proteins into membranes: B-chain mutation of diphtheria toxin that inhibits membrane translocation, Glu-349 → Lys. Proc Natl Acad Sci USA 89: 6202–6206
55. Pfeffer S.R. (1994) Rab GTPases: master regulators of membrane trafficking. Curr Opin Cell Biol 6: 522–526
56. Popoff MR, Chaves-Olarte E, Lemichez E, Eichel-Streiber C, Thelestam M, Chardin P, Cussac D, Antonny B, Chavier P, Flatau G, Giry M, Boquet P (1996) Ras, Rap and Rac are the target GTP-binding proteins of *C. sordellii* lethal toxin glucosylation. J Biol Chem 271: 10217–10224

57. Rens-Domiano S, Hamm HE (1995) Structural and functional relationships of heterotrimeric G-proteins. FASEB-J 9, 1059–66
58. Riegler M, Sedivy R, Pothoulakis C, Hamilton G, Zacherl J, Bischof G, Cosentini E, Feil W, Schiessel R, LaMont JT, Wenzl E (1995) Clostridium difficile toxin B is more potent than toxin A in damaging human colonic epithelium in vitro. J Clin Invest 95: 2004–2011
59. Rifkin GD, Fekety FR, Silva Jr J, Sack RB (1977) Antibiotic-induced colitis implication of a toxin neutralised by Clostridium sordellii antitoxin. Lancet II: 1103-1106
60. Rolfe RD, Song W (1993) Purification of a functional receptor for Clostridium difficile toxin A from intestinal brush border membranes of infant hamsters. Clin Infect Dis 16: Suppl 4: 219–227
61. Sauerborn M, Hegenbarth S, Laufenberg-Feldmann R, Leukel P, Eichel-Streiber Cv (1994) Monoclonal antibodies discriminating between Clostridium difficile toxin A and toxin B. Zentralblatt Bakteriol (Suppl 24): 5102511
62. Shimamura A, Nakano YJ, Mukasa H, Kuramitsu HK (1994) Identification of amino acid residues in Streptococcus mutans glucosyltransferases influencing the structure of the glucan product. J Bacteriol 176(16): 4845–4850
63. Sixma TK, Pronk SE, Kalk KH, Wartna ES, van Zanten BAM, Witholt B, Hol WGJ (1991) Crystal structure of a cholera toxin-related heat-labile enterotoxin from E. coli. Nature 351: 371–377
64. Sullivan NM, Pellett S, Wilkins TD (1982) Purification and characterization of toxins A and B of Clostridium difficile. Infect Immun 35: 1032–1040
65. Taylor NS, Thorne GM, Bartlett JG (1981) Comparison of two toxins produced by Clostridium difficile. Infect Immun 34: 1036–1043
66. Thelestam M, Brönnegard M (1980) Interaction of cytopathogenic toxin from Clostridium difficile with cells in tissue culture. Scand J Dis Suppl 22: 16–29
67. Watanabe G, Saito Y, Madaule P, Ishizaki T, Fujisawa K, Morii N, Mukai H, Ono Y, Kakizuka A, Nnarumiya S (1996) Protein kinase N (PKN) and PKN related protein rhophilin as targets of small GTPase Rho. Science 271: 645–648
68. Wilson KH, Sheagren JV, Freter R (1985) Population dynamics of ingested Clostridium difficile in the gastrointestinal tract of the Syrian hamster. J Infect Dis 151: 355–361
69. Wilson KH, Sheagren JV, Freter R, Weatherbee L, Lyerly DM (1986) Gnotobiotic models for the study of the microecology of Clostridium difficile and E. coli. J Infect Dis 153: 547–551

Molekularer Mechanismus von Clostridium difficile Toxin A und B

K. Aktories

1. Einleitung

Ungefähr 20 % der sog. „Antibiotika-assoziierten" Diarrhöen werden mit Clostridium difficile in Zusammenhang gebracht. Weit größer ist die Bedeutung dieses Keims für die durch Antibiotika induzierte Kolitis. Es wird angenommen, daß in über 90 % der Fälle einer pseudomembranösen Kolitis, die als Folge einer Antibiotikatherapie auftritt, C. difficile der entscheidende Keim ist [1–6]. Als wesentliche Pathogenitätsfaktoren von C. difficile werden die Toxine A und B angesehen. Toxin A, das im Tiermodell Diarrhö, Entzündung und Nekrose der Darmschleimhaut verursacht, wird auch als Enterotoxin bezeichnet. Dagegen zeigt das Toxin B unter gleichen Bedingungen keine Enterotoxizität [7, 8]. Diese Unterschiede in den Wirkungen der Toxine sind vermutlich auf unterschiedliche Zellrezeptoren für Toxin A und B zurückzuführen. Leider sind die Toxinrezeptoren der eukaryonten Zielzellen noch unbekannt. Es wird vermutet, daß es sich dabei um Glycoproteine handelt. Wesentliche Fortschritte in der Erforschung der C. difficile Toxine konnten kürzlich durch die Klonierung und Sequenzierung der Gene von C. difficile Toxin A und B erreicht werden [9–14]. Danach bestehen C. difficile Toxin A und B aus 2710 bzw. 2366 Aminosäuren, haben ein Molekulargewicht von ~308 bzw. 270 kDa und sind in ihrer Aminosäuresequenz untereinander ~49 % identisch und ~63 % homolog.

C. difficile Toxin A und B stellen potente Zytotoxine dar, worauf nicht zuletzt ein empfindlicher Nachweis der Toxine beruht. Allerdings ist Toxin B i. a. 1000fach potenter wirksam als Toxin A [15,16]. Obwohl schon seit einiger Zeit bekannt ist, daß die Toxine selektiv das Aktinzytoskelett angreifen und deutlich weniger auf den mikrotubulären Apparat wirken [17], war der genaue molekulare Mechanismus, der den zytotoxischen Effekten zugrunde liegt, bislang unbekannt [17-20]. Es ist nun erkennbar, daß C. difficile Toxine und andere sog. große clostridiale Zytotoxine auf das Aktinzytoskelett wirken, indem sie niedermolekulare GTP-bindende Proteine der Rho-Familie kovalent modifizieren.

M. Kist et al. (Hrsg.)   Ökosystem Darm VII
© Springer-Verlag Berlin Heidelberg 1996

Regulation und Funktionen von Rho-Proteinen

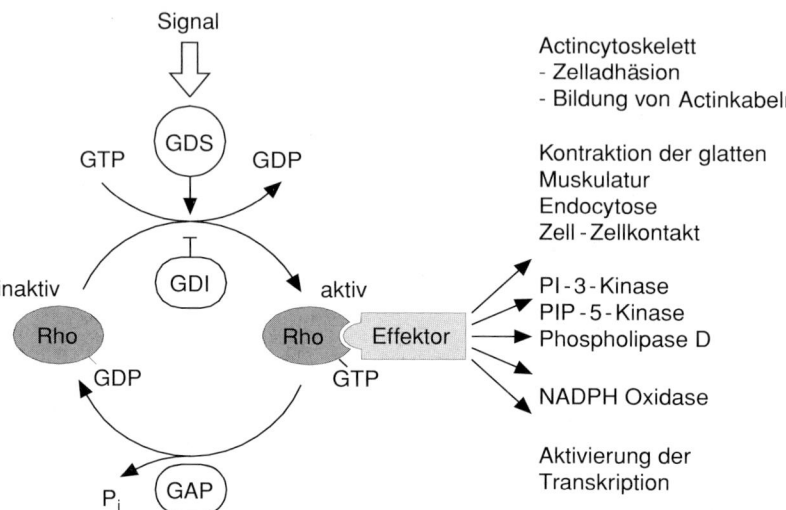

Abb. 1. Die kleinen GTP-bindenden Proteine der Rho-Familie werden über einen GTPase-Zyklus, auf den verschiedene Regulatorproteine wirken, kontrolliert. Zu einer Aktivierung der Rho-Proteine führen Guaninnukleotiddissoziation-Stimulatoren (*GDS*), indem sie den Nukleotidaustausch fördern. Guaninnukleotiddissoziation-Inhibitoren (*GDI*) führen dagegen zu einer Hemmung des Nukleotidaustausches. GTPase-aktivierende Proteine (*GAP*) stimulieren die intrinsische GTP-Hydrolyse und fördern die Inaktivierung der Rho-Proteine. Rho-Proteine sind molekulare Schalter, die über eine Vielzahl von Effektoren, bei denen es sich wahrscheinlich um Proteinkinasen handelt, verschiedene Signaltransduktionsprozesse regulieren

Kleine GTP-bindende Proteine, Regulatoren des Zytoskeletts

Rho-Proteine gehören zu der Superfamilie Ras-ähnlicher GTPasen, die als molekulare Schalter funktionieren (Übersichten [21–25]). Die Unterfamilie der Rho-Proteine besteht aus RhoA, B, C, Rac1, 2, CDC42, G25K, RhoG, und TC10 [26–28]. Untereinander sind diese Proteine mindestens 55 % identisch. Wie andere GTP-bindende Proteine sind Rho-Proteine in der GTP-gebundenen Form aktiv und mit gebundenem GDP inaktiv. Der aktive Zustand der Rho-Proteine wird durch eine intrinsische GTPase-Aktivität terminiert, d.h. die Hydrolyse des gebundenen GTP zu GDP inaktiviert das Protein. Bei den Proteinen handelt es sich also um GTPasen. Typischerweise ist die basale GTPase-Aktivität der Proteine sehr niedrig. Verschiedene GTPase-aktivierende Proteine (GAP-Proteine) [29] wurden identifiziert, die an der Regulation der Rho-Proteine beteiligt sind und die intrinsische GTPase-Aktivität um ein Vielfaches steigern können (s. Abb. 1).

Sogenannte Austauschfaktoren („Guanine nucleotide exchange factors", GEFs), die auch als Guaninnukleotiddissoziation-Stimulatoren (GDS) bezeichnet werden, sind an der Aktivierung der Rho-Proteine beteiligt [30, 31]. Schließlich zielt eine weitere Familie von Rho-Regulatoren, die Guaninnukleotiddissoziations-Inhibitoren (GDI), bei der Kontrolle der Rho-Funktion eine Rolle [32,33]. GDI-Proteine führen nicht nur zu einer Hemmung des Nukleotidaustausches, sondern haben eine wichtige Bedeutung bei der intrazellulären Translokation der Rho-Proteine. Sie sind in der Lage, die GTP-bindenden Proteine von der Membran, wo sie vermutlich wirken, zu „extrahieren" und sie in ihrer inaktiven, GDP-gebundenen Form im Zytosol zu stabilisieren [34]. In den letzten Jahren konnte durch eine Vielzahl von Versuchsansätzen gezeigt werden, daß Rho-Proteine in die Regulation des Aktinzytoskeletts eingeschaltet sind [27, 28]. Von besonderer Bedeutung waren hier Untersuchungen, die mit der Mikroinjektionstechnik in Kulturzellen durchgeführt wurden. Dabei verwendete man konstitutiv aktives Rho-Protein, dessen intrinsische GTPase-Aktivität durch eine Mutation (Val14-Rho) blockiert war. Wurde das persistierend aktive Rho-Protein in ruhende, Serum-deprivierte („hungernde") Fibroblasten mikroinjiziert, so kam es in diesen Zellen, die zuvor ein gering ausgebildetes Aktinzytoskelett zeigten, zu einer massiven Bildung von Aktinkabeln („stress fibers") und neuen fokalen Adhäsionspunkten [35,36]. Weitere experimentelle Evidenz für die essentielle Rolle von Rho-Protein bei der Regulation des Zytoskeletts gehen auf die Beobachtung zurück, daß Rho-Proteine die eukaryonten Proteinsubstrate der C3-ähnlichen Zytotoxine darstellen. C3-Zytotoxine, die von verschiedenen Bakterien (C. botulinum, C. limosum, Bacillus cereus, S. aureus) gebildet werden, ADP-ribosylieren RhoA, RhoB und RhoC und induzieren hierduch eine Umverteilung und Depolymerisation des Aktin-Zytoskeletts [27, 35, 37, 38]. C3 ADP-ribosyliert Rho an Asparagin-41 [39], das in der sog. Effektordomäne des Proteins (Aminosäure 32–42) lokalisiert ist. Es wird vermutet, daß die ADP-Ribosylierung von Asparagin-41 die Interaktion des Rho-Proteins mit seinem putativen Effektor blockiert. Andererseits könnte die Modifikation des Rho-Proteins seine Aktivierung durch einen Guaninnukleotid-Austauschfaktor blockieren.

Neben ihrer regulatorischen Funktion auf das Zytoskelett sind Rho-Proteine in eine Vielzahl weiterer Signaltransduktionsprozesse eingeschaltet. Rho-Proteine regulieren Signalwege, die über die Phosphatidylinositol-3-Kinase (PI-3-Kinase) [40], die Phosphatidylinositol-4-phosphat-5-Kinase [41] und über die Phospholipase D [42] erfolgen. Weiterhin sind Rho-Proteine in die Regulation der glatten Muskelkontraktion [43], des Zell-Zell-Kontaktes [44] und der Endozytose [45] eingeschaltet. Kürzlich wurde gezeigt, daß Proteine der Rho-Familie ebenfalls bei der Aktivierung der Transkription [46] und bei der Ras-induzierten Transformation von Zellen [47, 48] eine entscheidende Rolle spielen.

Rac-Proteine (Rac1 und Rac2), die eine Untergruppe der Rho-Proteine darstellen, spielen eine Rolle bei der Lamellipodiabildung und dem sogenannten „membrane ruffling" das u. a. durch Wachstumsfaktoren induziert wird [27,49]. Auch Rac-Proteine scheinen für die Aktivierung der Transkription [46,50] und für die Ras-induzierte Transformation von Zellen [51] von Bedeutung zu sein. Darüber hinaus ist seit einiger Zeit bekannt, daß diese Proteine die NADPH-Oxidase der Leukozyten und Makrophagen regulieren [52, 53] und eine wichtige Rolle bei der Kontrolle der Phospholipase A_2 [54] spielen. Cdc42, ein weiterer Vertreter der Rho-Proteinfamilie, soll in die Rezeptor-vermittelte Bildung von

Filopodien, das sind feine Ausläufer, die mit Aktin gefüllt sind, eingeschaltet sein [55, 56]. Interessanterweise wird vermutet, daß die hier dargestellten Rho-Proteine in Form einer Signalkaskade das Aktin-Zytoskelett organisieren. Dabei führt die Rezeptor-induzierte Wirkung von Cdc42 nachfolgend zu einer Aktivierung von Rac, das wiederum in der Lage ist, Rho-Proteine zu aktivieren [55, 56].

Molekularer Mechanismus der C. difficile Toxine

C. difficile Toxine A und B induzieren morphologische Veränderungen, die durch eine Abrundung und Retraktion von Zellen und eine Zerstörung des Aktin-Zytoskeletts gekennzeichenet sind [17,19]. Typischerweise bleiben feine netzartige Verbindungen zwischen den einzelnen Zellkörpern bestehen. Da ähnliche morphologische Veränderungen und eine vergleichbare Umverteilung des Aktin-Zytoskeletts nach Behandlung von Zellen mit C3-ähnlichen Toxinen auftraten [38], wurde untersucht, ob C. difficile Toxine ebenfalls auf Rho-Proteine wirken. Diese Untersuchungen zeigten, daß eine Vorbehandlung von intakten „Chinese-Hamster-Ovary"-Zellen (CHO-Zellen) mit C. difficile Toxinen die ADP-Ribosylierung der Rho-Proteine durch C3 im Zellysat hemmte [57-60]. Die Hemmung der ADP-Ribosylierbarkeit von Rho ging dabei den eigentlichen morphologischen Veränderungen, die durch C. difficile Toxine induziert wurden, voraus. Diese Befunde ließen einen kausalen Zusammenhang zwischen der Inhibition der ADP-Ribosylierung der Rho-Proteine und den morphologischen Veränderungen der Zellen vermuten. Die Hemmung der C3-katalysierten ADP-Ribosylierung von Rho-Proteinen durch Toxin A und B wurde ebenfalls in zellfreien Systemen gefunden. Hier war der Effekt der clostridialen Toxine entscheidend von der Gegenwart eines zytosolischen Faktors abhängig. Erste Hinweise dafür, daß es sich bei der Wirkung von C. difficile Toxinen auf Rho-Proteine um eine kovalente Modifikation handelt, konnte durch eine gelelektrophoretische Analyse der Rho-Proteine erhalten werden. Es zeigte sich nämlich, daß in nicht-denaturierenden Gelen Rho-Proteine, die mit C. difficile Toxinen behandelt waren, ein anderes Laufverhalten zeigten als Kontrollen. Ausgehend von diesen Befunden, wurde nun rekombinantes Rho-Protein präpariert, das in Gegenwart einer Zytosolfraktion durch C. difficile Toxine modifiziert wurde. Anschließend wurden die so behandelten Rho-Proteine massenspektrometrisch untersucht. Dabei konnte festgestellt werden, daß die Masse des Toxin-vorbehandelten Rho-Proteins exakt um 162 Da zunahm. Diese Befunde wiesen darauf hin, daß die Toxine die Inkorporation einer Hexose in das GTP-bindende Protein katalysieren. Weitere Studien identifizierten UDP-Glukose als Kosubstrat der Modifikation der Rho-Proteine durch C. difficile Toxin A und B (s. Abb. 2).

Interessanterweise wurde festgestellt, daß C. difficile Toxine nicht nur die eigentlichen Rho-Proteine (RhoA, B, C), sondern auch andere Vertreter der Subfamilie, nämlich Rac und Cdc42 modifizierten. Die ADP-Ribosylierung durch C3 erfolgt dagegen nur an RhoA, B, C. Andere niedermolekulare GTP-bindende

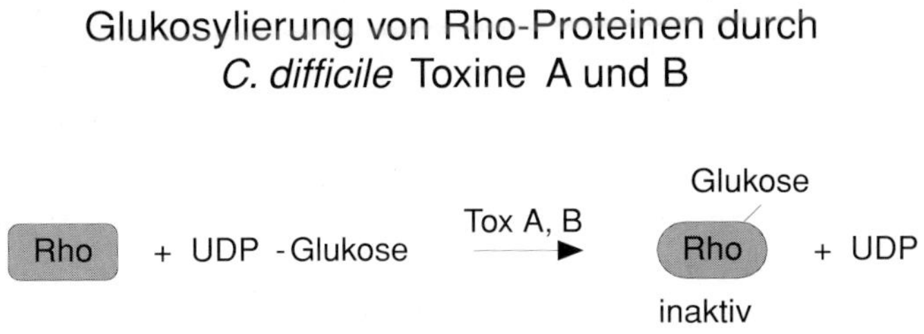

Glukosylierung von Rho-Proteinen durch
C. difficile Toxine A und B

Abb. 2. Die C. difficile
Toxine A und B gluko-
sylieren Rho-Proteine
unter Verwendung von
UDP-Glukose als Ko-
substrat

Rho + UDP - Glukose → (Tox A, B) Rho + UDP

Glukose

inaktiv

Proteine, z. B. Ras, Rac, Arf oder Ran waren keine Substrate für C. difficile Toxine. Quantitative Untersuchungen der Glukosylierung zeigten, daß die Toxine
maximal 1 mol Glukose/mol Proteinsubstrat transferierten. Neben der Gluko-
syltransferase-Aktivität besitzen sie eine UDP-Glukohydrolase-Aktivität und
spalten auch in Abwesenheit eines Proteinsubstrates das Kosubstrat in UDP
und Glukose. Diese Enzymaktivität ist jedoch weitaus geringer als die Glukosyl-
transferase-Aktivität.

Ebenfalls durch Einsatz massenspektrometrischer Verfahren konnte die Ak-
zeptoraminosäure der Toxin-katalysierten Glukosylierung von Rho als Threo-
nin-37 identifiziert werden. Entsprechend zeigte die Rho-Mutante, bei der
Threonin-37 gegen Alanin ausgetauscht wurde, keine Substrateigenschaften,
was beweist, daß ausschließlich Threonin-37 und kein anderer Threoninrest
durch C. difficile Toxine modifiziert wird [61, 62]. Die Glukosylierung am
Threonin-37 macht die Toxinwirkung verständlich. Diese Aminosäure, die bei
sämtlichen niedermolekularen GTP-bindenden Proteinen in hohem Maße konserviert ist [21, 22], befindet sich in der sog. Effektorregion des GTP-bindenden
Proteins. Threonin-37 ist an der Bindung der Nukleotide (GDP/ GTP) und der
Koordinierung eines Magnesiumions, das für die Struktur und Funktion von
Rho-Proteinen essentiell ist, beteiligt. Die Region in der Umgebung dieser funktionell wichtigen Aminosäure erfährt eine massive Konformationsänderung bei
der Aktivierung des GTP-bindenden Proteins. Weshalb diese Region auch als
Schalterregion („switch region") bezeichnet wird [63,64]. In der aktiven GTP-
gebundenen Form koordiniert Threonin-37 das Magnesiumion und trägt zur
Bindung des Gammaphosphats des Nukleotids bei. In der inaktiven GDP-gebundenen Form ist die Seitenkette des Threoninrestes zur umgebenden Flüs-
sigphase orientiert und steht für eine Interaktion mit dem Kation nicht zur
Verfügung (s. Abb. 3).

Dieses Modell läßt erwarten, daß die Rho-Proteine in der GDP-gebundenen
Form ein weitaus besseres Substrat der Toxine darstellen als in der GTP-gebundenen Form. In der Tat wurde diese Hypothese experimentell bestätigt. Es
konnte gezeigt werden, daß die GTP-γ-S gebundene Form des Rho-Proteins
ein schlechtes Substrat der Glykosylierung durch C. difficile Toxine ist.

Um zu prüfen, ob die Glykosylierung der Rho-Proteine für die zytotoxische
Wirkung der C. difficile Toxine essentiell ist und glukosyliertes Rho-Protein bereits den zytotoxischen Phänotyp induzieren kann, wurden Mikroinjektionsver-
suche durchgeführt. Hierbei wurde rekombinantes Rho-Protein zunächst in Ge-

Glukosylierung von Rho durch C. difficile Toxine an Thr37

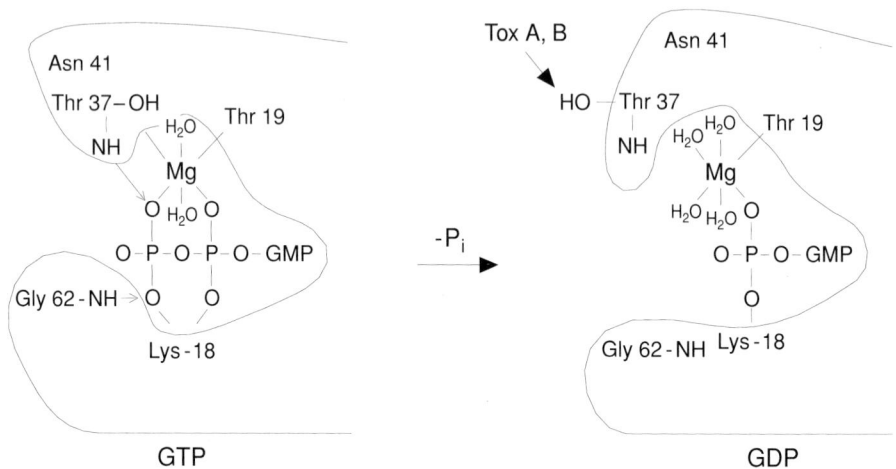

GTP   GDP

Abb. 3. C. difficile Toxine glukosylieren Rho in Threonin-37. Threonin-37 ist in der Effektorregion von Rho lokalisiert und an der Koordinierung des Magnesiumions und damit an der Bindung von GTP beteiligt. Nur in der inaktiven GDP-gebundenen Form steht die Hydroxylfunktion von Threonin-37 des Rho-Proteins für eine Glukosylierung zur Verfügung

genwart von UDP-Glukose durch C. difficile Toxine modifiziert, anschließend wurde das Toxin durch Membranfiltration entfernt und danach die glykosylierten Rho-Proteine in Fibroblasten mikroinjiziert. Dabei führte die Mikroinjektion des modifizierten Rho-Proteins (auch in Abwesenheit der Toxine!) zu einer Abrundung der Zellen und zu einer Depolymerisation von Aktin. Die morphologischen Veränderungen entsprachen vollkommen den Effekten, die durch C. difficile Toxine in Zellkulturen oder nach Mikroinjektion der Toxine in Zellen zu beobachten waren. Da glukosyliertes Rho-Protein das Zytoskelett auch in Abwesenheit des Toxins verändert, liegt offenbar ein dominanter Effekt vor.

Schlußfolgerung

Die C. difficile Toxine A und B katalysieren die Glukosylierung der kleinen GTP-bindenden Proteine der Rho-Familie und führen dadurch zu einer Inaktivierung dieser Proteine (s. Abb 4). Die Modifikation eukaryonter Regulatorproteine durch Mono-Glukosylierung stellt somit einen neuen pathogenetischen Mechanismus dar, durch den bakterielle Proteintoxine auf die eukaryonte Zielzelle wirken. Bislang sind die einzelnen pathogenetischen Schritte einer Kausalkette, die von der Modifikation der Rho-Proteine zu der Toxin-induzierten Diarrhö bzw. Kolitis führt, noch unbekannt. Die neuen Erkenntnisse über den molekularen Mechanismus der C. difficile Toxine sind jedoch der erste ent-

Cytotoxischer Mechanismus von
C. difficile Toxine A und B

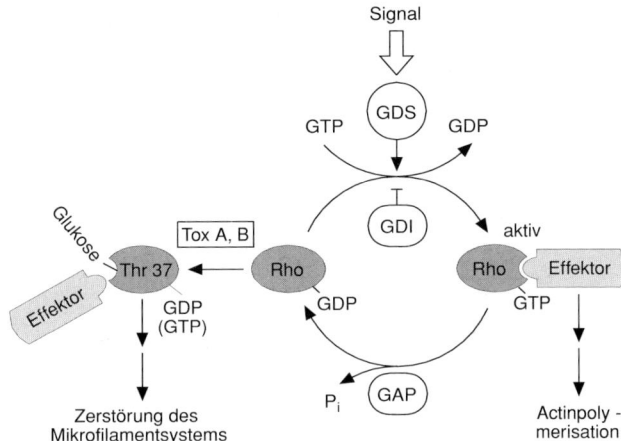

Abb. 4. Die Glukosylierung von Rho-Proteinen (*Rho, Rac, Cdc42*) durch C. difficile Toxine blokkiert die Interaktion der kleinen GTPasen mit ihren Effektoren. Daraus resultiert eine Hemmung der Rho-regulierten Signalübertragung

scheidende Schritt, um die exakte Pathogenese der durch C. difficile induzierten Krankheitsbilder im Detail zu verstehen und sollten darüber hinaus eine fruchtbare Basis zur Entwicklung neuer therapeutischer Strategien sein.

Literatur

1. Kelly CP, Pothoulakis C, LaMont JT (1994) Clostridium difficile colitis. N Engl J Med 330,No.4: 257–262
2. Thielmann NM, Guerrant RL (1995) Clostridium difficile and its toxins. In: Moss J, Iglewski B, Vaughan M, Tu AT (eds) Bacterial Toxins and Virulence Factors in Disease. Marcel Dekker, New York, Basel, pp 327–366
3. Kelly CP, Pothoulakis C, LaMont JT (1994) Current concepts: Clostridium difficile colitis. N Engl J Med 330: 257–262
4. Borriello SP, Davies HA, Kamiya S, Reed PJ (1990) Virulence factors of Clostridium difficile. Rev Infect Dis 12,Suppl.2: 185–191
5. Reinke CM, Messick CR (1994) Update on Clostridium difficile-induced colitis, part 2. Am J Hosp Pharm 51: 1892–1901
6. Reinke CM, Messick CR (1994) Update on Clostridium difficile-induced colitis, part 1. Am J Hosp Pharm 51: 1771–1781
7. Lima AAM, Lyerly DM, Wilkins TD, Innes DJ, Guerrant RL (1988) Effects of Clostridium difficile toxins A and B in rabbit small and large intestine in vivo and on cultured cells in vitro. Infect Immun 56: 582–588
8. Lyerly DM, Saum KE, MacDonald DK, Wilkins TD (1985) Effects of Clostridium difficile toxins given intragastrically to animals. Infect Immun 47: 349–352

9. Eichel-Streiber C, Sauerborn M (1990) Clostridium difficile toxin A carries a C-terminal structure homologous to the carbohydrate binding region of streptococcal glycosyltransferase. Gene 96: 107–113

10. Eichel-Streiber C, Laufenberg-Feldmann R, Sartingen S, Schulze J, Sauerborn M (1992) Comparative sequence analysis of the Clostridium difficile toxins A and B. Mol Gen Genet 233: 260–268

11. Eichel-Streiber C (1993) Molecular Biology of the Clostridium difficile Toxins. In: Sebald M (ed) Genetics and Molecular Biology of Anaerobic Bacteria. Springer-Verlag, New York, pp 264–289

12. Citi S (1993) The molecular organization of tight junctions. J Cell Biol 121: 485–489

13. Dove CH, Wang SZ, Price SB, Phelps CJ, Lyerly DM, Wilkins TD, Johnson JL (1990) Molecular characterization of the Clostridium difficile toxin A gene. Infect Immun 58: 480–488

14. Sauerborn M, Eichel-Streiber C (1990) Nucleotide sequence of Clostridium difficile toxin A. Nucleic Acids Res 18: 1629–1630

15. Rothman SW, Brown JE, Diecidue A, Foret DA (1984) Differential cytotoxic effects of toxin A and B isolated from Clostridium difficile. Infect Immun 46: 324–331

16. Eichel-Streiber C, Warfolomeow I, Knautz D, Sauerborn M, Hadding U (1991) Morphological changes in adherent cells induced by Clostridium difficile toxins. Biochem Soc Trans 19: 1154–1160

17. Ottlinger ME, Lin S (1988) Clostridium difficile toxin B induces reorganization of actin, vinculin, and talin in cultures cells. Exp Cell Res 174: 215–229

18. Fiorentini C, Malorni W, Paradisi S, Giuliano M, Mastrantonio P, Donelli G (1990) Interaction of Clostridium difficile toxin A with cultured cells: cytoskeletal changes and nuclear polarization. Infect Immun 58: 2329–2336

19. Fiorentini C, Thelestam M (1991) Clostridium difficile toxin A and its effects on cells. Toxicon 29: 543–567

20. Fiorentini C, Arancia G, Paradisi S, Donelli G, Giuliano M, Piemonto F, Mastrantonio P (1989) Effects of Clostridium difficile toxins A and B on cytoskeleton organization in HEp-2 cells: a comparative morphological study. Toxicon 27: 1209–1218

21. Bourne HR, Sanders DA, McCormick F (1990) The GTPase superfamily: a conserved switch for diverse cell functions. Nature 348: 125–132

22. Bourne HR, Sanders DA, McCormick F (1991) The GTPase superfamily: conserved structure and molecular mechanism. Nature 349: 117–127

23. Satoh T, Nakafuku M, Kaziro Y (1992) Function of Ras as a molecular switch in signal transduction. J Biol Chem 267: 24149–24152

24. McCormick F (1994) Activators and effectors of ras p21 proteins. Curr Opin Genet Dev 4: 71–76

25. Wittinghofer A, Pai EF (1991) The structure of ras protein: a model for a universial molecular switch. Trends Biochem Sci 16: 382–387

26. Nobes C, Hall A (1994) Regulation and function of the Rho subfamily of small GTPases. Curr Opin Genet Dev 4: 77–81

27. Hall A (1994) Small GTP-binding proteins and the regulation of the actin cytoskeleton. Annu Rev Cell Biol 10: 31–54

28. Takai Y, Sasaki T, Tanaka K, Nakanishi H (1995) Rho as a regulator of the cytoskeleton. Trends Biochem Sci 20: 227–231

29. Lamarche N, Hall A (1994) GAPs for rho-related GTPases. Trends Genet 10: 436–440

30. Feig LA (1994) Guanine-nucleotide exchange factors: A family of positive regulators of Ras and related GTPases. Curr Opin Cell Biol 6: 204–211

31. Quilliam LA, Khosravi-Far R, Huff SY, Der CJ (1995) Guanine nucleotide exchange factors: Activators of the Ras superfamily of proteins. Bioessays 17: 395-404

32. Ueda T, Kikuchi A, Ohga N, Yamamoto J, Takai Y (1990) Purification and characterization from bovine brain cytosol of a novel regulatory protein inhibiting the dissociation of GDP from and the subsequent binding of GTP to rhoB p20, a ras p21-like GTP-binding protein. J Biol Chem 265: 9373–9380

33. Lelias J-M, Adra CN, Wulf GM, Guillemot J-C, Khagad M, Caput D, Lim B (1993) cDNA cloning of a human mRNA preferentially expressed in hematopoietic cells and with homo-

logy to a GDP-dissociation inhibitor for the rho GTP-binding proteins. Proc Natl Acad Sci USA 90: 1479–1483

34. Isomura M, Kikuchi A, Ohga N, Takai Y (1991) Regulation of binding of rhoB p20 to membranes by its specific regulatory protein GDP dissociation inhibitor. Oncogene 6: 119–124

35. Paterson HF, Self AJ, Garrett MD, Just I, Aktories K, Hall A (1990) Microinjection of recombinant p21[rho] induces rapid changes in cell morphology. J Cell Biol 111: 1001–1007

36. Ridley AJ, Hall A (1992) The small GTP-binding protein rho regulates the assembly of focal adhesions and actin stress fibers in response to growth factors. Cell 70: 389–399

37. Chardin P, Boquet P, Madaule P, Popoff MR, Rubin EJ, Gill DM (1989) The mammalian G protein rho C is ADP- ribosylated by Clostridium botulinum exoenzyme C3 and affects actin microfilament in Vero cells. EMBO J 8: 1087–1092

38. Wiegers W, Just I, Müller H, Hellwig A, Traub P, Aktories K (1991) Alteration of the cytoskeleton of mammalian cells cultured in vitro by Clostridium botulinum C2 toxin and C3 ADP-ribosyltransferase. Eur J Cell Biol 54: 237–245

39. Sekine A, Fujiwara M, Narumiya S (1989) Asparagine residue in the rho gene product is the modification site for botulinum ADP-ribosyltransferase. J Biol Chem 264: 8602–8605

40. Zhang J, King WG, Dillon S, Hall A, Feig L, Rittenhouse SE (1993) Activation of platelet phosphatidylinositide 3-kinase requires the small GTP-binding protein Rho. J Biol Chem 268: 22251–22254

41. Chong LD, Traynor-Kaplan A, Bokoch GM, Schwartz MA (1994) The small GTP-binding protein Rho regulates a phosphatidylinositol 4-phosphate 5-kinase in mammalian cells. Cell 79: 507–513

42. Malcolm KC, Ross AH, Qiu R-G, Symons M, Exton JH (1994) Activation of rat liver phospholipase D by the small GTP-binding protein RhoA. J Biol Chem 269: 25951–25954

43. Hirata K-i, Kikuchi A, Sasaki T, Kuroda S, Kaibuchi K, Matsuura Y, Seki H, Saida K, Takai Y (1992) Involvement of rho p21 in the GTP-enhanced calcium ion sensitivity of smooth muscle contraction. J Biol Chem 267: 8719–8722

44. Tominaga T, Sugie K, Hirata M, Morii N, Fukata J, Uchida A, Imura H, Narumiya S (1993) Inhibition of PMA-induced, LFA-1-dependent Lymphocyte aggregation by ADP-ribosylation of the small molecular weight GTP binding protein, rho. J Cell Biol 120: 1529–1537

45. Schmalzing G, Richter HP, Hansen A, Schwarz W, Just I, Aktories K (1995) Involvement of the GTP binding protein Rho in constitutive endocytosis in Xenopus laevis oocytes. J Cell Biol 130: 1319–1332

46. Hill CS, Wynne J, Treisman R (1995) The Rho family GTPases RhoA, Rac1, and CDC42Hs regulate transcriptional activation by SRF. Cell 81: 1159–1170

47. Khosravi-Far R, Solski PA, Clark GJ, Kinch MS, Der CJ (1995) Activation of Rac1, RhoA, and mitogen-activated protein kinases is required for Ras transformation. Mol Cell Biol 15: 6443–6453

48. Qiu RG, Chen J, McCormick F, Symons M (1995) A role for Rho in Ras transformation. Proc Natl Acad Sci USA 92: 11781–11785

49. Ridley AJ, Paterson HF, Johnston CL, Diekmann D, Hall A (1992) The small GTP-binding protein rac regulates growth factor-induced membrane ruffling. Cell 70: 401–410

50. Minden A, Lin A, Claret F-X, Abo A, Karin M (1995) Selective activation of the JNK signaling cascade and c-Jun transcriptional activity by the small GTPases Rac and Cdc42Hs. Cell 81: 1147–1157

51. Qiu R-G, Chen J, Kirn D, McCormick F, Symons M (1995) An essential role for Rac in Ras transformation. Nature 374: 457–459

52. Abo A, Pick E, Hall A, Totty N, Teahan CG, Segal AW (1991) Activation of the NADPH oxidase involves the small GTP-binding protein p21rac. Nature 353: 668–670

53. Bokoch GM (1994) Regulation of the human neutrophil NADPH oxidase by the Rac GTP-binding proteins. Curr Opin Cell Biol 6: 212–218

54. Peppelenbosch MP, Qiu R-G, De Vries-Smits AMM, Tertoolen LGJ, de Laat SW, McCormick F, Hall A, Symons MH, Bos JL (1995) Rac mediates growth factor-induced arachidonic acid release. Cell 81: 849–856

55. Nobes CD, Hall A (1995) Rho, Rac, and Cdc42 GTPases regulate the assembly of multimo-lecular focal complexes associated with actin stress fibers, lamellipodia, and filopodia. Cell 81: 53–62

56. Kozma R, Ahmed S, Best A, Lim L (1995) The Ras-related protein Cdc42Hs and bradykinin promote formation of peripheral actin microspikes and filopodia in Swiss 3T3 fibroblasts. Mol Cell Biol 15: 1942–1952

57. Just I, Fritz G, Aktories K, Giry M, Popoff MR, Boquet P, Hegenbarth S, Eichel-Streiber C (1994) Clostridium difficile toxin B acts on the GTP-binding protein Rho. J Biol Chem 269: 10706–10712

58. Just I, Richter H-P, Prepens U, Eichel-Streiber C, Aktories K (1994) Probing the action of Clostridium difficile toxin B in Xenopus laevis oocytes. J Cell Science 107: 1653–1659

59. Just I, Selzer J, Eichel-Streiber C, Aktories K (1995) The low molecular mass GTP-binding protein Rho is affected by toxin A from Clostridium difficile. J Clin Invest 95: 1026–1031

60. Dillon ST, Rubin EJ, Yakubovich M, Pothoulakis C, LaMont JT, Feig LA, Gilbert RJ (1995) Involvement of Ras-related Rho proteins in the mechanisms of action of Clostridium dif-ficile toxin A and toxin B. Infect Immun 63: 1421–1426

61. Feldman RJ, Kallich M, Weinstein MP (1995) Bacteremia due to Clostridium difficile: Case report and review of extraintestinal C. difficile infections. Clin Infect Dis 20: 1560–1562

62. Just I, Wilm M, Selzer J, Rex G, Eichel-Streiber C, Mann M, Aktories K (1995) The entero-toxin from Clostridium difficile (ToxA) monoglucosylates the Rho proteins. J Biol Chem 270: 13932–13936

63. Kim S-H, Privé GG, Milburn MV (1993) Conformational switch and structural basis for oncogenic mutations of Ras proteins. In: Dickey BF, Birnbaumer L (eds) GTPases in Bio-logy I. Springer-Verlag, Berlin, Heidelberg, pp 177–194

64. Wittinghofer A, Pai EF, Goody RS (1993) Structural and mechanistic aspects of the GTPase reaction of H-ras p21. In: Dickey F, Birnbaumer L (eds) GTPases in Biology I. Springer-Verlag, Berlin, Heidelberg, pp 195–211

III. Gastrointestinale Onkologie

(Herausgeber: W. F. Caspary)

Nichtsteroidale Antirheumatika in der Ätiopathogenese kolorektaler Tumore – nur eine Hypothese?

W. F. Caspary

Aspirin und Risiko für kolorektale Karzinome

Zahlreiche Studien haben in den letzten Jahren gezeigt, daß die Einnahme nichtsteroidaler Antirheumatika (NSAR) zu einer Reduktion des Risikos für ein kolorektales Karzinom (KRK) führt [3, 12, 15–17, 26, 29, 30, 34, 43, 46, 51–54, 56].

Die meisten bisherigen Studien analysierten den Einfluß von Acetylsalicylsäure (Aspirin, ASS) auf das Auftreten des KRK. Regelmäßige ASS-Einnahme reduzierte das Risiko für ein KRK um ca. 50 % (Tabelle 1). Die Reduktion des KRK-Risikos durch ASA nimmt mit Dauer [16] und Dosis [53] der ASS-Einnahme zu (Abb. 1 und 2). Das relative Risiko, ein KRK oder auch ein fortgeschrittenes KRK zu entwickeln, nimmt mit der Dauer der ASS-Einnahme ab [15] (Abb. 3).

Logan et al. [26] zeigten in England, daß auch das relative Risiko für kolorektale Adenome nach Einnahme von NSAR und ASS über mehr als 5 Jahre erheblich reduziert ist (Abb. 4).

Tabelle 1. Kolorektales Karzinom (*KRK*) und nichtsteroidale Antirheumatika (*NSAR*): Risikoverminderung verschiedener Studien

Autoren	Relatives Risiko
Giovannucci E 1995 [16]	0,59 (Frauen)
Thun MJ 1991 [53]	0,48 (Männer)
	0,53 (Frauen)
Rosenberg L 1991 [46]	0,3
Greenberg ER 1993 [17]	0,52
Logan RFA 1993 [26]	0,55 (Aspirin)
	0,56 (andere NSAR)
	1,65 (Paracetamol)
Thun MJ 1993 [52]	0,58
Suh O 1993 [51]	0,44

M. Kist et al. (Hrsg.) Ökosystem Darm VII
© Springer-Verlag Berlin Heidelberg 1996

Relatives Risiko

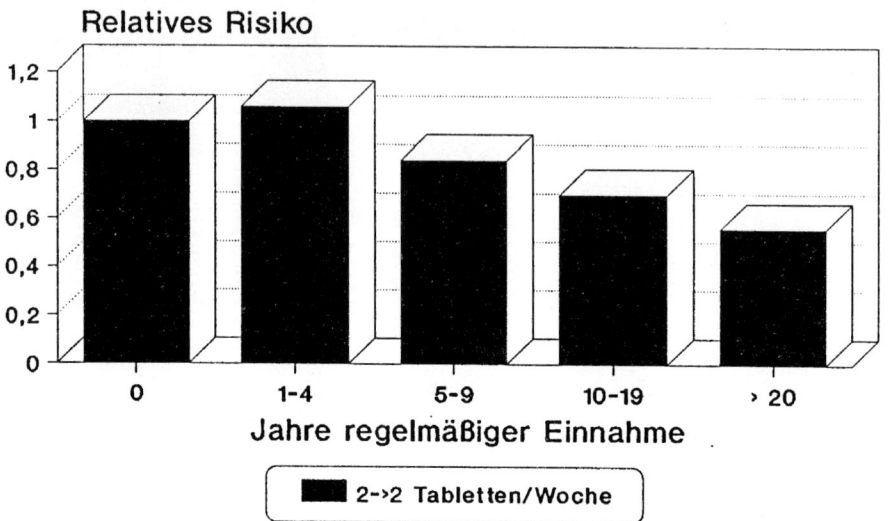

Abb. 1. Relatives Risiko der Entwicklung eines kolorektalen Karzinoms bei Frauen in Abhängigkeit der Dauer der regelmäßigen Einnahme von ASS (2 bzw. > 2 Tabletten/Woche. [16]

Relatives Todesrisiko

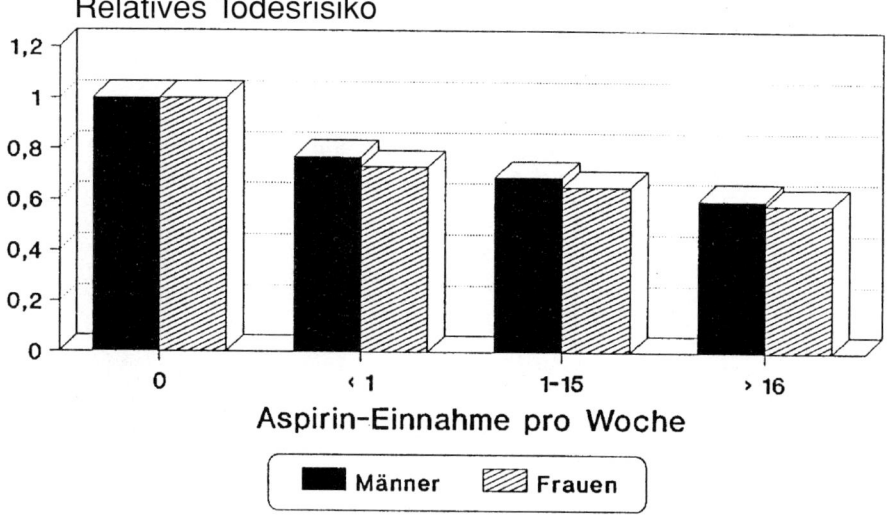

Abb. 2. Mortalitätsrisiko durch kolorektales Karzinom in Abhängigkeit von der Dosis der wöchentlichen Einnahme von ASS bei Frauen und Männern. [53]

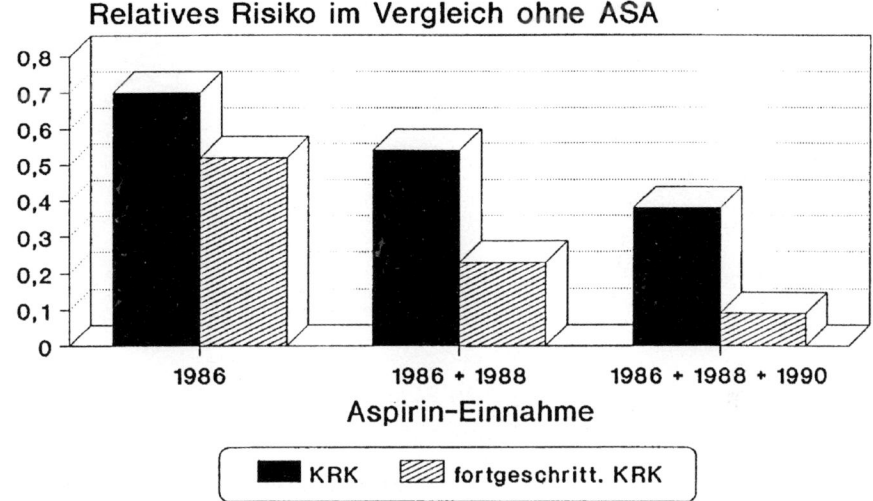

Abb. 3. Relatives Risiko für ein kolorektales Karzinom oder ein fortgeschrittenes kolorektales Karzinom in Abhängigkeit von der ASS-Einnahme. [15]

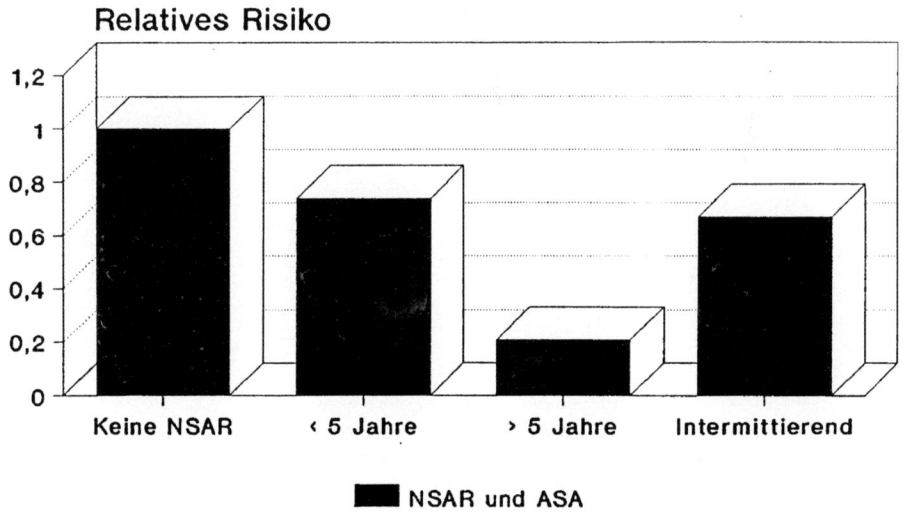

Abb. 4. Relatives Risiko der Entwicklung kolorektaler Adenome in Abhängigkeit von Dauer und Modalität (Regelmäßigkeit) der Einnahme von ASS oder andere NSAR. [26]

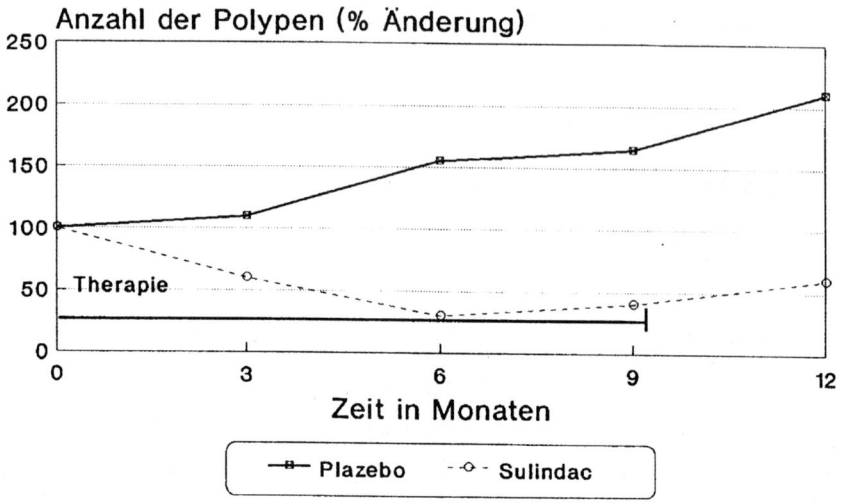

Abb. 5. Einfluß von Sulindac im Vergleich zu Plazebo auf die Anzahl von Polypen im Kolon und Rektum bei der familiären adenomatösen Polyposis coli (*FAP*) [14]

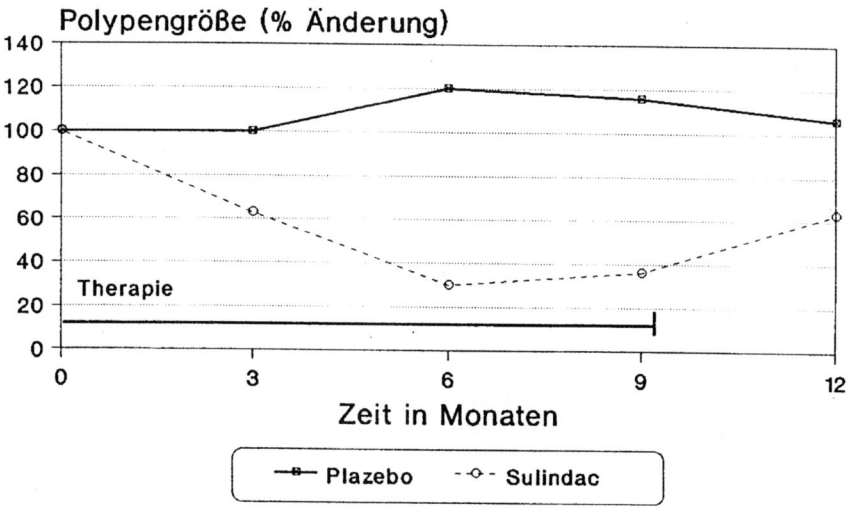

Abb. 6. Einfluß von Sulindac im Vergleich zu Plazebo auf die Größe von Polypen im Kolon und Rektum bei der familiären adenomatösen Polyposis coli (*FAP*) [14]

Sulindac bei familiärer adenomatöser Polypose (FAP)

1983 beobachteten Waddell u. Loughry [58] erstmals, daß sich kolorektale Polypen bei Patienten mit familiärer adenomatöser Polypose (FAP) unter Behandlung mit dem NSAR Sulindac zurückbildeten. Zahlreiche Studien bestätigten diese Beobachtung: Sulindac reduzierte sowohl die Anzahl (Abb. 5) wie auch

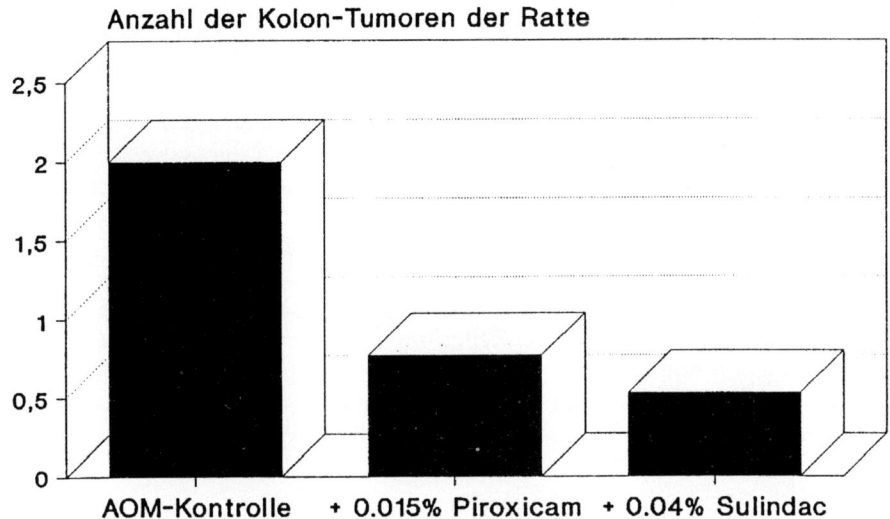

Abb. 7. Einfluß von Piroxicam und Sulindac auf die Prävention tierexperimentell induzierter Tumore des Kolons der Ratte. Tumoren wurden durch *AOM* (= Azoxymethan) [1]

die Größe (Abb. 6) von Polypen bei Patienten mit FAP [14], wenngleich die Wirkung von Sulindac unvollständig blieb und zu keiner vollständigen Regression der Polypen führte [14, 22, 23, 38, 40, 45, 50, 57, 58]. Dabei konnte gezeigt werden, daß Sulindac bei Patienten mit FAP nicht die kolorektale epitheliale Proliferationsrate beeinflußte, sondern vielmehr eine Induktion der Apoptose bewirkte [40].

NSAR und KRK im Tiermodell

In Tiermodellen zur Kolonkarzinogenese wirkten Cyclooxygenase-Hemmer chemoprotektiv, sie reduzierten Frequenz und Anzahl prämaligner und maligner Läsionen [2, 32, 34, 37, 41, 42, 49, 59]. Sowohl das NSAR Piroxicam wie auch Sulindac und sein Metabolit Sulindac Sulfon – er hat keinen hemmenden Einfluß auf die Prostaglandin-Synthetase – reduzierten die Anzahl von Kolontumoren bei der Ratte, die durch das experimentelle Karzinogen AOM (Azoxymethan) induziert wurden [1] (Abb. 7). Es wird angenommen, daß Prostaglandine eine wichtige Rolle bei der Modulation normaler oder neoplastischer Zellproliferation spielen. Zahlreiche tierexperimentelle wie auch menschliche Tumoren enthalten bzw. synthetisieren große Mengen an Prostaglandinen [10, 21, 28, 35, 36, 44, 55]. Andererseits wurde aber auch tierexperimentell gezeigt, daß hohe Konzentrationen exogen zugeführter Prostaglandine das Tumor- Zellwachstum wie auch seine Zelldifferenzierung hemmen [20, 21, 47, 55].

ASS hemmt die Proliferationsrate und verändert die „cell-cycle phase distribution" in HT 29 Kolonkarzinomzellen in vitro [48]. ASS führt auch zu einer

Reduktion der Höhe der Proliferationszone (Anzahl der Zellen in der Krypten-
region) [2]. Die Reduktion der Zellproliferation durch ASS war bei älteren Ratten ausgeprägter als bei jüngeren Tieren.

DeRubertis et al. [7] und Craven et al. [6] wiesen nach, daß Indomethacin
und Aspirin die Proliferationsaktivität im Kolonepithel der Ratte stimulierten.
Exogenes PGE$_2$ war in der Lage, diese Aktivierung der Proliferation zu verhindern.

Dubois et al. [9] zeigten, daß „transforming growth factor-α" (TGF-α) und
Phorbolester in epithelialen Zellkulturen der Ratte (RIE-1) die Produktion einer 4.5-kb mRNA bewirkte, die mit der COX-2 cDNA der Maus hybridisierte.
Die Behandlung ruhender RIE-1 Zellen mit TGF-α stimulierte die Mitogenese.
Die Stimulation konnte durch Dexamethason oder nicht-steroidale antiinflam-
matorische Substanzen (Indomethacin, Sulindac) verhindert werden. Dies
spricht dafür, daß ein Mitogen-induziertes Cyclooxygenase-Gen durch TGFα
reguliert wird.

Arachidonsäurestoffwechsel – Bedeutung von COX-1 und COX-2

Wie ist der Einfluß von NSAR und ASS auf die Entwicklung des KRK zu verstehen? Am intensivsten wird momentan als Ursache eine Beeinflussung des Ara-
chidonsäurestoffwechsels diskutiert, da NSAR Cyclooxygenase-Enzyme hemmen und damit die Produktion von Eikosanoiden reduzieren. Produkte des Cy-
clooxygenase-Stoffwechsels modulieren die Proliferationsrate verschiedener
Zellen [12]. Erhöhte Konzentrationen von Prostaglandinen (z. B. PGE$_2$) wurden
in KRK gefunden [4, 5, 8, 25, 31, 39].

Arachidonsäure stammt entweder direkt aus der Nahrung oder als Modifikation über Linolsäure und stellt einen Membranbestandteil dar, der als Phospho-
lipid verestert ist. Arachidonsäure wird durch die Enzyme Cyclooxygenase, Lipoxygenase und Cytochrom P 450 metabolisiert.

Erst seit kurzer Zeit ist bekannt, daß 2 Cyclooxygenase Enzyme existieren,
die Arachidonsäure (AA) abbauen [12, 13, 19, 24, 29, 33]:

- Cyclooxygenase 1 (COX-1, alternativ PGHS-1) und
- Cyclooxygenase 2 (COX-2, bzw. PGHS-2).

Beide Enzyme besitzen Cyclooxygenase- und Peroxidase Aktivitäten, die AA in
PGG$_2$ umwandeln, indem sie 2 Sauerstoffmoleküle einbauen. Sie reduzieren dieses Intermediärprodukt zu PGH$_2$. Der ebenfalls instabile Metabolit PGH$_2$ wird
zu einer Reihe von Prostaglandinen (PGD$_2$, PGF$_\alpha$, PGI$_2$ einschließlich Prostazy-
klin und Thromboxanen) metabolisiert (Abb. 8).

Die zweite Gruppe von Oxygenasen beim AA-Stoffwechsel, die Lipoxygenasen, sind nicht empfindlich auf Aspirin. Sie katalysieren die Bildung zu
Monohydroxy-Fettsäuren (5S-HETE, 12S-HETE und 15S-HETE). Wenn COX-
1 und COX-2 durch Aspirin gehemmt werden, steht mehr AA für die Synthese von Lipoxygenase-Metaboliten zur Verfügung (sog. Aspirin-Shunt) [29]
(Abb 8).

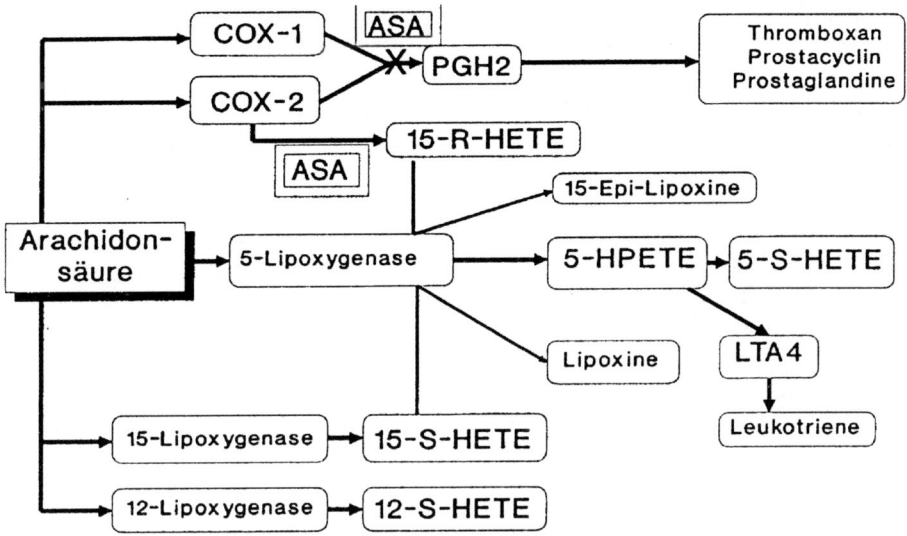

Abb. 8. Arachidonsäure-Stoffwechsel und Beeinflussung durch ASS. Nach Freisetzung aus zellulären Phospholipiden wird Arachidonsäure *(AA)* durch 2 Cyclooxygenasen metabolisiert: COX-1 (bzw. PGHS-1 = Prostaglandin-H Endoperoxid Synthetase-1) und COX-2 (bzw. PGHS-2). Durch Einlagerung von 2 O_2-Molekülen in AA entsteht PGH_2 (Prostaglandin Peroxid), das zu Thromboxan, Prostacyclin (PGI_2) und anderen Prostaglandinen metabolisiert wird. ASS blockiert die Bildung von Prostaglandin Endoperoxid Metaboliten durch irreversible Serin-Acetylierung der katalytischen Bindungsstelle von COX-1 und COX-2. Im Gegensatz zu COX-1 vermag COX-2 ein O_2-Molekül an der C-15 Position der AA einzubauen. Damit kann die Monohydroxy- Fettsäure 15R-Hydroxyeicosateraenoic acid *(15R-HETE)* gebildet werden. Hydroxy-Fettsäuren haben antiproliferative Eigenschaften [30]. Lipoxygenasen werden durch ASS nicht beeinflußt. Es ist jedoch verständlich, daß bei Hemmung der COX-1 und COX-2 mehr AA als Substrat für Lipoxygenasen zur Verfügung steht (sog. Aspirin-Shunt)

Die kristalline Struktur von COX-2 wurde kürzlich aufgeklärt [27]. COX-1 ist in vielen Zellen vorhanden, während COX-2 durch Wachstumsfaktoren (z.B. TGFα), Zytokine IL-1), Tumor-Promotoren und Mitogene induziert wird [12]. ASA blockiert COX-1 irreversibel. ASS hemmt auch COX-2, so daß kein PGH_2 gebildet werden kann. Das Enzym behält jedoch die Fähigkeit, Sauerstoff am 15. C-Atom der AA einzubauen, sodaß „15-Hydroxyeicosatetraenoic acid" (15R-HETE) gebildet werden kann (Abb. 8).

Erhöhte „messenger RNA" von COX-2 (nicht jedoch von COX-1) wurde in KRK und Polypen des Kolons beschrieben [11, 18] (Abb. 9 und 10).

COX-2 wird im Zellkern gefunden, COX-1 im endoplasmatischen Retikulum [33]. Die Lokalisation im Kern sowie die Induzierbarkeit durch mitogene Stimulation sprechen für eine Verbindung zur Zellproliferation [29]. Es ist möglich, daß spezifische Hemmer des Enzyms COX-2 eine höhere Präventionswirkung auf das KRK zeigen als ASS. COX-1 hat offenbar eine größere Bedeutung bei hormoneller Regulation, Hämostase und Thrombose, während COX-2 eine wichtige Bedeutung bei Entzündungen besitzt [56] (Abb. 11). Die im Stoffwech-

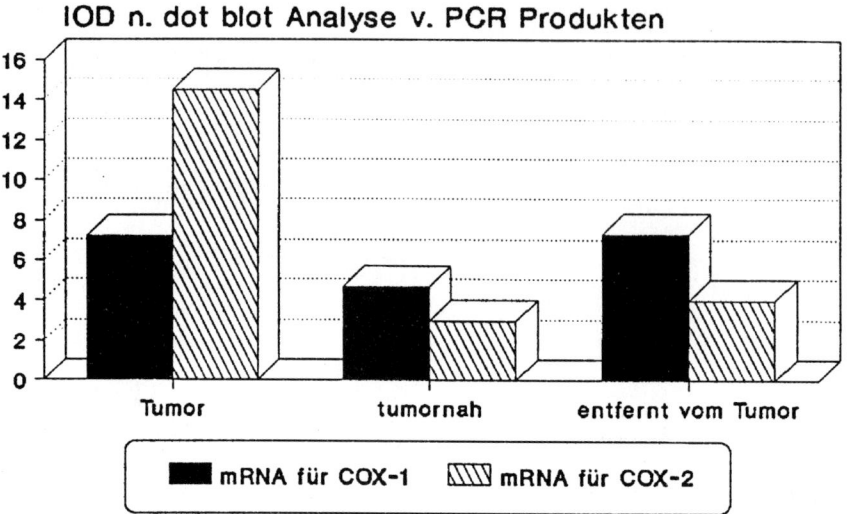

Abb. 9. mRNA für Cyclooxygenase-1- (*COX-1*) und Cyclooxygenase-2 (*COX-2*) im menschlichen Kolon: im Tumor, Umgebung des Tumors, fern des Tumors. Angegeben sind integrierte optische Dichte-Einheiten (*IOD*) nach dot blot Analyse der PCR-Produkte. [18]

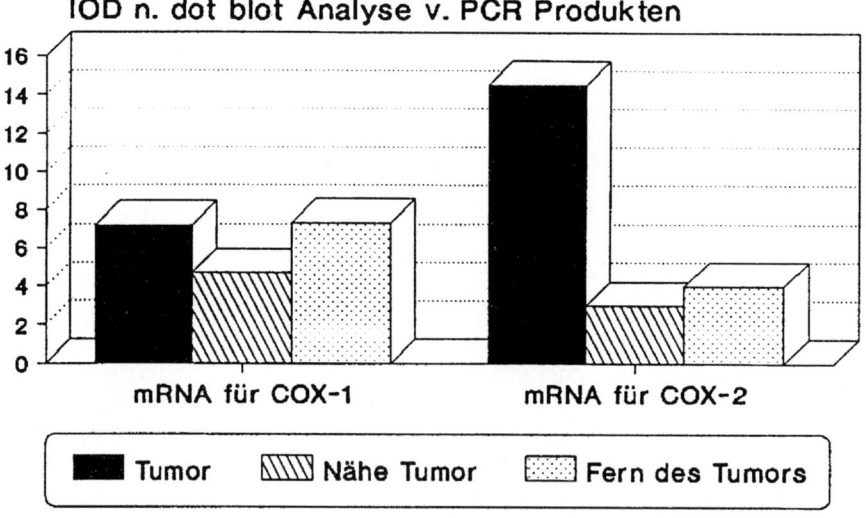

Abb. 10. mRNA für Cyclooxygenase-1- (*COX-1*) und Cyclooxygenase-2 (*COX-2*) im menschlichen Kolon: im Tumor, Umgebung des Tumors, fern des Tumors. Angegeben sind integrierte optische Dichte-Einheiten (*IOD*) nach dot blot Analyse der PCR-Produkte. [18]

sel der AA entstehenden Hydroxy-Fettsäuren (15R-HETE) haben antiproliferative Eigenschaften [30].

Als wahrscheinlichster Wirkungsmechanismus von ASS bei der Reduktion des KRK-Risikos muß derzeit sein Hemmeffekt auf die COX-2 angesehen werden [12, 29].

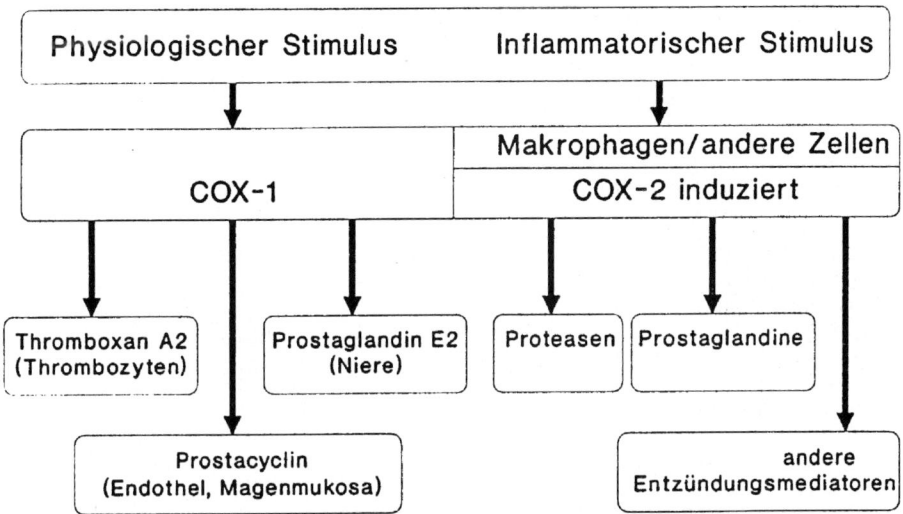

Abb. 11. Wirkung der zwei Cyclooxygenasen COX-1 und COX-2. Das Schema impliziert, daß der therapeutische Effekt von NSAR wie Aspirin durch eine Hemmung des Enzyms COX-2 bedingt ist, während die Nebenwirkungen von ASS durch Hemmung der COX-1 erklärt werden [56]

Zusammenfassende Beurteilung

NSAR, insbesondere ASS, reduzieren das KRK-Risiko. NSAR verändern die Biologie kolorektaler Neoplasien: Sulindac reduziert Anzahl und Größe von Polypen bei der FAP. Im Tiermodell wirken NSAR chemoprotektiv: sie reduzieren Frequenz und Anzahl prämaligner und maligner Läsionen. Prostaglandin E_2 ist bei KRK im Gewebe erhöht. Die COX-2 mRNA ist in KRK und Adenomen erhöht.

Studien zur Reduktion des Risikos des KRK durch ASS sind so überzeugend und eindeutig, daß die Gabe von ASA (325 mg/Tag) zumindest bei Patienten mit einem erhöhten KRK-Risiko – bei Fehlen von Kontraindikationen – Therapiestandard werden könnte. Unklar ist jedoch allerdings momentan, mit welcher Dosierung von ASS eine erfolgreiche Prävention des KRK erreicht werden kann. Es ist deshalb zu wünschen, daß prospektive Interventionsstudien durchgeführt werden, die auch das Risiko der Nebenwirkungen von ASS (Blutungsrisiko allgemein, gastrointestinale Blutungen) berücksichtigen. Daß ASS auch zur Prävention des Kolitiskarzinoms eingesetzt werden könnte [29], ist sicher abwegig, da NSAR eine Colitis ulcerosa auslösen bzw. eine inaktive Colitis ulcerosa aktivieren können.

Die Entwicklung neuer spezifischer Hemmer der COX-2 läßt weitere Fortschritte in der Zukunft erwarten.

Literatur

1. Alberts DS, Hixson L, Ahnen D, Bogert C, Einspahr J, Paranka N, et al. (1995) Do NSAIDs exert their colon cancer chemoprevention activities through the inhibition of mucosal prostaglandin synthetase? J Cell Biochem (Suppl 22):18–33
2. Barnes CJ, Lee M, Hardman WE, Cameron IL (1995) Aspirin, age, and proximity nodules influence cell proliferation parameters in rat colonic crypts. Cell Prolif 28:59–71
3. Baron JA, Greenberg ER (1991) Could aspirin really prevent colon cancer? New Engl J Med 325:1644–1646
4. Bennett A, Civier A, Hensby CN, Melhuish PB, Stamford IF (1987): Measurement of arachidonate and its metabolites extracted from human normal and malignant gastrointestinal tissues. Gut 28:315–318
5. Bennett A, Del Tacca M, Stamford IF, Zebro T (1977) Prostaglandins from tumours of human large bowel. Brit J Surg 35:882–884
6. Craven P A, Saito R, DeRubertis F R: Role of local prostaglandin synthesis in the modulation of proliferative activity. J Clin Invest 1983; 72:1365–1375
7. DeRubertis F R, Craven P A, Saito R: 16,16-dimethyl prostaglandin E₂ suppresses the increase in the proliferative activity of rat colonic epithelium induced by indomethacin and aspirin. Gastroenterology 1985; 89:1054–1063
8. Dreyling KW, Hoppe U, Peskar BA, Morgenroth K, Kozuschek W, Peskar BM (1986) Leukotriene synthesis by human gastrointestinal tissues. Biochim Biophys Acta 1986; 878:184–193
9. Dubois RN, Awad J, Morrow J, Roberts LJI, Bishop PR (1994) Regulation of eicosanoid production and mitogenesis in rat intestinal epithelial cells by transforming growth factor-α and phorbol ester. J Clin Invest 1994; 9:483–488
10. Earnest D, Hixson L, Fennerty MB, Emerson SS, Alberts DS (1991) Inhibition of prostaglandin synthesis: potential chemoprevention of human colon cancer. Cancer Bull 43:562–568
11. Eberhart CE, Coffey RJ, Radhika A, Giardello FM, Ferrenbach S, Dubois RN (1994) Up-regulation of cyclo-oxygenase-2 gene expression in human colorectal adenomas and adenocarcinomas. Gastroenterology 107:1183–1188
12. Eberhart CE, Dubois RN (1995) Eicosanoids and the gastrointestinal tract. Gastroenterology 109:285–301
13. Feng L, Sun W, Xia Y, Tang WW, Chanmugam P, Soyoola EE (1993) Cloning two isoforms of rat cyclooxygenase. Differential regulation of their expression. Arch Biochem Biophys 307:361–368
14. Giardello FM, Hamilton SR, Krush AJ, Piantadosi S, Hylind LM, Celano P, et al. (1993) Treatment of colonic and rectal adenomas with sulindac in familial adenomatous polyposis. N Engl J Med 328:1313–1316
15. Giovannucci E, Rimm EB, Stampfer MJ, Colditz G, Ascherino A, Willett WC (1994) Aspirin and risk for colorectal cancer and adenoma in male health professionals. Ann Intern Med 121:241–246
16. Giovanucci E, Egan KM, Hunter DJ, Stampfer MJ, Colditz GA, Willett WC, et al. (1995) Aspirin and the risk of colorectal cancer in women. N Engl J Med 333:609–614
17. Greenberg ER, Baron JA, Freeman DH, Mandel JS, Halle R (1993) Reduced risk of large-bowel adenoma among aspirin users. J Nat Cancer Instit 85:912–915
18. Gustafson-Svärd C, Lilja I, Hallböök O, Sjödahl R (1996) Cyclooxygenase-1 and cyclooxygenase-2 gene expression in human colorectal adenocarcinomas and in azomethane induced colonic tumours in rats. Gut 38:79–84
19. Hla T, Neilson K (1992) Human cyclooxygenase-2 cDNA. Nat Acad Sci USA 89:7384–7388
20. Jankowski JA, Goodlad RA, Wright NA: Maintenance of normal intestinal mucosa: function, structure, and adaptation. Gut 1994; (suppl 1):1–4
21. Karmali R (1983) Prostaglandins and cancer. CA: A Cancer J Clin 33:322–332
22. Labayle D, Fischer D, Vielh P, Drouhin F, Pariente A, Bories C et al. (1991) Sulindac causes regression of rectal polyps in familial adenomatous polyposis. Gastroenterology 101:635–639

23. Ladenheim J, Garcia G, Titzer H, Herzenberg H, Lavori P, Edson R et al. (1995) Effect of sulindac on sporadic colonic polyps. Gastroenterology 108:1083–1087
24. Laneuville O, Breuer DK, DeWitt DL, Hla T, Funk CD, Smith WL (1994) Differential inhibition of human prostaglandin endoperoxide H synthases-1 and -2 by nonsteroidal antiinflammatory drugs. J Pharmacol Exptl Therap 271:927–934
25. Lange K, Simmet T, Peskar BM, Peskar BA (1985) Determination of 15-keto-13,14-dihydroprostaglandin E_2 and prostaglandin D_2 in human colonic tissue using a chemiluminescence enzyme immunoassay with catalase as labeling enzyme. Adv Prostaglandin Throboxane Leukot Res 15:35–38
26. Logan RFA, Little J, Hawtin PG, Hardcastle JD (1993) Effect of aspirin and non-steroidal anti-inflammatory drugs on colorectal adenomas: case-control study of subjects participating in the Nottingham faecal occult blood screening programme. Brit Med J 307:285–289
27. Loll PJ, Picot D, Garavito R (1995) The structural basis of aspirin activity inferred from the crystal structure of inactivated prostaglandin H_2 synthase. Nat Struc Biol 2:637–643.
28. Lupulescu A (1978) Enhancement of carcinogenesis by prostaglandins. Nature 272:634–636
29. Marcus AJ (1995) Aspirin as prophylaxis against colorectal cancer. New Engl J Med 333: 656-658
30. Marnett LJ (1992) Aspirin and the potential role of prostaglandins in colon cancer. Cancer Res 52:5575–5589
31. Maxwell WJ, Kelleher D, Keating JJ, Hogan FP, Bloomfield FJ, MacDonald GS et al (1990): Enhanced secretion of prostaglandin E_2 by tissue-fixed macrophages in colonic carcinoma. Digestion 47:160–166
32. Mereto E, Frencia L, Ghia M (1994) Effect of aspirin on incidence and growth of aberrant crypt foci induced in the rat colon by 1,2-dimethylhydrazine. Cancer Lett 74:5–9
33. Morita I, Schindler M, Regier MK, Otto JC, Hori T, DeWitt DL et al. (1995) Different intracellular location for prostaglandin endoperoxide H synthase-1 and 2. J Biol Chem 270:10902–10908
34. Muscat JE, Stellman SD, Wynder EL (1994) Nonsteroidal antiinflammatory drugs and colorectal cancer. Cancer 74:1847–1854
35. Narisawa T, Kusaki H, Yamasaki Y (1990) Relationship between blood plasma prostaglandin E_2 and liver and lung metastases in colorectal cancer. Dis Colon Rectum 33:840–845
36. Neoptolemos JP, Husband D, Imray C, Rowley S, Lawson N (1991) Arachidonic acid and docosahexanoic acid are increased in human colorectal cancer. Gut 32:278-281
37. Nicholson ML, Neoptolemos JP, Clayton HA, Talbot IC, Bell PRF (1991) Increased cell membrane arachidonic acid in experimental colorectal tumours. Gut 32:413–418
38. Nugent KP, Farmer KCR, Spigelman AD, Williams CB, Phillips RKS (1993) Randomized controlled trial of the effect of sulindac on duodenal and rectal polyposis and cell proliferation in patients with familial adenomatous polyposis. Brit J Surg 80:1618–1619
39. O'Neill GP, Ford-Hutchinson AW (1993) Expression of mRNA for cylclooxygenase-1 and cyclooxygenase-2 in human tissues. Febs lett 330:156–160
40. Pasricha PJ, Bedi A, O'Connor K, Rashid A, Akhtar AJ, Zahurak ML et al. (1995) The effect of sulindac on colorectal proliferation and apoptosis in familial adenomatous polyposis. Gastroenterology 109:994–998
41. Reddy BS, Rao CV, Rivenson A, Kelloff G (1993) Inhibitory effect of aspirin on azomethane-induced colon carcinogenesis in F344 rats. Carcinogenesis 14:1493–1497
42. Reddy BS, Tokumo K, Kulkarni N, Aligia C, Kelloff G (1992) Inhibition of colon cancer carcinogenesis by prostaglandin synthesis inhibitors and related compounds. Carcinogenesis 13:1019–1023
43. Rigas B: Eicosanoids and the gastrointestinal tract (1986) promising but no verdict yet. Am J Gastroenterol 81:218–220
44. Rigas B, Goldman I S, Levine L (1993) Altered eicosanoid levels in human colon cancer. J Lab Clin Med 122:518–523
45. Rigau J, Pigné JM, Rubio E, Planas R, Tarrech JM, Bordas JM (1991) Effects of long-term sulindac therapy on colonic polyposis. Ann Intern Med 115:952–954

46. Rosenberg L, Palmer JR, Zauber AG, Warshauer E, Stolley PD, Shapiro S (1991) A hypo-thesis: nonsteroidal anti-inflammatory drugs reduce the incidence of large-bowel cancer. J Nat Cancer Instit 83:355–358
47. Santoro M, Philpott G, Jaffe BM (1976) Inhibition of tumor growth in vivo and in vitro by prostaglandins. Nature 263:777–779
48. Shiff S J, Qiao L, Tsai L, Arvind P, Rigas B (1994) Aspirin and aspirin-like drugs alter the growth rate and cell cycle distribution of HT29 colon cancer cells. Proc Am Assn Cancer Res 35:631–636
49. Skinner SA, Penney AG, O'Brien PE (1991) Sulindac inhibits the rate of growth and appea-rence of colon tumors in the rat. Arch Surg 126:1094–1096
50. Spagnesi MT, Tonelli F, Dolara P, Caderini G, Valanzano R, Anasatasi A et al. (1994) Rectal proliferation and polyp occurrence in patients with familial adenomatous polyposis after sulindac treatment. Gastroenterology 106:362–366
51. Suh OS, Mettlin C, Petrelli J (1993) Aspirin use, cancer, and polyps of the large bowel. Cancer 72:1171–1177
52. Thun MJ, Namboodiri MM, Calle EE, Flanders WD, Health CW (1993) Aspirin and risk of fatal cancer. Cancer Res 53:1322–1327
53. Thun MJ, Namboodiri MM, Heath CWJ (1991) Aspirin use and reduced risk of fatal colon cancer. N Engl J Med 1991; 325:1593–1596
54. Townsend CM, Beauchamp RD (1995) New developments in colorectal cancer. Current Opinion Gastroenterol 11:36–42
55. Tutton J, Barkla D (1980) Influence of prostaglandin analogues on epithelial cell prolifera-tion and xenograft growth. Br J Cancer 41:47–51
56. Vane J (1994) Towards a better aspirin: Nature 367:215–216
57. Waddel RW, Gansar GF, Cerise EJ, Loughry RW (1989) Sulindac for polyposis of the colon. Am J Surg 157:175–179
58. Waddell RW, Loughry RW (1983) Sulindac for polyposis of the colon. J Surg Oncol 1983; 24:83–87
59. Yamaguchi A, Ishida T, Nishimura G, Katoh M, Miyazaki I (1991) Investigation of colonic prostaglandins in carcinogenesis in the rat colon. Dis Colon Rectum 34:572–576

Rolle von Zelladhäsionsmolekülen in der Ätiopathogenese kolorektaler Karzinome

A. Stallmach, S. Weg-Remers, B. von Lampe, E. O. Riecken, M. Zeitz

Einleitung

Das kolorektale Karzinom (KRK) stellt mit einem Anteil von ca. 10–16 % aller malignen Erkrankungen weltweit eine der häufigsten Neoplasien dar. Die relative Zahl der Neuerkrankungen beträgt in den westlichen Ländern 50–75 pro 100.000 Einwohner. So erkrankten 1992 im Saarland bei einer Einwohnerzahl von 1.079.686 Personen 743 Patienten an einem KRK. In diesem Bevölkerungskollektiv sind bei Männern und Frauen zusammen 12,8 % aller Malignome KRK, die somit die häufigsten malignen Tumoren darstellen [23]. Kurative Therapieergebnisse können bei KRK ausschließlich durch die radikale Resektion des Tumors erzielt werden, wobei der Erfolg chirurgischer Maßnahmen überwiegend vom Ausbreitungsgrad bestimmt wird. So beträgt die 5-Jahresüberlebensrate z. B. bei Patienten mit einem Kolonkarzinom im Stadium II (Dukes B) ca. 80 %, während die Überlebensrate im Stadium III (Dukes C) bzw. Stadium IV (Dukes D) mit 50 % bzw. 5 % anzunehmen ist. Über 50 % aller Patienten mit kolorektalen Karzinomen weisen primär bzw. entwickeln im zeitlichen Verlauf Zeichen einer Tumordissemination auf.

Für die Entwicklung neuer rationaler Therapiestrategien ist es von zentraler Bedeutung, die molekularen Mechanismen, die invasives Wachstum und Metastasierung von kolorektalen Karzinomen bestimmen, zu verstehen. In diesem Zusammenhang sind die Rezeptor-vermittelten Interaktionen zwischen malignen Zellen und der extrazellulären Matrix (EZM) in den Mittelpunkt des Interesses gerückt. Durch die verschiedenen Komponenten der EZM wird das Wachstum, die Migration, die Differenzierung und die Stoffwechselfunktion der Zellen im Gastrointestinaltrakt reguliert [8]. Unter pathophysiologischen Bedingungen wird das Verhalten von Tumorzellen während der Zellinvasion und Metastasierung durch eine Veränderung der Zellbindung an die Basalmembran und die interstitielle EZM bestimmt. Die Basalmembran als besondere Organisationsform der extrazellulären Matrix kann normalerweise nicht von Epithelzellen passiert werden. Bei der malignen Transformation ist der Übergang von prämalignen Adenomen zu infiltrativ wachsenden Karzinomen durch eine Zunahme der Zahl neoplastischer Zellen, die die Basalmembran durchbrechen und in das darunter liegende Stroma eindringen, gekennzeichnet. Tumorzellen im Stroma infiltrieren die interstitielle Matrix, durchbrechen die Basalmembra-

M. Kist et al. (Hrsg.) Ökosystem Darm VII
© Springer-Verlag Berlin Heidelberg 1996

nen der Blut- und Lymphgefäße und gelangen in die Zirkulation. Diese Tumorzellen haften in Kapillaren anderer Organe, durchbrechen erneut die Basalmembran der Gefäßwand und penetrieren in das Stroma bzw. das Parenchym
dieser Organe, um durch klonales Wachstum Metastasen zu bilden [26].

Als Vermittler dieser Zell-Matrix-Interaktion sind in den letzten Jahren eine
Vielzahl verschiedener Zelladhäsionsmoleküle (Cell Adhesion Molecules CAM)
identifiziert worden. Aufgrund struktureller Unterschiede können diese in die
Hauptgruppen der Cadherine, der CAM der Immunglobulin-Superfamilie (Ig-
CAM's), der Integrine und der Hermes-CAM-Familie unterteilt werden. Für
die Zell-Matrix-Wechselwirkung sind Integrine von entscheidender Bedeutung.
Integrine sind strukturell verwandte, transmembranöse Glykoproteine, deren
intrazellulärer Anteil in funktioneller Wechselwirkung mit Bestandteilen des
Zytoskeletts steht, und deren extrazelluläre Domäne als Rezeptor für die verschiedenen Matrixkomponenten dient. Integrine bestehen aus einer α-Kette, die
nicht kovalent mit einer β-Kette assoziiert ist. Zur Zeit sind mindestens 16 verschiedene α-Ketten und 8 β-Ketten bekannt, die in unterschiedlichen Assoziationen Zelladhäsionsrezeptoren bilden. Von besonderer Bedeutung für die Epi-
thelzell-Matrix-Interaktion ist dabei die β_1-Familie, die durch Assoziation der
β_1-Kette mit verschiedenen α-Ketten (α_1–α_9 und α_V) definiert ist. Faßt man die
Ergebnisse verschiedener Arbeitsgruppen zur Expression von Integrinen in un-
terschiedlichen Tumoren zusammen, ergeben sich folgende Befunde:

1. Das Muster ist im Vergleich zur Expression unter physiologischen Bedingungen unverändert [14, 32].
2. Integrine werden verstärkt exprimiert [35].
3. Integrine werden vermindert exprimiert [2, 18, 19].

Die Formulierung eines einheitlichen Konzeptes zur Ätiopathogenese von Tumoren ist somit nur eingeschränkt möglich, sie wird weiter durch die Tatsache
erschwert, daß auf Genom- und Proteinebene Varianten, z.B. für die α_3-, α_6-
und α_7-Kette, beschrieben wurden [6, 11, 24], deren physiologische Bedeutung
nicht zweifelsfrei geklärt ist. Ein Konzept zur Rolle von Integrinen in der Pathogenese des KRK darf also nicht nur das phänotypische Expressionsmuster berücksichtigen. Befunde zu Veränderungen auf Proteinebene, u. U. zum Austausch einer einzigen Aminosäure, bzw. zum Ein- oder Ausbau von Segmenten
durch „alternatives Splicing" sowie zum funktionellen Zustand (s. u.), müssen
berücksichtigt werden.

Neben Integrinen sind monomere Zelladhäsionsmoleküle, u.a. der 32/67 kD
Lamininrezeptor [25] sowie das CD44-Molekül [9] als Vermittler der Zell-Matrix-Interaktion, charakterisiert worden. Bei der malignen Transformation im
Kolon finden sich auch Veränderungen in der Expression dieser Zelladhäsionsmoleküle, Matrix-Metalloproteinasen, den sog. Kollagenasen und deren Inhibitoren (Tissue Inhibitors of Metallo-Proteinases TIMP'S). Auf eine detaillierte
Darstellung dieser Veränderungen sei an dieser Stelle verzichtet und auf aktuelle Publikationen hingewiesen [15, 16].

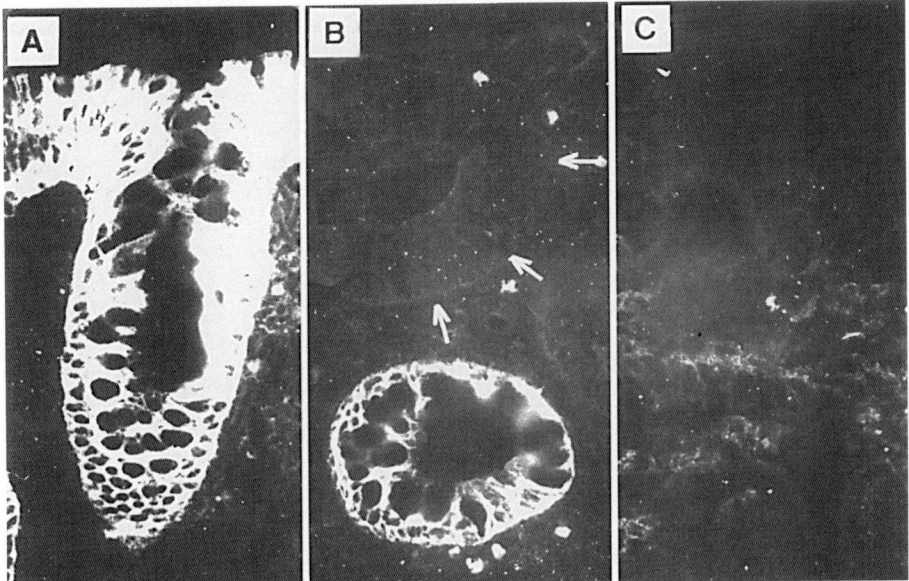

Abb. 1. Immunhistologische Darstellung der α_5-Kette bei der malignen Transformation kolorektaler Epithelzellen; **A** Normalmukosa; **B** tubulovillöses Adenom mit z. T. stark dysplastischen Epithelzellen, die negativ für die α_5-Kette sind; **C** hochgradig differenziertes Kolonkarzinom

Expression von β_1-Integrinen

Immunhistologische Untersuchungen des normalen Gastrointestinaltrakts lassen für β_1-Integrine definierte Expressionsmuster erkennen. Nach diesen immunhistologischen Studien exprimiert das hochprismatische Epithel des Magens die α-Ketten aus den $\alpha_1\beta_1$-, $\alpha_2\beta_1$-, $\alpha_3\beta_1$-, $\alpha_5\beta_1$- und $\alpha_6\beta_1$-Komplexen. Im Dünn- und Dickdarm wird die α_1-Kette auf den Kryptenepithelien exprimiert; auf den Epithelzellen der Villi und des Oberflächenepithels im Kolon ist jedoch die Expression von $\alpha_1\beta_1$ deutlich geringer. α_2, α_3, α_5 und α_6 werden gleichermaßen von allen Epithelzellen exprimiert. Für die α_4-Kette aus dem $\alpha_4\beta_1$-Komplex konnte keine Expression im intestinalen Epithel nachgewiesen werden [27]. Immunhistologische Untersuchungen zur Adenom-Karzinom-Sequenz im Kolon belegen, daß die veränderte Expression der Integrine mit dem Grad der Transformation des Epithels korreliert. Während im normalen Epithel des Kolons die Expression der α_2-, α_3-, α_5-, α_6-, β_1-, und β_4-Kette nachgewiesen werden kann, exprimieren Epithelzellen aus tubulovillösen Adenomen die α_3-, α_5- und β_1-Kette deutlich schwächer bzw. gar nicht mehr (s. Abb. 1). Mit zunehmender Transformation der Epithelzellen kann der Verlust der α_6- und β_4-Kette nachgewiesen werden. So werden diese Ketten ebenso wie die α_3-, α_5- und β_1-Ketten in invasiv wachsenden Karzinomen, insbesondere in niedriggradig differenzierten, nicht mehr exprimiert [20, 27].

Tabelle 1. Expression der α_3 und α_6-Kette und ihrer verschiedenen zytoplasmatischen Domänen in kolorektalen Karzinomen. (Nach Patriarca et al. 1995 [18], Stallmach et al. 1991 [25])

	Pan-$\alpha3^*$	Ekto-α_3	Zyto-α_3a	Pan-$\alpha6^*$	Ekto-α_6	Zyto-α_6a	Zyto-α_6b
Normalmukosa	+	+	+	+	+	+	+
Adenom	+ (63 %)	n. u.	n. u.	+	n. u.	n. u.	n. u.
KRK (hoch-differenziert)	+ (75 %)	+ (73 %)	+ (40 %)	+	+	+ (65 %)	+
KRK (nied.-differenziert)	–	–	–	+ (40 %)	–	–	–

Unter Verwendung spezifischer Antikörper konnte die Arbeitsgruppe um Sonnenberg aufzeigen, daß in einem großen Teil der hochgradig-differenzierten KRK die zytoplasmatischen Varianten α_3a und α_6a nicht mehr exprimiert werden (s. Tabelle 1). Über die pathophysiologische Bedeutung dieses Befundes kann jedoch nur spekuliert werden. Möglicherweise besitzt z.B. die unter physiologischen Bedingungen exprimierte zytoplasmatische α_6a-Domäne des a6b1-Komplexes Bedeutung in der Vermittlung von differenzierungsinduzierenden Signalen. Bei der Betrachtung der Veränderungen im Expressionsmuster der Integrine bei der malignen Transformation ist von besonderem Interesse, daß diese Veränderungen in der Expression verschiedener Ketten der Integrine mit genetischen Veränderungen im Rahmen der Adenom-Karzinom Sequenz einhergehen. In Adenomen mit einem Durchmesser von 1 cm kann in 50 % die Aktivierung des ras-Onkogens nachgewiesen werden [33]. Wenn auch der direkte Beleg eines Zusammenhang zwischen der verminderten Expression der α_3-, α_5- und β_1-Kette und einer ras-Onkogen-Aktivierung im Intestinaltrakt noch aussteht, so konnte doch in in vitro Modellen nachgewiesen werden, daß die ras-Onkogen bedingte Transformation von Fibroblasten zu einer verminderten Expression der α_5-Kette führt [21].

Funktionelle Veränderungen von Integrinen in kolorektalen Karzinomen

Neben Untersuchungen zur Expression von Integrinen im Rahmen der malignen Transformation sind Studien zu deren Funktion von hoher Wichtigkeit. Ein wesentliches Merkmal transformierter Zellen ist die verminderte Adhäsion an Substrate der EZM in vitro. Dieser Befund korreliert mit dem gesteigerten invasiven Wachstum und der Fähigkeit zur Metastasierung dieser Zellen in vivo [Übersicht bei 26]. Immunhistologische Analysen belegen, daß in transformierten Zellen Integrine nicht fokal mit Aktinfilamenten verbunden sind, sondern diffus über die gesamte Zelloberfläche verteilt sind. Ihre Verteilung ähnelt dabei derer in migratorischen Zellen [4]. Diese diffuse Verteilung über die gesamte Zellmembran könnte durch eine verminderte Affinität von Integrinen zum Zytoskelett der Zelle erklärt werden. Ergebnisse aus experimentellen Modellen zeigen auf, daß phosphorylierte Integrine eine niedrige Bindungsaffinität z.B. zu Fibronektin und Talin, einem Bestandteil des Zytoskeletts, besitzen [5]. Die

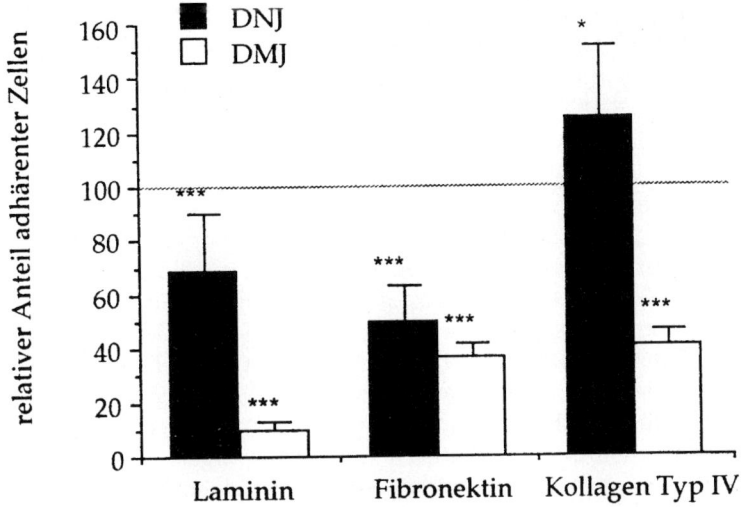

Abb. 2. Adhäsion von HT 29 Zellen auf verschiedenen Komponenten der EZM nach Modifikation der Glykosilierung

Phosphorylierung von Integrinen korreliert u.a. mit der Expression von Onkogenen. So ist in Rous-Sarcoma-Virus transformierten Zellen der $\alpha_3\beta_1$-Komplex an den zytoplasmatischen Domänen der α_3- und β_1-Kette im Gegensatz zu nichttransformierten Zellen phosphoryliert [10].

Aus der Literatur ist bekannt, daß die Funktion von Rezeptoren nicht nur durch den Phosphorylierungsgrad modifiziert wird, auch die Glykosilierung als posttranslationelle Modifikation von Proteinen hat einen entscheidenden Einfluß auf die Funktion von Integrinen. So adhärieren z.B. Erythroleukämie-Zellen nach Behandlung mit Phorbolestern aufgrund einer veränderten Glykosilierung des $\alpha_5\beta_1$-Komplexes schlechter an Fibronektin als nichtvorbehandelte Zellen [29]. In Keratinozyten kann die Ausreifung zum funktionell-aktiven $\alpha_5\beta_1$-Komplex durch Desoxymannojirimycin (DMJ), einem Inhibitor der Mannosidase I, gehemmt werden, ohne daß die Expression des Rezeptors auf der Zellmembran dadurch beeinflußt wird [12]. Aufbauend auf diese Daten wurde die Bedeutung der N-glykosidisch verknüpften Oligosaccharide von Integrinen in der Kolonkarzinom-Zellinie HT 29 für die Vermittlung der Zelladhäsion untersucht. Die Inhibiton mit DMJ resultierte in einer signifikanten Reduktion der durch Integrine vermittelten Adhäsion von HT 29 Zellen an Laminin, Kollagen Typ IV und Fibronektin. Bei Inhibition der Glukosidase I durch Desoxynojirimycin (DNJ) konnte eine geringere Reduktion der Adhäsion auf Laminin und Fibronektin und eine gesteigerte Adhäsion auf Kollagen Typ IV nachgewiesen werden (s. Abb. 2). Dabei ist aus der Literatur bekannt, daß nach Vorbehandlung von Myoblasten mit DNJ die durch β_1-Integrine vermittelte Adhäsion auf Kollagen Typ IV gesteigert ist [30]. Diese Effekte lassen sich nicht durch eine veränderte Expression der Adhäsion-vermittelnden Integrine erklären; so werden nach Vorbehandlung mit DMJ die α_6- und β_1-Ketten auf HT 29 Zellen unverändert bzw. nur mäßiggradig reduziert exprimiert. Diese Ergebnisse belegen, daß der Modifikation von N-glykosidisch verknüpften Oligosacchariden Bedeutung für die Funktion von Integrinen zukommt. Im Gegensatz dazu ist für andere Zellmembran-Rezeptoren, z. B. für den Insulinrezeptor oder den Rezeptor für das Asialoglykoprotein, gezeigt worden, daß die Rezeptorfunktion nicht durch eine modifizierte Glykosilierung beeinflußt wird [3, 7, 17]. In Zellmembranen aus kolorektalen Karzinomen kann im Gegensatz zu isolierten Zellmembranen aus normaler Mukosa in Western-Blot-Untersuchungen unterhalb der β_1-Kette eine prä-β_1-Kette nachgewiesen werden. Diese prä-β_1-Kette in Zellmembranen aus Kolonkarzinomen ist mit der experimentell durch die Vorbehandlung mit DMJ induzierten prä-β_1-Kette in HT 29 Zellen identisch. Aufgrund der sich aus der veränderten Glykosilierung der β_1-Integrine in HT 29 Zellen ergebenden funktionellen Veränderungen (Reduktion der Adhäsion an Laminin, Fibronektin), kann in Analogie gefolgert werden, daß auch die in Kolonkarzinomen exprimierten, pathologisch glykosilierten Integrine eine niedrigere Affinität zu ihren spezifischen Liganden der EZM besitzen [34].

Bedeutung der Integrine für die Kanzerogenität kolorektaler Epithelzellen

Um die kausale Bedeutung des Verlustes der α_5-Kette für die Tumorigenität transformierter Zellen zu belegen, wurden in vivo Experimente unter Verwendung α_5-positiver und α_5-negativer Zellklone aus HT 29 durchgeführt [28]. In diesen Experimenten war die Inzidenz der induzierten Karzinome und deren Wachstumsgeschwindigkeit bei subkutaner Injektion von $\alpha_5\beta_1$-positiven Zellen in Nacktmäuse signifikant geringer als bei Injektion von $\alpha_5\beta_1$-negativen Zellen (s. Abb. 3).

Zwar nahm das mittlere Volumen der durch $\alpha_5\beta_1$-positive Zellen induzierten Tumoren innerhalb der ersten vier Tage schneller zu, als bei den aus der Injektion von $\alpha_5\beta_1$-negativen Zellen resultierenden Tumoren. Im weiteren Verlauf konnte jedoch kein weiteres Wachstum der durch $\alpha_5\beta_1$-positive Zellen induzierten Karzinome beobachtet werden; nach 10 Tagen waren die Volumina der durch $\alpha_5\beta_1$-negative Zellen induzierten Karzinome signifikant größer als die der durch $\alpha_5\beta_1$-positive Zellen induzierten Karzinome ($p < 0,05$, Mann Whitney U-Test). Die immunhistologische Untersuchung der Karzinome ergab, daß die Epithelzellen in durch $\alpha_5\beta_1$-positive Zellen induzierten Tumoren die α_5-Kette auf der basolateralen Zellmembran an den Kontaktstellen zum Mesenchym exprimieren, während die durch $\alpha_5\beta_1$-negative Zellen induzierte Karzinome komplett α_5-negativ waren. Interessanterweise fanden sich auch deutliche Unterschiede in der Ablagerung von Fibronektin in den induzierten Tumoren. In den durch $\alpha_5\beta_1$-positive Zellen induzierten Tumoren waren die Tumorzellen von dichtem Fibronektin-haltigem Bindegewebe umgeben, während in den durch $\alpha_5\beta_1$-negative Zellen induzierten Tumoren nur wenig Fibronektin dargestellt werden konnte [28]. Ähnliche Befunde ergaben sich aus Experimenten, in de-

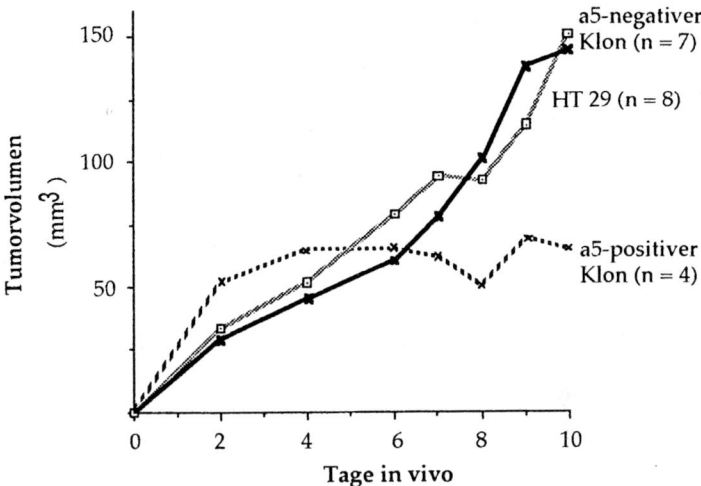

Abb. 3. Wachstum von α_5-positiven und α_5-negativen Zellklone aus HT 29 in Nacktmäusen

nen die a5-Ketten „full-lenght-Klone" in Kolonkarzinom-Zell-Linien transfeziert wurden. Auch hier folgte aus der Überexpression der α_5-Kette auf der Zellmembran eine verminderte Tumorigenität von HT 29 Zellen (E. Kreuser, persönliche Mitteilung). Molekularbiologische Studien zeigen, daß aus der Expression der $\alpha_5\beta_1$-Kette auf Kolonkarzinomzellen die Induktion eines Wachstumsarrest-Genes (gas-1) folgt. Dieses blockiert die Transkription der mit der Zellproliferation verknüpften Signaltransduktionsgene c-fos, c-jun und jun-B [31].

Es ist ein allgemein gültiges Konzept, daß der Integrin-vermittelten transmembranösen Verbindung zwischen Zytoskelett und extrazellulärer Matrix bei der Zelladhäsion, -migration und -differenzierung unter physiologischen Bedingungen eine wichtige Rolle zukommt [1, 13]. Störungen dieser Interaktion sind als kausale Veränderungen, die maligne Zellen zu invasivem Wachstum oder zur Metastasierung befähigen, verstanden worden [22]. Charakteristisches Merkmal maligne transformierter Zellen ist eine verminderte Bindungsfähigkeit für Fibronektin auf der Zelloberfläche im Vergleich zu nichttransformierten Zellen. Hierfür ist der Verlust spezifischer Fibronektinrezeptoren, wie z.B. des $\alpha_5\beta_1$-Komplexes, verantwortlich zu machen. In experimentellen Modellen konnte gezeigt werden, daß aus dem Zusatz von Fibronektin zu transformierten Zellen eine Reorganisation des Zytoskeletts und somit ein differenzierter Phänotyp folgt [1]. Außerdem wurde gezeigt, daß nach Zusatz von Fibronektin die Fähigkeit transformierter Zellen invasiv zu wachsen, deutlich reduziert ist [36]. Auch in unserem Modell konnte im die Karzinomzellen umgebenden Stroma der weniger stark proliferierenden α_5-positiven Tumoren Fibronektin in hoher Konzentration nachgewiesen werden.

Zusammenfassung

Bei der malignen Transformation finden sich kumulative Veränderungen in der Expression von Zell-Matrix-Rezeptoren (Verlust und Neuexpression) sowie funktionelle Alterationen dieser Rezeptoren. Aus diesen Veränderungen resultiert eine pathologische Zell-Matrix-Interaktion, die invasives Wachstum begünstigt. Diese Befunde sind für das Verständnis der Pathogenese kolorektaler Karzinomen von Bedeutung und könnten die Entwicklung neuer kausaler Therapieprinzipien ermöglichen. Kritisch betont werden muß aber, daß die phänotypischen und funktionellen Veränderungen von Integrinen unter vielen verschiedenen Ereignissen nur eine Voraussetzung darstellen, die Tumorwachstum begünstigt. Als weitere wichtige Bedingungen sind die Degradation der extrazellulären Matrix und insbesondere der Basalmembran, die Aktivierung von Onkogenen, das veränderte Ansprechen von Tumorzellen auf Wachstumshormone und Zytokine sowie die immunologische Tumor-Wirt-Interaktion zu nennen.

Literatur

1. Albelda SM, Buck CA (1990) Integrins and other cell adhesion molecules. FASEB J. 4: 2868–2880
2. Bonkhoff H, Stein U, Remberger K (1993) Differential expression of alpha 6 and alpha 2 very late antigen integrins in the normal, hyperplastic, and neoplastic prostate: simultaneous demonstration of cell surface receptors and their extracellular ligands. Hum Pathol 24: 243–248
3. Breitfeld PP, Rup D, Schwartz AL (1984) Influence of N-linked oligosaccharides on the biosynthesis, intracellular routing and function of the human asialoglycoprotein receptor. J Biol Chem 259: 10414–10421
4. Buck CA, Horwitz AF (1987) Cell surface receptors for extracellular matrix molecules. Annu Rev Cell Biol 3: 179–205
5. Chen WT, Wang J, Hasegawa T, Yamada SS, Yamada KM (1986) Regulation of fibronectin receptor distribution by transformation, exogenous fibronectin, and synthetic peptides. J Cell Biol 1649-1662
6. Cooper HM, Tamura RN, Quaranta V (1991) The major laminin receptor of mouse embryonic stem cells is a novel isoform of the alpha 6 beta 1 integrin. J Cell Biol 115: 843–50
7. Duronio V, Jacobs S, Romero PA, Herscovic A (1988) Effects of inhibitors of N-linked oligosaccharide processing on the biosynthesis and function of insulin and insulin like growth factor I receptors. J Biol Chem 263: 5436–5445
8. Hahn U, Stallmach A, Hahn EG, Riecken EO (1990) Basement membrane proteins are potent promoters of rat intestinal epithelial cell differentiation in vitro. Gastroenterol 98: 322–335
9. Herrlich P, Pals S, Ponta H (1995) CD44 in colon cancer. Eur J Cancer 31A: 1110–1112
10. Hirst R, Horwitz A, Buck C, Rohrschneider L (1986) Phosphorylation of the fibronectin receptor complex in cells transformed by oncogenes that encodes tyrosine kinases. Proc Natl Acad Sci USA 83: 6470–6474
11. Hogervorst F, Kuikman I, van KA, Sonnenberg A (1991) Molecular cloning of the human alpha 6 integrin subunit. Alternative splicing of alpha 6 mRNA and chromosomal localization of the alpha 6 and beta 4 genes. Eur J Biochem 199: 425–433
12. Hotchin NA, Watt FM (1992) Transcriptional and post-translational regulation of beta 1 integrin expression during keratinocyte terminal differentiation. J Biol Chem 267: 14852-14858

13. Hynes RO (1992) Integrins: Versatility, modulation, and signaling in cell adhesion. Cell 69: 11–23
14. Koukoulis GK, Virtanen I, Korhonen M, Laitinen L, Quaranta V, Gould VE (1991) Immunohistochemical localization of integrins in the normal, hyperplastic, and neoplastic breast. Correlations with their functions as receptors and cell adhesion molecules. Am J Pathol 139: 787–99
15. Liabakk NB, Talbot I, Smith RA, Balkwill F (1996) Matrix metalloproteinases 2 (MMP-2) and matrix metalloproteinases 9 (MMP-9) type IV collagenases in colorectal cancer. Cancer Res 56: 190–196
16. Nielsen BS, Timshel S, Sehested M, Pyke C, Borregard N, Dano K (1996) 92 kDa type IV collagenase (MMP-9) is expressed in neutrophils and macrophages but not in malignant epithelial cells in human colon cancer. Int J Cancer 65: 57–62
17. Olson TS, Lane MD (1987) Posttranslational acquisition of insulin binding activity by the insulin proreceptor. Correlation to recognition by autoimmune antibody. J Biol Chem 262: 6816–6822
18. Patriarca C, Ivanyi D, Fles D, de MA, van DG, Oomen L, Alfano RM, Coggi G, Sonnenberg A (1995) Distribution of extracellular and cytoplasmic domains of the alpha 3 and alpha 6 integrin subunits in solid tumors. Int J Cancer 63: 182–189
19. Pignatelli M, Hanby AM, Stamp GW (1991) Low expression of beta 1, alpha 2 and alpha 3 subunits of VLA integrins in malignant mammary tumours. J Pathol 165: 25–32
20. Pignatelli M, Smith MEF, Bodmer WF (1990) Low expression of collagen receptors in moderate and poorly differentiated colorectal carcinomas. Br J Cancer 61: 636–638
21. Plantefaber LC, Hynes RO (1989) Changes in integrin receptors on oncogenically transformed cells. Cell 56: 281–290
22. Ruoslahti E (1991) Integrins. J Clin Invest 87: 1–5
23. Statistisches Landesamt Saarland 1995. Krebsregister Saarland – Morbidität und Mortalität an bösartigen Neubildungen im Saarland 1992. Statistisches Landesamt Saarland, Saarbrücken
24. Song WK, Wang W, Sato H, Bielser DA, Kaufman SJ (1993) Expression of alpha 7 integrin cytoplasmic domains during skeletal muscle development: alternate forms, conformational change, and homologies with serine/threonine kinases and tyrosine phosphatases. J Cell Sci 106:1139–1152
25. Stallmach A, Riese H-H, Schuppan D, Bornhöft G, Stein H, Riecken EO (1991) Identification of different laminin – binding proteins in basolateral cell membranes of human colorectal carcinomas and normal colonic mucosa. Gut 32: 282–286
26. Stallmach A, Schuppan D, Riecken EO (1990) Bedeutung der Extrazellulären Matrix für die Karzinogenese im Intestinaltrakt. Dtsch Med Wschr 115: 467–472
27. Stallmach A, von Lampe B, Matthes H, Bornhöft G, Riecken EO (1992) Diminished expression of integrin adhesion molecules on human colonic epithelial cells during the benign to malign tumor transformation. Gut 33: 342-346
28. Stallmach A, von Lampe B, Orzechowski H-D, Matthes H, Riecken EO (1994) Decreased a5b1 fibronectin receptor expression in a human colon-carcinoma-derived cell line increases tumorigenicity in nude mice. Gastroenterol 106: 19–27
29. Symington BE, Symington FW, Rohrschneider LR (1989) Phorbol ester induces increased expression, altered glycosylation, and reduced adhesion of K562 erythroleukemia cell fibronectin receptors. J Biol Chem 264: 13258–13266
30. Trudel GC, Holland PC (1990) The glycoprotein-processing inhibitors bromoconduritol and N-methyl-1-1deoxynojirimycin alter the adhesion phenotype of skeletal myoblasts. Biochem Cell Biol 1411–1418
31. Varner JA, Emerson DA, Juliano RL (1995) Integrin alpha 5 beta 1 expression negatively regulates cell growth: reversal by attachment to fibronectin. Mol Mol Cell 6: 725–740
32. Virtanen I, Korhonen M, Kariniemi AL, Gould VE, Laitinen L, Ylanne J (1990) Integrins in human cells and tumors. Cell Differ Dev 32: 215-27
33. Vogelstein B, Fearon ER, Hamilton SR et al. (1988) Genetic alterations during colorectal-tumor developement. N Engl J Med 319: 525–532

34. von Lampe B, Stallmach A, Riecken EO (1993) Altered glycosylation of ß1 integrins in colorectal cancer decreases binding to extracellular matrix components. Gut 34: 829–836
35. Weinel RJ, Rosendahl A, Neumann K, Chaloupka B, Erb D, Rothmund M, Santoso S (1992) Expression and function of VLA-alpha 2, -alpha 3, -alpha 5 and -alpha 6-integrin receptors in pancreatic carcinoma. Int J Cancer 52: 827–33
36. Yamada KM, Yamada SS, Pastan I (1976) Cell surface protein partially restores morphology, adhesiveness, and contact inhibition of movement to transformed fibroblasts. Proc Natl Acad Sci USA 73: 1217–1221

Wachstumsfaktoren im Intestinaltrakt

A. Dignass

Regulationsmechanismen in der intestinalen Mukosa

Das Mukosaepithel des Gastrointestinaltraktes ist durch einen hohen Zellumsatz und eine hohe Zellproliferationsrate gekennzeichnet. Bei den meisten Säugetieren werden die intestinalen Epithelzellen innerhalb von 24–72 h komplett erneuert [1, 2]. Proliferierende Epithelzellen befinden sich in den Krypten und sind räumlich von einem funktionell aktiven Epithelzellkompartiment getrennt. Das funktionell aktive Epithelzellkompartiment befindet sich im Bereich der intestinalen Villusstrukturen und entwickelt sich aus zunächst unreifen, noch proliferationsfähigen Epithelzellen, die während ihrer Wanderung aus den Krypten einen Differenzierungsprozeß durchlaufen und dabei die verschiedenen funktionellen Eigenschaften reifer Epithelzellen erwerben. Das Gleichgewicht zwischen Zellersatz einerseits und Aufrechterhaltung der funktionellen Fähigkeiten des Epithels andererseits bedarf einer sorgfältigen Steuerung, um die Homöostase dieses komplexen Systems zu gewährleisten. Eine Vielzahl von Faktoren im Gastrointestinaltrakt ist in der Lage, intestinale Epithelzellen zu modulieren und dadurch das komplexe Gleichgewicht innerhalb der intestinalen Mukosa zu regulieren. Das intestinale Epithel kann durch luminale Faktoren, Faktoren innerhalb des Epithels und durch Faktoren der subepithelialen Basallamina und der Lamina propria moduliert werden. Die wichtigsten modulierenden Faktoren für die intestinale Mukosa sind in Abbildung 1 dargestellt.

Modulation der intestinalen Mukosa durch Wachstumsfaktoren

Eine überaus wichtige Rolle in der Modulation des intestinalen Epithels spielen Wachstumsfaktoren, die luminal, intraepithelial und subepithelial in effektiven Konzentrationen nachgewiesen werden können. Zahlreiche Untersuchungen in den letzten Jahren haben gezeigt, daß eine große Zahl von Wachstumsfaktoren von verschiedenen Zellpopulationen in der intestinalen Mukosa gebildet werden kann und daß diese Wachstumsfaktoren verschiedenste Funktionen intestinaler Epithelzellen modulieren können [3–11].

Wachstumsfaktoren stellen eine Gruppe von Peptiden dar, die durch ein niedriges Molekulargewicht (< 25 kD) gekennzeichnet sind und die ihre Wir-

M. Kist et al. (Hrsg.) Ökosystem Darm VII
© Springer-Verlag Berlin Heidelberg 1996

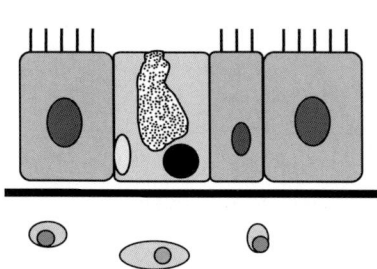

Lumen:
- Nahrungsbestandteile
- Medikamente
- Verdauungssekrete/ -enzyme
- sezernierte Peptide
- intestinale Glykoproteine
- intestinale Mikroflora

Epithel:
- Peptidwachstumsfaktoren und Zytokine
- Hormone
- Zell-Zell Interaktionen
- Intraepitheliale Lymphozyten (IEL)

Basallamina und Lamina propria:
- Extrazelluläre Matrix
- Nerven – Neurotransmitter
- regulatorische Peptide nicht-epithelialer Zellen
- Hormone
- Gefäße (Transportfunktion, direkte Modulation)
- Zell-Zell-Interaktionen

Abb. 1. Modulation des intestinalen Epithels durch unterschiedliche Faktoren

kung lokal durch Bindung an spezifische hochaffine Zelloberflächenrezeptoren der jeweiligen Zielzellen ausüben [12]. Die meisten dieser Rezeptoren besitzen eine Proteinkinase, die durch die Bindung des Liganden moduliert werden kann, wodurch intrazelluläre Signalmechanismen induziert werden, die letztendlich eine Änderung von Zellproliferation, Wachstum, Zelldifferenzierung oder anderen Epithelzellfunktionen bewirken. Im Gegensatz zu klassischen Peptidhormonen, die systemisch über den Blutweg ihre Effekte ausüben, wirken Peptidwachstumsfaktoren typischerweise lokal auf benachbarte Zellen (parakriner oder juxtakriner Mechanismus) oder sogar an der Zelle, die den Wachstumsfaktor freisetzt (autokriner Mechanismus) [13, 14]. Peptidwachstumsfaktoren besitzen multiple funktionelle Eigenschaften und sind pleiotrop hinsichtlich ihrer Ursprungszellen und hinsichtlich ihrer Zielzellen. Als Konsequenz daraus ergibt sich, daß das resultierende Netzwerk von Wachstumsfaktoren durch eine hohe Redundanz charakterisiert ist [14].

Es sollte erwähnt werden, daß die Unterscheidung zwischen Peptidwachstumsfaktoren und anderen Signalpeptiden (Interleukine, Monokine, Lymphokine, Interferone) recht willkürlich ist. Die Bezeichnung eines Peptides als Wachstumsfaktor ist häufig bedingt durch seine wachstumsmodulierenden Eigenschaften, die bei der initialen Entdeckung dieses Peptides häufig ein wesentliches charakteristisches Element darstellte. Alle Wachstumsfaktoren besitzen jedoch über ihre wachstumsmodulierenden Fähigkeiten hinaus weitere biologische Eigenschaften, die eine weitere Komplexität und Redundanz im intestinalen Wachstumsfaktornetzwerk bewirken.

Tabelle 1. Wachstumsfaktorfamilien mit Bedeutung im Intestinaltrakt

Wachstumsfaktorfamilie	Familienmitglieder
TGFα-Familie	TGFα, EGF, Amphiregulin, Cripto, Heparin-binding EGF (HB-EGF), Heregulin, Betacellulin
TGFβ-Familie	TGFβ$_{1-3}$, Inhibin A und B, Activin A und AB, Müllerian inhibiting substance, Vg1, vgr-1, Bone morphogenetic proteins 1–7, Decapentaplegic proteins
Insulin-like Growth Factor-Familie	Insulin, Insulin-like Growth Factor I und II (IGF I und II)
Fibroblast Growth Factor (FGF)-Familie	acidic und basic FGF, int-2 Oncogen, hst oncogen (= K-FGF), FGF-5, FGF-6, KGF, FGF-8, FGF-9
Colony Stimulating Factors (CSF's)	IL-3 (= Multi-CSF), GM-CSF, M-CSF (= CSF-1) und G-CSF
Trefoil Factor-Familie	pS2, Spasmolysin (SP), ITF

Einteilung und Charakterisierung von Wachstumsfaktoren mit Relevanz im Intestinaltrakt

Wachstumsfaktoren können aufgrund struktureller und funktioneller Homologien bzw. Unterschiede in mehrere Wachstumsfaktorfamilien eingeteilt werden. Wichtige Wachstumsfaktorfamilien mit Bedeutung für den Intestinaltrakt sowie die bedeutendsten Mitglieder dieser Wachstumsfaktorfamilien sind in Tabelle 1 zusammengefaßt. Ein weiterer wichtiger Wachstumsfaktor mit Bedeutung im Intestinaltrakt ist „Hepatocyte Growth Factor" (HGF), der auch als „Scatter Factor" bezeichnet wird und der bis heute keiner der bekannten Wachstumsfaktorfamilien zugeordnet werden konnte.

Mitglieder einer spezifischen Wachstumsfaktorfamilie interagieren häufig mit einem spezifischen Zelloberflächenrezeptor bzw. mit einer Familie von strukturell verwandten Zelloberflächenrezeptoren. Dies führt dazu, daß einzelne Wachstumsfaktoren partiell bzw. komplett austauschbar sind. Ein gutes Beispiel für eine derartige Austauschbarkeit stellen die der EGF-Familie zugehörigen Wachstumsfaktoren TGFα und EGF dar, die ihre Wirkungen über den EGF-Rezeptor ausüben. Zumindest in vitro scheinen TGFα und EGF gleichförmige Effekte auszulösen, so daß für diese beiden Peptide eine vollständige Substituierbarkeit hinsichtlich ihrer biologischen Wirkung besteht.

Wachstumsfaktoren können ein großes Spektrum von Zielzellen im Intestinaltrakt modulieren. Wie aus Tabelle 2 ersichtlich, können nahezu alle Zellpopulationen im Intestinaltrakt durch Wachstumsfaktoren beeinflußt werden.

Da die verschiedenen Wachstumsfaktoren z.T. redundante Effekte ausüben, verschiedene Wachstumsfaktoren an einer bestimmten Zielzelle angreifen können und ein spezifischer Wachstumsfaktor multiple Zielzellen beeinflussen

Tabelle 2. Wichtige Zielzellen von Wachstumsfaktorfamilien mit Bedeutung im Intestinaltrakt

Wachstumsfaktorfamilie	Zielzellen
TGFα / EGF-Familie	Epithelzellen Endothelzellen Makrophagen/Monozyten
TGFβ-Familie	Epithelzellen Endothelzellen Immunozyten Mesenchymale Zellen
Insulin-like Growth Factor-Familie	Epithelzellen Endothelzellen Fibroblasten
Fibroblast Growth Factor-Familie	Epithelzellen Endothelzellen Mesenchymale Zellen
Hepatocyte Growth Factor	Epithelzellen Endothelzellen
Colony Stimulating Factors (CSF's)	Immunozyten Hämatopoetische Stammzellen
Trefoil Factor-Familie	Epithelzellen Becherzellen

kann, ist von einem komplexen Wachstumsfaktornetzwerk in der intestinalen Mukosa auszugehen.

Es ist nicht möglich, die Komplexität des intestinalen Wachstumsfaktornetzwerkes in einem kurzen Übersichtsreferat umfassend zu beschreiben, so daß hier auf entsprechende Handbücher verwiesen wird [15]. Die wesentlichen funktionellen Eigenschaften der verschiedenen Wachstumsfaktorfamilien im Intestinaltrakt sind in den folgenden Übersichten und in der Tabelle 3 exemplarisch zusammengefaßt [15–19].

Wichtige funktionelle Effekte von TGFα/EGF im Intestinaltrakt

- Trophische Funktion in der intestinalen Mukosa,
- Stimulation der Zellproliferation von epithelialen und nicht epithelialen Zellpopulationen,
- Regulation der Expression von Enzymen, die den Polyaminstoffwechsel regulieren,
- Regulation des intestinalen Elektrolyt- und Nährstofftransportes,
- Regulation der Expression von Bürstensaumenzymen,
- Begünstigung des Wachstums neoplastischer Zellpopulationen,
- Beschleunigung der Epithelzellmigration,
- Stimulation der Angiogenese.

Wichtige funktionelle Effekte von Insulin-like Growth Factor (IGF)-Peptiden im Intestinaltrakt

- Proliferationssstimulierung von epithelialen und nicht epithelialen Zellpopulationen,
- trophische Funktion in der intestinalen Mukosa,
- Stimulation von Tumorzellwachstum über autokrine Mechanismen,
- Förderung intestinaler Wundheilung,
- Begünstigung der Fibroseentwicklung,
- Förderung der Chemotaxis endothelialer Zellpopulationen.

Wichtige funktionelle Effekte von Fibroblast Growth Factor (FGF)-Peptiden im Intestinaltrakt

- Stimulation der Proliferation von Epithel-, Endothel- und Mesenchymzellen,
- Stimulation der Angiogenese und Neovaskularisierung,
- Stimulation der epithelialen Migration,
- Stimulation der intestinalen Wundheilung.

Wichtige funktionelle Effekte von „Colony Stimulating Factors" (CSFs) im Intestinaltrakt

- Stimulation der hämatopoetischen Zellproliferation,
- Aktivierung und Rekrutierung verschiedener Immunzellpopulationen,
- Modulation des humoralen und zellulären Immunsystems.

Tabelle 3. Wichtige funktionelle Effekte von TGFβ im Intestinaltrakt

Zielzelle	Effekt
Epithelzellen	Proliferationshemmung Stimulation der Zellmigration
B-Lymphozyten	Proliferationshemmung Suppression der IgM und IgG-Produktion Stimulation der IgA-Produktion
T-Lymphozyten	Proliferationshemmung Suppression der Zytokinproduktion Hemmung der Generierung zytotoxischer T-Zellen
Monozyten/ Makrophagen	Chemotaxis Hemmung des „Respiratory Bursts" Induktion der Zytokinproduktion (IL-1, TGFα)
Neutrophile	Chemotaxis Hemmung der zytotoxischen Aktivität
Fibroblasten	Proliferationshemmung Modulation der Kollagen-, Fibronektin- und Kollagenaseproduktion Chemotaxis
Endothelzellen	Proliferationshemmung Stimulation der Angiogenese
Glatte Muskelzellen	Stimulation der Kollagenproduktion

Wichtige funktionelle Effekte von Trefoilpeptiden im Intestinaltrakt

- Stimulation der intestinalen epithelialen Restitution,
- Protektion des intestinalen Epithels gegen luminale Schädigungen,
- Modulation der intestinalen Motilität.

Insbesondere die Wachstumsfaktoren TGFα/EGF und TGFβ scheinen aufgrund ihrer potenten Effekte auf die intestinale epitheliale Zellproliferation eine wesentliche Bedeutung in der Regulation der intestinalen Homöostase zu spielen. TGFα und sein Homolog EGF induzieren eine potente über den EGF-Rezeptor vermittelte Stimulation der epithelialen Zellproliferation [20–24]. TGFβ ist der potenteste Inhibitor der intestinalen epithelialen Zellproliferation und ist in der Lage, die proliferationsstimulierenden Effekte einer Reihe von Wachstumsfaktoren auf intestinale Epithelzellpopulationen zu antagonisieren [3, 4, 25–28].

„Transforming Growth Factor α" (TGFα) und „Epidermal Growth Factor" (EGF)

Das aus 50 Aminosäuren bestehende Peptid TGFα wird von einer Vielzahl von Zellpopulationen einschließlich intestinaler epithelialer Zellpopulationen exprimiert. Die Expression von TGFα mRNA und bioaktivem TGFα Protein ist sowohl im Magen, Dünndarm- und Kolonepithel beschrieben [29, 30]. Bioaktives EGF besteht aus 53 Aminosäuren und wird durch proteolytische Aktivierung aus einer membrangebundenen Vorstufe freigesetzt. Innerhalb des Gastrointestinaltraktes wird EGF in den Speicheldrüsen, den Brunnerschen Drüsen im Duodenum sowie im exokrinen Pankreas gebildet [31]. EGF und TGFα wirken vermutlich über den gleichen Rezeptor, den sog. EGF-Rezeptor. EGF-Rezeptoren werden im gesamten Gastrointestinaltrakt auf Mukosaepithelzellen und auch Lamina propria Zellen exprimiert [32, 33]. Da TGFα und EGF den gleichen Rezeptor benutzen, ist anzunehmen, daß diese beiden Peptide funktionell austauschbar sind. Zahlreiche in vitro Versuche bestätigen diese Hypothese.

„Transforming Growth Factor β" (TGFβ)

TGFβ1, der wesentlichste Faktor in der TGFβ-Familie, ist ein dimeres Peptid mit einem Molekulargewicht von 25000 D, das sich aus 2 identischen Untereinheiten von 12500 D zusammensetzt [25–27]. Der TGFβ-Dimer, der durch intrazelluläre proteolytische Spaltung aus einer TGFβ-Vorstufe freigesetzt wird, bildet zunächst einen Komplex mit den abgespaltenen Propeptidsegmenten. Dieser TGFβ-Komplex ist zunächst inaktiv und wird als latentes TGFβ bezeichnet. Die physiologischen Aktivierungsprozesse, die zur Bioaktivierung von TGFβ in vivo führen, sind nur unzureichend charakterisiert. In vitro kann eine Bioaktivierung des latenten TGFβ durch Abspaltung des nichtkovalent gebundenen Propeptides durch eine Reihe von experimentellen Manipulationen erzielt werden. Hierzu zählen u.a. eine Aktivierung durch Ansäuerung, Harnstoff- und Proteasenbehandlung. Es ist durchaus denkbar, daß auch in vivo pH-Wert-Änderungen oder Proteasen, insbesondere solche vom Plasmintyp an der Bioaktivierung des TGFβ beteiligt sind [34]. Im reifen Säugetier werden 3 unterschiedliche Isoformen von TGFβ im Gastrointestinaltrakt exprimiert (TGFβ$_{1-3}$). TGFβ Isoformen werden in vivo sowohl in intestinalen Epithelzellen und auch in verschiedenen Lamina propria Zellpopulationen exprimiert [25–27, 35, 36]. Darüber hinaus ist bekannt, daß eine Reihe von Dünn- und Dickdarmepithelzelllinien TGFβ und funktionelle TGFβ-Rezeptoren exprimieren [3–5, 37, 38]. Diese Zellinien eignen sich besonders, um die Steuerung der intestinalen Proliferationsvorgänge durch Wachstumsfaktoren in vitro zu untersuchen. In vitro Untersuchungen in diesen Zellkulturmodellen lassen vermuten, daß TGFβ zusammen mit TGFα eine wesentliche Rolle in der Regulation der Proliferationsvorgänge des Mukosaepithels durch autokrine und parakrine Mechanismen spielen kann [3–5, 38]. Im Gegensatz zu TGFα, das eine starke Stimulation der epithelialen Proliferation bewirkt, induziert TGFβ eine ausgeprägte Hemmung der intestinalen Epithelzellproliferation, wobei TGFβ sogar die proliferationsstimulierende Wirkung anderer Wachstumsfaktoren neutralisieren kann [3, 4]. Interessanterweise bewirkt TGFα sowohl eine autokrine Induktion der TGFα-Expression und anschließend auch eine sequentielle autokrine Aktivierung der TGFβ-Expression. Durch diese autoregulativen Vorgänge wird die proliferationsfördernde Wirkung zunächst verstärkt, anschließend wird jedoch unkontrollierte und überschießende Zellproliferation durch zunehmende TGFβ-Konzentrationen verhindert.

Wachstumsfaktoren und Tumorentstehung

Aufgrund ihrer multiplen modulatorischen Eigenschaften innerhalb des Gastrointestinaltraktes ist es offensichtlich, daß Wachstumsfaktoren auch eine wichtige Rolle in der Regulation intestinaler Reparaturvorgänge sowie in der Bewahrung des Gleichgewichtes zwischen Zellverlust einerseits und Zellersatz andererseits spielen. Eine Störung dieses empfindlichen Gleichgewichtes kann u.a. zu unreguliertem Zellwachstum und letztendlich auch zur malignen Entartung führen. In der Tat ist eine Reihe von Situationen vorstellbar und z.T. auch experimentell nachgewiesen, die zu einem Ungleichgewicht zwischen wachstumsstimulierenden und wachstumshemmenden Faktoren führen. Vereinfacht kann man entweder von einer Zunahme stimulierender Faktoren oder von einer Verminderung inhibierender Wachstumsfaktoren ausgehen. In beiden Fällen ergibt sich eine Störung der Kontrolle des Zellwachstums mit der potentiellen Gefahr der Neoplasieentstehung. Ein Mißverhältnis zwischen inhibierenden und stimulierenden Wachstumsfaktoren kann aus einer Reihe von Störungen resultieren (s. Abb. 2).

Hier sind u.a. die gesteigerte Expression eines wachstumsstimulierenden oder die verminderte Expression eines wachstumsinhibierenden Faktors zu erwähnen. Tanaka et al. [39] konnten z.B. eine gesteigerte Expression von TGFα in der Mukosa von Kolonkarzinomen nachweisen. In verschiedenen Karzinom ab-

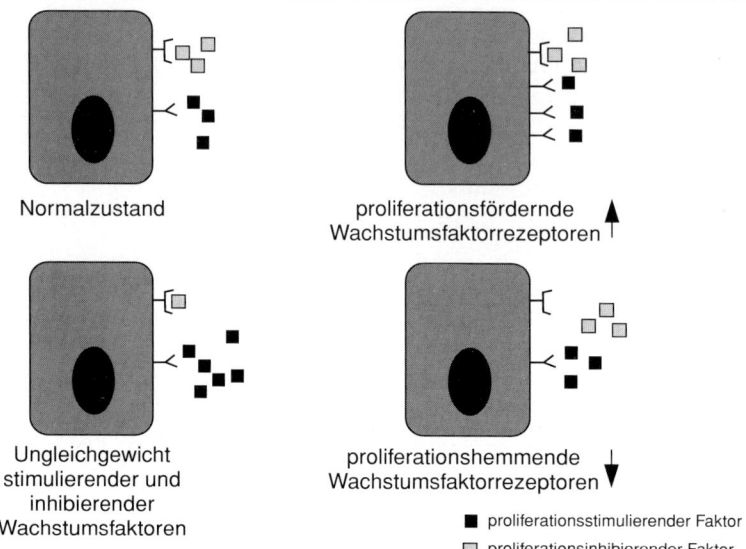

Normalzustand

proliferationsfördernde
Wachstumsfaktorrezeptoren ↑

Ungleichgewicht
stimulierender und
inhibierender
Wachstumsfaktoren

proliferationshemmende ↓
Wachstumsfaktorrezeptoren ▼

■ proliferationsstimulierender Faktor
□ proliferationsinhibierender Faktor

Abb. 2. Schematische Darstellung unterschiedlicher Regulationsstörungen der epithelialen Zellproliferation

geleiteten Zellinien kann eine autonome Proliferation durch autokrine Sekretion von Wachstumsfaktoren ausgelöst werden [40]. Das Ungleichgewicht zwischen stimulierenden und inhibierenden Faktoren ist jedoch nicht allein auf die Wachstumsfaktoren beschränkt, sondern es kann auch die relevanten Wachstumsfaktorrezeptoren betreffen. So kann z.B. der Verlust des TGFβ-Rezeptors bzw. eine Störung der rezeptorvermittelten Signaltransduktion zu unkontrollierter Zellproliferation führen [27, 41]. Andererseits kann die Überexpression z.B. des EGF-Rezeptors eine gesteigerte proliferative Aktivität von EGF-Familienpeptiden bewirken, ohne daß deren Konzentrationen entscheidende Veränderungen aufweisen.

Zukunftsperspektiven

Nach unseren heutigen Kenntnissen scheint es relativ gesichert, daß Wachstumsfaktoren die Proliferation in der gastrointestinalen Mukosa regulieren. Zunehmend wird auch offensichtlich, daß Wachstumsfaktoren in der Entstehung und Progression gastrointestinaler Malignome beteiligt sind. Durch ein besseres Verständnis der Wachstumsfaktorwirkungen in der intestinalen Mukosa ergeben sich zukünftig möglicherweise alternative Möglichkeiten in der Therapie einzelner gastrointestinaler Malignome. So kann z.B. das Wachstum einzelner gastrointestinaler Zellinien durch Antikörper, die spezifisch gegen stimulierende Wachstumsfaktoren gerichtet sind, oder durch Antisense-Oligonukleotide gegen bestimmte Wachstumsfaktoren moduliert werden [42]. Eine Reihe von weiteren Möglichkeiten zur Modulation von Wachstumsfaktoraktivitäten werden in der Zukunft einsetzbar sein. Hier sind u.a. die endogene Überexpression oder exogene Zugabe von inhibierenden Wachstumsfaktoren sowie die Modulation von Wachstumsfaktorrezeptoren denkbar.

Zusammenfassung

Eine Vielzahl verschiedener Wachstumsfaktoren wird im Intestinaltrakt exprimiert. Diese Wachstumsfaktoren modulieren u.a. die proliferative Aktivität, Differenzierung und eine Reihe weiterer funktioneller Eigenschaften intestinaler Epithelzellpopulationen sowie auch nichtepithelialer Zellpopulationen (Lamina propria Zellen, Fibroblasten etc.). Obwohl die funktionelle Relevanz der im Gastrointestinaltrakt exprimierten Wachstumsfaktoren nur z.T. charakterisiert ist, wird die generelle Bedeutung dieser Faktoren und ihre Rolle in der Regulation der intestinalen Mukosa zunehmend offensichtlicher. Die Zahl der Wachstumsfaktoren, deren Expression im Gastrointestinaltrakt nachgewiesen werden kann, vergrößert sich ständig. Diese Wachstumsfaktoren scheinen im Sinne eines komplexen Netzwerkes miteinander zu interagieren und unterschiedlichste Funktionen innerhalb der intestinalen Mukosa zu regulieren. Wachstumsfaktoren können aufgrund struktureller und funktioneller Homologien bzw. Unterschiede in mehrere Wachstumsfaktorfamilien eingeteilt werden. Zu den Wachstumsfaktorfamilien mit Bedeutung für den Intestinaltrakt zählen u.a. die Epidermal Growth Factor (EGF)-Familie, die Transforming Growth Factor β (TGFβ)-Familie, die Insulin like Growth Factor (IGF)-Familie, die Fibroblast Growth Factor (FGF)-Familie, die Colony-Stimulating Factor (CSF)-Familie und die Trefoil Factor-Familie. Ein weiterer wichtiger Wachstumsfaktor mit Bedeutung im Intestinaltrakt ist „Hepatocyte Growth Factor" (HGF), der auch als „Scatter Factor" bezeichnet wird und der bis heute keiner der bekannten Wachstumsfaktorfamilien zugeordnet werden kann. Da Wachstumsfaktoren eine bedeutende Rolle in der Regulation epithelialer Zellfunktionen, insbesondere der Zellproliferation und Zelldifferenzierung spielen, liegt es nahe, daß Wachstumsfaktoren auch in der Pathogenese gastrointestinaler Tumoren von Bedeutung sind. Mitglieder der EGF-Familie, wie z.B. EGF und TGFα, stimulieren die epitheliale Zellproliferation. Im Gegensatz dazu ist TGFβ ein potenter Inhibitor der epithelialen Zellproliferation. Es ist offensichtlich, daß eine Störung im Gleichgewicht dieser Wachstumsfaktoren bzw. ihrer Rezeptoren zu ungehemmtem Zellwachstum und zur Tumorentstehung beitragen kann.

Abkürzungen:

CSF – Colony Stimulating Factor
EGF – Epidermal Growth Factor
FGF – Fibroblast Growth Factor
HGF – Hepatocyte Growth Factor
IGF – Insulin-like Growth Factor
ITF – Intestinal Trefoil Factor
TGFα – Transforming Growth Factor α
TGFβ – Transforming Growth Factor β

Literatur

1. Potten CS, Kellet M, Roberts SA, Rew DA, Wilson GD (1992) Measurement of in vivo proliferation in human colorectal mucosa using bromodeoxyuridine. Gut 33: 71–78
2. Lipkin M, Sherlock P, Bell B (1963) Cell proliferation kinetics in the gastrointestinal tract of man. II. Cell renewal in stomach, ileum, colon and rectum. Gastroenterol 45: 721–729
3. Suemori S, Ciacci C, Podolsky DK (1991) Regulation of transforming growth factor expression in rat intestinal epithelial cell lines. J Clin Invest 87: 2216–2221
4. Kurokawa M, Lynch K, Podolsky DK (1987) Effects of growth factors on an intestinal epithelial cell line: transforming growth factor β inhibits proliferation and stimulates differentiation. Biochem Biophys Res Commun 142: 775–782
5. Barnard JA, Beauchamp RD, Coffey RJ, Moses HL (1989) Regulation of intestinal epithelial cells growth by transforming growth factor β. Proc Natl Acad Sci USA 86: 1578–1582
6. Ciacci C, Mahida YR, Dignass A, Koizumi M, Podolsky DK (1993) Functional Interleukin-2 receptors on intestinal epithelial cells. J Clin Invest 92: 527–532
7. Dignass AU, Podolsky DK (1993) Ctokine modulation of intestinal epithelial cell restitution: central role of transforming growth factor β. Gastroenterol 105: 1323–1332
8. Dignass AU, Tsunekawa S, Podolsky DK (1994) Fibroblast growth factors modulate intestinal epithelial cell growth and migration. Gastroenterol 106: 1254–1262
9. Dignass AU, Lynch-Devaney K, Kindon H, Thim L, Podolsky DK (1994) Trefoil peptides promote epithelial restitution through a TGFβ-independant pathway. J Clin Invest 94: 376–383
10. Dignass AU, Lynch-Devaney K, Podolsky DK (1994) Hepatocyte Growth Factor/Scatter Factor modulates intestinal epithelial cell proliferation and migration. Biochem Biophys Res Commun 202: 701–709
11. Dignass AU, Stow JL, Babyatsky MW (1996) Acute epithelial cell injury in the rat small intestine in vivo is associated with expanded expression of transforming growth factor α and β. Gut 38: 687–693
12. Green AR (1989) Peptide regulatory factors: multifunctional mediators of cellular growth and differentiation. Lancet (April 1): 705–707
13. Sporn MB, Roberts AB (1992) Autocrine secretion – 10 years later. Ann Int Med 117: 408–414
14. Nathan C, Sporn M (1991) Cytokines in context. J Cell Biol 113: 981–986
15. Sporn MB, Roberts AB (1991) Peptide Growth Factors and Their Receptors I and II. Springer-Verlag New York
16. Dignass AU, Podolsky DK (1994) Peptide Growth Factors – Implications for Inflammatory Bowel. Disease. In: Rachmilewitz D (ed) Inflammatory Bowel Diseases – 1994. Kluwer Academic, Dordrecht, Boston, London, 71–81
17. Dignass AU, Podolsky DK (1995) Growth factors and cytokines in inflammatory bowel disease: injury and healing in the epithelium. In: Tytgat GNJ, Bartelsman JFWM, van Deventer SJH (eds) Inflammatory bowel diseases. Kluwer Academic, Dordrecht, Boston, London, 375–383
18. Podolsky DK, Kindon H, Lynch-Devaney K, Dignass A, Babyatsky M (1995) Epithelium in inflammatory bowel disease: trefoil peptides at the interface. In: Tytgat GNJ, Bartelsman JFWM, van Deventer SJH (eds) Inflammatory bowel diseases. Kluwer Academic, Dordrecht, Boston, London, 360–365
19. Dignass AU, Podolsky DK (1996) Peptide Growth factors in inflammatory bowel disease. In: Fiocchi C (ed) Cytokines in inflammatory bowel disease. R. G. Landes, 137–155
20. Carpenter G, Wahl MJ (1991) The epidermal growth factor family. In: Sporn MB, Roberts AB (eds) Peptide growth factors and their receptors. Vol I. Springer-Verlag Heidelberg, 69–171
21. Schering LA, Shiurba RA, Nguyen TD et al. (1989) Epidermal growth factor receptor of the intestinal enterocyte localization to the laterobasal but not brush border membrane. J Biol Chem 264: 1735–1741
22. Thompson JF (1988) Specific receptors for epidermal growth factor in rat intestinal microvillus membranes. Am J Physiol 254: G429–G435

23. Coffey RJ Jr, Goustin AS, Soderquist AM et al. (1987) Transforming growth factor α and β expression in human colon cancer lines: Implications for an autocrine model. Cancer Res 47: 4590–4594
24. Huang S, Trujillo JM, Chakrabarty S (1992) Proliferation of human colon cancer cells: role of epidermal growth factor and transforming growth factor α. Int J Cancer 52: 978–986
25. Massagué J (1990) The transforming growth factor-β family. Annu Rev Cell Biol 6: 597–641
26. Barnard JA, Lyons RM, Moses HL (1990) The cell biology of transforming growth factor β. Biochem Biophys Acta 1032: 79–87
27. Roberts AB, Sporn MB (1991) The transforming growth factor-βs. In: Sporn MB, Roberts AB (eds) Peptide Growth Factors and Their Receptors I. Springer-Verlag New York, 417–472
28. Barnard JA, Beauchamp RD, Coffey RJ et al. (1989) Regulation of intestinal epithelial cell growth by transforming growth factor type β. Proc Natl Acad Sci USA 86: 1578–1582
29. Malden LT, Novak U, Burgess AW (1989) Expression of transforming growth factor α messenger RNA in the normal and neoplastic gastro-intestinal tract. Int J Cancer 43: 380–384
30. Thomas DM, Nasim MM, Gullick WJ et al. (1992) Immunoreactivity of transforming growth factor α in the normal adult gastrointestinal tract. Gut 33: 628–631
31. Konturek JW, Bielanski W, Konturek SJ et al. (1989) Distribution and release of epidermal growth factor in man. Gut 30: 1194–1200
32. Thompson JF (1988) Specific receptors for epidermal growth factor in rat intestinal microvillus membranes. Am J Physiol 254: G429–G435
33. Ménard D, Pothier P (1991) Radioautographic localization of epidermal growth factor receptors in human fetal gut. Gastroenterol 101: 640–649
34. Lyons RM, Gentry LE, Purchio AF et al. (1990) Mechanism of activation of latent recombinant transforming growth factor β1 by plasmin. J Cell Biol 110: 1361–1367
35. Barnard JA, Warwick GJ, Gold L (1993) Localization of TGFα isoforms in the normal murine small intestine and colon. Gastroenterol 105: 67–73
36. Koyama S, Podolsky DK (1989) Differential expression of transforming growth factors α and β in rat intestinal epithelial cells. Mirror-image gradients from crypt to villus. J Clin Invest 83: 1768–177
37. Anzano MA, Rieman D, Prichett W et al. (1989) Growth factor production by human colon carcinoma cell lines. Cancer Res 49: 2898–2904
38. Coffey RJ Jr, Goustin AS, Soderquist AM et al. (1987) Transforming growth factor α and β expression in human colon cancer lines: Implications for an autocrine model. Cancer Res 47: 4590–4594
39. Tanaka S, Imanishi K, Haruma K, Tsuda T, Yoshihara M, Sumii K, Kajiyama G (1992) Immunoreactive Transforming Growth Factor α and Epidermal Growth Factor in colorectal adenomas and carcinomas. Oncology 49: 381–385
40. Sporn MB, Roberts AB (1985) Autocrine growth factors and cancer. Nature 313: 745–747
41. MacKay SLD, Yaswen LR, Tarnuzzer RW, Moldawer LL, Bland KI, Copeland EM, Schultz GS (1995) Colon cancer cells that are not growth inhibited by TGFβ lack functional Type I and Type II TGFβ receptors. Annal Surg 221: 767–777
42. Baldwin GS, Whitehead RH (1994) Gut hormones, growth and malignancy. Balliere's Clin Endocrinol Metab 8: 185–214

Eikosanoide: Intrazelluläre autokrine Regulatoren epithelialer Funktionen im Gastrointestinaltrakt

J. Stein, O. Schröder

Geschichte

Der in den Jahren 1934 bis 1938 durch von Euler geführte Nachweis, daß die starke biologische Aktivität des humanen Spermas bzw. Samenblasenextraktes vom Schaf auf einen oder mehrere Faktoren mit fettsäureähnlichen Eigenschaften zurückzuführen ist, war die Geburtsstunde einer neuen Gruppe natürlich vorkommender biologisch aktiver Substanzen [12–15].

Durch die Charakterisierung der Prostaglandine als Fettsäuren und unter Nutzung ihres Löslichkeitsvermögens in Fett bzw. wäßrigen Solventien konnte in den folgenden Jahrzehnten die Reinigung der Prostaglandine und somit ihre Differenzierung von bekannten Substanzen mit ähnlichem Wirkungsspektrum erfolgen. In biologischen Studien ließ sich unter Verwendung der gereinigten Substanzen eine starke Wirkung auf die Kontraktion des Darmes und Uterus, in einigen Fällen, wie bei der Lunge und plazentaren Gefäßen, auf die Vasodilatation feststellen.

Bergström u. Sjövall [4] begannen mit der Aufklärung der chemischen Struktur und Darstellung einiger Prostaglandine in ihrer Reinform. Im Laufe der folgenden Jahre wurde die chemische Identifizierung vervollständigt und eine Vielzahl artverwandter natürlich vorkommender Substanzen isoliert [6]. Erste experimentelle Hinweise zur Biosynthese von Prostaglandinen wurden nahezu zeitgleich von Eliasson publiziert [10].

Durch die Arbeitsgruppen um Bergström konnte kurze Zeit später die Arachidonsäure als Prostaglandinvorläufer identifiziert werden [3]. Durch diese und weitere Untersuchungen wurde in den Folgejahren das Wissen über Synthese und Metabolismus von Prostaglandinen und verwandter Verbindungen sehr rasch vervollständigt [25, 26, 32, 33].

Eine weitere bedeutungsvolle Entdeckung war der Nachweis der Synthesehemmung durch Aspirin [37]. Die Verbindung der seit langem bekannten Wirkungen des Aspirins mit den neuen Erkenntnissen seiner Hemmwirkung auf Prostaglandine und verwandte, auf dem Cyclooxygenaseweg gebildete Substanzen, eröffnete neue Ausblicke bezüglich der biologischen Rolle dieser Verbindungen.

Als Gegenstand wissenschaftlicher Forschung ist den einzelnen Prostaglandinen (und den später entdeckten Leukotrienen) bis vor wenigen Jahren eine zen-

M. Kist et al. (Hrsg.) Ökosystem Darm VII
© Springer-Verlag Berlin Heidelberg 1996

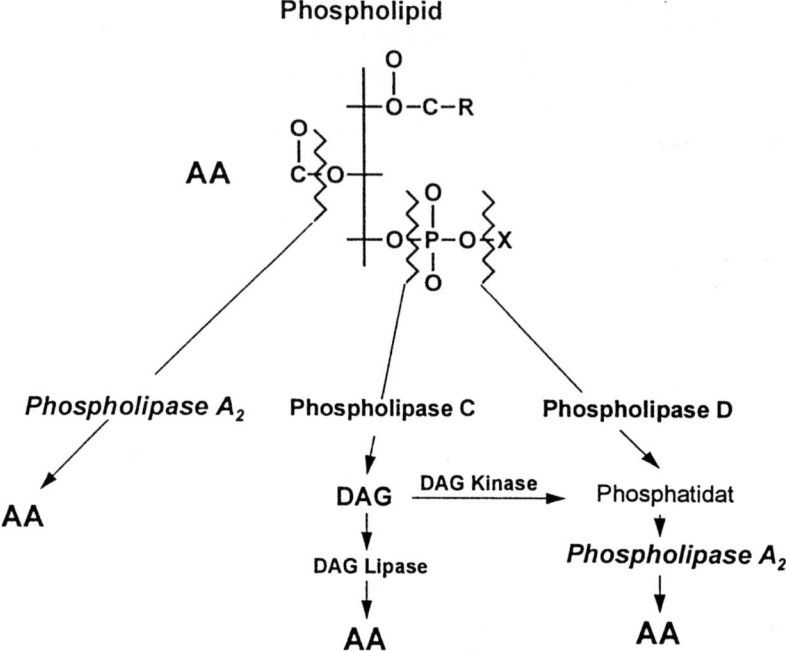

Abb. 1. Enzymatische Freisetzung von Arachidonsäure (*AA*) aus membranständigen Phospholipiden

trale Rolle als interzelluläre Mediatoren humoraler und nervaler Regulationsprozesse in der Herzkreislauffunktion, der Blutgerinnung, bei Entzündungsprozessen und im Bereich des Atmungs- und Fortpflanzungssystems zugeschrieben worden [34].

Forschungsergebnisse der letzten Jahre belegen jedoch auch eine Bedeutung dieser Substanzengruppe einschließlich ihrer Ausgangssubstanz, der Arachidonsäure selbst, als intrazelluläre oder autokrine Regulatoren, d.h. intrazelluläre Funktion in der Regulation von Wachstum und Differenzierung der einzelnen Zelle, hin, worauf im nachfolgenden ausführlicher eingegangen werden soll.

Synthese und Metabolismus

Unter Eikosanoiden wird eine Gruppe von Substanzen (Prostaglandine, Thromboxane und Leukotriene) zusammengefaßt, deren Grundgerüst aus 20 Kohlenwasserstoffatomen besteht (eikosi [griec.] = zwanzig). Ihre Synthese findet grundsätzlich in allen Geweben, ausgehend von Arachidonsäure als Muttersubstanz statt, die dabei v. a. in membranständigen Phospholipiden inkorporiert vorliegt. Ein weiterer nicht unbedeutender Speicher für Arachidonsäure – zumindest in inflammatorischen Zellen – stellen intrazelluläre Triglyzeridpools

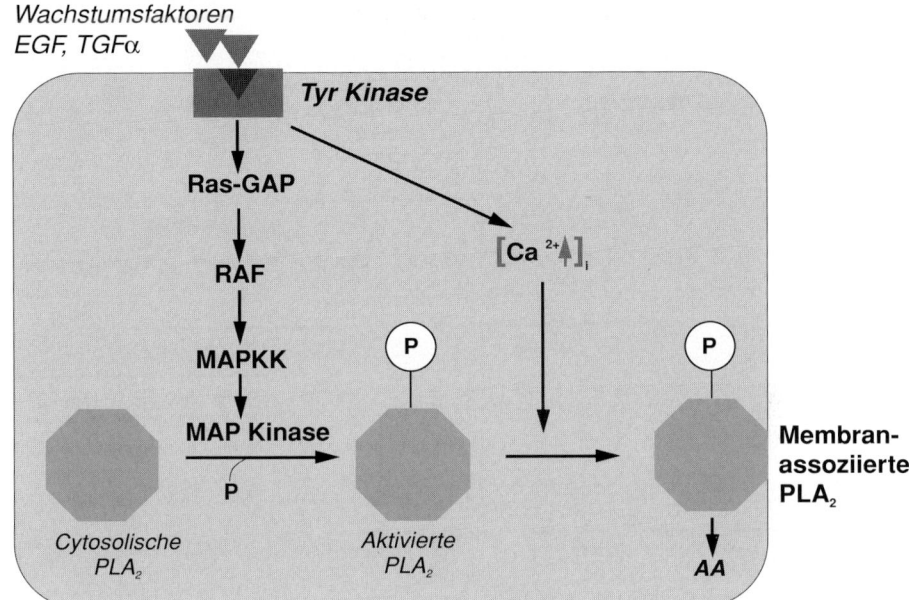

Abb. 2. Aktivierung von Phospholipase A_2 (PLA$_2$) durch Wachstumsfaktoren. Die Rezeptorbindung führt sowohl zu einer Erhöhung des intrazellulären Kalziumgehaltes ([Ca^{2+}]i) als auch über eine initiale Tyrosinkinase-Aktivierung zur Aktivierung weiterer Kinasen, insbesondere von MAP-Kinasen (*MAPkinase* = mitogen-activated protein kinase; *MAPKK* = MAPkinase-Kinase). Die zytosolisch gelegene PLA$_2$ wird daraufhin phosphoryliert und gelangt dann in aktiviertem Zustand zur Zellmembran

dar, die für die Speicherung von 10–45 % der gesamten zellulären Arachidonsäure verantwortlich sein sollen [38, 39].

Die Esterbindung zwischen der Säure und den Lipiden ist überwiegend an der sn-2 Position lokalisiert. Zumindest in Säugetierzellen werden derzeit 3 enzymatische Wege zur Freisetzung von Arachidonsäure aus den verschiedenen Phospholipiden diskutiert [16]:

a) Direkte Freisetzung durch Phospholipase A_2, dies v. a. aus Phosphatidylcholin und Phosphatidylethanolamin;
b) indirekt über Phospholipase C, die grundsätzlich Diazylglyzerol (DAG) aus Phosphatidylinositol freisetzt, woraus entweder unter Einwirkung einer DAG-spezifischen Lipase oder nach Phosphorylierung wiederum durch Phospholipase A_2 Arachidonsäure freigesetzt wird;
c) an Phosphatidylcholin gebundene Arachidonsäure kann je nach Zelltyp nach vorangegangener Einwirkung von Phospholipase D ebenfalls durch Phospholipase A_2 freigesetzt werden (s. Abb. 1).

Limitierender Schritt der Freisetzung von Arachidonsäure aus membranständigen Phospholipiden ist stets Phospholipase A_2, von der eine bisher nicht genau bekannte Anzahl verschiedener Isoformen existieren [7, 17, 18], wobei für die

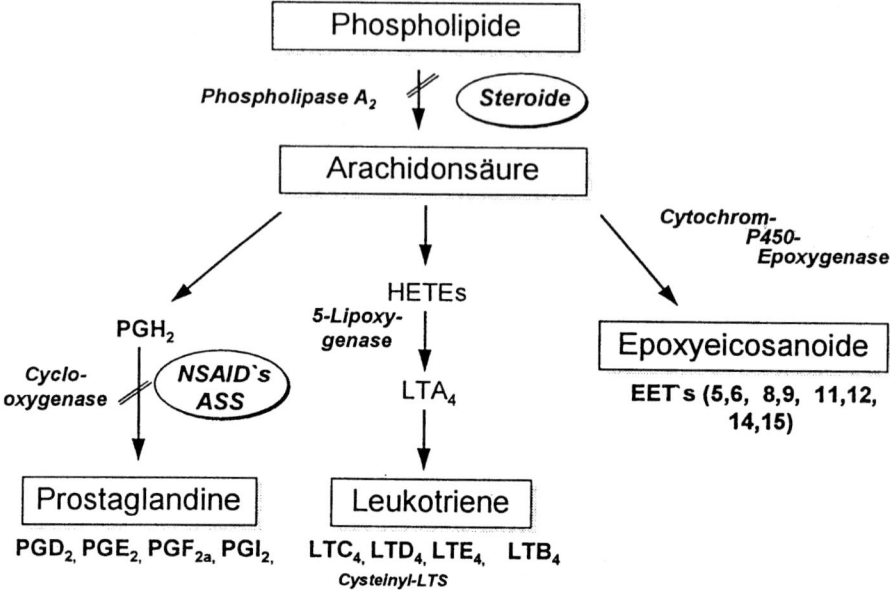

Abb. 3. Mögliche metabolische Wege zur Biosynthese verschiedener Eikosanoide aus Arachidonsäure: *PG* Prostaglandin; *Tx* Thromboxan; *HETE* Hydroxyeikosatetraensäure; *LT* Leukotrien; *EET* Epoxyeikosatrinsäure

Dephosphorylierung der Arachidonsäure die zytosolische Phospholipase A_2 (Molekulargewicht 85 kDa) Hauptagonist ist [29], da sie im Gegensatz zur schwächer metabolisch aktiven sekretorischen Isoform eine höhere Spezifität für Arachidon-enthaltende Phopholipide besitzt. Im Rahmen einer Kalzium-abhängigen Reaktion kommt es zu einer Assoziation von Enzym und Membran, die die Grundlage zur Entfaltung der vollständigen enzymatischen Aktivität an den Membranphospholipiden bildet. Wachstumsfaktoren, wie EGF, FGF, HGF, führen über MAP-Kinasen mit nachfolgender Phosphorylierung zu einer Aktivierung der Phospholipase A_2, die von einer Translokation des Enzyms vom Zytosol zu den Speicherorten begleitet wird (s. Abb. 2). Auf eine Regulation des Enzyms auf transkriptioneller Ebene nehmen die Wachstumsfaktoren dagegen keinen Einfluß. Antagonisten der Phospholipase A_2 sind beispielsweise Steroide [1, 19, 31, 41].

Nach der Freisetzung aus der Membran sind zur weiteren Umsetzung freier Arachidonsäure derzeit 3 enzymatische Wege bekannt, die je nach Einwirkung von Lipoxygenasen, Cytochrom P-450-Epoxygenasen oder Cyclooxygenasen für ein jeweils zelltypisches Mediatormuster verantwortlich sind (s. Abb. 3).

Die heterogene Gruppe der Lipoxygenasen katalysiert zunächst die Oxygenierung des Ausgangssubstrates zu einem intermediären Peroxydat, das nachfolgend zur korrespondierenden Säure reduziert wird. Aufgrund der Bifunktionalität der 5-Lipoxygenase ist zusätzlich die Synthetisierung des instabilen

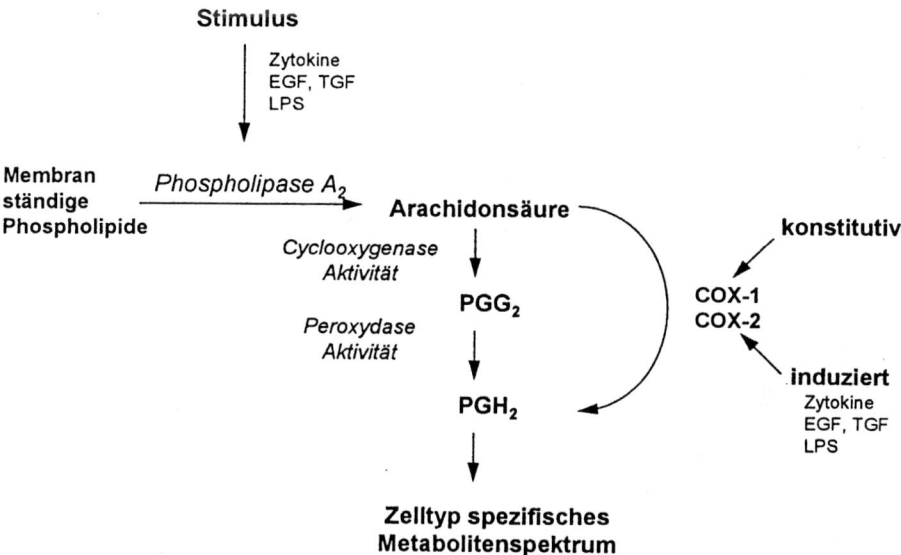

Stimulus

Zytokine
EGF, TGF
LPS

**Membran
ständige
Phospholipide**   *Phospholipase A₂*   **Arachidonsäure**   **konstitutiv**

*Cyclooxygenase
Aktivität*

PGG₂   **COX-1
COX-2**

*Peroxydase
Aktivität*

induziert
Zytokine
EGF, TGF
LPS

PGH₂

**Zelltyp spezifisches
Metabolitenspektrum**

Abb. 4. Schematische Darstellung der Freisetzung und Konversion von Arachidonsäure über den Cyclooxygenaseweg

Epoxids Leukotrien A_4 (LTA$_4$) möglich, das über die LTA$_4$-Hydrolase zu LTB$_4$ oder über die LTC$_4$-Synthase zu LTC$_4$ umgewandelt werden kann. Sämtlichen Endprodukten der 5-Lipoxygenase-Kaskade ist eine Bedeutung bei immunologischen und entzündlichen Prozessen gemein. Während sich die Expression der 5-Lipoxygenase auf Entzündungszellen, wie Neutrophile, Eosinophile, Mastzellen und Makrophagen beschränkt, kommen nachgeschaltete Enzyme auch in anderen Zellpopulationen vor [21, 27].

Cytochrom-P$_{450}$-Epoxygenasen katalysieren als Monooxygenasen den Einbau eines einzelnen Sauerstoffatoms in die Omega-1 Stellung der Arachidonsäure mit nachfolgender Synthese von Epoxyeikosatriensäure (EET) und Hydroperoxyeikosatetraensäure (HETE). Beide Metabolisierungswege kompetitieren mit einer erneuten Reveresterung von Arachidonsäure in Phospholipide [11, 24, 36].

Eine dritte Möglichkeit besteht in der Überführung von Arachidonsäure in Prostaglandine unter Katalyse von Cyclooxygenasen (ursprünglich auch als Prostaglandin Endoperoxidase oder Prostaglandin G/H Synthetasen bezeichnet). Derzeit kann von zumindest 2 Isoformen (COX-1 bzw. COX-2) ausgegangen werden, die beide als bifunktionelle Enzyme zunächst über den Einbau von 2 Sauerstoffatomen (Cyclooxygenaseaktivität) zur Bildung eines instabilen Intermediärproduktes (Prostaglandin G$_2$) mit nachfolgender Reduktion zu Prostaglandin H$_2$ (Peroxydaseaktivität) führen, woraus dann die einzelnen zelltypischen Prostaglandine gebildet werden (s. Abb. 4).

Die Regulation beider Isoformen erfolgt dagegen in unterschiedlicher Weise. Während COX-1 konstitutiv exprimiert wird, d. h. unabhängig von extrazellulären Stimuli, erfolgt die Expression von COX-2 stets unter dem Einfluß externer Stimuli wie Endotoxine, Wachstumsfaktoren, Zytokinen oder Phorbolestern [8, 9]. Während COX-1 also vorwiegend „housekeeping" Funktionen im Rahmen normaler zellulärer Prozesse übernimmt, zeichnet sich COX-2 in erster Linie verantwortlich für entzündliche und mitogene Effekte. Beide Isoformen werden interessanterweise in unterschiedlichem Ausmaß von den verschiedenen nichtsteroidalen Antiphlogistika gehemmt [42].

Reaktionswege des Arachidonsäuremetabolismus in intestinalen Epithelzellen

Der Nachweis der Prostaglandinproduktion ist für eine Reihe von epithelialen Geweben, so auch im Intestinum, gelungen. Der wichtigste Metabolit scheint dabei trotz einiger regionaler und gewebsspezifischer Unterschiede PGE_2 zu sein [8, 22, 35]. Zudem ist intestinales Epithel zur Produktion einer nicht unerheblichen Menge von Lipoxygenase-Metaboliten in der Lage, allerdings nur im Rahmen eines entzündlichen Geschehens, wie meßbare Enzymaktivitäten der 12-Lipoxygenase bei entzündetem intestinalen Epithel beweisen. Dagegen ist die Bildung von Metaboliten des 5-Lipoxygenase Reaktionsweges auf Entzündungszellen begrenzt; normales, d. h. nicht geschädigtes, intestinales Epithel kann nur über den Prozeß des transzellulären Metabolismus mit in die Produktion von Leukotrienen einbezogen werden. Darunter versteht man die Fähigkeit der Darmmukosa wie auch von Bronchialepithel zur Bildung von LTA_4-Hydrolase, die von inflammatorischen Zellen gebildetes LTA_4 nach intrazellulärer Aufnahme in LTB_4 umwandelt. Diese sog. transzelluläre Synthese von LTB_4 dient als Amplifikationsmechanismus einer lokalen inflammatorischen Antwort des betroffenen Gewebes, in dessen Folge die Migration weiterer inflammatorischer Zellen angeregt wird.

Das Vorkommen einiger relevanter Cytochrom-P_{450}-Enzyme im intestinalen Epithel läßt an eine mögliche Bedeutung von Synthesemetaboliten dieses Metabolisierungspfades denken. So führte die Inkubation ilealer Mikrosomen vom Kaninchen mit Arachidonsäure zu einer gesteigerten Produktion von P_{450}-Metaboliten, im besonderen 20-HETE. Die Bildung kann durch Inhibitoren von Cytochrom-P_{450}, nicht jedoch durch solche der Cyclooxygenase oder Lipoxygenase, vermindert werden. Untersuchungen am intakten intestinalen Epithel existieren derzeit allerdings noch nicht.

Regulierung epithelialer Funktionen durch Eikosanoide

Arachidonsäure kommt eine Bedeutung an der Regulierung verschiedener Ionenkanäle an den unterschiedlichsten Zelltypen zu. Anhand von Patch-clamp-Versuchen konnte dabei an intestinalem Epithel eine Hemmung der Aktivierung sowohl von Chlorid-Kanälen als auch von Kalzium-abhängigen Kalium-Kanälen nachgewiesen werden [23]. Die Chlorid-sezernierende Antwort von intestinalem Epithel auf Adenosin-Agonisten wird zudem von einer gesteigerten zellulären Arachidonsäurefreisetzung begleitet. Während Biosyntheseprodukte von Cyclooxygenase- oder Lipoxygenase-Metabolisierungsweg an den modulatorischen Effekten der Arachidonsäure nicht beteiligt zu sein scheinen, steht eine mögliche Bedeutung von Cytochrom-P$_{450}$-Metaboliten dagegen noch zur Diskussion. Exogene Gabe von Arachidonsäure, Phospholipase A$_2$ und dem Phospholipase A$_2$-Aktivator Mellitin führt zu einer gesteigerten Chloridsekretion [2].

Eine enorme Bedeutung hinsichtlich der Aufrechterhaltung eines physiologischen Flüssigkeits- und Ionentransportes kommt der intraepithelialen Prostaglandin-Produktion zu. Als bestes Beispiel soll hier nur die Bedeutung von PGE$_2$ als primärer Regulator einer duodenalen Bikarbonat-Sekretion in Antwort auf den intraluminalen Säuregehalt aufgeführt werden. Die Rolle der Prostaglandine für Flüssigkeits- und Elektrolyttransport wurde lange nur unter dem Aspekt eines parakrinen Prozesses betrachtet: die durch subepitheliale Elemente gebildeten Prostaglandine binden nach Freisetzung auf an der basolateralen Membran lokalisierten Rezeptoren benachbarter Zellen und triggern durch gesteigerte intrazelluläre cAMP-Konzentration eine aktive Transportaufnahme verschiedener Elektrolyte. Der Nachweis einer Eigensynthese von Prostaglandinen durch das Epithel als Antwort auf verschiedene Stimuli wie auch die Induktion der COX-2 durch Zytokine und Wachstumsfaktoren läßt aber auch eine zusätzliche autokrine Rolle dieser Metabolite vermuten.

Im Gegensatz zu Metaboliten der Cyclooxygenase-Kaskade gibt es bislang nur wenig fundierte Daten hinsichtlich einer direkten intrazellulären oder autokrinen Funktion von Lipoxygenase-Metaboliten in der Regulation epithelialer Transportprozesse. Es bleibt jedoch zu bedenken, daß Epithel nur über eine sehr begrenzte Kapazität zu der Produktion von 5-Lipoxygenase-Metaboliten verfügt. Endprodukte der 5-Lipoxygenase-Kaskade, wie z. B. LTD$_3$, steigern unter experimentellen Bedingungen die epitheliale Chloridsekretion, Inhibitoren des Cyclooxygenaseweges heben diese Effekte jedoch fast vollständig wieder auf, so daß eine sekundäre Beteiligung über die Synthese von Prostanoiden anzunehmen ist. Andere Lipoxygenasemetaboliten, wie 12- oder 15-HETE, führen lediglich bei unphysiologisch hohen Konzentrationen zu einer Aktivierung der Chloridsekretion in intestinalem und Bronchialgewebe, so daß eine physiologische Bedeutung der HETE ausgeschlossen scheint.

Endogene Eikosanoide sind ferner an der Regulation von Proliferation und/oder Differenzierung verschiedener epithelialer Zellpopulationen involviert. Als Beispiele seien die Prostaglandine angeführt: Exogenes PGE$_2$ stimuliert die Proliferation normaler Kolonmukosa; zudem werden bei bestimmten Kolontumoren erhöhte PGE$_2$-Konzentrationen gefunden [30]. Der Zusatz von Fischölen zur Nahrung resultiert in einer Steigerung des zellulären Fettsäurepools mit Omega-3-Fettsäuren, die über den Weg der Eikosanoid-Biosynthese zu einer Anhäufung von Produkten führen, die im Vergleich zu Arachidonsäure-Nachfolgemetaboliten eine verminderte Bioaktivität aufweisen. Die Supplementierung der Nahrung von Ratten mit Fischöl resultiert in einer eindeutigen Reduktion des Auftretens von Kolonkarzinomen; beim Menschen reduziert eine mit Fischölen angereicherte Diät über 4 Wochen die Rate der rektalen Epithelzellproliferation, begleitet von einer verminderten PGE$_2$- und Thromboxan A$_2$-

Syntheserate [28]. Die durch Wachstumsfaktoren stimulierte Zellproliferation scheint ebenso durch Metaboliten des Cyclooxygenaseweges vermittelt zu werden, da einerseits die Proliferation mit einer Induktion der de novo Expression der COX-2 gekoppelt ist, andererseits eine TGF-α stimulierte Proliferation durch Inhibitoren der Cyclooxygenase aufgehoben werden kann [8, 9].

Andere Studien betonen einen noch größeren Stimulus von Leukotrienen auf die intestinale und gastrische Epithelzellproliferation. Gewebsfraktionierungen am Rattenkolon ergaben eine maximale Syntheserate von Lipoxygenasemetaboliten für die am stärksten proliferierenden Krypt-Zellen, während die maximale Prostaglandinproduktion an den oberflächlichen, ausdifferenzierten Zellen gemessen wird. In ähnlicher Weise läßt sich das Wachstum einer menschlichen Magenkarzinomzellinie durch exogenes PGE_2 hemmen und durch LTD_4 stimulieren. Die spontane Proliferation läßt sich durch den allerdings recht unspezifischen Lipoxygenase-Inhibitor Nordihydroguarsäure signifikant hemmen. Die Expression der LTA_4-Hydrolase ist im Meerschweinchenkolon im Bereich der Surface-Zellen am stärksten. All diese Daten machen die Bedeutung von LTB_4 als Differenzierungsfaktor sehr wahrscheinlich [40].

Zusammenfassend läßt sich eine wichtige Rolle der Eikosanoide in der Regulation der Proliferation epithelialer Zellpopulationen festhalten. Der genaue Wirkmechanismus der 5-Lipoxygenasemetaboliten und der Cyclooxygenaseprodukte innerhalb dieses Prozesses ist allerdings noch nicht hinreichend geklärt. Viele Studien haben sich dabei auf die Bedeutung von Prostaoiden und Leukotrienen fokussiert, die potentielle Rolle anderer Lipoxygenase- oder P_{450}-Metaboliten ist daher bislang weitestgehend unerforscht geblieben.

Eine wachsende Beachtung hat die Expression einer Reihe von Enzymen der Eikosanoid-Synthetisierungswege durch Zytokine und andere inflammatorische Mediatoren gefunden. So läßt sich beispielsweise bei Patienten mit chronisch entzündlichen Darmerkrankungen (CED) eine gesteigerte 12-Lipoxygenase-Expression konstatieren, während gesundes Epithel dazu nicht in der Lage ist. Dies deutet auf die Fähigkeit des Epithels zur Änderung ihres Arachidonsäuremetabolismus im Rahmen von Entzündungen hin. Die ebenso bei CED zu beobachtenden erhöhten intrazellulären Kalciumkonzentrationen wie auch die gesteigerte Expression von Enzymen und Enzymprodukten der Arachidonsäuremetabolisierung werden auf die Induktion durch Zytokine und andere, von inflammatorischen Zellen freigesetzte Mediatoren zurückgeführt. Durch Nachweis einer gesteigerten Expression der LTA_4-Hydrolase ist es so möglich, eine beginnende, makro- wie mikroskopisch noch nicht erkennbare, lokale Entzündung zu erkennen. Als Entzündungszellen fungieren spezifische Zielzellen, die durch die Freisetzung weiterer Mediatoren eine regionale Enzym-Hochregulation perpetuieren.

Die Biotransformation von Arachidonsäure wird außerdem durch Xenobiotica, Ethanol und Steroide hochreguliert. All diese Substanzen induzieren Cytochrom-P_{450}, und zwar insbesondere jene Isoforme, die zu einer Umwandlung von Arachidonsäure in biologisch aktive Metabolite in der Lage sind. Obwohl bislang nicht eingehend erforscht, könnte auch diese Regulierung sekundäre Effekte auf epitheliale Funktionen ausüben.

Literatur

1. Adachi T, Nakashima S, Saji S, Nakamura T, Nozawa Y (1995) Roles of prostaglandin production and mitogen-activated protein kinase activation in hepatocyte growth factor-mediated rat hepatocyte proliferation. Hepatoplogy 21: 1668–1674
2. Barrett KE, Bigby TD (1993) Involvement of arachidonic acid in the chloride secretory response of intestinal epithelial cells. Am J Physiol 264: C446–C452
3. Bergström S (1966) Isolation structure and action of the prostaglandins. In: Bergström S, Samuelsson B (eds) Prostaglandins: proceedings of the second nobel symposium. Wiley, New York, 21–30
4. Bergström S, Sjövall J (1957) The isolation of prostaglandins. Acta Chem Scand 11: 1086–1089
5. Burstein S, Budrow J, Debatis M, Hunter SA, Subramanian A (1994) Phospholipase participation in cannabinoid-induced release of free arachidonic acid. Biochem Pharmacol 48: 1253–1264
6. Cybulsky AV, Goodyer PR, Cyr MD, McTavish AF (1992) Eicosanoids enhance epidermal growth factor receptor activation and proliferation in glomerular epithelial cells. Am J Physiol 262: F639–F646
7. Dennis EA, Ackermann EJ, Deems RA, Reynolds LJ (1995) Multiple forms of phospholipase A2 in macrophages capable of arachidonic acid release for eicosanoid biosynthesis. Adv Prostaglandin Thromboxane Leukot Res 23: 75–80
8. DuBois RN, Tsujii M, Bishop P, Awad JA, Makita K, Lanahan A (1994) Cloning and characterization of a growth factor-inducible cyclooxygenase gene from rat intestinal epithelial cells. Am J Physiol 266: G822–G827
9. DuBois RN, Awad J, Morrow J, Roberts LJ, 2nd, Bishop PR (1994) Regulation of eicosanoid production and mitogenesis in rat intestinal epithelial cells by transforming growth factor-alpha and phorbol ester. J Clin Invest 93: 493–498
10. Eliasson R (1959) Studies on prostaglandin. Occurrence, formation and biological actions. Acta Physiol Scand 46 (Suppl): 158–162
11. Escalante B, Erlij D, Falck JR, McGiff JC (1991) Effect of cytochrome P450 arachidonate metabolites on ion transport in rabbit kidney loop Henle. Science 251: 799–802
12. Euler von US (1934) Zur Erkenntnis der pharmakologischen Wirkungen von Nativsekreten und Extrakten männlicher accesorischer Geschlechtsdrüßen. Naunyn-Schniedeberg's Arch Pharmak 175: 78–84
13. Euler von US (1935) Über die spezifische blutdrucksenkende Substanz des menschlichen Prostata- und Samenblasensekretes. Klin Wschr 14: 1182–1183
14. Euler von US (1936) On the specific vasodilating substances from accessory genital glands in man and certain animals (prostaglandin and vesiglandin). J Physiol Lond 88: 213–234
15. Euler von US (1938) Action of adrenaline, acetylcholine and substances on nerve-free vessels (human placenta). J Physiol Lond 93: 129–143
16. Exton JH (1994) Phosphatidylcholine breakdown and signal transduction. Biochim Biophys Acta 1212: 26–42
17. Glaser KB (1995) Regulation of phospholipase A2 enzymes: selective inhibitors and their pharmacological potential. Adv Pharmacol 32: 31–66
18. Glaser KB, Mobilio D, Chang JY, Senko N (1993) Phospholipase A_2 enzymes: regulation and inhibition. Trends Pharmacol Sci 14: 92–98
19. Gronich J, Konieczkowski M, Gelb MH, Nemenoff RA, Sedor JR (1994) Interleukin 1 alpha causes rapid activation of cytosolic phospholipase A2 by phosphorylation in rat mesangial cells. J Clin Invest 93: 1224–1233
20. Hatzelmann A, Fruchtmann R, Mohrs KH, Raddatz S, Matzke M, Pleiss U, Keldenich J, Muller Peddinghaus R (1994) Mode of action of the leukotriene synthesis (FLAP) inhibitor BAY X 1005: implications for biological regulation of 5-lipoxygenase. Agents Actions 43: 64–68
21. Isakson P, Hauser S, Zhang Y, Leahy K, Masferrer J, Seibert K (1994) Cytokine regulation of eicosanoid generation. Ann N Y Acad Sci 744: 181–183

22. LeDuc LE, McRoberts JA, Vidrich A (1994) Eicosanoid production by a differentiated canine colonic epithelial cell line, VNCC. Gastroenterol 106: 297–305
23. Ling BN, Webster CL, Eaton DC (1993) Eicosanoids modulate apical Ca^{2+} – dependent K^+ channels in cultured rabbit principal cells. Am J Physiol 263: F116–F126
24. Macica C, Balazy B, Falck JR, Mioskowski C, Carrol MA (1993) Characterization of cytochrome P-450-dependent arachidonic acid metabolism in rabbit intestine. Am J Physiol 265: G735–G741
25. McGiff JC (1981) Prostaglandins, prostacyglin and thromboxanes. Ann Rev Pharmacol Toxicol 21: 479–509
26. Moncada S, Vane JR (1979) Pharmycology and endogenous roles of prostaglandin endoperoxides, thromboxane A2 and prostacycline. Pharmac Rev 30: 293–331
27. Murakami M, Austen KF, Arm JP (1995) The immediate phase of c-kit ligand stimulation of mouse bone marrow-derived mast cells elicits rapid leukotriene C4 generation through posttranslational activation of cytosolic phospholipase A2 and 5-lipoxygenase. J Exp Med 182: 197–206
28. Rao CV, Simi B, Wynn TT, Garr K, Reddy BS (1996) Modulating effect of amount and types of dietary fat on colonic mucosal phospholipase A2, phosphatidylinositol-specific phospholipase C activities, and cyclooxygenase metabolite formation during different stages of colon tumor promotion in male F344 rats. Cancer Res 56: 532–537
29. Riendeau D, Guay J, Weech PK, Laliberte F, Yergey J, Li C, Desmarais S, Perrier H, Liu S, Nicoll Grifitth D et al. (1994) Arachidonyl trifluoromethyl ketone, a potent inhibitor of 85-kDa phospholipase A2, blocks production of arachidonate and 12-hydroxyeicosatetraenoic acid by calcium ionophore-challenged platelets. J Biol Chem 269: 15619–15624
30. Rose DP, Hatala MA (1994) Dietary fatty acids and breast cancer invasion and metastasis. Nutr Cancer 21: 103–111
31. Sa G, Murugesan G, Jaye M, Ivashchenko Y, Fox PL (1995) Activation of cytosolic phospholipase A2 by basic fibroblast growth factor via a p42 mitogen-activated protein kinase-dependent phosphorylation pathway in endothelial cells. J Biol Chem 270: 2360–2366
32. Samuelsson B, Gangstrom E, Green K, Hamberg M (1971) Metabolism of prostaglandins. In: Ramwell PW, Shaw JE (eds) Prostaglandins. Ann N Y Acad Sci 180: 138–163
33. Samuelsson B, Borgeat P, Hammerström S, Murphy RC (1980) Leukotrienes: a new group of biologically activ compounds. In: Samuelsson B, Ramwell PW, Paoletti P (eds) Advances in prostaglandines and thromboxane research. Raven Press, New York, (Vol 6) 1–18
34. Stein J, Uphoff K, Zeuzem S, Laube H (1994) Effects of prostaglandins and indomethacin on gastric emptying in the rat. Prostaglandins 47: 31–40
35. Stein J (1992) Gastrale Prostaglandine: Mucosale Synthese und ihre Wirkung auf die Magenentleerung der Ratte. Inaugural-Dissertation, Universität Gießen
36. Traber PG, Wang W, Yu L (1992) Differential regulation of cytochrome P-450 genes along rat intestinal crypt-villus axis. Am J Physiol 263: G215–G223
37. Vane JR (1971) Inhibition of prostaglandin synthesis as a mechanism of action for aspirin-like drugs. Nature 231: 232–235
38. Weller PF, Dvorak AM (1994) Lipid bodies: intracellular sites for eicosanoid formation. J Allergy Clin Immunol 94: 1151–1156
39. Triggiani M, Oriente A, De Crescenzo G, Rossi G, Maone G (1995) Biochemical functions of a pool of arachidonic acid associated with triglycerides in human inflammatory cells. Int Arch Allergy Immunol 107 (1–3): 261–263
40. Woods JW, Evans JF, Ethier D, Scott S, Vickers PJ, Hearn L, Heibein JA, Charleson S, Singer I (1993) 5-lipoxygenase-activating protein are localized in the nuclear envelope of activated human leucocytes. J Exp Med 178: 1935–1946
41. Xu XX, Rock CO, Qiu ZH, Leslie CC, Jackowski S (1994) Regulation of cytosolic phospholipase A2 phosphorylation and eicosanoid production by colony-stimulating factor 1. J Biol Chem 269: 31693–31700
42. Yang VW (1996) Eicosanoids and inflammatory bowel disease. In: DuBois RN, Giardiello FM (eds) NSAIDs, eicosanoids, and the gastroenteric tract. Gastroenterol Clin N 25: 317–332

IV. Physiologie und Pathophysiologie der intestinalen Barrierefunktion

(Herausgeber: W. F. Caspary)

Zellulärer und molekularer Aufbau der intestinalen Schlußleisten

G. Kottra

Einleitung

Es ist seit über 100 Jahren bekannt, daß die benachbarten Zellen eines Epithels an ihrem luminalen Pol durch Schlußleisten miteinander verbunden sind [9]. Diese Schlußleisten ("tight junction", "occluding junction", zonula occludens) trennen die Flüssigkeitsräume auf der luminalen und serosalen Oberfläche der Epithelschicht voneinander ab und bilden die Grenze zwischen der apikalen und basolateralen Membran jeder Einzelzelle. Über die Rolle der Schlußleisten in der Barrierefunktion des Gastrointestinaltraktes ist neben anderen Quellen [1, 2, 6, 11, 14, 31, 34, 42] auch in dieser Serie berichtet worden [58, 60]. Die wichtige Rolle der Schlußleisten im transepithelialen Ionentransport soll hier nur durch eine Zahl verdeutlicht werden: in den sog. undichten Epithelien (z.B. Dünndarm, Gallenblase, proximaler Tubulus der Niere) fließt bis zu 98 % des transepithelialen Ionenstroms an den Zellen vorbei durch die Schlußleisten. Trotz des Interesses zahlreicher Forschungsgruppen ist aber bis heute noch größtenteils ungeklärt, wie die Permeabilitätsbarriere der Schlußleisten auf molekularer Ebene aufgebaut ist und welche Rolle die Schlußleisten bei der physiologischen Regulation des transepithelialen Ionentransports spielen. Dies ist - zumindest teilweise - auf methodische Schwierigkeiten zurückzuführen: im Gegensatz zu Ionenkanälen, die mit der Patch-clamp-Methode isoliert untersucht werden können, existieren funktionierende Schlußleisten nur in intakten Zellverbänden. Wegen der komplizierten Verschaltung mehrerer Permeabilitätsbarrieren in diesen Zellverbänden lassen sich die Eigenschaften von Schlußleisten nur indirekt, mit Hilfe mehr oder minder komplizierter Meßverfahren bestimmen [45].

In den letzten 10 Jahren hat die Erforschung der molekularen Struktur der Schlußleisten – hauptsächlich durch die Einführung molekularbiologischer Methoden – große Fortschritte gemacht. Das Ziel der vorliegenden Arbeit ist, einige noch weniger bekannte Ergebnisse zum Aufbau und zur Regulation von (nicht nur intestinalen) Schlußleisten zusammenzufassen. Dazu gehören Daten über die in den letzten Jahren identifizierten molekularen Komponenten der Schlußleisten und über die intrazellulären Vorgänge während des Zusammen- und Abbaus.

M. Kist et al. (Hrsg.) Ökosystem Darm VII
© Springer-Verlag Berlin Heidelberg 1996

Molekularer Aufbau und Proteinkomponenten von Schlußleisten

In der ersten systematischen Studie über den Aufbau der Schlußleisten beobachteten Farquhar u. Palade [23] in elektronenmikroskopischen Dünnschnittaufnahmen eine Verschmelzungslinie zwischen den äußeren Blättern der anliegenden Zellmembranen benachbarter Epithelzellen. Bei stärkerer Vergrößerung zeigte sich, daß die Verschmelzung nur an einzelnen Punkten (sog. Kisses) stattfindet. Mit Hilfe der Gefrierbruchtechnik stellen sich diese Verschmelzungspunkte in der Ebene der Zellmembran als multiple, meist parallel laufende, aber sich gelegentlich vermaschenden Stränge dar, die die gesamte Zirkumferenz der Zelle gürtelförmig umgeben [17]. Die Anzahl der Stränge ist für ein gegebenes Epithel relativ konstant. Zwischen verschiedenen Epithelien bestehen jedoch erhebliche Unterschiede, wobei i.allg. der transepitheliale Widerstand (R_t) und die Anzahl der Stränge miteinander korrelieren [16]. Einige Ausnahmen suggerieren jedoch, daß nicht nur die Anzahl der Stränge, sondern auch andere, größtenteils noch nicht bekannte Faktoren die parazelluläre Permeabilität mitbestimmen [52].

Es ist bis jetzt nicht möglich gewesen, die in den Gefrierbruchaufnahmen gefundenen Stränge der Schlußleisten zu isolieren und in ausreichender Menge für biochemische Analysen anzureichern. Infolgedessen ist die molekulare Zusammensetzung der Stränge, die offensichtlich für die Permeabilitätseigenschaften der Schlußleisten verantwortlich sind, trotz intensiver Forschung noch nicht endgültig geklärt. Im allgemeinen nimmt man an, daß sie aus Proteinen bestehen, die in der Zellmembran verankert sind und durch Kopplung an identische oder komplementäre Proteine der Nachbarzelle die Permeabilitätsbarriere bilden. Aus Untersuchungen mit Inhibitoren der Proteinsynthese konnte man schließen, daß Proteine am Aufbau der Schlußleisten zumindest beteiligt sein müssen [30]. In anderen Studien wurden spezifische, aus den Schlußleisten stammende Proteine gefunden (s. unten).

Diese Befunde beweisen jedoch nicht, daß die eigentliche Widerstandsbarriere durch Proteine gebildet wird. Dementsprechend gibt es alternative Modellvorstellungen, wonach zylindrische, invertierte Lipidmizellen in der sog. hexagonalen (II) Phase die Barriere bilden und damit für den Schlußleistenwiderstand verantwortlich sein sollen [40,41]. Nach dieser Vorstellung sind die Lipidzylinder durch fluktuierende Poren unterbrochen, die eine Passage von kleinen Ionen erlauben. Gestützt wird dieses Modell durch Befunde [24, 52], nach denen Faktoren, die die Phasenumwandlung von Lipiden von der lamellaren (Doppelschicht-) Phase in die hexagonale (II) Phase hemmen oder fördern (z.B. Lipidzusammensetzung, Temperatur, gewisse Kationen, Proteine und Aminosäuren), auch den Widerstand von Epithelien beeinflussen.

Auch wenn man heute noch nicht mit letzter Sicherheit sagen kann, ob die permeabilitätsbegrenzenden Komponenten der Schlußleisten Lipide oder Proteine sind, besteht kein Zweifel, daß Proteine am Aufbau der Schlußleisten beteiligt sind. Das erste schlußleistenassoziierte Protein (genannt ZO-1 von zonula occludens) wurde 1986 beschrieben [62] und seine Eigenschaften seitdem in zahlreichen Arbeiten untersucht. Die wichtigsten Befunde dieser Studien sind

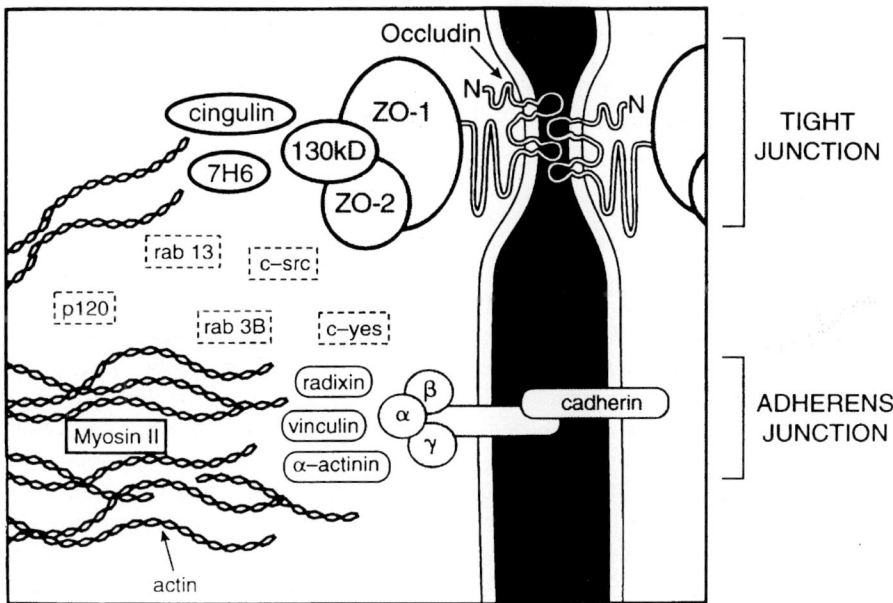

Abb. 1. Hypothetisches Modell der Schlußleisten und der "adherens junctions" zwischen 2 Epithelzellen unter Berücksichtigung der heute bekannten molekularen Komponenten. Die Permeabilitätsbarriere wird durch die homotypische Interaktion zweier Occludin-Moleküle gebildet. Diese sind an der zytoplasmatischen Seite an den Komplex aus den Proteinen ZO-1, ZO-2 und p130 gebunden. Etwas weiter entfernt befinden sich die Proteine Cingulin und 7H6 und der perijunktionäre Aktinring. Die gezeigten Komponenten der "adherens junctions" werden in der vorliegenden Arbeit nicht behandelt. Mod. nach Anderson u. Van Itallie 1995 [2])

in einem Teil dieser Arbeit zusammengefaßt. In den folgenden Jahren sind mit immunohistochemischen Methoden weitere spezifische, schlußleistenassoziierte Proteine gefunden und charakterisiert worden: Cingulin [12], ZO-2 [33], 7H6 [70] und p130 [7]. Diese Proteine unterscheiden sich im Aufbau, ihrer Lokalisation und ihren Funktionen. Eine Eigenschaft haben sie jedoch gemeinsam: sie sind keine integralen Membranproteine, d.h. sie durchspannen die Zellmembran nicht, sondern befinden sich im schlußleistennahen Bereich des Zytoplasmas (s. Abb. 1). Das bedeutet, daß diese Proteine – mangels extrazellulärer Bereiche – nicht direkt an der Generation der Permeabilitätsbarriere beteiligt sein können. Nach heutigem Kenntnisstand spielen sie vermutlich bei der Verankerung weiterer Schlußleistenkomponenten und der Regulation der Schlußleistenpermeabilität eine Rolle. Mit Ausnahme von ZO-1 ist aber über die konkreten Funktionen noch relativ wenig bekannt.

Die Entdeckung regulatorischer Schlußleisten-Proteine war für die Untersuchung der physiologischen Steuerungsmechanismen der Schlußleisten von eminenter Bedeutung, konnte aber zur Klärung der Frage "Lipidmodell oder Proteinmodell" nicht beitragen. Trotz intensiver Forschungsarbeit gelang erst im Jahre 1993 die Isolierung des ersten und bis heute einzigen membranständigen

Proteins aus den Schlußleisten [25]. Dieses Protein (genannt Occludin) durchspannt die Zellmembran genau an den Verschmelzungsstellen benachbarter Epithelzellen (Abb. 1) und könnte somit an der Generierung der Permeabilitätsbarriere beteiligt sein. Den heute bekannten Eigenschaften von Occludin ist ein Teil dieser Arbeit gewidmet.

Das regulatorische Protein der Schlußleisten: ZO-1

Schon vor Isolierung des ersten schlußleistenassoziierten Proteins war aus elektronenmikroskopischen Untersuchungen bekannt, daß die Kontaktstellen benachbarter Zellen (Kisses) an der intrazellulären Seite durch ein System von Aktinfilamenten und weiteren molekularen Komponenten begleitet werden [49]. Diese dienen offensichtlich der Verankerung der Kontaktstellen am Zytoskelett. ZO-1 ist eine Komponente dieses in der englischsprachigen Literatur mit "Plaque" bezeichneten Systems. ZO-1 wurde ursprünglich aus der Mausleber isoliert [62] und einige Jahre später wurde die vollständige Basensequenz der kodierenden cDNA bestimmt [69]. Die Sequenz ergab ein Protein aus 1736 Aminosäuren mit einer Molekularmasse von ca. 220 kDa. Das für die Kodierung des Proteins ZO-1 zuständige Gen wurde durch in-situ-Hybridisation der kodierenden cDNA auf das menschliche Chromosom 15q13 lokalisiert [54]. Die Vermutung, daß es sich im Fall von Morbus Crohn sowie des Prader-Willi- und Angelmann-Syndroms um eine Schädigung dieses Gens handeln könnte (was sich u. U. als eine primäre Barrierestörung manifestieren sollte), wurde aber nicht bestätigt [54].

Unter Verwendung von monoklonalen anti-ZO-1 Antikörpern wurde mit Immunofluoreszenzmethoden gezeigt, daß in Epithelien mit intakten Schlußleisten ZO-1 nur in unmittelbarer Nähe der Zelle-Zelle-Kontakte vorkommt, und daß kein intrazelluläres Reservoir für dieses Molekül vorhanden ist. Der Abstand zur Zellmembran beträgt ca. 15–25 nm [65]. Von allen heute bekannten schlußleistenassoziierten Proteinen scheint ZO-1 damit den geringsten Abstand zur Zellmembran zu haben: für Cingulin und 7H6 beträgt der Abstand ca. 40 nm [65, 70]. Diese membrannahe Verteilung von ZO-1 bleibt nur erhalten, solange die Schlußleisten intakt sind: werden sie experimentell zerstört, kann sich auch die Verteilung von ZO-1 ändern. So führt die plötzliche Unterbrechung der oxidativen Phosphorylierung an MDCK-Nierenzellen zu einem abrupten Abfall des transepithelialen Widerstands und gleichzeitig zu einer diffusen Verteilung von ZO-1 im Zytoplasma [48]. Der langsame spontane Wiederanstieg des transepithelialen Widerstands wird durch eine Reorganisation von ZO-1 begleitet. Eine mehr physiologische Öffnung der Schlußleisten am Dünndarm durch hohe luminale Glukose-Konzentration ließ dagegen die zelluläre Lokalisation von ZO-1 im wesentlichen unverändert, obwohl ZO-1 seinen Kontakt zu den perijunktional verlaufenden Aktinfilamenten verlor [50]. Kalzium-Entzug aus dem extrazellulären Medium, der den Abbau der Schlußleisten bewirkt, hat zu uneinheitlichen Ergebnissen geführt. In einer Studie an MDCK-Zellen hat Kalzium-Entzug wider Erwarten keine Änderung der Verteilung von ZO-1 induziert, das Protein blieb auch nach beginnendem Zerfall des Zellverbandes an den Zellgrenzen [36]. Astrozyten wurden dagegen nach einer 4minütigen Behandlung mit BAPTA, einem Kalzium-Chelator, nicht entkoppelt, obwohl ZO-1 von den Zellgrenzen abwanderte [37].

Aufgrund der engen Verbindung zwischen den Schlußleisten und ZO-1 wurde ursprünglich angenommen, daß ZO-1 ein hochspezifisches Protein der Schlußleisten von Epithelien und Endothelien ist [62]. In neueren Arbeiten wurde aber das Vorhandensein dieses Proteins auch in nichtepithelialen Zellen, wie Astrozyten, Sarkomazellen [35], im olfaktorischen System [53] und an den Glanzstreifen von Myozyten nachgewiesen [38]. Die Bestimmung der vollständigen cDNA-Basensequenz ermöglichte eine systematische Suche nach Sequenzhomologien zu anderen bekannten Proteinen [69]. Dabei wurden eine ganze Reihe weiterer Proteine gefunden, die signifikante Übereinstimmungen mit der Sequenz von ZO-1 zeigten [42]. Zu den homologen Proteinen gehören ZO-2, ein weiteres schlußleistenassoziiertes Protein [33], aber auch Proteine aus neuronalen Synapsen [42] und v. a. das sog. Dlg (discs-large) Protein von Drosophila [69]. Dieses Protein spielt durch seine transmembranäre Signaltransduktionsfunktion in der Regulation der Zellproliferation eine wichtige Rolle. Für diese Proteinfamilie wurde kürzlich die Bezeichnung „Membrane-associated Guanylate Kinase Homologs" (MAGUKs) eingeführt [1,42]. Wie aus dem Namen hervorgeht, bestehen die Gemeinsamkeiten hauptsächlich in der Lokalisation an den Zellgrenzen und in den Aufgaben in der Signalübertragung, die eng mit dem Vorhandensein eines spezifischen Teilbereichs zur Bindung kleiner G-Proteine zusammenhängt.

Die enge Verbindung der Schlußleistenproteine ZO-1, Occludin und ZO-2 [26,33] macht es plausibel, daß ZO-1 eine physiologische Funktion in der Regulation der Schlußleistenpermeabilität haben könnte. Einige Daten aus der Literatur scheinen dies bereits zu belegen. So fand man, daß ZO-1 in 2 Isoformen existiert, was durch unterschiedliche Verarbeitung aus der gleichen RNA (alternative splicing) resultiert [68]. Die 2 Isoformen unterscheiden sich in einem Bereich von 80 Aminosäuren (alpha-Untereinheit). Die Variante mit der fehlenden Untereinheit (ZO-1$_{alpha}$-) kommt in allen Schlußleisten vor, die sich durch eine hohe Durchlässigkeit auch für mittelgroße Moleküle und durch eine Plastizität der interzellulären Haftstelle auszeichnen (Plastizität bedeutet hier die Fähigkeit, sich bei Bedarf zu öffnen und größere Moleküle und sogar Immunzellen passieren zu lassen) [8]. Schlußleisten mit diesen Eigenschaften kommen in allen Endothelzellen und in 2 hochspezifischen Epithelien mit basolateral lokalisierten Schlußleisten vor (Podozyten der Nierenglomeruli und Sertoli-Zellen der samenführenden Tubuli des Hodens). Die Isoform mit voller Länge (ZO-1$_{alpha}$+) ist in Schlußleisten zu finden, die diese Dynamik nicht oder nur in viel geringerem Maße zeigen. Dies sind alle Epithelien, unabhängig von Ultrastruktur oder elektrischem Widerstand [8].

Neben dem Vorhandensein oder Fehlen des alpha Teilbereichs scheint der Phosphorylierungsgrad von Tyrosin eine wichtige Rolle für die Funktion von ZO-1 zu spielen. Induktion von Schlußleistenformation führt zur erhöhten Phosphorylierung von Tyrosin [47]. Die Eigenschaften bereits ausgebildeter

Schlußleisten scheinen ebenfalls davon beeinflußt zu werden. So existiert die aus der Hundeniere stammende MDCK-Zellinie in 2 Unterformen, die sich im elektrischen Widerstand um einen Faktor 40 unterscheiden (strain 1:4000 Ωcm^2, strain 2: 100 Ωcm^2) [18]. Die Anzahl der Schlußleisten-Stränge ist in beiden Unterformen identisch, und das Protein ZO-1 ist in beiden Varianten etwa in gleicher Menge vorhanden [63]. Der einzige Unterschied, der die Abweichung im elektrischen Widerstand erklären könnte, ist, daß Tyrosin in der hochohmigen Linie nur geringfügig, in der niederohmigen Linie dagegen stark phosphoryliert ist [18, 64].

Das barrierebildende Protein der Schlußleisten: Occludin

Das integrale Membranprotein der Schlußleisten, Occludin, wurde aus Leberzellen von frisch geschlüpften Küken isoliert. Die volle Basensequenz der cDNA wurde bestimmt [25]. Die cDNA kodiert ein Protein aus 504 Aminosäuren mit einer Molekularmasse von ca. 65 kDA. Mit Hilfe monoklonaler Antikörper konnte gezeigt werden, daß dieses Protein ausschließlich in Schlußleisten von Epithelien und Endothelien vorkommt, und zwar direkt an den Stellen des Membran-Membran-Kontakts. Ohne Detergenzien konnte Occludin nicht aus der Zellmembran extrahiert werden, was bedeutet, daß es sich um ein integrales Membranprotein handelt. Auch die Hydrophobizitätsanalyse unterstützt diesen Befund: Occludin besitzt 4 hydrophobe, vermutlich transmembranäre Segmente (M1-M4). Das von Furuse et al. ausgearbeitete Faltungsmodell (s. Abb. 2) zeigt, daß sich zwischen den transmembranären Segmenten M1-M2 bzw. M3-M4 zwei extrazelluläre Schleifen mit 44 bzw. 45 Aminosäuren befinden. Die Segmente M2 und M3 werden durch eine kurze intrazelluläre Schleife verbunden. Der lange Carboxy-Terminus (254 Aminosäuren) und der kurze Amino-Terminus (57 Aminosäuren) sind dem Zytoplasma zugewandt.

Ein Vergleich der Aminosäuresequenz von Occludin mit anderen bekannten Proteinen verlief negativ: Occludin zeigt zu keinem bekannten Protein Sequenzähnlichkeiten. Die Faltungsstruktur mit den vier transmembranären Segmenten erinnert dagegen an die Struktur von Connexin, dem Protein der „gap junctions". In den „gap junctions" sind 6 Connexinmoleküle ringförmig angeordnet und bilden so einen transmembranären Kanal. Die strukturelle Ähnlichkeit läßt die Vermutung zu, daß sich Occludinmoleküle linear polymerisieren könnten, um so die Schlußleistenstränge zu formieren. Die extrazellulären Schleifen des Moleküls könnten dann, durch Kopplung an identische (oder komplementäre) Strukturen der Nachbarzelle, die Perfusionsbarriere bilden. Da nach dieser Vorstellung die Permeabilitätseigenschaften durch die aneinandergekoppelten extrazellulären Bereiche der beteiligten Proteine bestimmt werden, wären in der Literatur bereits beschriebene hochselektive Poren im Bereich der Schlußleisten, die nur bestimmte Ionen durchlassen [4], durchaus denkbar. Ob allerdings die extrazellulären Schleifen tatsächlich die Fähigkeit der linearen Polymerisation besitzen, ist bis heute ungeklärt (s. unten).

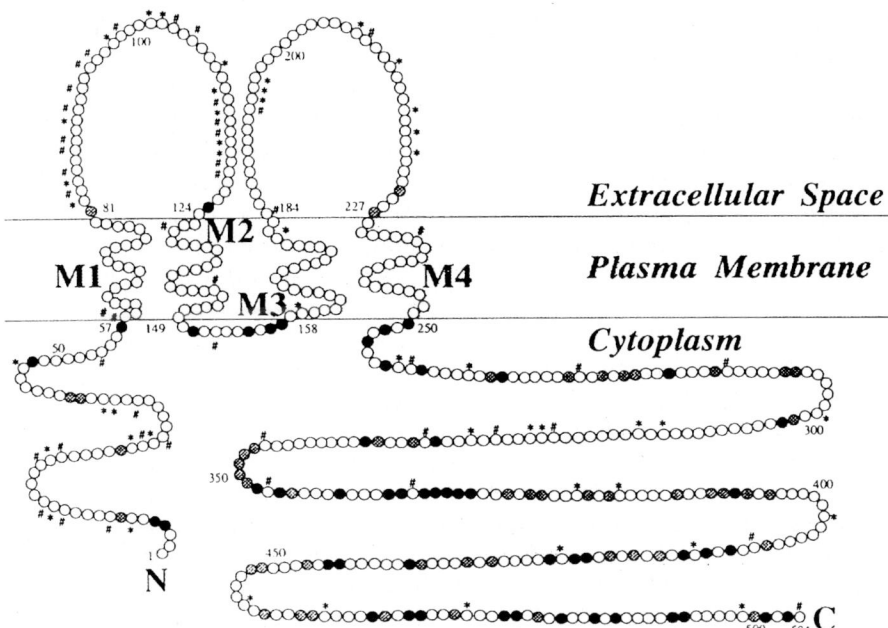

Extracellular Space

Plasma Membrane

Cytoplasm

Abb. 2. Das Faltungsmodell von Occludin. (Nach Furuse et al. 1993) [25]. Die 4 hydrophoben, transmembranären Segmente sind mit *M1-M4* gekennzeichnet. Der Carboxy- und der Amino-Terminus befinden sich beide auf der zytoplasmatischen Seite der Zellmembran. ● und ⊕ bezeichnen positiv bzw. negativ geladene Aminosäurereste (bei neutralem pH). Bitte beachten, daß die extrazellulären Schleifen fast ungeladen sind. * und # markieren Tyrosin- und Glyzinreste, die in der extrazellulären Schleife M1-M2 besonders häufig vorkommen

Die extrazellulären Schleifen von Occludin haben einige Eigenschaften, die für die hypothetische Barrierebildung von Interesse sein könnten: sie haben einen sehr hohen Anteil an Tyrosin und Glyzin (25 bzw. 36 % in der Schleife M1-M2, Abb. 2), sind aber elektrisch fast nicht geladen (im Gegensatz zu den stark geladenen intrazellulären Bereichen). Die insgesamt 3 extrazellulären Ladungen befinden sich in unmittelbarer Nähe der Zellmembran. Es ist unwahrscheinlich, daß die ungeladenen Aminosäuren in den extrazellulären Schleifen die für die meisten Schlußleisten typische Kationenselektivität bewirken können. Leicht vorstellbar ist, daß hierfür andere, noch nicht identifizierte Proteine zuständig sind. Eine weitere unbeantwortete Frage ergibt sich aus der Beobachtung, daß der Abstand benachbarter Zellmembranen bei gap junctions wesentlich größer ist (2 nm) als bei den Schlußleisten (< 1 nm), obwohl die extrazellulären Schleifen von Connexin kürzer sind, als die von Occludin [25].

Neben den extrazellulären Schleifen ist auch die Funktion der beiden intrazellulären Termini von großem Interesse. Über die mögliche Rolle des Amino-Terminus ist z.Z. noch nichts bekannt. Nachdem ZO-1 und Occludin in vitro einen Komplex bilden und ZO-1 wiederum mit dem Zytoskelett eng verbunden ist [26, 38], wurde vermutet, daß das für die Bindung an ZO-1 verantwortliche

C-terminale Ende von Occludin in der intrazellulären Regulation der Schlußleistenpermeabilität eine Rolle spielt. Dies wurde durch selektives Deletieren einzelner Abschnitte des ca. 250 Aminosäuren langen C-Terminus und durch anschließende Transfektionsstudien untersucht. Diese Studien zeigen, daß mit Occludin transfizierte Zellen (die selbst Schlußleisten besitzen) das Molekül korrekt verarbeiten und in die Schlußleisten einbauen. Entfernt man jedoch ein
150 Aminosäuren langes Endstück am C-Terminus, wird Occludin nicht mehr
in die Schlußleisten eingebaut, und es kommt auch zu keiner Verbindung mit
ZO-1. Es scheint so, als sei für den korrekten Einbau in die Schlußleisten eine
Assoziation mit ZO-1 erforderlich.

Die gemeinsame Rolle von ZO-1 und Occludin im Aufbau von Schlußleisten
wird auch in einer neuen Studie deutlich. In dieser Studie wurden retinale Pigmentepithelzellen in Primärkultur gezüchtet [43]. Normalerweise bilden diese
Zellen in Kultur keine Schlußleisten aus und nach einiger Zeit nehmen sie eine
fibroblastähnliche Morphologie an. Dementsprechend konnten mit Immunofluoreszenz weder Occludin noch ZO-1 an den Zellgrenzen nachgewiesen werden. Stimulation der Zelldifferenzierung mittels DMSO führte dagegen zur Induktion von Schlußleisten (nachweisbar durch den Anstieg des transepithelialen Widerstands und durch Abnahme der Inulin- und Dextranpermeabilität).
Parallel dazu wurden an den Zellgrenzen Occludin und ZO-1 angehäuft. Ein
drittes Schlußleistenprotein (7H6), das in dieser Studie ebenfalls untersucht
wurde, konnte auch in den Zellen mit Schlußleisten nicht nachgewiesen werden.

Die gegen Küken-Occludin erstellten Antikörper erkennen das homologe
Säugermolekül nicht, obwohl man schon frühzeitig vermutete, daß die funktionell wichtigen Bereiche von Occludin im Laufe der Evolution konserviert wurden [26]. Diese Vermutung konnte kürzlich bestätigt werden, als die cDNA-Sequenz integraler Schlußleistenproteine (Occludin-Homologe) für die Spezies
Ratten-Kenguru, Maus, Hund und Mensch bestimmt wurden [3]. Alle Occludin-
Homologe besitzen 4 hydrophobe transmembranäre Segmente und einen langen Carboxy-Terminus. Die Aminosäuresequenz des Küken-Occludins zeigt
eine 45,6 %ige Übereinstimmung mit dem menschlichen Homolog und die
Ähnlichkeit in den funktionell wichtigen barrierebildenden extrazellulären
Schleifen und im Bereich des C-Terminus ist sogar noch größer. So besteht die
erste extrazelluläre Schleife (M1-M2 Schleife) beim Menschen zu 63 % aus Tyrosin und Glyzin, dieser Wert ist fast identisch mit dem entsprechenden Wert
des Küken-Occludins (61%). Eine interessante Beobachtung der Autoren dieser
Arbeit ist, daß der mittlere Teil des C-terminalen Endbereichs unabhängig von
der gefundenen Aminosäuresequenz in allen analysierten Occludin-Homologen
eine alpha-helikale Struktur zeigt [3]. Sie vermuten, daß im Laufe der Evolution
einzelne Aminosäuren nur dann gegen andere ausgetauscht wurden, wenn dies
die sekundäre Struktur des Proteins, die für die Funktion wichtig zu sein
scheint, nicht verändert hatte.

Die Frage, ob Occludin in Zellen, die per se keine Schlußleisten besitzen, in
die Zellmembran eingebaut wird und sich dort zu linearen Strängen polymerisieren kann, wurde in den neuesten Expressionsversuchen der Arbeitsgruppe

Tsukida [27] untersucht. Die aus Küken isolierte cDNA des Occludinmoleküls wurde in das Genom von Baculoviren eingebaut und diese in Insektenzellen der Zellinie Sf9 eingeschleust. Die Ergebnisse zeigen, daß das Occludinmolekül von den Sf9-Zellen in großen Mengen exprimiert wurde, jedoch wider Erwarten nicht an der Zelloberfäche erschien, sondern in der Membran von intrazellulären Organellen unbekannter Herkunft angehäuft wurde. Diese Organellen schienen daraufhin zu „platzen" und wurden nach Verlust ihres Inhalts spiralförmig aufgerollt. In den auf diese Weise entstandenen multilamellaren Strukturen erschienen die äußeren Blätter benachbarter Zellmembranen nahezu verschmolzen zu sein. Die Verschmelzung ist mit großer Sicherheit auf das Vorhandensein von Occludin zurückzuführen, denn an den Stellen, an denen kein Occludin nachgewiesen werden konnte, fand auch keine Verschmelzung statt. Die Frage, warum Occludin nicht auf die Zelloberfläche transportiert wurde, sondern in der Zelle blieb, konnte aus diesen Versuchen nicht beantwortet werden. Eine mögliche Erklärung könnte sein, daß für den Transport oder den Einbau in die Zellmembran die Anwesenheit eines anderen Proteinmoleküls erforderlich ist. Angesichts der engen Kopplung zwischen Occludin und ZO-1 wäre es nicht überraschend, wenn dieses andere Molekül ZO-1 wäre: eine Koexpressionsstudie von Occludin und ZO-1 wurde von den Autoren der obigen Arbeit bereits angekündigt. Auch die wichtige Frage, ob sich Occludin zu linearen Strängen polymerisieren kann, konnte in der Studie nicht endgültig geklärt werden. Gefrierbruchaufnahmen der Membranen der multilamellaren Organellen zeigten Strukturen, die eine gewisse Ähnlichkeit mit den Schlußleistensträngen aufwiesen, jedoch viel kürzer waren und nach Schätzung der Autoren aus maximal 5 Occludinmolekülen bestanden [27].

Zusammen- und Abbau von Schlußleisten

Es ist seit langem bekannt, daß die Schlußleisten von Epithelien keine unveränderlichen Strukturen sind, sondern in Ca^{2+}-freier extrazellulärer Badlösung desintegriert werden [59]. Neuere Studien über die Entwicklung von Schlußleisten an zusammenwachsenden Zellkulturen zeigen, daß Schlußleisten nicht nur abgebaut, sondern auch in kurzer Zeit zusammengebaut werden können [11, 28, 40]. Obwohl die physiologische Regulation von Schlußleisten nicht notwendigerweise über die gleichen Mechanismen erfolgt, wie der Zusammen- und Abbau, hat die Untersuchung dieser Vorgänge doch zu wichtigen neuen Erkenntnissen über mögliche Regulationsmechanismen der parazellulären Transportvorgänge geführt.

Die aktuellen Daten und Konzepte über den Einbau von Schlußleisten in die Zellmembran stammen größtenteils aus Arbeiten von Cereijido und seiner Arbeitsgruppe, die Versuche an MDCK-Zellen durchgeführt haben. In diesen Versuchen wurde der Einfluß verschiedener Substanzen auf den Zusammenbau von Schlußleisten mit Hilfe des sog. Ca^{2+}-switch-Manövers getestet. Wenn MDCK-Zellen nach der Aussaat in niedrig-Ca^{2+}-Medium überführt werden, unterbleibt der normale Zusammenbau der Schlußleisten, der sonst nach ca. 15 h abgeschlossen wäre. Der transepitheliale Widerstand bleibt niedrig. Wenn nun ca. 20 h nach der Aussaat der Lösung wieder Ca^{2+} zugeführt wird (dieser Eingriff wird „Ca^{2+}-switch" genannt), entwickeln sich die Schlußleisten mit einer viel schnelleren Kinetik (innerhalb von ca. 2–3 Stunden) als in Kontrollversuchen [28]. Zu diesem Zeitpunkt bleiben zudem Inhibitoren der Proteinsynthese ohne Einfluß [28], d.h. die benötigten Proteine sind bereits vorher synthetisiert [10].

Eine mögliche Erklärung für die Ca^{2+}-Wirkung wäre, daß dieses Ion eine Brücke zwischen den Schlußleistensträngen benachbarter Zellen bildet und dadurch die Abdichtung der Schlußleisten ermöglicht. Dies scheint jedoch nicht zuzutreffen. Stevenson u. Goodenough haben von Leberzellen eine schlußleistenreiche Fraktion isoliert, die in Lösung Vesikel formt. Mit Hilfe der auf der Oberfläche vorhandenen Schlußleistenkomponenten koppeln sich zwei oder mehrere solcher Vesikel aneinander [61]. Werden sie dann in eine Ca^{2+}-freie Lösung gebracht, bleibt die Kopplung der Vesikel erhalten, d.h. die von den regulatorischen intrazellulären Mechanismen isolierten Schlußleisten werden durch die Ca^{2+}-freie Lösung nicht zerstört. Dies zeigt, daß das Fehlen extrazellulären Kalziums nicht direkt, sondern durch intrazellulär vermittelte Vorgänge den Abbau der Schlußleisten bewirken muß.

Eine andere Beobachtung, die gegen die direkte Wirkung extrazellulären Kalziums auf die Schlußleistenstränge spricht, ist die polarisierte Wirkung des Kalziumentzugs. In den untersuchten Zellkulturen und auch in einigen nativen Epithelien führt nur die serosale, nicht jedoch die luminale Chelation von Kalzium zum Zerfall der Schlußleisten [19, 44, 57], obwohl der gleichzeitige luminale Entzug den Vorgang beschleunigen kann [19]. Würde Kalzium direkt auf die Schlußleisten-Stränge wirken, müßte das Vorhandensein auf einer Seite ausreichen, um den Zerfall zu verhindern.

Die intrazellulären Vorgänge, die während des Ca^{2+}-switch-Manövers ablaufen, schließen Änderungen von Zytoskelettkomponenten und direkten Schlußleistenkomponenten ein. Vor der Zugabe von Ca^{2+} ist sich die Mehrzahl der zum Zytoskelett gehörenden Aktinfilamente um den Zellkern verteilt [7]. Die schlußleistenassoziierten Proteine (vermutlich Komplexe von ZO-1, ZO-2 und p130, [7]) sind in intrazellulären Vesikeln enthalten [67]. Die Erhöhung des extrazellulären Kalziums führt zu einer Reorganisation der Aktinfilamente an den Zellgrenzen und zur Ausbildung des, für Epithelzellen typischen, perijunktionalen Aktinringes [7]. Zugleich fusionieren die Vesikeln mit der Zellmembran, und an diesen Stellen erscheinen bereits nach kurzer Zeit die ersten Schlußleistenstränge [67]. Die Exozytose von Vesikeln bewirkt einen Anstieg der Zellmembranfläche (gemessen als Änderung der Membrankapazität) um 22 % [29].

Wie die Erhöhung des extrazellulären Kalziumspiegels die beschriebenen intrazellulären Vorgänge auslöst, war zunächst nicht bekannt. Auf der Suche nach den beteiligten Signalübertragungsmechanismen wurde untersucht, ob Änderungen des extrazellulären Ca^{2+}-Spiegels unmittelbar parallele Änderungen des intrazellulären Ca^{2+}-Spiegels ($[Ca^{2+}]_i$) auslösen. Der Anstieg von $[Ca^{2+}]_i$ könnte dann als sekundärer Botenstoff den Zusammenbau von Schlußleisten triggern.

In der Tat führt das Ca^{2+}-switch-Manöver zu einem steilen Anstieg von $[Ca^{2+}]_i$ [20]. Der Anstieg von $[Ca^{2+}]_i$ ist maximal in der Nähe der Zellgrenzen, an den Kontaktstellen benachbarter Zellen [56]. Diese Konzentrationserhöhung beweist aber noch nicht, daß Ca^{2+} der gesuchte sekundäre Botenstoff ist. Wird nämlich die transmembranäre Ca^{2+}-Aufnahme durch Kalziumkanalblocker wie La^{3+} oder Verapamil verhindert, oder wird das extrazelluläre Kalzium nur geringfügig erhöht (auf 0,1 mmol/l statt auf 1,8 mmol/l), steigt $[Ca^{2+}]_i$ nicht an. Die steile Zunahme des transepithelialen Widerstands bleibt jedoch erhalten [20]. Diese Beobachtung spricht gegen eine unmittelbare Rolle von $[Ca^{2+}]_i$: die Erhöhung des extrazellulären Ca^{2+} scheint eher auf einen extrazellulären Rezeptor zu wirken, der durch dieses Signal auch ohne einer Erhöhung von $[Ca^{2+}]_i$ die Prozesse zum Zusammenbau der Schlußleisten in Gang setzen kann. Es gibt allerdings auch Beobachtungen, die mit dieser Theorie nur schwer vereinbar sind. So wird berichtet, daß die Blockierung des Ca^{2+}-Calmodulin Systems während des Ca^{2+}-switch-Manövers zu niedrigeren transepithelialen Widerständen führt, als ohne diesem Eingriff [5]. Calmodulin braucht aber das physikalische Vorhandensein von Ca^{2+}, nicht nur die Information, daß Ca^{2+} an einen extrazellulären Rezeptor gebunden ist. Auch eine weitere Studie spricht für die direkte Rolle von $[Ca^{2+}]_i$: an A6 Nierenzellen, deren Schlußleisten durch Ca^{2+}-freie Lösung auf der basolateralen Seite abgebaut wurden, konnte die Erhöhung von $[Ca^{2+}]_i$ mit Hilfe eines auf der luminalen Seite applizierten Kalzium-Ionophors einen partiellen Wiederanstieg des transepithelialen Widerstands bewirken [39].

Trotz dieser widersprüchlichen Ergebnisse wird heute allgemein angenommen, daß die intrazellulären Vorgänge, die nach dem Ca^{2+}-switch-Manöver zum Zusammenbau der Schlußleisten führen, durch einen Calcium-empfindlichen Membranrezeptor ausgelöst werden. Es gibt Indizien dafür, daß dieser Rezeptor das basolateral lokalisierte Zelladhäsionsmolekül E-Cadherin (Uvomorulin) ist. Dieses Molekül ist für die Ankopplung benachbarter Zellen zuständig, was als erster Schritt im Prozeß der Ausbildung von Schlußleisten gilt [31]. Ein wichtiger Beweis für die Rolle von E-Cadherin stammt aus der Beobachtung, daß die durch extrazelluläres Ca^{2+} ausgelöste Neuformation von Schlußleisten mittels Antikörper gegen die extrazelluläre Domäne von E-Cadherin unterdrückt werden kann [32]. Wie die intrazelluläre Domäne von E-Cadherin das Signal in die Zelle weiterleitet, ist im einzelnen noch nicht bekannt, es wird aber angenommen, daß G-Proteine an dem Vorgang beteiligt sind [5]. Im weiteren Verlauf der Signalkaskade wird Proteinkinase C (PKC) aktiviert. Die Isoformen der G-Proteine und von PKC, die mit den Schlußleisten ko-lokalisiert sind, wurden vor kurzem identifiziert [22]. Für die Beteiligung von PKC am Zusammenbau von Schlußleisten gibt es folgende Beweise: Diacylglyzerin (DAG), das PKC direkt aktiviert, führt auch in Ca^{2+}-freier Lösung und in Anwesenheit von Anti-E-Cadherin Antikörpern zur -allerdings unvollständigen- Ausbildung von Schlußleisten [5]. Die nichtselektive Inhibition der Proteinkinasen A und C mittels H7 oder Staurosporin, oder auch die hochselektive Inhibition von PKC mittels Calphostin C verhindern dagegen die durch den „Ca^{2+}-switch" ausgelöste Neuformation von Schlußleisten [21,66]. Fertig zusammengebaute Schlußleisten der

Tabelle 1. Inhibitionskonstanten verschiedener Proteinkinaseinhibitoren (K_i in µmol/l)

Substanz	PKC	PKA	PKG	TPK	CM-PK
H7	6.0	3.0	5.8	3.8	80
Staurosporine	0.0007	0.007	0.0085	0.019	0.01
Chelerythrine	0.66	170	–	100	>100
Calphostin C	0.05	> 50	> 25	> 50	–

PKC Proteinkinase C, *PKA* Proteinkinase A, *PKG* Proteinkinase G, *TPK* Protein Tyrosin Kinase, *CM-PK* Ca^{2+}-Calmodulin-abhängige Proteinkinase

hochohmigen MDCK Zellinie werden durch die gleichen Hemmer nicht mehr verändert, d. h. PKC ist nur am Aufbau, nicht jedoch an der physiologischen Regulation dieser Strukturen beteiligt [66]. Dies scheint an Hepatozyten anders zu sein. Nathason et al. fanden, daß die Schlußleisten zwischen Leberzellen-Paaren sowohl durch einen Anstieg von $[Ca^{2+}]_i$, als auch durch die direkte Aktivierung von PKC gelockert werden, im letzteren Fall ohne eine Änderung des intrazellulären Ca^{2+}-Spiegels [55].

Ob die Aktivierung von Proteinkinase C auch am Abbau der Schlußleistenstränge in Ca^{2+}-freier extrazellulärer Lösung eine Schlüsselfunktion spielt, wurde kürzlich durch Citi et al. untersucht [13, 15]. Der transepitheliale Widerstand in Ca^{2+}-freier Lösung inkubierter MDCK-Zellschichten fiel auf niedrige Werte und das schlußleistenassoziierte Protein Cingulin wurde von der Zellperipherie zurückgezogen und im Zytoplasma verteilt. Die Inhibitorsubstanzen H7 (30 µmol/l) und, in geringerem Maße auch Staurosporine (0,1 µmol/l), verhinderten diese Vorgänge [13]. Auch die Änderungen der Aktinfilamente des Zytoskeletts wurden durch H7 verhindert [15]. Diese Beobachtungen deuten auf eine Rolle von Proteinkinasen im Abbauvorgang von Schlußleisten hin. Da aber H7 und, in der verwendeten Konzentration, auch Staurosporine relativ unspezifisch mehrere Kinasen hemmen (s. Tabelle 1), kann aus den Arbeiten von Citi die alleinige oder überwiegende Rolle von PKC nicht abgeleitet werden.

Um die Rolle von PKC in dem Abbau der Schlußleisten eindeutig zu klären haben wir die Wirkungen der in Tabelle 1 gelisteten Proteinkinasehemmer auf den durch Ca^{2+}-Reduktion ausgelösten Schlußleistenabbau an einem nativen Epithelium, der Gallenblase des Molches Necturus Maculosus, miteinander verglichen. Unsere Technik ermöglichte nicht nur die Messung des transepithelialen Widerstands, sondern mit Hilfe intrazellulärer Mikroelektroden und Impedanzmessungen die Bestimmung der Widerstände der Zellmembranen [46].

Inkubation des Gallenblasenepithels in Ca^{2+}-freier serosaler Lösung führte - wie erwartet - zum Abfall des transepithelialen Widerstands (s. Tabelle 2). Als optisches Zeichen des Abbaus von Schlußleisten verloren die Zellen ihre hexagonale Form und rundeten sich ab. Etwas unerwartet fiel die Änderung der Zellmembranwiderstände aus: der Widerstand der apikalen Zellmembran nahm ab, während der Widerstand der basolateralen Zellmembran zunahm, so daß der fraktionelle Anteil des apikalen Membranwiderstandes abfiel. Dabei

Tabelle 2. Die Wirkung serosaler Ca^{2+}-Wegnahme (für 2 h) und verschiedener Proteinkinasehemmer auf den transepithelialen Widerstand (R_t) und den fraktionellen apikalen Widerstand (fR_a) des Necturus Gallenblasenepithels

	Ohne Hemmer (n = 12)		H7 (50 mmol/l) (n = 3)		Staurosporine (0.01 mmol/l) (n = 3)		Calphostin C (0.5 mmol/l) (n = 7)		Chelerythrine (5 mmol//l) (n = 3)	
Parameter	R_t	fR_a	R_t	fR_a	R_t	fR_a	R_t	fR_a	R_t	fR_a
Bedingung	(Ωcm^2)	%	(Ωcm^2)	%	(Ωcm^2)	%	(Ωcm^2)	%	(Ωcm^2)	%
Kontrolle	208±18	78±5	224±14	88±1	136±16	83±2	147±8	71±4	208±23	78±9
Serosal Ca^{2+}-frei	62±8*	32±12*	156±11	80±2	36±6*	16±1*	65±17*	27±5*	55±4*	59±9[a]

Signifikante Änderung gegenüber Kontrolle: * p < 0.05
[a] fR_a unter Chelrythrine gemessen nach 1 h

blieb die Gesamtleitfähigkeit der Zelle nahezu unverändert [44]. Eine mögliche, jedoch nicht bewiesene Erklärung dieses Verhaltens wäre die erwähnte Funktion der Schlußleisten, apikale und basolaterale Zellbereiche voneinander zu trennen. Nach Abbau der Schlußleisten könnten ursprünglich basolateral lokalisierte Membrankanäle auf die apikale Fläche diffundieren. Bei einem solchen Vorgang bliebe die Gesamtzahl der Kanäle (und damit die Gesamtleitfähigkeit der Zellmembran) unverändert, während der Widerstand der apikalen Zellmembran, wie beobachtet, abnähme. Die Rolle der Schlußleisten bei der Aufrechterhaltung der polarisierten Verteilung der Membranproteine ist allerdings noch umstritten [34]. Es gibt auch Beobachtungen, wonach die Membranproteine ihre typische Verteilung auch nach Abbau der Schlußleisten (infolge akuten Sauerstoffmangels) behalten [51].

Als nächstes wurde die Wirkung des nichtselektiven Proteinkinasehemmers H7 auf den oben beschriebenen Vorgang untersucht. Die Wirkungen der serosalen Ca^{2+}-Wegnahme konnten durch die simultane Gabe von H7 größtenteils verhindert werden (s. Tabelle 2). Diese Versuche bestätigen also die an MDCK-Zellen gewonnenen Ergebnisse von Citi [13].

Die Frage, ob die Wirkung von H7 hauptsächlich auf die Hemmung von PKC zurückzuführen war, wurden in weiteren Versuchen 3 spezifische Inhibitorsubstanzen dieser Kinase getestet. Zwei der Substanzen, Staurosporin und Chelerythrin, interagieren – wie auch H7 – mit der katalytischen Domäne, während die dritte Substanz, Calphostin C, an die regulatorische Domäne von PKC bindet. Trotz dieser Unterschiede in der Wirkungsweise lieferten die 3 Substanzen identische Ergebnisse: sie konnten die durch serosale Ca^{2+}-Wegnahme ausgelösten Vorgänge nicht verhindern (s. Tabelle 2). Selbst Staurosporin, das in der verwendeten Konzentration neben PKC partiell auch PKA hemmen sollte, blieb ohne Wirkung. Dieses Ergebnis bedeutet, daß die inhibitorische Wirkung von H7 nicht oder nicht nur auf die Hemmung von PKC zurückzuführen ist. Während also der Zusammenbau der Schlußleisten an zusammenwachsenden Zellkulturen allein durch die Aktivierung von PKC ausgelöst werden kann, spielen beim Abbau noch weitere, z.Z. noch nicht bekannte Mechanismen eine Rolle.

Literatur

1. Anderson JM, Fanning AS, Lapierre L, Van Itallie CM (1995) Zonula occludens (ZO-1 and ZO-2): Membrane-associated guanylate kinase homologues (MAGuKs) of the tight junction. Biochem Soc Trans 23:470–475
2. Anderson JM, Van Itallie CM (1995) Tight junctions and the molecular basis for regulation of paracellular permeability. Amer J Physiol-Gastrointest L 32:G467–G475
3. Ando-Akatsuka Y, Saitou M, Hirase T, Kishi M, Sakakibara A, Itoh M, Yonemura S, Furuse M, Tsukita S (1996) Interspecies diversity of occludin sequence cDNA cloning of human, mouse, dog, and rat-kangaroo homologes. J Cell Biol 133:43–47
4. Bakker R, Groot JA (1989) Further evidence for the regulation of the tight junction ion selectivity by cAMP in goldfish intestinal mucosa. J Membr Biol 111:25–35
5. Balda MS, Gonzalez-Mariscal L, Contreras RG, Macias-Silva M, Torres-Marquez ME, Sainz JA, Cereijido M (1991) Assembly and sealing of tight junctions – possible participation of G-proteins, phospholipase-C, protein kinase-C and calmodulin. J Membr Biol 122:193–202
6. Balda MS, Fallon MB, Van Itallie CM, Anderson JM (1992) Structure, regulation, and pathophysiology of tight junctions in the gastrointestinal tract. Yale J Biol Med 65:725–735
7. Balda MS, Gonzalez-Mariscal L, Matter K, Cereijido M, Anderson JM (1993) Assembly of the tight junction - the role of diacylglycerol. J Cell Biol 123:293–302
8. Balda MS, Anderson JM (1993) Two classes of tight junctions are revealed by ZO-1 isoforms. Am J Physiol 264:C918–C923
9. Bonnet R (1895) Über die Schlußleisten der Epithelien. Dt Med Wschr 21:58
10. Cereijido M, Meza I, Martinez-Palomo A (1981) Occluding junctions in cultured epithelial monolayers. Am J Physiol 240:C96–C102
11. Cereijido M (1992) Tight junctions. CRC Press, Boca Raton
12. Citi S, Sabanay H, Jakes R, Geiger B, Kendrick-Jones J (1988) Cingulin, a new pripheral component of tight junctions. Nature (Lond) 333:272–276
13. Citi S (1992) Protein kinase inhibitors prevent junction dissociation induced by low extracellular calcium in MDCK epithelial cells. J Cell Biol 117:169–178
14. Citi S (1993) The molecular organization of tight junctions. J Cell Biol 121:485–489
15. Citi S, Volberg T, Bershadsky AD, Denisenko N, Geiger B (1994) Cytoskeletal involvement in the modulation of cell-cell junctions by the protein kinase inhibitor H-7. J Cell Sci 107:683–692
16. Claude P (1978) Morphological factors influencing transepithelial permeability : A model for the resistance of the Zonula Occludens. J Membr Biol 39:219–232
17. Claude P, Goodenough DA (1973) Fracture faces of Zonulae Occludentes from "tight" and "leaky" epithelia. J Cell Biol 58:390–400
18. Collares-Buzato CB, Jepson MA, McEvan GTA, Simmons NL, Hirst BH (1994a) Junctional uvomorulin/E-cadherin and phosphotyrosine- modified protein content are correlated with paracellular permeability in Madin-Darby canine kidney (MDCK) epithelia. Histochemistry 101:185–194
19. Collares-Buzato CB, McEvan GTA, Jepson MA, Simmons NL, Hirst BH (1994b) Paracellular barrier and junctional protein distribution depend on basolateral extracellular Ca^{2+} in cultured epithelia. Biochim Biophys Acta-Mol Cell Res 1222:147–158
20. Contreras RG, Miller JH, Zamora M, Gonzalez-Mariscal L, Cereijido M (1992) Interaction of calcium with plasma membrane of epithelial (MDCK) cells during junction formation. Am J Physiol 263:C313–C318
21. Denisenko N, Burighel P, Citi S (1994) Different effects of protein kinase inhibitors on the localization of junctional proteins at cell-cell contact sites. J Cell Sci 107:969–981
22. Dodane V, Kachar B (1996) Identification of isoforms of G proteins and PKC that colocalize with tight junctions. J Membrane Biol 149:199–209
23. Farquhar MG, Palade G (1963) Junctional complexes in various epithelia. J Cell Biol 17: 375–412
24. Fromm M, Tykocinski M, Schulzke JD, Hegel U, Bentzel CJ (1990) pH dependence of protamine action on apical membrane permeability in Necturus gallbladder epithelium. Biochim Biophys Acta 1027:179–184

25. Furuse M, Hirase T, Itoh M, Nagafuchi A, Yonemura S, Tsukita S (1993) Occludin – a novel integral membrane protein localizing at tight junctions. J Cell Biol 123:1777-1788
26. Furuse M, Itoh M, Hirase T, Nagafuchi A, Yonemura S, Tsukita S (1994) Direct association of occludin with ZO-1 and its possible involvement in the localization of occludin at tight junctions. J Cell Biol 127:1617–1626
27. Furuse M, Fujimoto K, Sato N, Hirase T, Tsukita S (1996) Overexpression of occludin, a tight junction-associated integral membrane protein, induces the formation of intracellular multilamellar bodies bearing tight junction-like structures. J Cell Sci 109:429–435
28. Gonzalez-Mariscal L, Chavez de Ramirez B, Cereijido M (1985) Tight junction formation in cultured epithelial cells (MDCK). J Membr Biol 86:113–125
29. Gonzalez-Mariscal L, Contreras RG, Bolivar JJ, Ponce A, Deramirez BC, Cereijido M (1990) Role of calcium in tight junction formation between epithelial cells. Am J Physiol 259: C978–C986
30. Griepp EB, Dolan WJ, Robbins ES, Sabatini DD (1983) Participation of plasma membrane proteins in the formation of tight junctions by cultured epithelial cells. J Cell Biol 96: 693–702
31. Gumbiner B (1987) Structure, biochemistry, and assembly of epithelial tight junctions. Am J Physiol 253:C749–C758
32. Gumbiner B, Stevenson BR, Grimaldi A (1988) Role of the cell adhesion molecule uvomorulin in formation and maintenance of the epithelial junctional complex. J Cell Biol 107:1575–1587
33. Gumbiner B, Lowenkopf T, Apatira D (1991) Identification of a 160-kDa polypeptide that binds to the tight junction protein-ZO-1. Proc Natl Acad Sci USA 88:3460–3464
34. Hirsch M, Noske W (1993) The tight junction - structure and function. Micron 24:325–352
35. Howarth AG, Hughes MR, Stevenson BR (1992) Detection of the tight junction-associated protein ZO-1 in astrocytes and other nonepithelial cell types. Am J Physiol 262:C461–C469
36. Howarth AG, Singer KL, Stevenson BR (1994) Analysis of the distribution and phosphorylation state of ZO-1 in MDCK and nonepithelial cells. J Membr Biol 137:261–270
37. Howarth AG, Stevenson BR (1995) Molecular environment of ZO-1 in epithelial and non-epithelial cells. Cell Motil Cytoskeleton 31:323–332
38. Itoh M, Nagafuchi A, Yonemura S, Kitani-Yasuda T, Tsukita S (1993) The 220-kD protein colocalizing with cadherins in non-epithelial cells is identical to ZO-1, a tight junction associated protein in epithelial cells – cDNA cloning and immunoelectron microscopy. J Cell Biol 121:491–502
39. Jovov B, Lewis SA, Crowe WE, Berg JR, Wills NK (1994) Role of intracellular Ca^{2+} in modulation of tight junction resistance in A6 cells. Am J Physiol 266:F775–F784
40. Kachar B, Pinto da Silva P (1981) Rapid massive assembly of tight junction strands. Science 213:541–543
41. Kachar B, Reese TS (1982) Evidence for the lipidic nature of tight junction strands. Nature (Lond) 296:464–466
42. Kim SK (1995) Tight junctions, membrane-associated guanylate kinases and cell signaling. Curr Opin Cell Biol 7:641–649
43. Konari K, Sawada N, Zhong Y, Isomura H, Nakagawa T, Mori M (1995) Development of the blood-retinal barrier in vitro: Formation of tight junctions as revealed by occludin and ZO-1 correlates with the barrier function of chick retinal pigment epithelial cells. Exp Eye Res 61:99–108
44. Kottra G (1995) Protein kinase inhibitor H7 prevents the decrease of tight junction resistance induced by serosal Ca^{2+} removal in Necturus gallbladder epithelium. Cell Physiol Biochem 5:211–221
45. Kottra G, Frömter E (1990a) Determination of paracellular shunt conductance in epithelia. In: Fleischer S, Fleischer B (eds) Methods in Enzymology, Vol. 191. Academic Press, N.Y. pp 4–30
46. Kottra G, Frömter E (1990b) Barium blocks cell membrane and tight junction conductances in Necturus gallbladder epithelium – Experiments with an extended impedance analysis technique. Pflügers Arch 415:718–725

47. Kurihara H, Anderson JM, Farquhar MG (1995) Increased Tyr phosphorylation of ZO-1 during modification of tight junctions between glomerular foot processes. Amer J Physiol-Renal Fl Elect 37:F514–F524
48. Li CX, Poznansky MJ (1990) Effect of FCCP on tight junction permeability and cellular distribution of ZO-1 protein in epithelial (MDCK) cells. Biochim Biophys Acta 1030:297–300
49. Madara JL (1987) Intestinal absorptive cell tight junctions are linked to cytoskeleton. Am J Physiol 253:C171–C175
50. Madara JL, Carlson S, Anderson JM (1993) ZO-1 maintains its spatial distribution but dissociates from junctional fibrils during tight junction regulation. Am J Physiol 264: C1096–C1101
51. Mandel LJ, Bacallao R, Zampighi G (1993) Uncoupling of the molecular fence and paracellular gate functions in epithelial tight junctions. Nature 361:552–555
52. Martinez-Palomo A, Erlij D (1975) Structure of tight junctions in epithelia with different permeability. Proc Natl Acad Sci USA 72:4487–4491
53. Miragall F, Krause D, de Vries U, Dermietzel R (1994) Expression of tight junction protein ZO-1 in the olfactory system: Presence of ZO-1 on olfactory sensory neurons and glial cells. J Comp Neurol 341:433–448
54. Mohandas TK, Chen XN, Rowe LB, Birkenmeier EH, Fanning AS, Anderson JM, Korenberg JR (1995) Localization of the tight junction protein gene TJP1 to human chromosome 15q13, distal to the Prader- Willi/Angelman region, and to mouse chromosome 7. Genomics 30:594–597
55. Nathanson MH, Gautam A, Ng OC, Bruck R, Boyer JL (1992) Hormonal regulation of paracellular permeability in isolated rat hepatocyte couplets. Am J Physiol 262:G1079–G1086
56. Nigam SK, Rodriguez-Boulan E, Silver RB (1992) Changes in intracellular calcium during the development of epithelial polarity and junctions. Proc Natl Acad Sci USA 89:6162-6166
57. Nilsson M (1991) Integrity of the occluding barrier in high-resistant thyroid follicular epithelium in culture. 1. Dependence of extracellular Ca^{2+} is polarized. Eur J Cell Biol 56:295–307
58. Schulzke JD, Fromm M (1995) Die physiologische Barrierefunktion des Dünndarmes. In: Caspary WF, Kist M, Zeitz M (eds) Ökosystem Darm VI. Springer Verlag, Berlin, pp 61-71
59. Sedar AW, Forte JG (1964) Effects of calcium depletion on the junctional complex between oxyntic cells of gastric glands. J Cell Biol 22:173–188
60. Stein J, Ries J, Schröder O, Zeuzem S, Caspary WF (1994) Methodischer Zugang zur Messung der Permeabilität. In: Caspary WF, Kist M, Zeitz M (eds) Ökosystem Darm VI. Springer Verlag, Berlin, pp 72-84
61. Stevenson BR, Goodenough DA (1984) Zonulae occludentes in junctional complex-enriched fractions from mouse liver: preliminary morphological and biochemical characterisation. J Cell Biol 98:1209–1221
62. Stevenson BR, Silicano JD, Mooseker MS, Goodenough DA (1986) Identification of ZO-1: a high molecular weight polypeptide associated with the tight junction (Zonula occludens) in a variety of epithelia. J Cell Biol 103:755–766
63. Stevenson BR, Anderson JM, Goodenough DA, Mooseker MS (1988) Tight junction structure and ZO-1 content are identical in two strains of Madin-Darby canine kidney cells which differ in transepithelial resistance. J Cell Biol 107:2401–2408
64. Stevenson BR, Anderson JM, Braun ID, Mooseker MS (1989a) Phosphorylation of the tight-junction protein ZO-1 in 2 strains of Madin-Darby Canine Kidney cells which differ in transepithelial resistance. Biochem J 263:597–599
65. Stevenson BR, Heintzelman MB, Anderson JM, Citi S, Mooseker MS (1989b) ZO-1 and Cingulin – Tight junction proteins with distinct identities and localizations. Am J Physiol 257:C621–C628
66. Stuart RO, Nigam SK (1995) Regulated assembly of tight junctions by protein kinase C. Proc Natl Acad Sci USA 92:6072–6076

67. Vega-Salas DE, Salas PJI, Rodriguez-Boulan E (1988) Exocytosis of a vacuolar apical compartment (VAC): a cell-cell contact controlled mechanism for the establishment of the apical plasma membrane domain in epithelial cells. J Cell Biol 107:1717–1728
68. Willott E, Balda MS, Heintzelman M, Jameson B, Anderson JM (1992) Localization and differential expression of 2 isoforms of the tight junction protein ZO-1. Am J Physiol 262:C1119–C1124
69. Willott E, Balda MS, Fanning AS, Jameson B, Van Itallie C, Anderson JM (1993) The tight junction protein ZO-1 is homologous to the Drosophila Discs-large tumor suppressor protein of septate junctions. Proc Natl Acad Sci USA 90:7834–7838
70. Zhong Y, Saitoh T, Minase T, Sawada N, Enomoto K, Mori M (1993) Monoclonal antibody 7H6 reacts with a novel tight junction-associated protein distinct from ZO-1, Cingulin and ZO-2. J Cell Biol 120:477–483

Neuroimmunologische Regulation der intestinalen Barriere

T. Frieling

Die Barrierefunktionen im Gastrointestinaltrakt, nämlich Sekretion, Absorption, Motilität und Blutfluß, werden durch die koordinierte Aktivität der Muskulatur, des Epithels und der Blutgefäße bestimmt. Die Steuerung und Koordination dieser Effektorsysteme erfolgt durch das enterische und autonome Nervensystem. Das enterische Nervensystem bildet im myenterischen und submukösen Nervenplexus durch die synaptischen Verbindungen zwischen sensorischen Neuronen, Inter- und Motorneuronen sog. integrative Schaltkreise, die die Grundlage für die intrinsischen Reflexe bzw. Motorprogramme sind und die die gastrointestinalen Funktionen weitgehend unabhängig vom zentralen Nervensystem regulieren [8, 52].

Neben dem enterischen Nervensystem, das aus der mit über 50 Millionen Neuronen größten Ansammlung von Nervenzellen außerhalb des zentralen Nervensystems gebildet wird, befindet sich im Gastrointestinaltrakt die größte Anzahl von Immunzellen im Körper [47, 48]. Neuere Untersuchungen weisen auf eine bidirektionale Interaktion zwischen dem enterischen Nerven- und Immunsystem hin. So konnte gezeigt werden, daß eine dichte Innervation innerhalb des Immunsystems nachweisbar ist. Insbesondere in der Lamina propria haben Immunzellen einen engen Kontakt zu neuropeptidhaltigen Nervenfasern, die entweder extrinsisch oder intrinsisch aus dem submukösen und myenterischen Nervenplexus entspringen [32, 47, 48].

Wirkung von Entzündungsmediatoren im autonomen und enterischen Nervensystem

Zahlreiche Mediatoren, die bei akuten gastrointestinalen Entzündungen freigesetzt werden, erzeugen eine überwiegend nerval vermittelte Sekretion. Hierbei können Entzündungsmediatoren die Nervenzellaktivität im Gastrointestinaltrakt über spezifische Rezeptoren modulieren, wobei der Angriffspunkt sowohl postsynaptisch als auch präsynaptisch sein kann (5, 15, 16, 17, 18, 20, 25, 26). Der postsynaptische Effekt der bisher untersuchten Mediatoren (Histamin, Serotonin, Prostaglandine, Leukotriene) ist erregend, d.h. über spezifische Rezeptoren wird eine Membrandepolarisation und Entladung von Aktionspotentialen der Nervenzellen induziert. Diese Aktivierung von enterischen Neuronen

M. Kist et al. (Hrsg.) Ökosystem Darm VII
© Springer-Verlag Berlin Heidelberg 1996

führt zur Freisetzung von erregenden Neurotransmittern (u.a. Azetylcholin) am neuroepithelialen Übergang, wodurch eine Sekretion erzeugt wird. Die direkte Epithelwirkung der Entzündungsmediatoren (Sekretion) kann also durch die Ausschüttung von Neurotransmittern potenziert werden.

Entzündungsmediatoren können die Neurotransmitterausschüttung im enterischen Nervensystem auch über einen präsynaptischen Effekt modulieren. Hierbei ist die Wirkung von Histamin, Serotonin und Prostaglandinen hemmend [15–17], d.h. die präsynaptische Freisetzung von Azetylcholin oder Neuropeptiden wird über spezifische Rezeptoren inhibiert. Demgegenüber kann durch Interleukin 1β die Synthese von Substanz P in myenterischen Nerven erhöht werden [25], während die Bildung von Norepinephrin vermindert wird [26]. Durch diese differenzierte Wirkung der Entzündungsmediatoren wird der synaptische Informationstransfer zwischen Nervenzellen innerhalb der Schaltkreise moduliert, d.h. spezifische Schaltkreise können innerhalb des Nervenzellnetzwerks ähnlich wie in einem Computer ein- oder ausgeschaltet werden [8].

Die postsynaptische erregende und die präsynaptisch hemmende Wirkung von Entzündungsmediatoren ist wahrscheinlich eine Grundlage dafür, daß einige Bakterientoxine und Entzündungsmediatoren (Histamin, Leukotriene) intrinsische Reflexe und Schaltkreise innerhalb des enterischen Nervensystems aktivieren können. So konnte in verschiedenen Tiermodellen nachgewiesen werden, daß ein großer Teil der Choleratoxin A-induzierten Sekretion über die Ausschüttung von Serotonin und die Stimulation eines Reflexschaltkreises innerhalb des submukösen Nervenplexus, der auch durch taktile Mukosareize aktiviert wird, vermittelt wird [8]. Zusätzlich kann Choleratoxin an spezifische Neurone (vasoaktives intestinales Polypeptid, VIP) binden und diese aktivieren, wodurch eine Vasodilatation erzeugt wird [27]. Darüber hinaus wird die sekretionsfördernde Wirkung im Dickdarm wahrscheinlich über Dünndarm- Dickdarmverbindungen des enterischen Nervensystems übertragen [28, 37]. Auch für Clostridium difficile Toxin A bestehen Hinweise auf eine nervale Vermittlung der induzierten Sekretion, die durch eine Stimulation von reizaufnehmenden Mukosanervenfasern und die Degranulation von Mastzellen induziert wird [2, 4, 43].

Einige Entzündungsmediatoren können die synchrone Aktivierung einer großen Anzahl von submukösen Nervenzellen bedingen und die Aktivität räumlich entfernter Effektorsysteme wie die Muskulatur und das Epithel koordinieren. Ein Beispiel hierfür sind die durch Histamin induzierten lang anhaltenden und zyklischen Chloridsekretionen im Dickdarm, die zeitlich mit Ringmuskelkontraktionen koordiniert sind [7, 16]. Grundlage für diese Reaktion ist die gleichzeitige Aktivierung einer großen Anzahl von Nervenzellen, wodurch erregende Neurotransmitter (u.a. Azetylcholin) in einem zyklischen Muster freigesetzt werden. Diese auch als „Alarmprogramme" zu interpretierenden Reaktionen innerhalb des enterischen Nervensystems können zur Verdünnung und Austreibung von antigenen und toxischen Substanzen aus dem Darmlumen beitragen (s. Abb. 1).

Neuere Untersuchungen haben ergeben, daß neurogene Faktoren die Aufnahme großer Moleküle beeinflussen können. So konnte im Tierversuch nach-

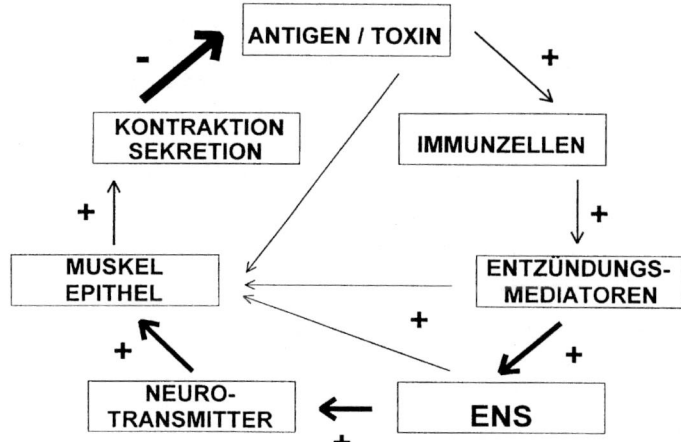

Abb. 1. Schematische Darstellung eines negativen Regelkreises im Gastrointestinaltrakt, der aus teleologischer Sicht als Schutzmechanismus bei akuten Entzündungen aufgefaßt werden kann. Die durch Bakterientoxine und Entzündungsmediatoren am Epithel induzierte Sekretion wird durch die Erregung des enterischen Nervensystems und durch die Freisetzung von Neurotransmittern am neuroepithelialen Übergang verstärkt. Durch die Aktivierung von Reflexen und Schaltkreisen können räumlich entfernte Effektorsysteme wie die Muskulatur und das Epithel koordiniert werden. Diese Mechanismen können zur Verdünnung und Austreibung von schädigenden Organismen und Substanzen aus dem Darmlumen beitragen

gewiesen werden, daß die Aufnahme von großen Molekülen im sensibilisierten Darm durch eine Erhöhung der Permeabilität gesteigert ist und daß die erhöhte Antigenaufnahme während der intestinalen Anaphylaxie durch Nervenzellgifte reduziert werden kann. Diese Ergebnisse lassen einen Einfluß von Neurotransmittern (z.B. Azetylcholin) auf die parazellulären Transportwege vermuten [9, 10].

Neuroimmune Interaktionen im Gastrointestinaltrakt und ihre klinische Relevanz

Die auch beim Menschen nachweisbare enge anatomische und funktionelle Beziehung zwischen dem enterischen Nerven- und Immunsystem ist wahrscheinlich auch bei akuten und chronischen Entzündungen von Relevanz. So wird die während der intestinalen Nahrungsallergie induzierte Sekretion sowohl bei Tieren als auch beim Menschen zum Teil über eine Aktivierung des enterischen Nervensystems vermittelt [8, 11, 19, 20, 23, 42, 51]. Beim Menschen findet sich u. a. eine erhöhte Anzahl von Mastzellen bei bestimmten Formen der Nahrungsallergie, bei der Zöliakie, bei der mikroskopischen Kolitis, beim M. Crohn und bei der Colitis ulcerosa [6, 39, 44, 45, 49]. Der Nachweis einer erhöhten Freisetzung von Mastzellen-Mediatoren wie Histamin, Prostaglandinen und Leukotrienen [1, 14, 29, 38] zeigen, daß diese Mediatoren eine wichtige Rolle bei gastrointestinalen Entzündungen spielen können.

Bei chronisch entzündlichen Darmerkrankungen finden sich auch Hinweise für Veränderungen innerhalb des enterischen und autonomen Nervensystems selbst. So wurden sowohl strukturelle Veränderungen wie eine erhöhte Anzahl von Ganglienzellen, eine Vermehrung, eine Hypertrophie bzw. eine Degeneration von Nervenfasern, als auch Veränderungen verschiedener Neurotransmitter beschrieben [3, 13, 30, 31, 33, 40, 41, 46, 50]. Besondere Beachtung findet hierbei der vermehrte Nachweis von Substanz P bzw. Substanz P-Rezeptoren beim M. Crohn und bei der Colitis ulcerosa [24, 35, 36], da Substanz P in vitro einerseits Mastzellen degranulieren und eine Entzündung induzieren kann bzw. sich Mukosamastzellen bevorzugt Substanz P-haltigen, überwiegend afferenten Nervenfasern anlagern.

Bisher ist ungeklärt, ob diese Veränderungen Ursache oder Folge einer gastrointestinalen Entzündung sind. Durch die enge räumliche und funktionelle Interaktion von Immunzellen und Nerven ist aber grundsätzlich die Möglichkeit einer nerval-induzierten Entzündung im Magendarmtrakt gegeben. So können neurogene Entzündungen im Bereich der Haut durch eine antidromische Stimulation afferenter Nerven und durch die Aktivierung von Axonreflexen induziert werden. Hierbei wird Substanz P auch in der Lunge und in den Gelenken als ein wesentlicher entzündungsauslösender Neurotransmitter angesehen. Ob Substanz P eine Entzündung überwiegend durch eine direkte Wirkung auf die Blutgefäße oder durch eine Degranulation von Mastzellen bzw. durch andere immunmodulierende Effekte induziert, bedarf weiterer Klärung [22].

Durch die enge Beziehung zwischen enterischem Immun- und Nervensystem ist eine Beeinflussung der gastrointestinalen Barrierefunktion auch durch das zentrale Nervensystem prinzipiell gegeben. Diese Sicht wird insbesondere durch den Nachweis einer zentralnervösen Modulation der Mastzellaktivität gestützt. So konnte gezeigt werden, daß die Pawlow-Konditionierung im Darm zu einer Mastzelldegranulation, zu einer Freisetzung von Mastzellmediatoren und zu einer Sekretion durch die Applikation eines audiovisuellen Stimulus führt [12, 34]. Diese psychoneuroimmunologischen Interaktionen sind wahrscheinlich eine Grundlage für die klinisch gut bekannte Beeinflussung von gastrointestinalen Funktionen durch psychische Faktoren. Ob diese Beziehung auch eine Bedeutung bei Entzündungen oder funktionellen Erkrankungen hat, ist bisher ungeklärt.

Zusammenfassung

Die Interaktion zwischen enterischem Nerven- und Immun-System spielt eine wichtige Rolle bei der Regulation der gastrointestinalen Barriere. Neuere Untersuchungen geben Hinweise auf eine funktionelle bidirektionale Interaktion zwischen beiden Systemen. So können Bakterientoxine und Entzündungsmediatoren die Funktionen von enterischen Nervenzellen modulieren, wodurch die induzierte Sekretion am Epithel durch die zusätzliche Ausschüttung von erregenden Neurotransmittern potenziert wird. Einige Entzündungsmediatoren aktivieren „Alarmprogramme" im enterischen Nervensystem, die eine koordinierte Aktivität von Epithel und Zirkulärmuskulatur, also räumlich entfernter Effektorsysteme, bedingen. Zusätzlich kann auch die Aufnahme von Antigenen über parazelluläre Transportwege durch das enterische Nervensystem moduliert werden. Aus teleologischer Sicht können diese Mechanismen als Schutzmechanismen bei akuten Entzündungen aufgefaßt werden, die den Darm vor schädigenden Organismen und Substanzen schützen.

Literatur

1. Baenkler HW, Lux G, Günther R, Kohlhäufl M, Matek W (1987) Biopsy histamine in ulcerative colitis. Hepato-Gastroenterol 34:289–290
2. Barrett KE (1995) Neurogenic inflammation in the intestine. Gastroenterol 108:295–300
3. Bishop AE, Polack JM, Bryant MG, Bloom SR, Hamilton S (1980) Abnormalities of vasoactive intestinal polypeptide containing nerves in Crohn's disease. Gastroenterol 79:853–860
4. Castagliuolo I, LaMont JT, Letourneau R, Kelly C, O´Keane JC, Jaffer A, Theoharides TC, Pothoulakis C (1994) Neuronal involvement in the intestinal effects of Clostridium difficile toxin A and Vibrio cholerae enterotoxin in rat ileum. Gastroenterol 107:657–665
5. Cooke HJ, Wang YZ, Frieling T, Wood JD (1991) Neural 5-hydroxytryptamine receptors regulate chloride secretion in the guinea pig distal colon. Am J Physiol 261:G833–G840
6. Cooke HJ (1992) Neuro-modulation of ion secretion by inflammatory mediators. Ann NY Acad Sci 664:346–352
7. Cooke HJ, Wang YZ, Rogers R (1993) Coordination of Cl⁻ secretion and contraction by a histamine H_2-receptor agonist in guinea pig distal colon. Am J Physiol 265: G973–G978
8. Cooke HJ (1994) Neuroimmune signaling in regulation of intestinal ion transport. Am J Physiol 266:G167–G178
9. Crowe SE, Perdue MH (1992) Gastrointestinal food hypersensitivity: basic mechanisms and pathology. Gastroenterology 103:1075–1095
10. Crowe SE, Soda K, Stanisz AM, Perdue MH (1993) Intestinal permeability in allergic rats: nerve involvement in antigen-induced changes. Am J Physiol 264:G617–G623
11. Crowe SE, Perdue MH (1993) Anti-immunoglobulin E-stimulated ion transport in human large and small intestine. Gastroenterol 105:764–772
12. Dharmsathaphorn K (1989) Psychoneuroimmunology: interactions of the central nervous system and the intestinal immune system. Gastroenterol 97:228–230
13. Dvorak AM, Osage JE, Monahan RA, Dickersin GR (1980) Crohn's disease: transmission electron microscopic studies. II. Target tissues. Proliferation of and injury to smooth muscle and the autonomic nervous system. Hum Pathol 11:620–634
14. Fox CC, Lazenby AJ, Moore WC, Yardley JH, Bayless TM, Lichtenstein LM (1990) Enhancement of human intestinal mast cell mediator release in active ulcerative colitis. Gastroenterol 99:119–124
15. Frieling T, Cooke HJ, Wood JD (1991) Serotonin receptors on submucous neurons in the guinea-pig colon. Am J Physiol 261:G1017–G1023
16. Frieling T, Cooke HJ, Wood JD (1993) Histamine receptors on submucous neurons in guinea-pig colon. Am J Physiol 264:G74-G80
17. Frieling T, Rupprecht C, Kroese ABA, Schemann M (1994) Effects of the inflammatory mediator prostaglandin D_2 (PGD_2) on submucosal neurons and secretion in guinea pig colon. Am J Physiol 266:G132-G139
18. Frieling T, Rupprecht C, Dobreva G, Schemann M (1994) Prostaglandin E_2 (PGE_2) evokes chloride secretion by activation of colonic submucosal neurones. Neurogastroenterol Mot 95-102
19. Frieling T, Cooke HJ, Wood JD (1994) Neuroimmune communication in the submucous plexus of guinea pig colon after sensitization to milk antigen. Am J Physiol 267:G1087–G1093

20. Frieling T, Palmer JM, Cooke HJ, Wood JD (1994) Neuroimmune communication in the submucous plexus of guinea pig colon after infection with Trichinella spiralis. Gastroenterol 107:1602–1609

21. T. Frieling, C. Rupprecht, G. Dobreva, D. Häussinger, M. Schemann (1995) Effects of prostaglandin F_2 (PGF$_2$) and prostaglandin I_2 (PGI$_2$) on nerve-mediated secretion in guinea-pig colon. Pflügers Arch 431:212–220

22. Frieling T, Strohmeyer G (1995) Neuroimmune Interaktionen im Gastrointestinaltrakt. Z Gastroenterol 33:219–224

23. Gelbmann CM, Barrett KE (1993) Neuroimmune regulation of human intestinal transport. Gastroenterol 105:934-936

24. Goldin E, Karmelli F, Selinger Z, Rachmilewitz D (1969) Colonic substance P levels are increased in ulcerative colitis and decreased in chronic severe constipation. Dig Dis Sci 34:754–757

25. Hurst SM, Stanisz AM, Sharkey KA, Collins SM (1993) Interleukin 1_-induced increase in substance P in rat myenteric plexus. Gastroenterol 105:1754–1760

26. Hurst SM, Collins SM (1993) Interleukin-1β modulation of norepinephrine release from rat myenteric nerve. Am J Physiol 264:G30–G35

27. Jiang M-M, Kichgessner A, Gershon MD, Surprenant A (1993) Cholera toxin-sensitive neurons in guinea pg submucosal plexus. Am J Physiol 264:G86–G94

28. Jodal M, Lundgren O (1995) Nerves and cholera secretion. Gastroenterology 108:287–288

29. Knutson L, Ahrenstedt Ö, Odlind B, Hällgren R (1990) The jejunal secretion of histamine is increased in active Crohn's disease. Gastroenterology 98:849–854

30. Koch TR, Carney A, Go VLW (1987) Distribution and quantification of gut neuropeptides in normal intestine and inflammatory bowel disease. Dig Dis Sci 32:369–376

31. Koch TR, Sonnenberg A, Carney JA (1991) Gut neuropeptides and the pathophysiology of inflammatory bowel disease. In: Snape WJ, Collins SM (Hrsg.) Effects of Immune Cells and Inflammation on Smooth Muscle and Enteric Nerves. CRC Press, Boca Raton,169–180

32. Krammer HJ, Kühnel W (1993) Topography of the enteric nervous system in Peyer's patches of the porcine small intestine. Cell Tissue Res 272:267–272

33. Kyösola K, Penttila O, Salaspuro M (1977) Rectal mucosal adrenergic innervation and enterochromaffin cells in ulcerative colitis and irritable colon. Scand J Gastroenterol 12:363–367

34. MacQueen G, Marshall J, Perdue M, Siegal S, Bienenstock J (1989) Pavlovian conditioning of rat mucosal mast cells to secrete rat mast cell protease II. Science 243:83–85

35. Mantyh CR, Gates TS, Zimmermann RP, Welton ML, Passaro EP, Vigna SR, Maggio JE, Kruger L, Mantyh PW (1988) Receptor binding sites for substance P, but not substance K or neuromedin K, are expressed in high concentrations by arterioles, venules, and lymph nodules in surgical specimens obtained from patients with ulcerative colitis and Crohn's disease. Proc Natl Acad Sci USA 85:3235–3239

36. Mantyh PW, Catton MD, Boehmer CG, Welton ML, Passaro EP, Maggio JE, Vigna SR (1989) Receptors for sensory neuropeptides in human inflammatory diseases: implications for the role of sensory neurons. Peptides 10:627–645

37. Nocerino A, Iafusco M, Guandalini S (1995) Cholera toxin-induced small intestinal secretion has a secretory effect on the colon of the rat. Gastroenterol 108:34–39

38. Nolte H, Spjeldnaes N, Kruse A, Windelborg B (1990) Histamine release from gut mast cells from patients with inflammatory bowel disease. Gut 31:791-794

39. O'Donoghue DP, Kumar P (1979) Rectal IgE cells in inflammatory bowel disease. Gut 20:149–153

40. O'Morain C, Bishop AE, McGregor GP, Levi AJ, Bloom SR, Polack JM, Peters TJ (1984) Vasoactive intestinal peptide concentrations and immunocytochemical studies in rectal biopsies from patients with inflammatory bowel disease. Gut 25:57–61

41. Penttila O, Kyosola K, Klinge E, Ahonen A, Tallqvist G (1975) Studies on rectal mucosal catecholamines in ulcerative colitis. Ann Clin Res 7:32–36

42. Perdue MH, McKay DH (1994) Integrative immunophysiology in the intestinal mucosa. Am J Physiol 267:G151–G165

43. Pothoulakis C, Castagliuolo I, LaMont JT, Jaffer A, O´Keane JC, Snider RM, Leeman SE (1994) CP-96,345, a substance P antagonist, inhibits rat intestinal responses to Clostridium difficile toxin A but not Cholera toxin. Proc Natl Acad Sci USA 91:947–951

44. Rosekrans PCM, Meijer CJLM, Van der Wal AM, Lindeman J (1980) Allergic proctitis, a clinical and immunopathological entity. Gut 21:1017–1023

45. Schmidt WU, Sattler J, Hesterberg R, Röher HD, Zoedler Th, Sitter H, Lorenz W (1990) Human intestinal diamine oxidase (DAO) activity in Crohn's disease: a new marker for disease assessment? Agents Actions 30:267–270

46. Sjolund K, Schaffalitzky de Muckadell OB, Fahrenkrug J, Hakanson R, Peterson BG, Sundler F (1993) Peptide-containing nerve fibres in the gut wall in Crohn's disease. Gut 24:724–733

47. Stach W (1961) Morphologische Beziehungen zwischen Mastzellen und vegetativer Endformation. Z Mikroskopisch-Anatomische Forschung 67:257–280

48. Stead RH, Dixon MF, Bramwell NH, Riddel RH, Bienenstock J (1989) Mast cells are closely apposed to nerves in the human gastrointestinal mucosa. Gastroenterol 97:575–585

49. Stead RH, Franks AJ, Goldsmith CH, Bienenstock J, Dixon MF (1990) Mast cells, nerves and fibrosis in the appendix: a morphological assessment. J Pathol 161:209–219

50. Voyvodic JT (1989) Target size regulates calibre and myelination of sympathetic axons. Nature 342:430–433

51. Wood JD (1993) Neuro-immunophysiology of colon function. Pharmacol 47:7–13

52. Wood JD: Physiology of the enteric nervous system. In: Johnson LR (Hrsg.): Physiology of the Gastrointestinal Tract. 3. Aufl. 1994; aven, New York, 423–482

Regulation der epithelialen Zytokinproduktion

V. Gross, R. Daig, G. Rogler, W. Falk, T. Andus, J. Schölmerich

Einleitung

Das Darmepithel hat einerseits resorptive Aufgaben, andererseits stellt es die primäre physiologische Barriere zwischen potentiell pathogenen Mikroorganismen im Darmlumen und der angrenzenden Mukosa dar. Epithelschädigung und bakterielle Invasion führen zur Entzündung.

Die Funktionen des Darmepithels können durch zahlreiche Entzündungsmediatoren verändert werden. Interleukin-1 und plättchenaktivierender Faktor (PAF) stimulieren die Sekretion von Anionen, während Interferon-γ und Interleukin-4 den vektoriellen Chloridtransport deutlich reduzieren [1–3]. Zytokine wie TNF , Interleukin-4, Interferon-γ, sowie die Insulin-ähnlichen Wachstumsfaktoren IGF-1, IGF-2 und PAF erhöhen in Kolonkarzinomzellkulturen (HT-29, T-84, CaCo-2) die Permeabilität von Monolayern [1–5]. Interferon-γ TNF und IL-1 wirken toxisch auf intestinale Epithelzellen [6]. Andererseits wird die Epithelzellproliferation und damit die Wundheilung durch eine Reihe von Zytokinen gefördert. Dazu zählen der epidermale Wachstumsfaktor (EGF), der transformierende Wachstumsfaktor-α (TGF-α), IGF-1, Fibroblastenwachstumsfaktoren (FGFs), Hepatozytenwachstumsfaktor (HGF) und koloniestimulierende Faktoren. Der initiale Schritt der Wundheilung, die Migration von Epithelzellen, wird durch die Mehrzahl der oben genannten Zytokine durch einen TGF-β_1-abhängigen Mechanismus gefördert, während TGF-β_1 die Epithelzellproliferation hemmt [7, 8]. Zur Epithelrestitution tragen ferner die sog. Trefoil-Peptide und Mucin-Glykoproteine bei [9]. Diese Mechanismen wurden v.a. in Monolayern von CaCo-2-Zellen, T-84-Zellen, HT-29-Zellen und der Rattenzellinie IEC-6 untersucht.

Intestinale Epithelzellen sind nicht nur Ziel der Wirkung verschiedener Zytokine, welche zu Veränderungen ihrer Funktion im Rahmen intestinaler Entzündungsprozesse führen, sondern partizipieren andererseits aktiv an der Entzündungsantwort, indem sie Zytokine synthetisieren, welche Funktionen immunkompetenter Zellen modulieren können.

M. Kist et al. (Hrsg.) Ökosystem Darm VII
© Springer-Verlag Berlin Heidelberg 1996

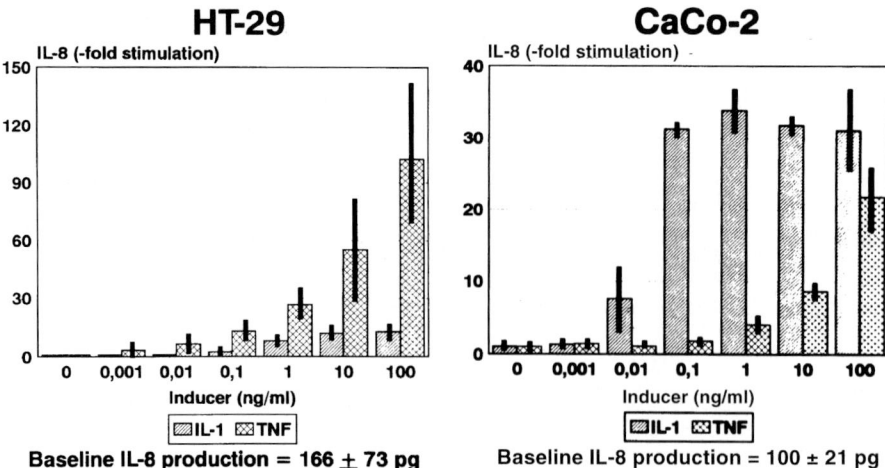

Abb. 1. Dosisabhängige Stimulation von IL-8 in HT-29 und in CaCo-2 Zellen. HT-29 oder CaCo-2 Zellen wurden mit IL-1ß (*schraffierte Säulen*) oder TNFα (*karierte Säulen*) stimuliert. Es wurde die IL-8 Produktion über 24 h im Vergleich zur Basisproduktion bestimmt (Mittelwerte ± Standardabweichung)

Zytokinsynthese in intestinalen Epithelzellinien

Menschliche Kolonkarzinomzellinien sind zur Synthese einer Reihe von Zytokinen befähigt. Der Vergleich verschiedener Zellinien (T-84, CaCo-2, SW-620, HT-29) [10], zeigte eine konstitutive Expression von Interleukin-8 und TGF-β₁, während IL-1α, IL-1β, IL-10 und TNF-α nur in manchen Zellinien nachgewiesen werden konnten. Es fand sich kein Hinweis für eine Synthese von IL-2, IL-4, IL-5, IL-6 oder Interferon-γ. Weitere Berichte weisen auf die Synthese von TNF in menschlichen Carcinomzellinien [11] oder in einer intestinalen Kryptenepithelzellinie der Ratte (IEC-6) [12] hin. In manchen Epithelzellinien konnte nach bakterieller Stimulation auch IL-6 nachgewiesen werden [13].

Vergleicht man die verschiedenen Studien zur Zytokinproduktion menschlicher intestinaler Epithelzellinien, fällt der konstante Nachweis von IL-8 auf. Dies ist von besonderem Interesse, da IL-8 ein wesentliches chemotaktisches und aktivierendes Peptid für neutrophile Granulozyten darstellt. Es induziert ihre gerichtete Migration, die Expression von Oberflächenmolekülen, die Freisetzung degradierender Enzyme und die Produktion aktiver Sauerstoffmetabolite [14]. In der Mukosa von Patienten mit chronisch entzündlichen Darmerkrankungen wird vermehrt IL-8 exprimiert [15–19].

Um die Regulation der epithelialen IL-8-Synthese besser zu verstehen, untersuchten wir die Induktionsmechanismen in den intestinalen Epithelzellinien HT-29 und CaCo-2. Sowohl HT-29-Zellen als auch CaCo-2-Zellen zeigten eine spontane IL-8-Sekretion. Die IL-8-Synthese konnte dosisabhängig mit IL-1ß oder TNF stimuliert werden (s. Abbildung 1). In HT-29-Zellen war TNF ein besserer Stimulus als IL-1. CaCo-2-Zellen ließen sich besser durch IL-1 als

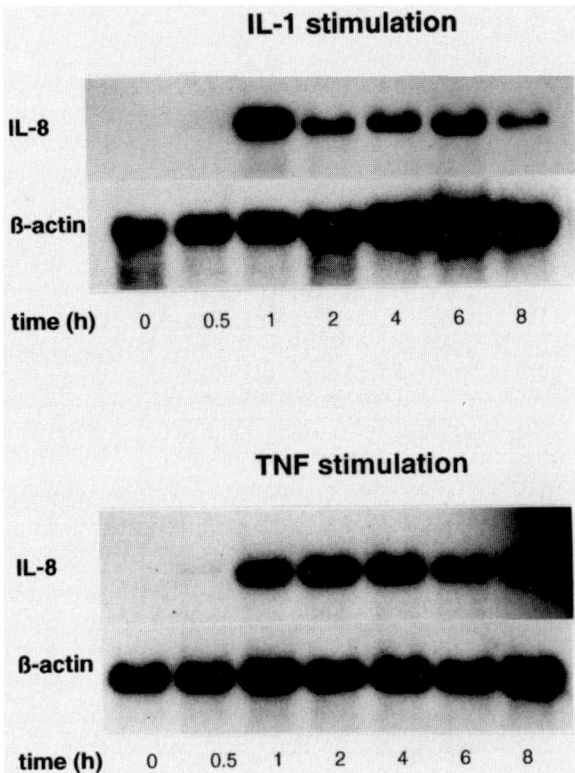

IL-1 stimulation

IL-8

ß-actin

time (h)   0   0.5   1   2   4   6   8

TNF stimulation

IL-8

ß-actin

time (h)   0   0.5   1   2   4   6   8

Abb. 2. Zeitverlauf der IL-8-mRNA Expression in HT-29 Zellen nach Stimulation mit IL-1 oder TNF, HT-29 Zellen wurden mit IL-1ß (10 ng/ml) oder TNFα (10 ng/ml) stimuliert. Zu den angegebenen Zeiten wurde RNA extrahiert. IL-8-mRNA wurde durch Northern-Blot-Analyse bestimmt. Als interne Kontrolle wurde β-Aktin-mRNA gemessen

durch TNF stimulieren. In beiden Zellinien zeigte die Stimulation durch IL-1 ein Plateau bei 1–10 ng IL-1 /ml Kulturmedium, während TNF dosisabhängig bis 100 ng/ml die IL-8-Synthese stimulierte. Durch Northern-Blot-Analyse konnte gezeigt werden, daß die Induktion von IL-8 durch IL-1 oder TNF mit einer Vermehrung der IL-8 mRNA einherging. Die Analyse des Zeitverlaufs zeigte eine rasche Induktionskinetik. Bereits nach einer Stunde konnte eine maximale IL-8-mRNA-Konzentration in den stimulierten Zellen nachgewiesen werden (s. Abbildung 2).

Aktivierung der Proteinkinase C mit Phorbolester (PMA) stimulierte ebenfalls dosisabhängig die IL-8-Sekretion, die in HT-29-Zellen auf das 20fache der Basissekretion gesteigert werden konnte. Gleichzeitige Gabe von PMA und IL-1 oder TNF verstärkte den Effekt der Zytokine auf die IL-8-Sekretion (s. Abbildung 3). Die Stimulation der IL-8 Synthese durch IL-1 oder TNF war jedoch nicht von Proteinkinase C abhängig, da eine Hemmung der Proteinkinase C mit Staurosporin oder eine Vorbehandlung der Zellen mit einer großen Menge PMA (500 ng/ml für 24 h) die Stimulation durch IL-1 oder TNF nicht beeinträchtigte, während die Stimulation durch PMA gehemmt war (s. Abb. 4).

Andererseits erwies sich eine Protein-Tyrosin-Phosphorylierung als notwendig, um die IL-8-Synthese nach Stimulation mit IL oder TNF in HT-29-Zellen

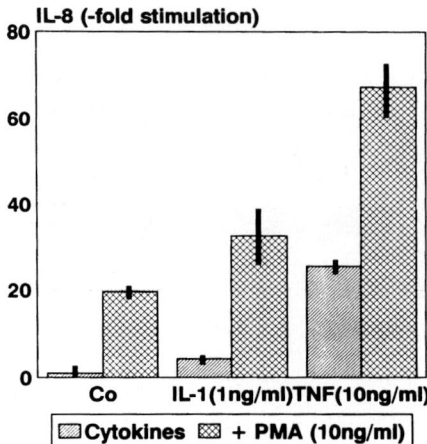

Abb. 3. Einfluß der Proteinkinase C-Aktivierung auf die IL-8 Synthese in HT-29 Zellen. HT-29 Zellen wurden in Abwesenheit (*schraffierte Säulen*) oder Gegenwart (*karierte Säulen*) des Phorbolesters PMA ohne (Co) oder mit IL-1β (1 ng/ml) oder TNFα (10 ng/ml) inkubiert. Es wurde die IL-8 Produktion innerhalb von 24 h bestimmt

zu stimulieren, wie durch Verwendung der Protein-Tyrosin-Kinase-Inhibitoren Herbimycin und Genistein gezeigt werden konnte. In einer Konzentration von 200 nmol/l hemmte Herbimycin die Sekretion von IL-8 nach Stimulation mit IL-1 oder TNF um 79 % bzw. 89 %. Genistein führte bei einer Konzentration von 300 μmol/l zu einer Hemmung von jeweils > 95 %. Diese Befunde eröffnen neue Möglichkeiten zur Modulation der IL-8 Synthese.

Stimulation mit IL-2 und Interferon-γ konnte die IL-8-Synthese in HT-29-Zellen oder CaCo-2-Zellen nicht stimulieren. Übereinstimmend dazu fanden Eckmann et al. [10] keine Stimulation der IL-8-Synthese durch IL-2, IL-4, IL-6,

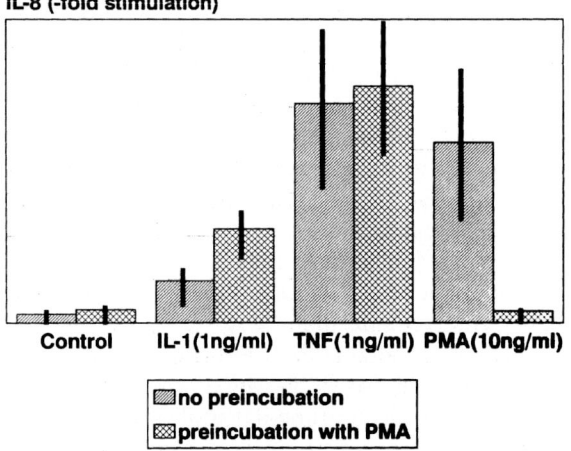

Abb. 4. Effekt der PKC Depletion auf die IL-8 Produktion in HT-29 Zellen. HT-29 Zellen wurden in Abwesenheit (*schraffierte Säulen*) oder Gegenwart (*karierte Säulen*) von PMA (500 ng/ml) für 24 Stunden inkubiert. Danach wurden sie unstimuliert gelassen, bzw. für weitere 24 h mit IL-1β (1 ng/ml), TNFα (1 ng/ml) oder PMA (10 ng/ml) inkubiert. Die IL-8 Produktion während der 2. Inkubationsphase wurde im Überstand mittels ELISA bestimmt

TGFβ oder EGF. Als bedeutender Stimulus der Synthese proinflammatorischer Zytokine durch Kolonepithelzellen wurden invasive Bakterien identifiziert [20].

Eckmann et al. [10] zeigten mit konfluenten Monolayern aus T-84-Zellen, daß die Stimulation von intestinalen Epithelzellen und die IL-8-Sekretion gerichtet sind. Wurden die Zellen von basolateral mit TNF stimuliert, konnte die IL-8-Sekretion 8fach gesteigert werden; 95 % des sezernierten IL-8 fanden sich im basolateralen Reservoir. Wurden die Zellen im Gegensatz dazu von apikal stimuliert, konnte die IL-8-Sekretion nur minimal gesteigert werden.

Es läßt sich die folgende Schlußfolgerung ziehen: Die Untersuchungen verschiedener Autoren zur Zytokinsynthese in humanen Kolonkarzinomzellinien konzentrieren sich auf die Synthese des Chemokins IL-8, das übereinstimmend von allen Autoren nachgewiesen werden konnte. Effiziente Stimuli der IL-8-Synthese sind IL-1 und TNFα, während die Zytokine IL-2, IL-4, IL-6, TGFβ und Interferon-γ keine wesentliche Rolle spielen. Weitere wichtige Stimuli sind invasive Bakterien. Sowohl die Stimulation der Epithelzellen als auch die Sekretion von IL-8 konzentrieren sich auf die basolaterale Seite der Zellen.

In situ-Nachweis der intestinalen epithelialen Zytokinsynthese

Mehrere Gruppen untersuchten mittels in situ-Hybridisierung oder verschiedener immunzytologischer oder immunhistologischer Techniken die Zytokinexpression in der Darmschleimhaut von Patienten mit chronisch entzündlichen Darmerkrankungen. Im Vergleich zu normalen Kontrollen konnte eine vermehrte Expression verschiedener Zytokine in der Schleimhaut von Patienten mit Morbus Crohn oder Colitis ulcerosa nachgewiesen werden. Die Ergebnisse bezüglich der zellulären Zuordnung dieser Zytokine sind jedoch nicht einheitlich. Während Autschbach et al. [21] die mRNA von IL-1β quantitativ in Entzündungszellen der Mucosa nachweisen konnten, fanden Woywodt et al. [22] bei einem Patienten mit Morbus Crohn IL-1β-Signale in Epithelzellen. In einem experimentellen Entzündungsmodell, das in Ratten durch die rektale Gabe von 10 % Essigsäure ausgelöst wird, fanden Radema et al. [23] IL-1β vorwiegend in Enterozyten exprimiert. In situ-Hybridisierungen zeigten, daß die Induktion der IL-1β-mRNA ein frühes Phänomen war, das vorwiegend in undifferenzierten Zellen in den basalen Anteilen der Krypten, jedoch nicht in differenzierten Enterozyten auftrat.

Unterschiedliche Ergebnisse wurden ebenfalls über IL-6 berichtet. Jones et al. [24] wiesen IL-6 mittels indirekter Immunfluoreszenz in Epithelzellen des Dünndarms und Dickdarms von Kontrollen, sowie von Patienten mit chronisch entzündlichen Darmerkrankungen nach. Interessanterweise konnten sie das Protein jedoch nicht in Entzündungszellen der Lamina propria finden, was die Ergebnisse mit einem Fragezeichen versieht. Kusugami et al. [25] fanden immunfluoreszenzmikroskopisch ebenfalls IL-6 in Kolonepithelzellen von Patienten mit chronisch entzündlichen Darmerkrankungen, allerdings auch in infiltrierenden Lamina propria-mononukleären Zellen. Shirota et al. [26] wiesen immunhistochemisch IL-6 v.a. in Epithelzellen des Dünndarms, weniger des

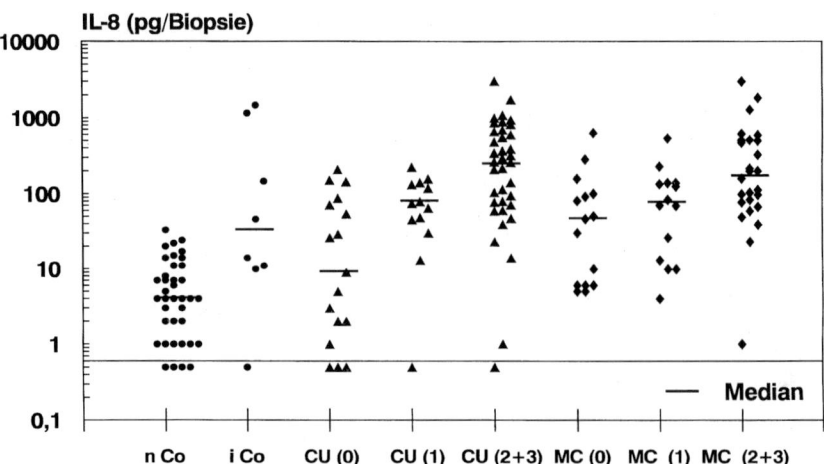

Abb. 5. IL-8 Gehalt der Kolonmukosa. IL-8 wurde durch ELISA in Colonbiopsien folgender Patientengruppen bestimmt: *n Co* normale Schleimhaut, *i Co* Divertikulitis oder infektiöse Colitis, *CU (0)* Colitis ulcerosa, normale Schleimhaut, *CU (1)* Colitis ulcerosa, leichte Entzündung, *CU (2 + 3)* Colitis ulcerosa, mäßige und schwere Entzündung, *MC (0)* Morbus Crohn, normale Schleimhaut, *MC (1)* Morbus Crohn, leichte Entzündung, *MC (2 + 3)* Morbus Crohn, mäßige und schwere Entzündung

Dickdarms nach. Sie konnten auch IL-6-Rezeptor im Kolonepithel nachweisen. Mittels in situ-Hybridisierung fanden Woywodt et al. [22] ebenfalls IL-6 mRNA in intestinalen Epithelzellen.

Durch kombinierte immunhistochemische Untersuchungen und *in situ*-Hybridisierung wiesen Watanabe et al. [27] die Produktion von IL-7 durch menschliche intestinale Epithelzellen, vorwiegend durch Becherzellen nach. Sie diskutieren, daß lokal produziertes IL-7 einen wichtigen regulatorischen Faktor für Lymphozyten der intestinalen Mukosa darstellt.

Aufgrund der in intestinalen Epithelzellinien erhaltenen Befunde zur IL-8-Synthese untersuchten mehrere Gruppen die IL-8-Produktion in situ. Während normale Darmschleimhaut nur wenig IL-8 enthält, findet sich eine signifikante Zunahme in der makroskopisch entzündeten Schleimhaut von Patienten mit Morbus Crohn, Colitis ulcerosa, sowie von Patienten mit Darmentzündungen anderer Genese (infektiöse Colitis, Divertikulitis), sowie in der makroskopisch unauffälligen Schleimhaut von Patienten mit Morbus Crohn, jedoch nicht von Patienten mit Colitis ulcerosa [19] (s. Abb. 5). Diese Befunde sind in Übereinstimmung mit der Stärke der Expression von IL-8-mRNA in der Schleimhaut, die durch in situ-Hybridisierung festgestellt werden kann.

Bezüglich des zellulären Ortes der IL-8-Synthese divergieren die Angaben verschiedener Autoren. Mazzucchelli et al. [18] fanden mittels in situ-Hybridisierung eine IL-8-Expression vorwiegend an der Basis von Ulzera, in entzündlichen Infiltraten auf der Mukosaoberfläche sowie in Kryptenabszessen und am Rand von Fisteln. Als IL-8 synthetisierende Zellen identifizierten sie Makropha-

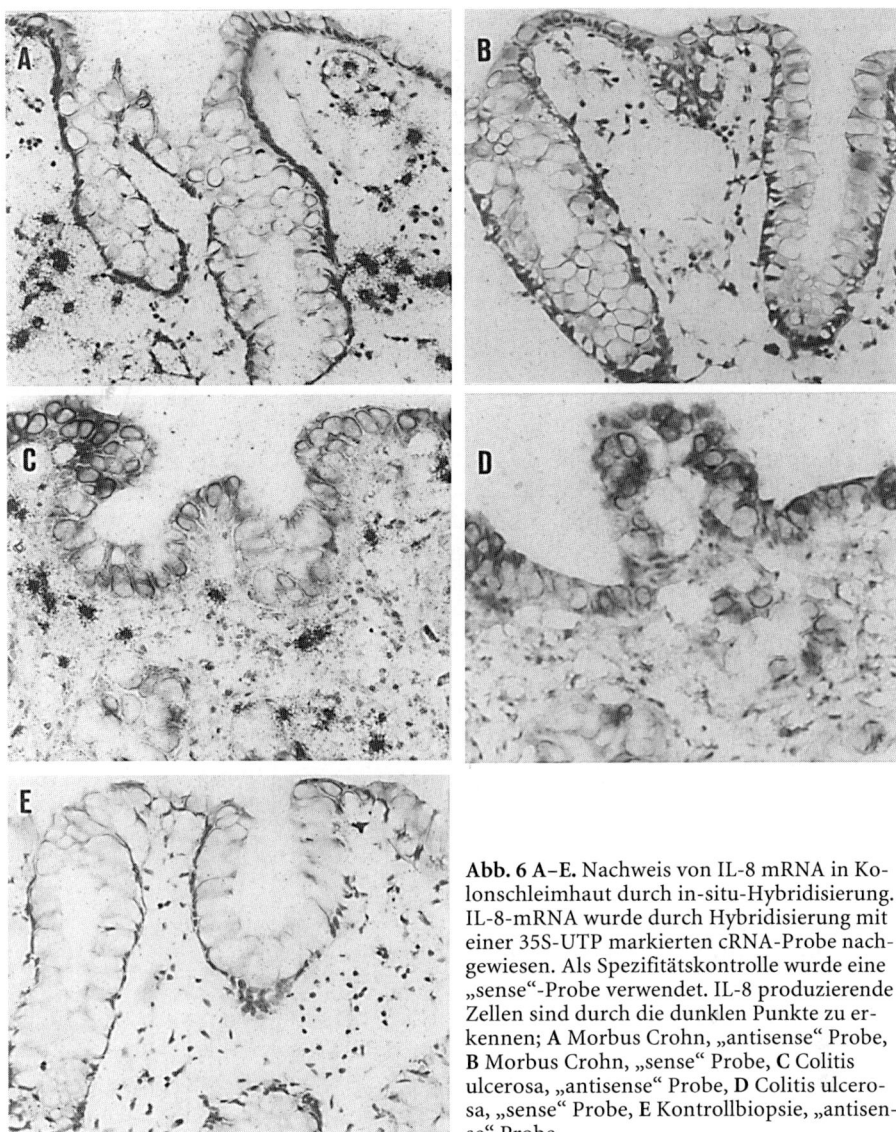

Abb. 6 A–E. Nachweis von IL-8 mRNA in Kolonschleimhaut durch in-situ-Hybridisierung. IL-8-mRNA wurde durch Hybridisierung mit einer 35S-UTP markierten cRNA-Probe nachgewiesen. Als Spezifitätskontrolle wurde eine „sense"-Probe verwendet. IL-8 produzierende Zellen sind durch die dunklen Punkte zu erkennen; A Morbus Crohn, „antisense" Probe, B Morbus Crohn, „sense" Probe, C Colitis ulcerosa, „antisense" Probe, D Colitis ulcerosa, „sense" Probe, E Kontrollbiopsie, „antisense" Probe

gen, Neutrophile und Epithelzellen. Hommes et al. wiesen durch in situ-Hybridisierung und Immunhistochemie IL-8-mRNA bzw. IL-8-Protein ebenfalls in Enterozyten und in inflammatorischen Zellen der Mukosa nach [28]. Wir fanden die IL-8-mRNA bei Patienten mit chronisch entzündlichen Darmerkrankungen praktisch quantitativ in inflammatorischen Zellen der Mukosa, während sich keine signifikante Expression in Kolonepithelzellen nachweisen ließ [19] (s. Abb. 6). Zu ähnlichen Schlußfolgerungen kamen Grimm et al. [29], die durch in situ-Hybridisierung kombiniert mit immunhistochemischer Analyse serieller Schnitte vorwiegend intestinale Makrophagen als Zellen der IL-8 Synthese identifizierten. Diese Autoren diskutieren, daß Berichte zur IL-8-Synthese durch intestinale Epithelzellen kritisch zu werten sind, da bereits eine geringe Anzahl kontaminierender Makrophagen die Befunde stören könnten. Andererseits ist jedoch auch kritisch anzumerken, daß die in situ-Hybridisierung keine Methode darstellt, welche den Ausschluß der Synthese eines bestimmten Zytokins durch einen bestimmten Zelltyp erlaubt. Aufgrund der methodischen Begrenzungen ist sie sicherlich nur geeignet, die Hauptsyntheseorte eines Zytokins aufzuzeigen. Bei Patienten mit chronisch entzündlichen Darmerkrankungen sind dies infiltrierende Entzündungszellen in der Mukosa und nicht intestinale Epithelzellen.

Reinecker et al. [30] untersuchten die Expression eines weiteren Chemokins (monocyte chemoattractant protein-1, MCP-1) bei Patienten mit chronisch entzündlichen Darmerkrankungen. Immunhistochemisch wurde MCP-1 in normaler Mucosa hauptsächlich im Oberflächenepithel gefunden. In der entzündeten Mucosa von Patienten mit Colitis ulcerosa oder Morbus Crohn waren multiple MCP-1-positive Zellen vorhanden, einschließlich Spindelzellen, mononukleärer Zellen und Endothelzellen. Die Autoren schlossen daraus, daß zusätzlich zu Entzündungszellen der Mucosa intestinale Epithelzellen zur MCP-1-Produktion befähigt sind. MCP-1 wird konstitutiv im Kolonepithel exprimiert und während Entzündungsprozessen hochreguliert.

Zusammenfassend ergeben die in situ-Untersuchungen (Immunhistologie, *in situ*-Hybridisierung) kein einheitliches Bild zur Zytokinproduktion intestinaler Epithelzellen. Dies könnte durch methodische Beschränkungen, aber auch mögliche Artefakte der angewandten Methoden bedingt sein. Untersuchungen an isolierten intestinalen Epithelzellen sollten eine weitere Klärung des Sachverhaltes ermöglichen.

Zytokinproduktion durch isolierte intestinale Epithelzellen

Während die Isolation von Epithelzellen aus dem Dünndarm und Dickdarm gut etabliert ist [31], stellt die längerfristige Kultur dieser Zellen jedoch ein großes Problem dar. Die Mehrzahl der Untersuchungen wurden daher an frisch isolierten intestinalen Epithelzellen durchgeführt. In frisch isolierten intestinalen Epithelzellen konnte bei Patienten mit chronisch entzündlichen Darmerkrankungen keine signifikante IL-1-Synthese nachgewiesen werden [32–34]. Im Gegensatz dazu fanden sich Hinweise für eine Synthese von IL-1-Rezeptor-Antagonist durch intestinale Epithelzellen [32, 34]. In einem Verfahren, das die längerfristige Primärkultur intestinaler Epithelzellen erlaubt, konnten wir zeigen, daß sie auf die Zellzahl bezogen mehr IL-1-Rezeptor-Antagonist produzieren als mononukleäre Zellen in der Mukosa. Es findet sich bereits in normaler Schleimhaut eine Basissekretion, die im Rahmen intestinaler Entzündungsprozesse weiter gesteigert wird. Im Gegensatz zu mononukleären Zellen produzieren intestinale Epithelzellen kein IL-1β sowie keine signifikanten Mengen von

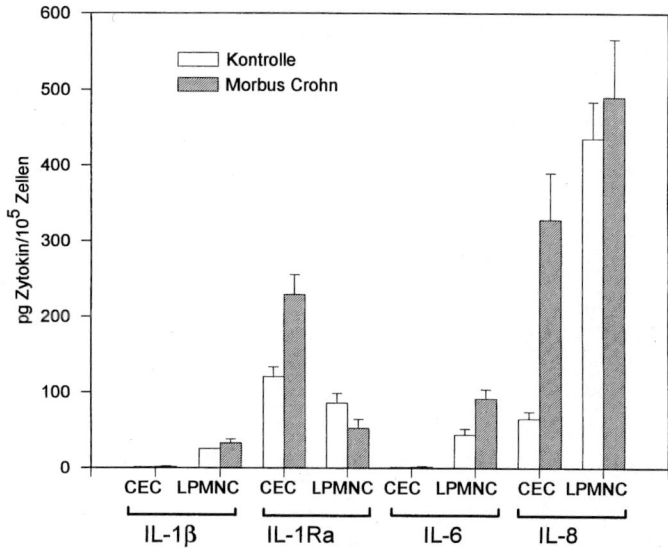

Abb. 7. Zytokinproduktion frisch isolierter Kolonepithelzellen und mononukleärer Zellen der Mucosa. Kolonepithelzellen (*CEC*) und mononukleäre Zellen (*LPMNC*) wurden aus denselben Gewebeproben isoliert und getrennt kultiviert. Nach 24 h Kultur wurden IL-1β, IL-1 Rezeptor Antagonist (*IL-1 Ra*), IL-6 und IL-8 im Medium bestimmt. Gewebeproben aus normaler Mukosa (*weiße Säulen*), Gewebeproben aus entzündeter Mukosa bei Morbus Crohn (*schraffierte Säulen*)

IL-6 (s. Abb. 7). Diese Befunde sind nur teilweise in Übereinstimmung mit den Daten von Panja et al. [36], die keine IL-1 oder TNF-Synthese durch frisch isolierte Epithelzellen nachweisen konnten, jedoch eine low-level-konstitutive IL-6-Sekretion. Die IL-6-Synthese konnte durch IL-1ß um den Faktor 6–7 hochreguliert werden konnte, ließ sich jedoch durch LPS, Interferon-γ und TNFα nicht weiter steigern.

Bezüglich der Interleukin-8-Synthese durch isolierte intestinale Epithelzellen sind die Daten verschiedener Gruppen übereinstimmend. Izutani et al. [37] wiesen mittels quantitativer reverser Transkriptase-Polymerase-Kettenreaktion IL-8-mRNA in isolierten intestinalen Epithelzellen von Patienten mit chronisch entzündlichen Darmerkrankungen nach. Gibson et al. [38] fanden eine vermehrte IL-8-Sekretion durch Kolonkryptenzellen aus entzündeten Arealen von Patienten mit Morbus Crohn oder Colitis ulcerosa im Vergleich zu nicht entzündeter Schleimhaut bzw. normaler Darmschleimhaut. Mahida et al. [39] zeigten, daß in isolierten menschlichen intestinalen Epithelzellen durch Clostridium difficile Toxin A nach Ablösung der Zellen von der Unterlage IL-8 Synthese und Apoptose induziert werden. In der Langzeitkultur von Kolonepithelzellen konnten wir eine vermehrte IL-8-Sekretion durch Epithelzellen aus entzündeten Arealen von Patienten mit Morbus Crohn oder Colitis ulcerosa nachweisen, die auch in Kultur über mehrere Tage hochreguliert blieb (s. Abb. 8).

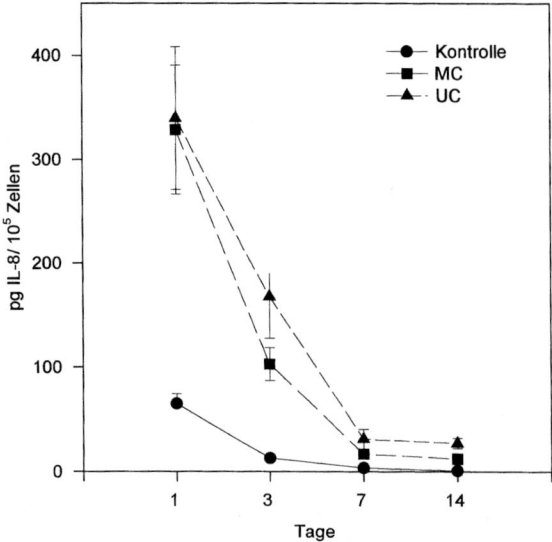

Abb. 8. Zeitverlauf der IL-8 Sekretion durch kultivierte humane Kolonepithelzellen. Humane Colonepithelzellen wurden aus normaler Mukosa sowie aus der entzündeten Mukosa von Patienten mit Morbus Crohn (*MC*) oder Colitis ulcerosa (*UC*) isoliert und kultiviert. Die IL-8 Synthese wurde zu verschiedenen Zeiten gemessen

Diese Ergebnisse weisen auf einen Aktivierungszustand intestinaler Epithelzellen bei Patienten mit chronisch entzündlichen Darmerkrankungen hin. Für diesen Aktivierungszustand lassen sich weitere Hinweise finden. Dazu zählt der Nachweis des aktivierten Transkriptionsfaktors NF-κB in intestinalen Epithelzellen von Patienten mit chronisch entzündlichen Darmerkrankungen (s. Abb. 9).

Schlußfolgerung

Intestinale Epithelzellen stellen nicht nur Zielzellen verschiedener Zytokine im Rahmen intestinaler Entzündungen dar, sondern partizipieren aktiv am Entzündungsprozeß, indem sie verschiedene Mediatoren bilden. Die Untersuchungen zur Zytokinproduktion in intestinalen Epithelzellen haben bisher keine einheitlichen Resultate geliefert. Bei der Interpretation der Befunde sind die verschiedenen Untersuchungssysteme (verschiedene Kolonkarzinomzellinien, tierexperimentelle Darmentzündungen, menschliche Darmmukosa), im Falle intestinaler Epithelzellen des Menschen der Ort der Epithelzellentnahme (Dünndarm, Dickdarm, Kryptenbasis, Oberfläche) sowie die verschiedenen Nachweismethoden der Zytokine (Immunhistologie, in situ-Hybridisierung, isolierte Epithelzellen) sowie im Falle isolierter Epithelzellen die Nachweismethode (Polymerasekettenreaktion, ELISA zum Proteinnachweis) zu berücksichtigen. Trotzdem

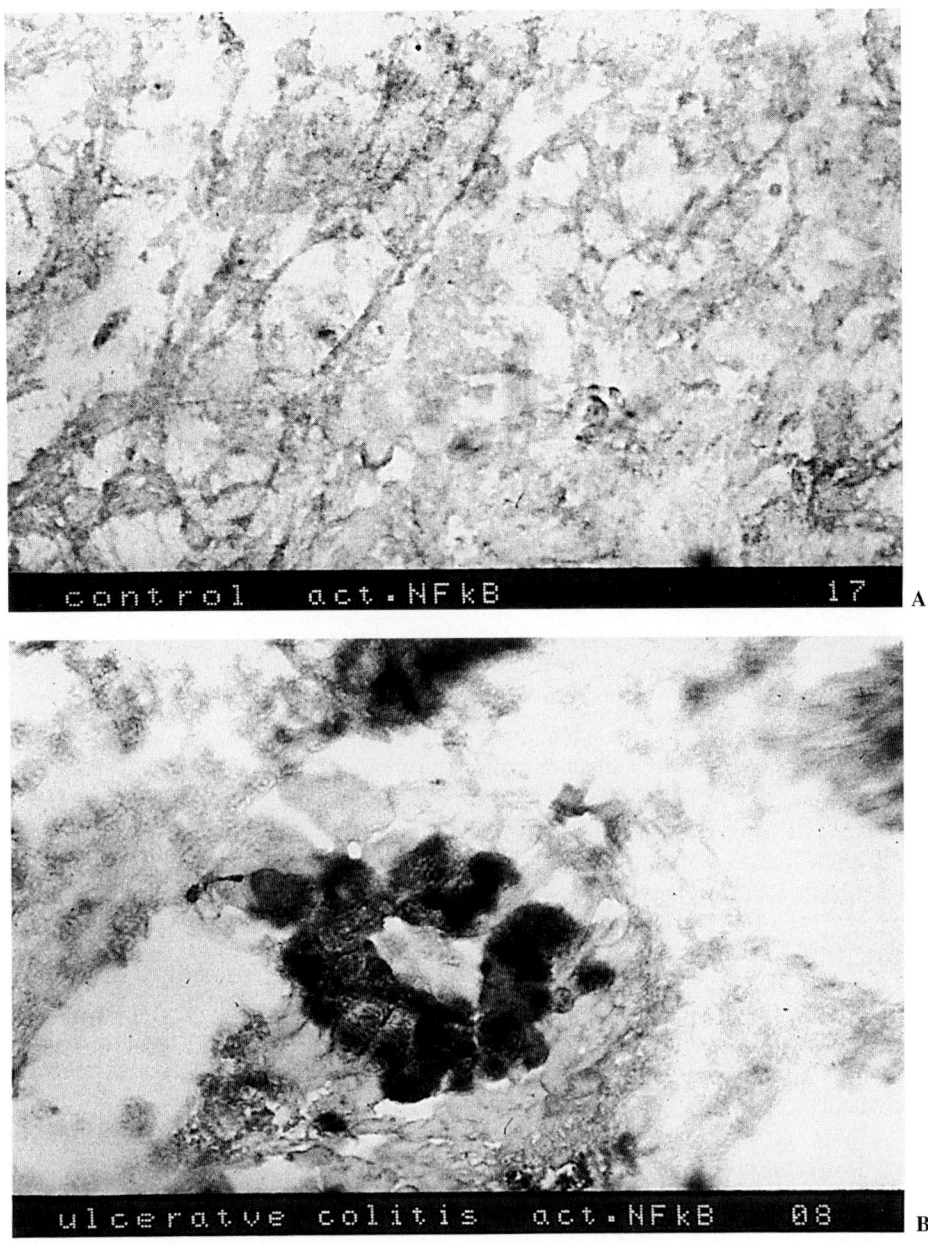

Abb. 9 A, B. Immunhistologischer Nachweis des aktivierten Transkriptionsfaktors NF-κB in der Kolonmukosa. **A** Normale Kontrolle, **B** Colitis ulcerosa

lassen sich einige Aussagen treffen. Intestinale Epithelzellen scheinen keine wesentliche Quelle für IL-1 oder TNF darzustellen, während sie IL-1-Rezeptor-Antagonist produzieren und somit zum antiinflammatorischen Potential der Darmschleimhaut beitragen. Andererseits sprechen die Mehrzahl der Befunde für die Potenz zur Synthese der Chemokine IL-8 und MCP-1. Als Hinweis für einen Aktivierungszustand intestinaler Epithelzellen im Rahmen intestinaler Entzündungen läßt sich aktiviertes NF-κB nachweisen.

Literatur:

1. Travis SP, Crotty B, Jewell DP (1995) Site of action of platelet-activating factor within the mucosa of rabbit distal colon. Clin Sci 88: 51–57
2. Colgan SP, Parkos CA, Matthews JB, D'Andrea L, Awtrey CS, Lichtman-AH, Delp-Archer C, Madara JL (1994) Interferon-γ induces a cell surface phenotype switch on T-84 intestinal epithelial cells. Am J Physiol 267: C402–410
3. Colgan SP, Resnick MB, Parkos CA, Delp-Archer C, McGuirk D, Bacarra AE, Weller PF, Madara JL (1994) IL-4 directly modulates function of a model human intestinal epithelium. J Immunol 1994; 153: 2122–2129
4. Rodriguez P, Heyman M, Candalh C, Blaton MA, Bouchaud C (1995) Tumor necrosis factor-α induces morphological and functional alterations of intestinal HT29 cl.19A cell monolayers. Cytokine 7: 441–448
5. McRoberts JA, Riley NE (1994) Modulation of growth factor and cytokine-induced increases in T-84 cell monolayer permeability by media components. Am J Physiol 267: C537–543
6. Sartor RB (1994) Cytokines in intestinal inflammation: pathophysiological and clinical considerations. Gastroenterol 106: 533–539
7. Kurokowa M, Lynch K, Podolsky DK (1987) Effects of growth factors on an intestinal epithelial cell line: transforming growth factor beta inhibits proliferation and stimulates differentiation. Biochem Biophys Res Commun 142: 775–782
8. Colgan SP, Parkos CA, Delp C, Arnaout MA, Madara JL (1993) Neutrophil migration across cultured intestinal epithelial monolayers is modulated by epithelial exposure to IFN-γ in a highly polarized fashion. J Cell Biol 120: 785–798
9. Dignass A, Lynch-Devaney K, Kindon H, Thim L, Podolsky DK (1994) Trefoil peptides promote epithelial migration through a transforming growth factor beta-independent pathway. J Clin Invest 94: 376–383
10. Eckmann L, Jung HC, Schürer-Maly C, Panja A, Morzycka-Wroblewska E, Kagnoff MF (1993) Differential cytokine expression by human intestinal epithelial cell lines: regulated expression of interleukin-8. Gastroenterol 105: 1689–1697
11. Spriggs DR, Imamura K, Rodriguez C, Sariban E, Kufe DW (1988) Tumor necrosis factor expression in human epithelial tumor cell lines. J Clin Invest 81: 455–460
12. Justinich C, Gurbindo C, Hiscott J, Duhaime A, Seidman E (1992) Tumor necrosis factor (TNF-α) is an autocrine-paracrine growth factor for a rat intestinal crypt epithelial cell line IEC-6 (abstr). Gastroenterol 102: A559
13. Hedges S, Svensson M, Svanborg C (1992) Interleukin-6 response of epithelial cell lines to bacterial stimulation in vitro. Infect Immun 60: 1295–1301
14. Gross V, Andus T, Daig R, Aschenbrenner E, Schölmerich J, Falk W (1995) Regulation of interleukin-8 production in a human colon epithelial cell line (HT-29). Gastroenterol 108: 653–661
15. Mahida YR, Ceska M, Effenberger F, Kurlak L, Lindley I, Hawkey CJ (1992) Enhanced synthesis of neutrophil-activating peptide-I/interleukin-8 in active ulcerative colitis. Clin Sci 82: 2173–2175
16. Izzo RS, Witkon K, Chen AI, Hadjiyane C, Weinstein MI, Pellecchia C (1993) Neutrophil-activating peptide (interleukin-8) in colonic mucosa from patients with Crohn's disease. Scand J Gastroenterol 28: 296–300

17. Mitsuyama K, Toyonaga A, Sasaki E, Watanabe K, Tateishi H, Nishiyama T, Saiki T, Ikeda H, Tsuruta O, Tanikawa K (1994) IL-8 as an important chemoattractant for neutrophils in ulcerative colitis and Crohn's disease. Clin Exp Immunol 96: 432–436

18. Mazzucchelli L, Hauser C, Zgraggen K, Wagner H, Hess M, Laissue JA, Mueller C (1994) Expression of interleukin-8 gene in inflammatory bowel disease is related to the histological grade of active inflammation. Am J Pathol 144: 997–1007

19. Daig R, Andus T, Aschenbrenner E, Falk W, Schölmerich J, Gross V (1996) Increased interleukin-8 expression in the colon mucosa of patients with inflammatory bowel disease. Gut 38: 216–222

20. Jung HC, Eckmann L, Yang SK, Panja A, Fierer J, Morzycka Wroblewska E, Kagnoff MF (1995) A distinct array of proinflammatory cytokines is expressed in human colon epithelial cells in response to bacterial invasion. J Clin Invest 95: 55–65

21. Autschbach F, Schürmann G, Qiao L, Merz H, Wallich R, Meuer SC (1995) Cytokine mRNA expression and proliferation status in intestinal mononuclear cells in noninflamed gut and Crohn's disease. Virchows Arch B 426:51–60

22. Woywodt A, Neustock P, Kruse A, Schwarting K, Ludwig D, Stange EF, Kirchner H (1994) Cytokine expression in intestinal mucosal biopsies. In situ hybridisation of the mRNA for interleukin-1β, interleukin-6 and tumour necrosis factor-α in inflammatory bowel disease. Eur Cytokine Netw 5: 387–395

23. Radema SA, Van Deventer SJH, Cerami A (1991) Interleukin-1β is expressed predominantly by enterocytes in experimental colitis. Gastroenterol 100: 1180–1186

24. Jones SC, Trejdosiewicz LK, Banks RE, Howdle PD, Axon ATR, Dixon MF, Whicher JT (1993) Expression of interleukin-6 by intestinal enterocytes. J Clin Pathol 46: 1097–1100

25. Kusugami K, Fukatsu A, Tanimoto M, Shinoda M, Haruta J-I, Kuroiwa A, Ina K, Kanayama K, Ando T, Matsuura T, Yamaguchi T, Morise K, Ieda M, Iokawa H, Ishihara A, Sarai S (1995) Elevation of interleukin-6 in inflammatory bowel disease is macrophage- and epithelial cell-dependent. Dig Dis Sci 40: 949–959

26. Shirota K, LeDuy L, Yuan S, Jothy S (1990) Interleukin-6 and its receptor are expressed in human intestinal epithelial cells. Virchows Archiv B Cell Pathol 58: 303–308

27. Watanabe M, Ueno Y, Yajima T, Iwao Y, Tsuchiya M, Ishikawa H, Aiso S, Hibi T, Ishii H (1995) Interleukin-7 is produced by human intestinal epithelial cells and regulates the proliferation of intestinal mucosal lymphocytes. J Clin Invest 95: 2945–2953

28. Hommes DW, Radema SA, Jansen J, Smit F, Fockens P, Zhao Y, Ceska M, Tytgat GNJ, van Deventer SJH (1995) Production and cellular source of interleukin-8 in ulcerative colitis. Inflamm Bowel Dis 1: 108–116

29. Grimm MC, Elsbury SKO, Pavli P, Doe WF (1996) Interleukin 8: cells of origin in inflammatory bowel disease. Gut 38:90–98

30. Reinecker H-C, Loh EY, Ringler DJ, Mehta A, Rombeau JC, MacDermott RP (1995) Monocyte-chemoattractant protein 1 gene expression in intestinal epithelial cells and inflammatory bowel disease. Gastroenterol 108: 40–50

31. Evans GS, Flint N, Potten CS (1994) Primary cultures for studies of cell regulation and physiology in intestinal epithelium. Annu Rev Physiol 56: 399–417

32. Isaacs KL, Sartor RB, Haskill S (1992): Cytokine messenger RNA profiles in inflammatory bowel disease mucosa detected by polymerase chain reaction amplification. Gastroenterol 103: 1587–1595

33. Youngman KR, Simon PL, West GA, Cominelli F, Rachmilewitz D, Klein JS, Fiocchi C (1993) Localization of intestinal interleukin-1 activity and protein and gene expression to lamina propria cells. Gastroenterol 104: 749–758

34. Casini-Raggi V, Kam L, Chong YJT, Fiocchi C, Pizarro TT, Cominelli F (1995) Mucosal imbalance of IL-1 and IL-1 receptor antagonist in inflammatory bowel disease. J Immunol 154: 2434–2440

35. Daig R, Rogler G, Aschenbrenner E, Vogel D, Falk W, Gross V, Schölmerich J, Andus T (1996) Establishment of long term primary cultures of human intestinal epithelial cells – Evidence for antiinflammatory cytokine pattern. Submitted

36. Panja A, Siden E, Mayer L (1995) Synthesis and regulation of accessory/proinflammatory cytokines by intestinal epithelial cells. Clin Exp Immunol 100: 298–305

37. Izutani R, Loh EY, Reinecker H-C, Ohno Y, Fusunyan RD, Lichtenstein GR, Rombeau JL, MacDermott RP (1995) Increased expression of interleukin-8 mRNA in ulcerative colitis and Crohn's disease mucosa and epithelial cells. Inflamm Bowel Res 1: 37–47
38. Gibson P, Rosella O (1995) Interleukin-8 secretion by colonic crypt cells in vitro: response to injury suppressed by butyrate and enhanced in inflammatory bowel disease. Gut 37: 536–543
39. Mahida YR, Makh S, Hyde S, Gray T, Borriello SP (1996) Effect of Clostridium difficile toxin A on human intestinal epithelial cells: induction of interleukin 8 production and apoptosis after cell detachment. Gut 38: 337–347

Intraepitheliale Lymphozyten:
Die erste Garde einer Immunabwehr?

W. Holtmeier

Einleitung

Die Funktionen intraepithelialer Lymphozyten (IEL) sind weitgehend unge-klärt. Aufgrund ihrer Lokalisation in der Darmmukosa wird postuliert, daß IEL die erste Garde einer Immunabwehr bilden. Da sie die ersten Immunzellen sind, die mit potentiell gefährlichen Antigenen, wie z.B. invasiven Mikroorganismen in Kontakt treten, ist davon auszugehen, daß diese Zellpopulation entscheidend an der Initiierung einer Immunabwehr beteiligt ist. Bislang ist jedoch nur sehr wenig darüber bekannt, wie IEL ihre vermeintliche Rolle als Wächter des Epi-thels wahrnehmen könnten. IEL sind von der Lamina propria nur durch die Basalmembran getrennt. Es wäre daher vorstellbar, daß IEL durch die Sekretion von Botenstoffen (Zytokinen) Kontakt mit den Immunzellen der Lamina pro-pria aufnehmen und diese zur Immunabwehr rekrutieren (s. Abb. 1). Weiterhin würde es der direkte Kontakt zu den Epithelzellen erlauben, daß transformierte bzw. infizierte Epithelzellen eliminiert werden und IEL somit auch an der Auf-rechterhaltung und Integrität der Epithelschicht beteiligt sind.

Am Anfang einer Immunantwort werden IEL vermutlich durch den Antigen-spezifischen T-Zell Rezeptor (TCR) aktiviert [18]. Erst in der Folge kommt es zur Sekretion von Botenstoffen, welche eine Kaskade an Interaktionen der ver-schiedensten Immunzellen auslösen [54]. IEL als erste Verteidigungslinie der Immunabwehr müßten sehr rasch eine Immunantwort initiieren, um die Ge-fahr einer systemischen Infektion abzuwenden. Auf den ersten Blick erscheint es äußerst schwierig, dieser Aufgabe nachzukommen, da auf 6–10 Epithelzellen nur ein intraepithelialer Lymphozyt kommt, IEL sich kaum teilen und zudem sehr seßhaft sind [12]. Wie kann zum Beispiel eine kleine Anzahl intraepithelia-ler Lymphozyten, die jeweils nur über eine T-Zell Rezeptorspezifität verfügen, auf eine große Anzahl unterschiedlicher Antigene reagieren? Bei einer zunächst lokalisierten Infektion befindet sich nur eine beschränkte Anzahl von IEL in der Nähe des Erregers, von denen wiederum nur ein Bruchteil über einen spe-zifischen T-Zell Rezeptor verfügt, der in der Lage ist, den Erreger zu erkennen. Eine sich anschließende klonale Expansion der IEL, die zu einer effizienten Im-munabwehr benötigt wird, würde sehr viel Zeit in Anspruch nehmen, und eine ungehinderte Ausbreitung des Erregers könnte die Folge sein. Im peripheren Blut gestaltet sich die Antigenerkennung theoretisch einfacher, da eine Vielzahl

M. Kist et al. (Hrsg.) Ökosystem Darm VII
© Springer-Verlag Berlin Heidelberg 1996

DARMLUMEN

ANTIGEN

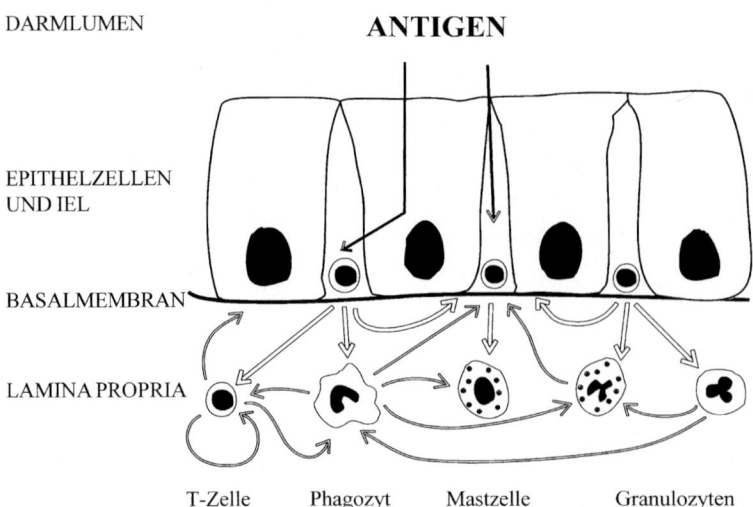

EPITHELZELLEN
UND IEL

BASALMEMBRAN

LAMINA PROPRIA

T-Zelle   Phagozyt   Mastzelle   Granulozyten

Abb. 1. Hypothetische Darstellung einer Immunantwort in der Darmmukosa. Antigen, welches aus dem Darmlumen die mechanische Mukosabarriere durchdringt, kommt in direkten Kontakt mit intraepithelialen Lymphozyten (*IEL*) oder infiziert zunächst Epithelzellen. IEL werden über ihren T-Zell Rezeptor spezifisch aktiviert und rekrutieren durch die Sekretion von Botenstoffen Immunzellen aus der Lamina propria. Hierdurch kommt es zu einem Netzwerk von Interaktionen der verschiedensten Immunzellen, die zu einer erfolgreichen Elimination des Erregers führt. Der direkte Kontakt der IEL mit den Epithelzellen würde es ermöglichen, infizierte bzw. transformierte Zellen zu erkennen und zu eliminieren. Hierdurch wären IEL auch an der Überwachung und Integrität der Epithelschicht und damit an der Aufrechterhaltung der Mukosabarriere maßgeblich beteiligt

zirkulierender T-Zellen, die die unterschiedlichsten T-Zell Rezeptorspezifitäten aufweisen, mit dem Erreger in Kontakt treten können.

Da es im Regelfall im Darm nicht zu einer systemischen Infektion kommt, müssen in der Mukosa Mechanismen bestehen, die garantieren, daß die Erreger rechtzeitig erkannt werden. Eine mögliche Hypothese wäre, daß IEL über ein eingeschränktes T-Zell Rezeptorrepertoire verfügen, welches z.B. konservierte Antigene erkennt, die auf verschiedenen Mikroorganismen gleichermaßen anzutreffen sind. Alternativ wären auch körpereigene Streßantigene (z.B. Hitzeschockproteine) denkbar [9, 65], die von geschädigten Epithelzellen exprimiert werden. Hierdurch könnte sofort eine große Anzahl an IEL aktiviert werden, ohne daß es zuvor zu einer klonalen Expansion kommen muß.

Mit molekularbiologischen Methoden konnten wir und andere Gruppen nachweisen, daß das T-Zell Rezeptorrepertoire sowohl von γ/δ als auch α/β IEL bei gesunden Individuen tatsächlich oligoklonal ist [1, 6, 15, 25, 32, 47, 62]. Parallele Untersuchungen im peripheren Blut zeigten überraschenderweise ebenfalls ein oligoklonales δ T-Zell Rezeptorrepertoire auf [4, 15, 23, 32], welches jedoch verschieden von dem im Darm war [15, 32]. Andere Arbeitsgruppen konnten auch für CD8$^+$ und CD4$^-$/CD8$^-$ α/β T-Zellen ein eingeschränktes T-Zell Rezeptorrepertoire im Blut gesunder Individuen nachweisen [21, 31, 48, 49].

Diese Ergebnisse sind dahingehend zu interpretieren, daß in der Zirkulation und möglicherweise auch in anderen Organen weit weniger unterschiedliche Antigene erkannt werden müssen bzw. können als bislang angenommen wurde. In diesem Bericht wird detailliert auf die Analyse des γ/δ T-Zell Rezeptorrepertoires eingegangen, welches Gegenstand unserer Forschung ist [15, 16, 32]. Hierbei wird auch auf die Ergebnisse anderer Gruppen verwiesen, die parallele Untersuchungen an α/β T-Zellen durchführen.

Mukosale T-Zellen

Intraepitheliale Lymphozyten (IEL) befinden sich zwischen den intestinalen Epithelzellen und haben Kontakt mit der Basalmembran, die das Epithel von der Lamina propria trennt (s. Abb. 1). IEL bestehen fast ausschließlich aus T-Zellen und setzen sich zu 70–85 % aus α/β und zu 15–30 % aus γ/δ T-Zellen zusammen [20, 59, 63]. In der Lamina propria befinden sich zusätzlich zu T-Zellen auch andere Immunzellen (B-Zellen, Makrophagen, Eosinophile, Granulozyten, etc.). Während α/β IEL überwiegend CD8$^+$ sind, exprimieren α/β T-Zellen der Lamina propria überwiegend CD4$^+$. γ/δ T-Zellen befinden sich im Gegensatz zu α/β T-Zellen kaum in der Lamina propria [61] und sind zu je ca. 50 % CD4$^-$/CD8$^-$ negativ und zu 50 % CD8$^+$ positiv [35]. Diese starke Kompartimentierung mukosaler T-Zellen ließe sich in der Weise interpretieren, daß in der Darmmukosa spezifische T-Zell Populationen mit unterschiedlichen Funktionen vorhanden sind.

Besondere Eigenschaften von γ/δ T-Zellen

Es ist bis dato ungeklärt, ob γ/δ T-Zellen andere Funktionen aufweisen als α/β T-Zellen. Zahlreiche Forschungsergebnisse konnten viele Gemeinsamkeiten dokumentieren [27], jedoch gibt es für γ/δ T-Zellen Besonderheiten, die bislang für α/β T-Zellen nicht beschrieben worden sind [8, 27, 41].

1) γ/δ T-Zellen sind im Organismus kompartimentiert und reichern sich selektiv in den Epithelschichten des Intestinums an. Während im Blut 5 % aller T-Zellen γ/δ T-Zellen sind [24], kann ihr Anteil im Darmepithel bis zu 40% [15–40 %] betragen [20]. Weiterhin wird von γ/δ T-Zellen in der Darmmukosa überwiegend die Vδ1 Region exprimiert [20, 59], während im Blut Vδ2 dominiert [10].

2) γ/δ T-Zellen ähneln in vieler Hinsicht den Immunglobulinen. Zumindest ein Teil der γ/δ T-Zellen können freies Antigen direkt, ähnlich wie Antikörper, erkennen bzw. binden Antigen unabhängig von einer Präsentation durch ein MHC Molekül [56, 57, 64]. Weiterhin ähnelt der γ/δ T-Zell Rezeptor auch in seiner Struktur (CDR3 Länge) den Immunglobulinen [52]. Das Entfallen einer zeitaufwendigen Antigenpräsentation würde theoretisch eine rasche T-Zell Aktivierung ermöglichen und dieses wäre gerade für IEL sehr wünschenswert.

3) γ/δ IEL spielen eine wichtige Rolle in der Proliferation und Regeneration intestinaler Epithelzellen. Im Tiermodell konnte aufgezeigt werden, daß es bei
einer T-Zell Rezeptor-vermittelten Aktivierung von γ/δ IEL, aber nicht von
α/β IEL, zu einer Sezernierung von Botenstoffen (z.B. KGF) kommt, welche
die Proliferation der Epithelzellen anregt [7]. Außerdem konnte an γ/δ TCR
Knock-out Mäusen gezeigt werden, daß weniger Epithelzellen proliferierten
als beim Wildtyp, während dieses bei α/β Knock-out Mäusen nicht zu beobachten war [39]. Somit sind γ/δ T-Zellen am Erhalt der Epithelschicht und damit auch an der Aufrechterhaltung der mechanischen Mukosabarriere beteiligt.

Die oben genannten Punkte unterstützen die Hypothese, daß γ/δ T-Zellen eine
Schlüsselfunktion in der Immunabwehr der Darmmukosa wahrnehmen [34].
Um weitere Einblicke in die Funktionen von γ/δ IEL zu erlangen, analysierten
wir das T-Zell Rezeptorrepertoire im Darm gesunder Individuen. Diese Untersuchungen ermöglichen Rückschlüsse darüber, wie IEL Antigen erkennen und
sind zudem Basis für weitergehende Studien in pathologischen Zuständen [37,
43].
    Bei einer Analyse des γ/δ T-Zell Rezeptor Repertoires im Darm sind grund-
sätzlich zwei Szenarien vorstellbar. Das γ/δ TCR Repertoire ist polyklonal; dieses
würde die enorme Antigenvielfalt widerspiegeln, die im Darmlumen herrscht.
Oder es ist oligoklonal; hierbei würden γ/δ T-Zellen eine eingeschränkte Anzahl
von Antigenen erkennen. Es könnte sich um die eingangs erwähnten konservierten Antigene handeln, die gleichermaßen auf verschiedenen Mikroorganismen zu finden sind oder um Selbstantigene, die von gestreßten Epithelzellen
exprimiert werden.

Die Struktur des γ/δ T-Zell Rezeptors

γ/δ T-Zellen tragen analog zu α/β T-Zellen einen antigenspezifischen Rezeptor
auf der Zelloberfläche, der aus einer γ- und einer δ-Kette besteht. Der TCR δ-
Lokus liegt beim Menschen inmitten des TCR α-Lokus auf Chromosom 14
[13]. Untersuchungen zeigten, daß auch Vα Regionen mit dem δ-Lokus rekom-
binieren und Teil eines funktionellen δ-T-Zell Rezeptors bilden können [22, 26,
32]. Der Rezeptorabschnitt, von dem angenommen wird, daß er mit dem Antigen direkt in Kontakt tritt [51], wird als CDR3 Domäne (Third-Complementa-
rity-Determining-Region) oder auch "Junctional Region" bezeichnet und beinhaltet die Verbindungsabschnitte der Variablen- (V), Diversity- (D) und Joining-
(J) Regionen (s. Abb. 2). Während des Vorganges der Rekombination kommt es
zusätzlich zu Nukleotideinfügungen bzw. Deletionen zwischen diesen Abschnit-
ten (N-Regionen), so daß im Falle des δ TCR rechnerisch eine Vielfalt von über
10^{13} verschiedenen Rezeptoren entstehen könnte [18]. Diese Zahl übersteigt bei
weitem die Anzahl aller T-Zellen, die sich im menschlichen Organismus befinden.

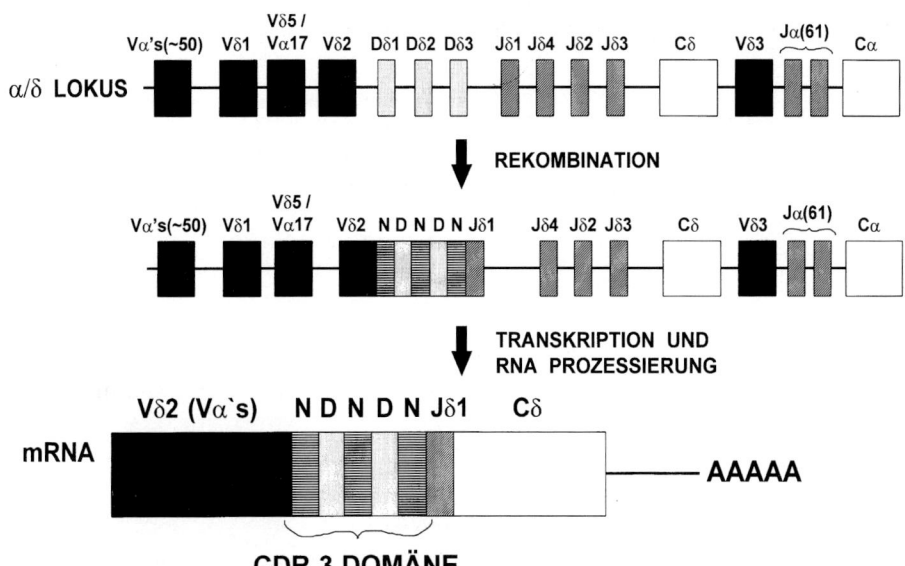

Abb. 2. Rearrangement des δ T-Zell Rezeptors. In der Abbildung ist ein Gen Rearrangement am Beispiel des δ T-Zell Rezeptors aufgezeigt. Der TCR δ-Lokus liegt beim Menschen inmitten des TCR α-Lokus auf Chromosom 14 [13]. Während des Vorganges der Rekombination kommt es zu einer Verbindung einer Variablen- (*V*) Region mit bis zu drei Diversity- (*D*) Regionen, und einer Joining- (*J*) Region [18]. Bei der δ Kette wurden bislang 3 Variable Regionen beschrieben (*Vδ1, Vδ2, Vδ3*), jedoch können auch Vα Regionen benützt werden [22, 26, 32]. Zwischen diesen Gensegmenten kommt es nochmals zur Einfügung von Nukleotiden (*N*). Der Rezeptorabschnitt, der die D- und N- Regionen umfaßt, wird auch als *CDR3* Domäne bezeichnet und beinhaltet die größte Diversität. Dieser Bereich bestimmt die Spezifität des Rezeptors und tritt vermutlich in direkten Kontakt mit dem Antigen [51]. Bei der Transkription in die Messenger RNA, die das Protein kodiert, wird die Konstante Region (Cδ) an die Joining Region (Jδ) gespliced

Die Analyse des δ T-Zell Rezeptorrepertoires

Bislang sind nur sehr eingeschränkt Antikörper verfügbar, mit denen sich die variablen Regionen von T-Zell Rezeptoren nachweisen lassen, und die Analyse der CDR3 Region entzieht sich vollständig der Proteinanalyse. Deshalb bedient man sich vorzugsweise molekularbiologischer Methoden, mit denen die T-Zell Rezeptortranskripte (mRNA) analysiert werden, die das Protein kodieren.

Sequenzanalyse und CDR3 Längenanalyse von δ Transkripten

Die Messenger-RNA (mRNA), die die δ Ketten kodieren, werden aus Dick- und Dünndarmbiopsien extrahiert. Zusätzlich werden bei denselben Individuen Blutproben analog verarbeitet. Aus methodischen Gründen muß die mRNA in die komplementäre DNA (cDNA) mit der reversen Transkriptase übersetzt werden, da sonst eine Analyse mit der Polymerase-Kettenreaktion (PCR) nicht

BIOPSIEN UND PBMC

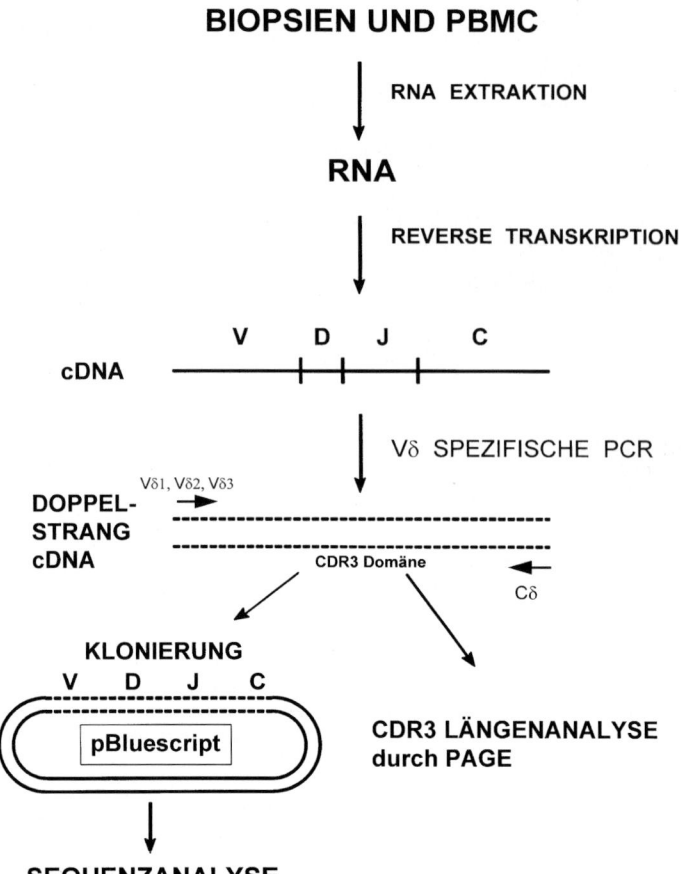

Abb. 3. Versuchsanordung zur Analyse des δ TCR Repertoires. RNA wird sowohl aus Biopsien des Dick- und Dünndarmes als auch aus peripheren Blutproben gewonnen. Nach reverser Transkription der RNA in cDNA werden δ Transkripte mit Hilfe der Vd spezifischen PCR amplifiziert und zur Sequenzanalyse in Vektoren (pBluescript) kloniert (s. Text). Zusätzlich wurde die Diversität des δ T-Zell Rezeptorrepertoires mit Hilfe der CDR3 Längenanalyse bestimmt (s. Abb. 4)

möglich ist. Diese cDNA wird mit der linearen PCR und Vδ1, Vδ2 oder Vδ3, sowie einem Cδ Primer amplifiziert (s. Abb. 3). Die amplifizierten δ Transkripte werden zur Sequenzanalyse in Vektoren kloniert und zusätzlich zur CDR3 Längenanalyse auf einem denaturierenden Polyacrylamidgel (PAGE) aufgetrennt. Hierbei wird eine Längenauftrennung mit einer Auflösung von bis zu einem Nukleotid erreicht. Sequenzanalysen zeigten, daß sich bei der PAGE Analyse die meisten Banden in ihrer Länge um exakt 3 Nukleotide unterscheiden. Dieses resultiert daraus, daß funktionelle δ Transkripte nur einen Leserahmen aufweisen und 3 Nukleotide eine Aminosäure kodieren. Die Intensität einzelner Banden korrespondiert mit der Anzahl von δ Transkripten gleicher Länge (s. Abb.

a   **POLYKLONAL**   b   **OLIGOKLONAL**

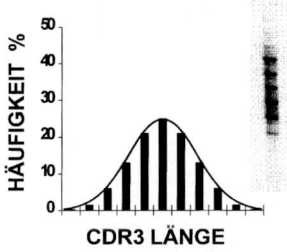   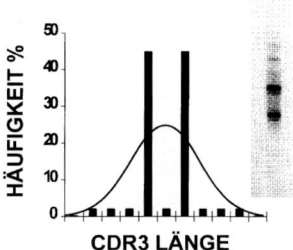

Abb. 4 a, b. CDR3 Längenanalyse von δ TCR Transkripten.

a Ein poyklonales δ T-Zell Rezeptorrepertoire besteht aus einer großen Anzahl verschiedener δ Transkripte, die die unterschiedlichsten CDR3 Domäne aufweisen. Plottet man die Längen der δ Transkripte (CDR3 abhängig) gegen die Häufigkeit von δ Transkripte, so resultiert dieses in eine Gaußsche Verteilungskurve. Die Längenauftrennung auf einem denaturierenden PAGE ergibt ein regelmäßiges Bandenmuster, wobei die intensivsten Banden sich in der Mitte befinden. Jede dieser Banden enthält eine Vielzahl unterschiedlicher δ Transkripte, die alle eine identische Länge aufweisen.

b Bei einem oligoklonalen δ TCR Repertoire dominieren einige wenige δ Transkripte. Die Intensität einzelner Banden korrespondiert mit der Anzahl von δ Transkripten gleicher Länge, die bei einem oligoklonalen δ TCR Repertoire auch identische CDR3 Domäne aufweisen. Intensive Banden können aus dem Gel herausgeschnitten und nach Reamplifikation direkt, ohne Klonierung sequenziert werden. Dieses ist jedoch nicht immer möglich, da es auch bei einem oligoklonalen δ TCR Repertoire zu einer Überlagerung verschiedener TCR Transkripte gleicher CDR3 Länge mit jedoch unterschiedlicher Nukleotidsequenz kommen kann, so daß zur Sequenzierung eine Klonierung von PCR Produkten erforderlich wird. Diese Methode ermöglicht eine rasche Beurteilung der Diversität des δ TCR Repertoires multipler Proben, ohne daß ein zeitaufwendiges Klonieren und Sequenzieren von δ Transkripten nötig ist

4). Bei einem oligoklonalen TCR Repertoire dominieren einzelne Banden, die nicht aus einem Gemisch verschiedener δ Transkripte (wie bei einem polyklonalen δ TCR Repertoire), sondern aus klonalen δ TCR Transkripten mit identischen CDR3 Regionen bestehen. Teilweise kann die Klonierung von δ Transkripten zur Sequenzanalyse minimiert werden, indem dominante Banden aus dem Gel herausgeschnitten und nach Reamplifikation direkt ohne Klonierung sequenziert werden. Dieses ist jedoch nicht immer möglich, da es auch bei einem oligoklonalen δ TCR Repertoire zu einer Überlagerung verschiedener dominanter δ TCR Transkripte gleicher CDR3 Länge, mit jedoch unterschiedlicher Nukleotidsequenz kommen kann.

Detektion der variablen Region mit Hilfe der Inversen PCR und V-Region spezifischen Hybridisierung

Mit Hilfe der inversen PCR können beliebige DNA-Abschnitte amplifiziert werden, von denen nur ein Ende der Sequenz bekannt ist [16, 60]. Diese Methode bietet sich deshalb zur Amplifikation von δ Transkripten an, deren 5' Enden

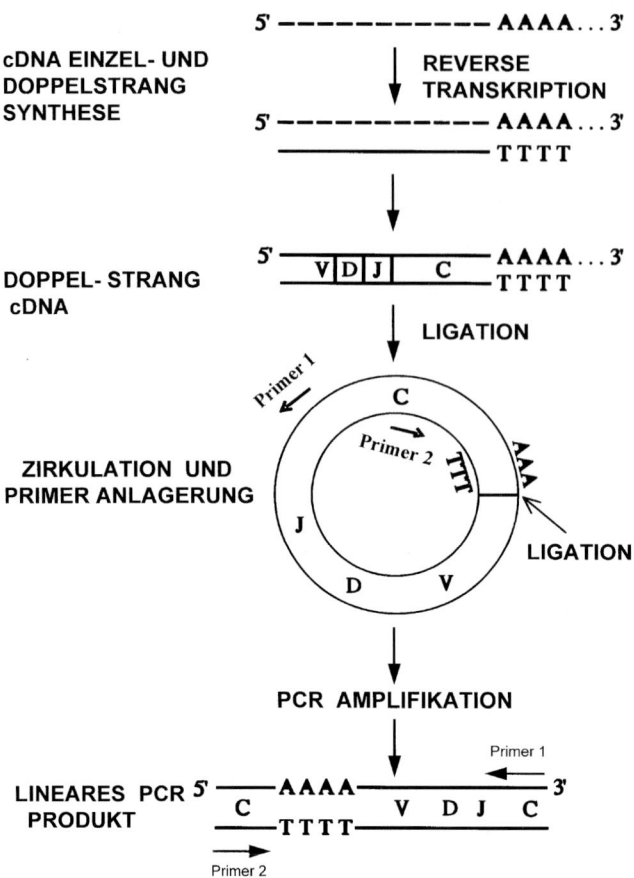

Abb. 5. Inverse PCR. Mit Hilfe der inversen PCR können beliebige DNA-Abschnitte amplifiziert werden, von denen nur ein Ende der Sequenz bekannt ist [16, 60]. Diese Methode bietet sich deshalb zur Amplifikation von δ Transkripten an, deren 5' Enden (V-Regionen) verschieden sind, und das 3' Ende immer durch dieselbe Konstante Region (Cδ) kodiert ist (s. Abb. 3). Hierzu wird die cDNA zuvor zirkularisiert und 2 Primer in entgegengesetzte Richtungen konstruiert, die sich spezifisch an die Konstante Region (Cδ) anlagern (*Pfeile*). Das Amplifikat, welches δ Transkripte mit unterschiedlichen V-Regionen enthält, wird in Vektoren kloniert (analog zur Abb. 3)

(V-Regionen) verschieden sind, und das 3' Ende immer durch dieselbe Konstante Region (Cδ) kodiert ist (s. Abb. 5). Hierzu wird die cDNA zuvor zirkularisiert und 2 Primer in entgegengesetzte Richtungen konstruiert, die sich spezifisch an die Konstante Region (Cδ) anlagern (s. Pfeile in der Abbildung). Das Amplifikat, welches δ Transkripte mit unterschiedlichen V-Regionen enthält wird in Vektoren kloniert. Um das Sequenzieren von δ Transkripten zur Identifizierung von V-Regionen zu minimieren, werden klonierte, inverse PCR Produkte mit V-Regionen spezifischen Proben hybridisiert. Vδ1-Vδ3 stellen den Hauptanteil der V-Regionen dar, die von intestinalen γ/δ T-Zellen gesunder Individuen exprimiert werden [32, 45]. Andere V-Regionen können identifiziert werden, indem δ Transkripte, die mit keiner der 3 Proben hybridisieren, von der Masterplatte isoliert, und ihre DNA Sequenz bestimmt wird. Der jeweilige prozentuale Anteil der V-Segmente kann nun berechnet werden. Alternativ kann auch die „anchor" PCR angewandt werden, die nach einen ähnlichen Prinzip funktioniert [40, 53].

Das T Zell Rezeptor Repertoire intestinaler und peripherer Lymphozyten

Untersuchungen mit Hilfe der inversen PCR ergaben, daß neben Vδ1 und Vδ2, welche die dominanten V-Regionen im Darm sind, auch Vδ3 und Vα-Regionen von γ/δ T-Zellen im Kolon gesunder Individuen exprimiert werden können (16,32). Bislang waren Antikörperstudien, die das Protein direkt nachweisen, auf Vδ1 und Vδ2 beschränkt [20, 59]. Eine kürzlich erschienene Arbeit, in der ein Vδ3 spezifischer Antikörper beschrieben wurde, bestätigte unsere inverse PCR Daten und konnte aufzeigen, daß das Vδ3 Gensegment tatsächlich von γ/δ IEL als Protein exprimiert wird [45]. Bislang ist nicht geklärt, welche Funktion die Variablen Regionen haben und warum bei γ/δ T-Zellen eine Dominanz von Vδ1 im Intestinum vorliegt, während im Blut Vδ2 dominiert. Für α/β T-Zellen konnte gezeigt werden, daß sog. Superantigene ganze T-Zell Populationen aktivieren können [55]. Bei Superantigenen handelt es sich um Proteine, die nach derzeitigem Wissensstand an bestimmte Variable Regionen binden und alle T-Zellen aktivieren, die diese Variable Region aufweisen. Hierbei soll es keine Rolle spielen, welche CDR3 Region vorliegt. Dieses ist evtl. ein gewünschter Mechanismus, um große T-Zell Populationen relativ unspezifisch (CDR3 unabhängig) zu aktivieren. Ein pathologisches Beispiel hierfür ist das Toxic-Schock-Syndrom (TSST-1), bei dem ein Staphylokokkus aureus Antigen eine unkontrollierte Aktivierung von T-Zellen auslöst [14], die zum Tode führen kann. Auch für andere Krankheitssituationen wird eine Superantigenaktivierung diskutiert, die zu einer Verschiebung des normalen TCR Repertoires führt [55].

Die molekularbiologische Charakterisierung der antigenspezifischen CDR3 Regionen von Vδ1, Vδ2 und Vδ3 Transkripten mit Hilfe der Polyacrylamid-Gelelektrophorese und Sequenzanalyse zeigte, daß das δ TCR Repertoire sowohl im Intestinum als auch im Blut gesunder Individuen oligoklonal und über den Zeitraum von mindestens einem Jahr stabil ist [15, 32]. Bei allen untersuchten Individuen wurden an verschiedenen Stellen des Darmes dominante δ T-Zell Rezeptor Transkripte mit identischen CDR3 Regionen vorgefunden. Das δ TCR Repertoire war jedoch spezifisch für jedes Individuum, und das Ausmaß der Oligoklonalität war unabhängig davon, welche V-Region benützt wurde. In einigen wenigen Fällen konnten intestinale Biopsien nach über einem Jahr analysiert werden, bei denen wiederum die gleichen dominanten δ TCR wie bei der Voruntersuchung angetroffen wurden. Untersuchungen im Blut derselben Personen ergaben, daß auch dort das δ TCR Repertoire oligoklonal und stabil über mindestens ein Jahr ist, jedoch kaum eine Überlappung mit dem intestinalen δ

TCR Repertoire aufwies. Auch nach Übersetzung der Nukleotidsequenz in die zugehörige Aminosäuresequenz ergab sich kein Anhalt für ein gemeinsames Motiv in der CDR3 Region. Allerdings ist die Anzahl der sequenzierten T-Zell Rezeptoren noch zu gering, um hierüber eine definitive Aussage machen zu können.

Ähnliche Ergebnisse sind von anderen Gruppen auch für das α/β TCR Repertoire demonstriert worden. So ist das TCR Repertoire von α/β IEL sowohl beim Menschen als auch der Maus oligoklonal und individuenspezifisch [1, 6, 25, 50, 62]. Weiterhin wurde ein oligoklonales T-Zell Rezeptorrepertoire auch bei CD8$^+$ und doppelt negativen CD4$^-$/CD8$^-$ α/β T-Zellen im peripheren Blut erwachsener Individuen beschrieben [21, 31, 48, 49]. Bei der CD4$^+$ α/β T-Zell Population wurde eine derartige klonale Expansion bei gesunden Individuen bislang nicht vorgefunden. In puncto Oligoklonalität unterscheiden sich α/β T-Zellen demnach nicht auffällig von den γ/δ T-Zellen. Wie aber bereits erläutert wurde, geht man dennoch davon aus, daß diese T-Zell Populationen verschiedene Funktionen ausführen.

Diskussion

Ein oligoklonales T-Zell Rezeptorrepertoire intraepithelialer γ/δ und α/β T-Zellen unterstützt die Hypothese, daß IEL die erste Garde einer Immunabwehr darstellen. Dadurch, daß mehrere IEL gleichzeitig in der Lage sind auf Antigene zu reagieren, ist eine rasche Immunantwort möglich. Ein großes Interesse besteht in der Klärung der Frage, welche Antigene von IEL erkannt werden. Vermutlich handelt es sich um konservierte Fremdantigene auf Mikroorganismen, und/oder um Selbstantigene, die von gestreßten Epithelzellen exprimiert werden [2, 9, 65]. Superantigene kommen nach derzeitigem Wissensstand nicht in Frage, da sie T Zellen aufgrund einer bestimmten V-Region aktivieren, und CDR3 Regionen keinen Einfluß spielen sollen. Eine Aktivierung durch Superantigene würde zu einer V-Region spezifischen Stimulierung führen, bei der die CDR3 Regionen sehr vielfältig sind.

Jüngste Untersuchungen konnten zeigen, daß sowohl γ/δ als auch α/β T-Zellen nicht nur Protein als Antigen erkennen können, sondern auch „Nichtproteine", wie z.B. Fettsäuren mit Zuckerketten und Phosphatgruppen [38, 46]. Unter anderem wurden Substanzen identifiziert, die wichtige Bestandteile der Zellwand von Mycobakterien sind und beim Menschen nicht vorkommen [3, 58]. Im Darm könnten die Epithelzellen den IEL „Nichtproteine" durch das MHC Klasse I ähnliche Molekül CD1 präsentieren [5, 58]. Für das Erkennen von Selbstantigenen würde sprechen, daß γ/δ T Zellen, im Gegensatz zu α/β T-Zellen, sich unabhängig von einer Bakterienflora im Darmepithel ansiedeln und hierzu keines externen Antigenstimulus bedürfen [44]. Somit darf spekuliert werden, ob im Epithel eine Arbeitsteilung stattfindet, bei der γ/δ IEL Selbstantigene erkennen [28], während α/β IEL für Fremdantigene zuständig sind.

Ein überraschender Befund ist, daß auch im Blut sowohl γ/δ T-Zellen als auch Teile der α/β T-Zellen (CD8$^+$) ein oligoklonales T-Zell Rezeptorrepertoire aufweisen [4, 15, 21, 23, 31, 32, 48, 49]. Dieses ist mit bisherigen Vorstellungen schwer in Einklang zu bringen, da das Blut Transportmedium für (re-) zirkulierende T-Zellen ist, und die T-Zellen mit fast allen Strukturen des Organismus in Kontakt kommen. Das Immunsystem hat sich während der Evolution fortlaufend mit den verschiedensten Infektionen auseinandergesetzt und ist darauf spezialisiert, infektiöses Fremdantigen von nichtinfektiösem Selbstantigen zu unterscheiden [33]. Es ist durchaus vorstellbar, daß Teile des Immunsystems „gelernt" haben sich in der Antigenerkennung auf bestimmte Schlüsselantigene zu spezialisieren. Hierbei könnte es sich um Selbstantigene aber auch um Fremdantigene handeln, die in den verschiedenen Organen und Kompartimenten unterschiedlich häufig anzutreffen sind. Dieses würde erklären, warum in der Peripherie ein anderes γ/δ T-Zell Rezeptor Repertoire vorgefunden wird als im Darm.

Von Bedeutung ist auch die Frage, ob ein oligoklonales TCR Repertoire bereits bei Geburt besteht, oder ob ein solches erst während der Entwicklung des Organismus entsteht. Letzteres ist vermutlich der Fall, da Untersuchungen an peripheren γ/δ und α/β T-Zellen ein eher diverses TCR Repertoire bei Kleinkindern beschreiben, welches sich jedoch mit dem Alter zunehmend einschränkt [4, 21, 23]. Demnach führen die noch näher zu charakterisierende Schlüsselantigene zu einer klonalen Expansion von peripheren T-Lymphozyten und vermutlich auch von IEL.

Wie ist es jedoch zu erklären, daß das TCR Repertoire individuenspezifisch ist und verschiedene Personen ein unterschiedliches, oligoklonales TCR Repertoire aufweisen? Verschiedene T-Zell Rezeptoren können das gleiche Antigen erkennen [17, 30, 36], bzw. ein Antigen kann verschiedene Epitope aufweisen, die von unterschiedlichen Rezeptoren erkannt werden. Im Tiermodell konnte gezeigt werden, daß durch die Immunisation eines bestimmten Antigens verschiedene α/β T-Zell Rezeptoren selektioniert wurden, die konservierte Aminosäure-Residuen in der CDR3 Region aufwiesen [29]. Somit ist es möglich, daß während der Entwicklung des T-Zell Rezeptorrepertoires einige wenige T-Zellen aus einem Pool Milliarden verschiedener T-Zellen selektioniert werden, die von Person zu Person unterschiedlich sind, jedoch Gemeinsamkeiten in der CDR3 Domäne aufweisen [42]. Solche konservierten Aminosäuren innerhalb der CDR3 Domäne wurden bereits beim Menschen für periphere α/β und γ/δ T-Zellen beschrieben [11, 19, 42]. Daß der Vorgang der Rekombination nicht vorprogrammiert ist und vermutlich dem Zufall unterliegt, wird durch die Untersuchung gestützt, daß Mäuse mit identischen Erbanlagen, die unter identischen Konditionen gehalten wurden, unterschiedliche α/β TCR Repertoires aufweisen [50].

Schlußfolgerung

Der Befund eines oligoklonalen TCR Repertoires von IEL paßt sehr gut in die eingangs aufgestellte Hypothese, daß IEL die erste Garde einer Immunabwehr im Darm darstellen. Es erscheint jedoch wahrscheinlich, daß sich das Immunsystem auch in anderen Organen ähnlicher Mechanismen bedient, da das TCR Repertoire im Blut gleichermaßen oligoklonal ist. Eine Spezialisierung des Immunsystemes auf "Schlüsselantigene", die Selbstantigene aber auch Fremdantigene sein können, wäre eine sehr rasche und auch ökonomische Art der Antigenerkennung.

Literatur

1. Balk SP, Ebert EC, Blumenthal RL, McDermott FV, Wucherpfennig KW, Landau SB, Blumberg RS (1991) Oligoclonal expansion and CD1 recognition by human intestinal intraepithelial lymphocytes. Science 253:1411–1415
2. Beagley KW, Fujihashi K, Black CA, Lagoo AS, Yamamoto M, McGhee JR, Kiyono H (1993) The Mycobacterium tuberculosis 71-kDa heat-shock protein induces proliferation and cytokine secretion by murine gut intraepithelial lymphocytes. Eur J Immunol 23:2049–2052
3. Beckman EM, Porcelli SA, Morita CT, Behar SM, Furlong ST, Brenner MB (1994) Recognition of a lipid antigen by CD1-restricted α/β+ T cells [see comments]. Nature 372:691–694
4. Beldjord K, Beldjord C, Macintyre E, Even P, Sigaux F (1993) Peripheral selection of Vδ1+ cells with restricted T cell receptor δ gene junctional repertoire in the peripheral blood of healthy donors. J Exp Med 178:121–127
5. Blumberg RS, Balk SP (1994) Intraepithelial lymphocytes and their recognition of non-classical MHC molecules. Int Rev Immunol 11:15–30
6. Blumberg RS, Yockey CE, Gross GG, Ebert EC, Balk SP (1993) Human intestinal intraepithelial lymphocytes are derived from a limited number of T cell clones that utilize multiple Vβ T cell receptor genes. J Immunol 150:5144–5153
7. Boismenu R, Havran WL (1994) Modulation of epithelial cell growth by intraepithelial γ/δ T cells. Science 266:1253–1255
8. Bonneville M, Janeway CA, Ito K, Haser W, Ishida I, Nakanishi N, Tonegawa S (1988) Intestinal intraepithelial lymphocytes are a distinct set of γ/δ T cells. Nature 336:479–481
9. Born W, Hall L, Dallas A, Boymel J, Shinnick T, Young D, Brennan P, O'Brien R (1990) Recognition of a peptide antigen by heat shock—reactive γ/δ T lymphocytes. Science 249:67–69
10. Borst J, Wicherink A, van Dongen JJ, de Vries E, Comans-Bitter WM, Wassenaar F, Van den Elsen P (1989) Non-random expression of T cell receptor γ and δ variable gene segments in functional T lymphocyte clones from human peripheral blood. Eur J Immunol 19:1559–1568
11. Breit TM, Wolvers-Tettero IL, van Dongen JJ (1994) Unique selection determinant in polyclonal Vδ2-Jδ junctional regions of human peripheral γ/δ T lymphocytes. J Immunol 152:2860–2864
12. Cerf-Bensussan N, Guy-Grand D (1991) Intestinal intraepithelial lymphocytes. Gastroenterol Clin North Am 20:549-576
13. Chien YH, Iwashima M, Kaplan KB, Elliott JF, Davis MM (1987) A new T-cell receptor gene located within the α locus and expressed early in T-cell differentiation. Nature 327:677–682
14. Choi Y, Lafferty JA, Clements JR, Todd JK, Gelfand EW, Kappler J, Marrack P, Kotzin BL (1990) Selective expansion of T cells expressing Vβ2 in toxic shock syndrome. J Exp Med 172:981–984
15. Chowers Y, Holtmeier W, Harwood J, Morzycka-Wroblewska E, Kagnoff MF (1994) The Vδ1 T cell receptor repertoire in human small intestine and colon. J Exp Med 180:183–190
16. Chowers Y, Holtmeier W, Morzycka-Wroblewska E, Kagnoff MF (1995) Inverse PCR amplification of rare T cell receptor δ messages from mucosal biopsy specimens. J Immunol Methods 179:261–263
17. Cole DJ, Weil DP, Shamamian P, Rivoltini L, Kawakami Y, Topalian S, Jennings C, Eliyahu S, Rosenberg SA, Nishimura MI (1994) Identification of MART-1-specific T-cell receptors:

T cells utilizing distinct T-cell receptor variable and joining regions recognize the same tumor epitope. Cancer Res 54:5265–5268

18. Davis MM, Bjorkman PJ (1988) T-cell antigen receptor genes and T-cell recognition [published erratum appears in Nature 1988 Oct 20;335(6192):744]. Nature 334:395–402

19. Davodeau F, Peyrat MA, Hallet MM, Houde I, Vie H, Bonneville M (1993) Peripheral selection of antigen receptor junctional features in a major human γ/δ subset. Eur J Immunol 23:804–808

20. Deusch K, Luling F, Reich K, Classen M, Wagner H, Pfeffer K (1991) A major fraction of human intraepithelial lymphocytes simultaneously expresses the γ/δ T cell receptor, the CD8 accessory molecule and preferentially uses the Vδ1 gene segment. Eur J Immunol 21:1053–1059

21. Fitzgerald JE, Ricalton NS, Meyer AC, West SG, Kaplan H, Behrendt C, Kotzin BL (1995) Analysis of clonal CD8+ T cell expansions in normal individuals and patients with rheumatoid arthritis. J Immunol 154:3538–3547

22. Genevée C, Chung V, Diu A, Hercend T, Triebel F (1994) TCR gene segments from at least one third of Vα subfamilies rearrange at the δ locus. Mol Immunol 31:109–115

23. Giachino C, Granziero L, Modena V, Maiocco V, Lomater C, Fantini F, Lanzavecchia A, Migone N (1994) Clonal expansions of Vδ1+ and Vδ2+ cells increase with age and limit the repertoire of human γ/δ T cells. Eur J Immunol 24:1914–1918

24. Groh V, Porcelli S, Fabbi M, Lanier LL, Picker LJ, Anderson T, Warnke RA, Bhan AK, Strominger JL, Brenner MB (1989) Human lymphocytes bearing T cell receptor γ/δ are phenotypically diverse and evenly distributed throughout the lymphoid system. J Exp Med 169:1277–1294

25. Gross GG, Schwartz VL, Stevens C, Ebert EC, Blumberg RS, Balk SP (1994) Distribution of dominant T cell receptor β chains in human intestinal mucosa. J Exp Med 180:1337–1344

26. Guglielmi P, Davi F, D'Auriol L, Bories J-C, Dausset J, Bensussan A (1988) Use of a variable α region to create a functional T-cell receptor δ chain. Proc Natl Acad Sci USA 85:5634–5638

27. Haas W, Pereira P, Tonegawa S (1993) γ/δ cells. Annu Rev Immunol 11:637–685

28. Havran WL, Chien YH, Allison JP (1991) Recognition of self antigens by skin-derived T cells with invariant γ/δ antigen receptors. Science 252:1430–1432

29. Hedrick SM, Engel I, McElligott DL, Fink PJ, Hsu ML, Hansburg D, Matis LA (1988) Selection of amino acid sequences in the β chain of the T cell antigen receptor. Science 239:1541–1544

30. Heeger PS, Smoyer WE, Saad T, Albert S, Kelly CJ, Neilson EG (1994) Molecular analysis of the helper T cell response in murine interstitial nephritis. T cells recognizing an immunodominant epitope use multiple T cell receptor Vβ genes with similarities across CDR3. J Clin Invest 94:2084–2092

31. Hingorani R, Choi IH, Akolkar P, Gulwani-Akolkar B, Pergolizzi R, Silver J, Gregersen PK (1993) Clonal predominance of T cell receptors within the CD8+ CD45RO+ subset in normal human subjects. J Immunol 151:5762–5769

32. Holtmeier W, Chowers Y, Lumeng A, Morzycka-Wroblewska E, Kagnoff MF (1995) The δ T cell receptor repertoire in human colon and peripheral blood is oligoclonal irrespective of V region usage. J Clin Invest 96:1108–1117

33. Janeway CA (1992) The immune system evolved to discriminate infectious nonself from noninfectious self. Immunol Today 13:11–16

34. Janeway CA, Jones B, Hayday A (1988) Specificity and function of T cells bearing γ/δ receptors. Immunol Today 9:73–76

35. Jarry A, Cerf-Bensussan N, Brousse N, Selz F, Guy-Grand D (1990) Subsets of CD3+ (T cell receptor α/β or γ/δ) and CD3- lymphocytes isolated from normal human gut epithelium display phenotypical features different from their counterparts in peripheral blood. Eur J Immunol 20:1097–1103

36. Jones CM, Lake RA, Lamb JR, Faith A (1994) Degeneracy of T cell receptor recognition of an influenza virus hemagglutinin epitope restricted by HLA-DQ and -DR class II molecules. Eur J Immunol 24:1137–1142

37. Kaufmann SHE (1993) Immunity to intracellular bacteria. Annu Rev Immunol 11:129–163

38. Kaufmann SHE (1996) γ/δ and other unconventional T Lymphocytes - What do they see and what do they do. Proc Natl Acad Sci U S A 93:2272–2279
39. Komano H, Fujiura Y, Kawaguchi M, Matsumoto S, Hashimoto Y, Obana S, Mombaerts P, Tonegawa S, Yamamoto H, Itohara S (1995) Homeostatic regulation of intestinal epithelia by intraepithelial γ/δ T cells. Proc Natl Acad Sci U S A 92:6147-6151
40. Loh EY, Elliott JF, Cwirla S, Lanier LL, Davis MM (1989) Polymerase chain reaction with single-sided specificity: analysis of T cell receptor δ chain. Science 243:217-220
41. Mombaerts P, Arnoldi J, Russ F, Tonegawa S, Kaufmann SH (1993) Different roles of α/β and γ/δ T cells in immunity against an intracellular bacterial pathogen. Nature 365:53–56
42. Moss PA, Bell JI (1995) Sequence analysis of the human α/β T-cell receptor CDR3 region. Immunogenetics 42:10–18
43. Moss PA, Rosenberg WM, Bell JI (1992) The human T cell receptor in health and disease. Annu Rev Immunol 10:71–96
44. Pereira P, Gerber D, Huang SY, Tonegawa S (1995) Ontogenic development and tissue distribution of Vγ1-expressing γ/δ T lymphocytes in normal mice. J Exp Med 182:1921–1930
45. Peyrat MA, Davodeau F, Houde I, Romagne F, Necker A, Leget C, Cervoni JP, Cerf-Bensussan N, Vie H, Bonneville M (1995) Repertoire analysis of human peripheral blood lymphocytes using a human Vδ3 region-specific monoclonal antibody. Characterization of dual T cell receptor (TCR) δ-chain expressors and α/β T cells expressing Vδ3JαCα-encoded TCR chains. J Immunol 155:3060–3067
46. Pfeffer K, Schoel B, Plesnila N, Lipford GB, Kromer S, Deusch K, Wagner H (1992) A lectin-binding, protease-resistant mycobacterial ligand specifically activates V-γ-9+ human γ/δ T cells. J Immunol 148:575–583
47. Pluschke G, Taube H, Krawinkel U, Pfeffer K, Wagner H, Classen M, Deusch K (1994) Oligoclonality and skewed T cell receptor Vβ gene segment expression in in vivo activated human intestinal intraepithelial T lymphocytes. Immunobiology 192:77–93
48. Porcelli S, Yockey CE, Brenner MB, Balk SP (1993) Analysis of T cell antigen receptor (TCR) expression by human peripheral blood CD4-8- α/β T cells demonstrates preferential use of several Vβ genes and an invariant TCR α chain. J Exp Med 178:1–16
49. Posnett DN, Sinha R, Kabak S, Russo C (1994) Clonal populations of T cells in normal elderly humans: the T cell equivalent to "benign monoclonal gammapathy" [published erratum appears in J Exp Med 1994 Mar 1;179(3): 1077]. J Exp Med 179:609–618
50. Regnault A, Cumano A, Vassalli P, Guy-Grand D, Kourilsky P (1994) Oligoclonal repertoire of the CD8 α/α and the CD8 α/β TCR-α/β murine intestinal intraepithelial T lymphocytes: evidence for the random emergence of T cells. J Exp Med 180:1345-1358
51. Rellahan BL, Bluestone JA, Houlden BA, Cotterman MM, Matis LA (1991) Junctional sequences influence the specificity of γ/δ T cell receptors. J Exp Med 173:503–506
52. Rock EP, Sibbald PR, Davis MM, Chien YH (1994) CDR3 length in antigen-specific immune receptors. J Exp Med 179:323–328
53. Rosenberg WM, Moss PA, Bell JI (1992) Variation in human T cell receptor Vβ and Jβ repertoire: analysis using anchor polymerase chain reaction. Eur J Immunol 22:541–549
54. Sartor RB (1996) Cytokines in Intestinal Inflammation: Pathophysiological and Clinical Considerations. Gastroenterology 106:533–539
55. Scherer MT, Ignatowicz L, Winslow GM, Kappler JW, Marrack P (1993) Superantigens: bacterial and viral proteins that manipulate the immune system. Annu Rev Cell Biol 9:101-128
56. Schild H, Mavaddat N, Litzenberger C, Ehrich EW, Davis MM, Bluestone JA, Matis L, Draper RK, Chien YH (1994) The nature of major histocompatibility complex recognition by γ/δ T cells. Cell 76:29-37
57. Sciammas R, Johnson RM, Sperling AI, Brady W, Linsley PS, Spear PG, Fitch FW, Bluestone JA (1994) Unique antigen recognition by a herpesvirus-specific TCR-γ/δ cell. J Immunol 152:5392–5397
58. Sieling PA, Chatterjee D, Porcelli SA, Prigozy TI, Mazzaccaro RJ, Soriano T, Bloom BR, Brenner MB, Kronenberg M, Brennan PJ (1995) CD1-restricted T cell recognition of microbial lipoglycan antigens [see comments]. Science 269:227–230

59. Spencer J, Isaacson PG, Diss TC, MacDonald TT (1989) Expression of disulfide-linked and non-disulfide-linked forms of the T cell receptor γ/δ heterodimer in human intestinal intraepithelial lymphocytes. Eur J Immunol 19:1335–1338
60. Uematsu Y (1991) A novel and rapid cloning method for the T-cell receptor variable region sequences. Immunogenetics 34:174–178
61. Ullrich R, Schieferdecker HL, Ziegler K, Riecken EO, Zeitz M (1990) γ/δ T cells in the human intestine express surface markers of activation and are preferentially located in the epithelium. Cell Immunol 128:619–627
62. Van Kerckhove C, Russell GJ, Deusch K, Reich K, Bhan AK, DerSimonian H, Brenner MB (1992) Oligoclonality of human intestinal intraepithelial T cells. J Exp Med 175:57–63
63. Viney J, MacDonald TT, Spencer J (1990) γ/δ T cells in the gut epithelium. Gut 31:841–844
64. Weintraub BC, Jackson MR, Hedrick SM (1994) γ/δ T cells can recognize nonclassical MHC in the absence of conventional antigenic peptides. J Immunol 153:3051–3058
65. Young RA, Elliott TJ (1989) Stress proteins, infection, and immune surveillance. Cell 59:5–8

Beeinflussung der intestinalen Barriere durch Mikroorganismen

C. Winckler, G. Breves

Einleitung

Mikroorganismenpräparate, die lebende oder lebensfähige Keime enthalten, werden seit vielen Jahren zur Prophylaxe und Therapie von Durchfallerkrankungen eingesetzt. Als Hypothese zum Wirkungsmechanismus wird in erster Linie eine Beeinflussung des intestinalen mikrobiellen Gleichgewichts, das beim Menschen von ca. 400 verschiedenen Bakterienarten bei einer Gesamtkeimzahl von etwa 10^{14} gebildet wird [12], diskutiert. Hauptaugenmerk wird dabei auf die Konkurrenz zu Krankheitserregern gerichtet, die über die Ausscheidung antibiotikaähnlicher Substanzen, die Konkurrenz um Adhäsionsstellen oder einfache Nährstoffkonkurrenz vermittelt werden soll [11, 21].

Für die apathogene Hefe Saccharomyces boulardii (SB) liegt ein weit detaillierteres probiotisches Konzept vor. Der erfolgreiche Einsatz von SB bei Therapie und Prophylaxe von Diarrhöen verschiedener Genese konnte durch kontrollierte klinische Studien belegt werden [15, 22, 17]. In Tiermodellen reduzierte SB die Sterblichkeit bei antibiotikaassoziierter Kolitis oder experimenteller Infektion mit Clostridium difficile [18, 7, 10]. Die Bindung von Clostridium difficile Toxin A im Ileum der Ratte wurde durch SB reduziert und führte zu verringerten Sekretionsraten ins Lumen und signifikant reduziertem Permeabilitätsanstieg im Vergleich zu Kontrolltieren [19]. Immunmodulatorische Effekte von SB werden ebenfalls diskutiert [5]. Erhöhte Disaccharidase-Aktivitäten der jejunalen Mukosa nach Applikation von SB wurden von Buts et al. [4] bei Mensch und Ratte beschrieben, die mit einer endoluminalen Freisetzung von Polyaminen in Verbindung gebracht werden [6].

Einen möglichen Erklärungsansatz für die antidiarrhoische Wirkung fanden Krammer u. Karbach [16], die bei Akutexposition von Dünn- und Dickdarmmukosa der Ratte mit SB eine erhöhte Chloridabsorption zeigen konnten. Systematische Daten zur Beeinflussung der intestinalen Resorptionsbarriere nach Verabreichung von SB fehlen jedoch noch weitgehend. Die hier vorgestellten Untersuchungen erfaßten daher den Einfluß einer unterschiedlich langen Applikationsdauer von Saccharomyces boulardii auf die elektrophysiologischen Eigenschaften und den Elektrolyttransport im Jejunum von Schweinen mittels Ussing-Kammer-Technik. In einem weiterführenden Versuchsansatz wurde auch das proximale Kolon einbezogen.

M. Kist et al. (Hrsg.) Ökosystem Darm VII
© Springer-Verlag Berlin Heidelberg 1996

In der Untersuchung wurden insgesamt 21 Kreuzungsferkel im Gewichtsbereich zwischen 20 und 35 kg eingesetzt; Fütterungsgrundlage war eine Standardmastration. 7 Schweine dienten als Kontrolltiere (Kolon: n=3), die Behandlungsgruppen (n=3–5) erhielten über einen Zeitraum von 2, 4, 8 oder 16 Tagen 2mal täglich 500 mg Saccharomyces boulardii ($\sim 10^{10}$ lebensfähige Zellen). Nach Tötung der Tiere erfolgte die sofortige Exenteration des Gastrointestinaltrakts. Der vierte Meter des mittleren Jejunums und proximales Kolon (nur nach 8d SB-Behandlung), das distal der Ileocaecalklappe entnommen wurde, wurden mit eiskalter physiologischer Kochsalzlösung gespült und in Pufferlösung auf Eis aufbewahrt. Nach Eröffnung der Darmsegmente in Längsrichtung wurde die Mucosa mit Hilfe eines Metallspatels von ihrer seromuskulären Unterlage getrennt, so daß ein funktionell intaktes Epithelpräparat in computergesteuerte Ussing-Kammern verbracht werden konnte. Die Inkubation der Schleimhautpräparate erfolgte in modifiziertem Krebs-Henseleit-Puffer bei 37 °C und Carbogen-Begasung; alle Messungen erfolgten unter Kurzschlußstrombedingungen.

Elektrophysiologische Eigenschaften

SB hat unabhängig von der Applikationsdauer keinen Einfluß auf die Gewebeleitfähigkeit G_t der Epithelien von Dünn- und Dickdarm (s. Tabelle 1). Zugabe von Theophyllin zur serosalen Gewebeseite in einer Konzentration von 10 $mmol \cdot l^{-1}$ führte in beiden Organabschnitten bei allen Gruppen zu einer Steigerung der Gewebeleitfähigkeit um durchschnittlich 12 %, die jedoch statistisch nicht zu sichern war.

Der Kurzschlußstrom I_{sc} als Maß für die Summe aller elektrogenen transepithelialen Ionentransporte blieb im Jejunum unter basalen Bedingungen unbeeinflußt von Behandlungsgruppe und Applikationsdauer (Abb. 1). Der durch Theophyllinzugabe verursachte Anstieg des I_{sc} war bei einer Applikationsdauer von 8d ($0,81 \pm 0,15 \ \mu eq \cdot cm^{-2} \cdot h^{-1}$) signifikant geringer als in der Kontrollgruppe ($1,38 \pm 0,26 \ \mu eq \cdot cm^{-2} \cdot h^{-1}$; $p < 0,05$). Der verminderte I_{sc}-Anstieg nach 16

Tabelle 1. Gewebeleitfähigkeit G_t ($mS \cdot cm^{-2}$) im mittleren Jejunum und proximalen Kolon bei Kontrolltieren und mit SB behandelten Tieren unter basalen Bedingungen und nach Stimulation durch 10 $mmol \cdot l^{-1}$ Theophyllin; $\bar{x} \pm SD$, n Anzahl Tiere

		Kontrolle	2d SB	4d SB	8d SB	16d SB
Jejunum	basal	$23,1 \pm 2,9$	$21,8 \pm 2,1$	$21,8 \pm 1,2$	$20,0 \pm 4,9$	$22,4 \pm 3,6$
		n = 7	n = 3	n = 3	n = 5	n = 3
	Theophyllin	$26,5 \pm 3,1$	$24,3 \pm 1,7$	$23,7 \pm 0,8$	$23,1 \pm 5,5$	$26,5 \pm 3,7$
Kolon	basal	$20,9 \pm 6,7$	–	–	$16,0 \pm 2,2$	–
		n = 3			n = 3	
	Theophyllin	$23,8 \pm 6,6$	–	–	$18,4 \pm 3,9$	–

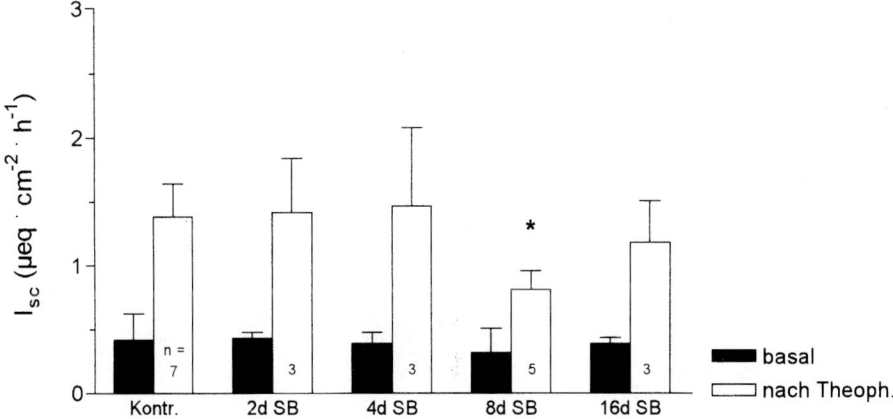

Abb. 1. Kurzschlußstrom I_{sc} im mittleren Jejunum bei Kontrolltieren und mit SB behandelten Tieren unter basalen Bedingungen und nach Stimulation durch $10\ mmol \cdot l^{-1}$ Theophyllin; $\bar{x} \pm SD$, n Anzahl Tiere, * $p < 0{,}05$ im Vergleich zur Kontrolle

Tagen SB-Behandlung ($1{,}18 \pm 0{,}33\ \mu eq \cdot cm^{-2} \cdot h^{-1}$) erwies sich als statistisch nicht signifikant, zu berücksichtigen ist jedoch die geringe Gruppengröße.

Im proximalen Kolon (s. Abb. 2) waren unter basalen Bedingungen trotz deutlicher Mittelwertsunterschiede keine signifikanten Differenzen darstellbar. Nach Theophyllinzusatz erreichten beide Gruppen das gleiche I_{sc}-Niveau, der geringere relative Anstieg bei SB-Behandlung im Vergleich zu den Kontrolltieren war statistisch nicht abzusichern.

Krammer u. Karbach [16] stellten in Ussing-Kammer-Experimenten am Jejunum und Colon descendens der Ratte einen signifikant niedrigeren basalen Kurzschlußstrom fest, wenn der Inkubationslösung 104 mg/ml SB zugesetzt wurden. PGE_2 verursachte im Jejunum einen I_{sc}-Anstieg, der bei SB-Zusatz im Vergleich zu Kontrollgeweben ebenfalls geringer ausfiel. Am Kolon konnte die durch PGI_2 ausgelöste Antwort der Kontrollgewebe durch SB vollständig unterdrückt werden.

Hauptwirkungsmechanismus der Methylxanthine, zu denen das hier verwendete Theophyllin gehört, ist die intrazelluläre Hemmung der Phosphodiesterasen. Dies führt zu einem Konzentrationsanstieg von cAMP und cGMP. Zusätzlich liegt eine rezeptorvermittelte Beeinflussung des intrazellulären Ca-Spiegels vor. Folge beider Mechanismen ist die Aktivierung von Proteinkinasen, die eine Chloridsekretion der Zelle induzieren und andererseits die Natriumabsorption aus dem Lumen hemmen [1, 2]. Da diese Vorgänge bei vielen toxinvermittelten, z. B. durch E. coli- oder Cholera-Toxine (CT) hervorgerufenen Durchfallerkrankungen eine wichtige Rolle spielen, kann Theophyllin als Modellsubstanz zur Simulation von pathophysiologischen Verhältnissen angesehen werden.

Die hier beschriebenen theophyllininduzierten I_{sc}-Veränderungen unter Kontrollbedingungen bestätigen Ergebnisse früherer Untersuchungen [2, 20]. Die durch SB-Verabreichung veränderte Theophyllin-Antwort am Jejunum könnte über eine Beeinflussung der Bildung zyklischer Monophosphate vermit-

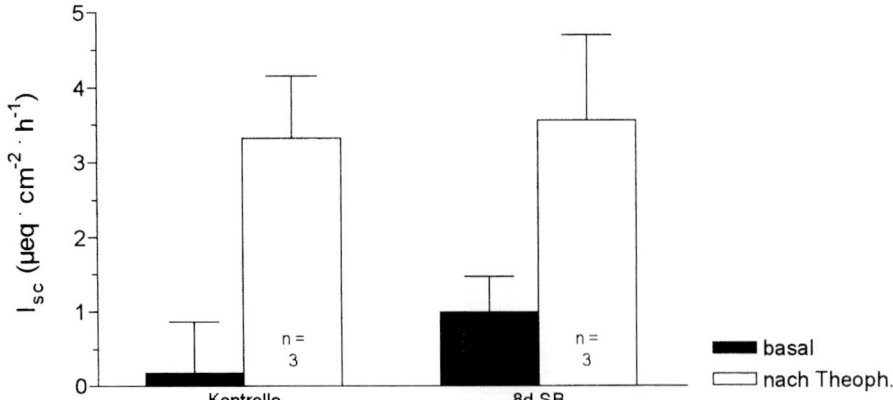

Abb. 2. Kurzschlußstrom I_{sc} im proximalen Kolon bei Kontrolltieren und mit SB behandelten Tieren unter basalen Bedingungen und nach Stimulation durch 10 mmol $\cdot$ l^{-1} Theophyllin; $\bar{x} \pm$ SD, n Anzahl Tiere

telt werden. Im in-vitro-Modell erzielten Czerucka et al. [8] an intestinalen Zelllinien der Ratte eine Reduktion der CT-induzierten cAMP-Bildung durch SB um 50 %. Dieser durch direkte Einwirkung erreichte Effekt konnte mit SB-konditioniertem Medium auch für hitzelabiles E. coli-Toxin und Forskolin bestätigt werden [9]. Diese Wirkungen sind an lebende Hefezellen oder unbehandelten Kulturüberstand gebunden, während Hitze, Trypsinbehandlung oder TCA-Fällung den Effekt eliminieren.

Bei relativ kurzfristiger Anwendung von SB (2 bzw. 4 Tage) läßt sich aber noch kein Effekt auf den Kurzschlußstrom feststellen. Steady-state-Konzentrationen von SB in den Faeces werden dagegen bei menschlichen Probanden und Versuchstieren bereits 3 bis 5 Tage nach Beginn der Applikation [3, 14] erreicht, so daß für die beschriebenen Veränderungen eine längerfristige Einwirkung auf das jejunale Epithel angenommen werden muß.

Elektrolyttransport im Jejunum

Durch die Messung der Transportraten von Cl⁻ und Na⁺ sollten Auswirkungen einer SB-Behandlung auf intestinale Transportvorgänge erfaßt und festgestellt werden, ob sich über den Elektrolyttransport die Unterschiede in den elektrophysiologischen Parametern erklären lassen. Die unidirektionalen mukosalserosalen (J_{ms}) und serosal-mukosalen (J_{sm}) Cl-Fluxraten (s. Tabelle 2) erreichten bei den Kontrolltieren und den Gruppen mit 2, 4 und 16 d SB-Applikation die gleiche Größenordnung, so daß sich kein Cl-Nettotransport errechnen ließ. Nach 8 Tagen SB konnte eine signifikant von Null verschiedene Cl-Nettosekretion beobachtet werden. Theophyllin verursachte in allen Gruppen einen Rückgang des J_{ms} bei gleichzeitiger Erhöhung der nach serosal gerichteten Fluxraten.

Tabelle 2. Unidirektionale Cl-Fluxraten und Cl-Nettofluxraten ($\mu mol \cdot cm^{-2} \cdot h^{-1}$) im mittleren Jejunum bei Kontrolltieren und mit SB behandelten Tieren unter basalen Bedingungen und nach Stimulation durch 10 mmol $\cdot l^{-1}$ Theophyllin; J_{ms} mukosal-serosale Fluxrichtung, J_{sm} serosal-mukosale Fluxrichtung, J_{net} J_{ms} - J_{sm}, $\bar{x} \pm SD$, n Anzahl Tiere

		Kontrolle n = 7	2d SB n = 3	4d SB n = 3	8d SB n = 5	16d SB n = 3
basal	J_{ms}	10,51 ± 1,82	9,74 ± 1,55	9,51 ± 1,07	8,12 ± 2,02	10,33 ± 1,55
	J_{sm}	10,74 ± 2,33	10,15 ± 2,81	9,07 ± 1,33	10,12 ± 2,78	10,33 ± 0,58
	J_{net}	−0,22 ± 1,21	−0,41 ± 1,49	0,44 ± 0,28	−2,00 ± 1,14	0,00 ± 2,03
Theophyllin	J_{ms}	8,84 ± 1,61	8,40 ± 0,82	8,08 ± 0,63	7,48 ± 1,29	9,26 ± 1,24
	J_{sm}	12,22 ± 2,10	11,10 ± 2,67	10,52 ± 2,45	10,48 ± 2,46	12,36 ± 0,85
	J_{net}	−3,38 ± 2,12	−2,70 ± 2,21	−2,44 ± 2,53	−2,99 ± 1,79	−3,11 ± 2,06

Daraus resultierte eine dem oben beschriebenen klassischen Wirkungsmechanismus entsprechende Cl-Nettosekretion ohne signifikante Mittelwertsunterschiede zwischen den Behandlungsgruppen.

SB hatte ebenso keinen Einfluß auf die Na-Fluxraten (s. Tabelle 3), die sich unter basalen Bedingungen in beiden Fluxrichtungen nicht voneinander unterschieden. Signifikante Na-Transportraten in serosaler Richtung waren nur nach 16 Tagen SB-Behandlung festzustellen. Die Erhöhung der unidirektionalen Fluxraten unter Theophyllineinfluß war in serosal-mukosaler Richtung stärker ausgeprägt, so daß daraus für Kontrolle sowie 2, 4 und 8 d SB eine Na-Nettosekretion resultierte; für die Behandlungsgruppe mit der längsten Applikationsdauer war kein Na-Nettotransport mehr zu errechnen.

Tabelle 3. Unidirektionale Na-Fluxraten und Na-Nettofluxraten ($\mu mol \cdot cm^{-2} \cdot h^{-1}$) im mittleren Jejunum bei Kontrolltieren und mit SB behandelten Tieren unter basalen Bedingungen und nach Stimulation durch 10 mmol $\cdot l^{-1}$ Theophyllin; J_{ms} mukosal-serosale Fluxrichtung, J_{sm} serosal-mukosale Fluxrichtung, J_{net} J_{ms} - J_{sm}, $\bar{x} \pm SD$, n Anzahl Tiere

		Kontrolle n = 7	2d SB n = 3	4d SB n = 3	8d SB n = 5	16d SB n = 3
basal	J_{ms}	8,50 ± 1,15	8,28 ± 0,45	7,17 ± 1,87	6,24 ± 2,22	8,32 ± 1,26
	J_{sm}	8,23 ± 1,67	7,22 ± 1,25	7,38 ± 1,05	7,10 ± 3,12	6,68 ± 2,12
	J_{net}	0,26 ± 1,25	1,05 ± 0,83	−0,22 ± 1,16	−0,87 ± 1,08	1,64 ± 0,94
Theophyllin	J_{ms}	10,32 ± 1,43	9,35 ± 1,31	8,60 ± 0,73	7,72 ± 1,37	10,34 ± 1,43
	J_{sm}	13,19 ± 1,75	10,50 ± 1,00	9,80 ± 0,93	10,76 ± 3,48	9,96 ± 2,98
	J_{net}	−2,87 ± 0,93	−1,15 ± 1,53	−1,20 ± 0,96	−3,04 ± 2,27	0,38 ± 3,31

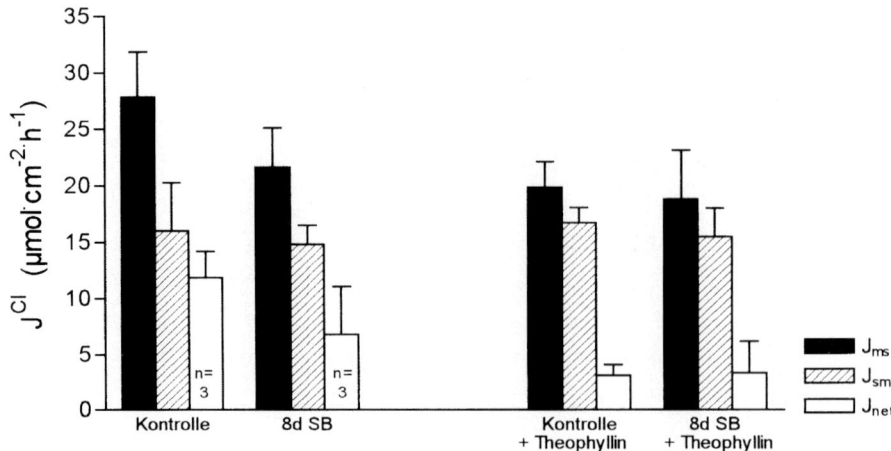

Abb. 3. Unidirektionale Cl-Fluxraten und Cl-Nettofluxraten ($\mu mol \cdot cm^{-2} \cdot h^{-1}$) im proximalen Kolon bei Kontrolltieren und mit SB behandelten Tieren unter basalen Bedingungen und nach Stimulation durch 10 mmol $\cdot l^{-1}$ Theophyllin; J_{ms} mukosal-serosale Fluxrichtung, J_{sm} serosal-mukosale Fluxrichtung, J_{net} ms – sm, $\bar{x} \pm SD$, n Anzahl Tiere

Elektrolyttransport im Kolon

Unter basalen Bedingungen ergaben sich in beiden Gruppen höhere unidirektionale Cl-Fluxraten in mukosal-serosaler Richtung (Kontrolle: 20,42 ± 3,28 $\mu mol \cdot cm^{-2} \cdot h^{-1}$, SB: 15,95 $\mu mol \cdot cm^{-2} \cdot h^{-1}$) als in serosal-mukosaler Fluxrichtung (Kontrolle: 9,18 ± 1,32 $\mu mol \cdot cm^{-2} \cdot h^{-1}$, SB: 10,10 ± 1,74 $\mu mol \cdot cm^{-2} \cdot h^{-1}$). Daraus resultierte eine Cl-Nettoabsorption von 11,88 ± 2,31 $\mu mol \cdot cm^{-2} \cdot h^{-1}$ bei Kontrolltieren und 6,78 ± 4,31 $\mu mol \cdot cm^{-2} \cdot h^{-1}$ bei mit SB behandelten Tieren (s. Abb. 3). Theophyllinzugabe führte zu einer Reduktion der J_{ms}, während die J_{sm} weitgehend unverändert blieben. Dies bewirkte in der Kontrollgruppe eine Verminderung der Cl-Absorption auf 3,15 ± 0,95 $\mu mol \cdot cm^{-2} \cdot h^{-1}$, während der Rückgang in der SB-Gruppe auf 3,34 ± 2,80 $\mu mol \cdot cm^{-2} \cdot h^{-1}$ nicht signifikant war.

Auf die basalen serosal-mukosalen Na-Fluxraten, die 15,99 ± 4,27 $\mu mol \cdot cm^{-2} \cdot h^{-1}$ (Kontrolle) und 14,84 ± 1,65 $\mu mol \cdot cm^{-2} \cdot h^{-1}$ (SB) erreichten, hatte SB-Behandlung keinen Einfluß (s. Abb. 4). Unterschiedliche J_{ms} (Kontrolle: 20,42 ± 3, $\mu mol \cdot cm^{-2} \cdot h^{-1}$, SB: 15,95 ± 0,23 $\mu mol \cdot cm^{-2} \cdot h^{-1}$) bedeuteten jedoch für die SB-Gruppe mit 5,55 ± 1,63 $\mu mol \cdot cm^{-2} \cdot h^{-1}$ eine geringere Na-Absorption als für die Kontrolltiere (11,24 ± 2,61 $\mu mol \cdot cm^{-2} \cdot h^{-1}$). Die sekretorische Wirkung des Theophyllins beruhte für die Na-Fluxraten bei unveränderten J_{ms} auf einer Erhöhung der Fluxraten in serosal-mukosaler Richtung (Kontrolle: 12,17 ± 2,28 $\mu mol \cdot cm^{-2} \cdot h^{-1}$, SB: 13,03 ± 0,41 $\mu mol \cdot cm^{-2} \cdot h^{-1}$). Der Rückgang der Nettoabsorption war wiederum stärker in der Kontrollgruppe (7,45 ± $\mu mol \cdot cm^{-2} \cdot h^{-1}$) als in der SB-Gruppe (3,87 ± 2,30 $\mu mol \cdot cm^{-2} \cdot h^{-1}$) ausgeprägt.

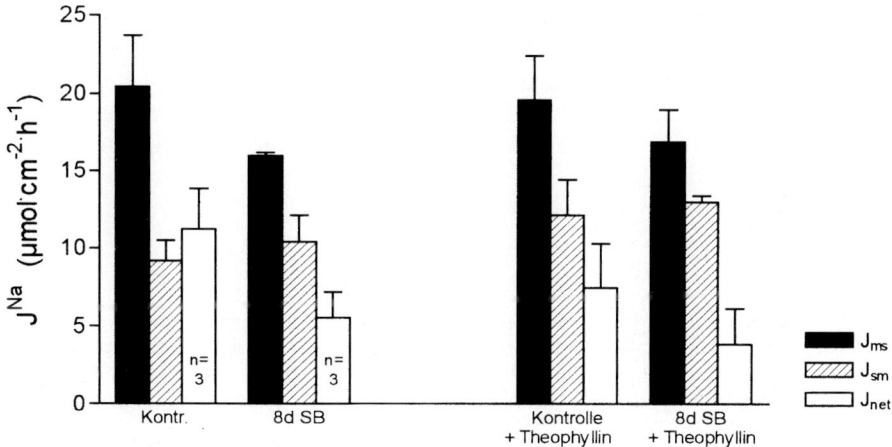

Abb. 4. Unidirektionale Na-Fluxraten und Na-Nettofluxraten ($\mu mol \cdot cm^{-2} \cdot h^{-1}$) im proximalen Kolon bei Kontrolltieren und mit SB behandelten Tieren unter basalen Bedingungen und nach Stimulation durch 10 mmol $\cdot l^{-1}$ Theophyllin; J_{ms} mukosal-serosale Fluxrichtung, J_{sm} serosal-mukosale Fluxrichtung, J_{net} ms - sm, $\bar{x} \pm SD$, n Anzahl Tiere

Saccharomyces boulardii reduzierte die CT-induzierte Wasser- und Na-Se-kretion in jejunale „ligated loops" der Ratte um ca. 50 % [24]. In-vitro stimu-lierte SB die Cl-Absorption von Jejunum und Colon descendens durch Erhö-hung der mukosal-serosalen Fluxraten, wenn die Hefe direkt dem Inkubati-onspuffer zugesetzt wurde. Eine prostaglandininduzierte Cl-Sekretion wurde im Jejunum unter SB-Einfluß in eine Cl-Absorption umgekehrt [16].

Die in der vorliegenden Untersuchung erhaltenen unidirektionalen und Net-to-Fluxraten für Cl und Na bestätigen die Ergebnisse anderer Untersuchungen unter vergleichbaren Bedingungen. Dies gilt sowohl für beide Lokalisationen als auch den Einfluß des Sekretagogums Theophyllin [2, 13, 20, 23]. Eine Abhängig-keit von der SB-Behandlung konnte jedoch nicht nachgewiesen werden. Der nach 8 Tagen SB-Applikation beobachtete Effekt auf den Kurzschlußstroman-stieg nach Theophyllinzugabe ließ sich sich also nicht in Unterschieden in den transepithelialen Elektrolyttransportraten darstellen. Im Vergleich zu den Ar-beiten von Vidon et al. [24] und Krammer u. Karbach [16] muß jedoch berück-sichtigt werden, daß unterschiedliche Spezies verwendet wurden und nur der Einfluß einer direkten Exposition der Epithelien mit hohen Dosen Saccharomy-ces boulardii erfaßt wurde.

Zusammenfassung

Anhand des elektrophysiologischen Parameters Kurzschlußstrom I_{sc} konnte in vitro eine Beeinflussung der intestinalen epithelialen Barriere durch Saccha-romyces boulardii gezeigt werden. Eine signifikante Hemmung des theophyllininduzierten I_{sc}-Anstiegs an isolierten jejunalen Epithelien trat aber erst auf, wenn die Tiere SB über einen Zeitraum von 8 Tagen erhielten. Vergleichbare Veränderungen an der Mukosa des proximalen Colons konnten nicht beobachtet werden. Die ionale Basis für eine mögliche verminderte sekretorische Antwort der Enterozyten konnte unter den gewählten Versuchsbedingungen jedoch nicht geklärt werden.

Literatur

1. Argenzio RA, Whipp SC (1981) Effect of Escherichia coli heat-stable enterotoxin, cholera toxin and theophylline on ion transport in porcine colon. J Physiol 320:469-487
2. Argenzio RA, Liacos J, Berschneider HM, Whipp SC, Robertson DC (1984) Effect of heat-stable enterotoxin of Escherichia coli and theophylline on ion transport in porcine small intestine. Can J Comp Med 48:14-22
3. Buts JP, Bernasconi P, VanCraynest M-P, Maldague P, DeMeyer R (1986) Response of human and rat small intestinal mucosa to oral administration of Saccharomyces boulardii. Pediatr Res 20:192-196
4. Blehaut H, Massot J, Elmer GW, Levy RH (1989) Disposition kinetics of Saccharomyces boulardii in man and rat. Biopharmaceutics and Drug Disposition 10:353-364
5. Buts JP, Bernasconi P, Vaerman J-P, Dive C (1990) Stimulation of secretory IgA and secretory component of immunoglobulins in small intestine of rats treated with Saccharomyces boulardii. Dig Dis Sci 35:251-256
6. Buts JP, DeKeyser N, DeRaedemaeker L (1994) Saccharomyces boulardii enhances rat intestinal enzyme expression by endoluminal release of polyamines. Pediatr Res 36:522-527
7. Corthier G, Dubos F, Ducluzeau R (1986) Prevention of Clostridium difficile induced mortality in gnotobiotic mice by Saccharomyces boulardii. Can J Microbiol 32:894-896
8. Czerucka D, Nano JL, Bernasconi P, Rampal P (1989) Effect of Saccharomyces boulardii on cholera toxin-induced cAMP levels in rat epithelial intestinal cell lines. Gastroenterol Clin Biol 3:383-387
9. Czerucka D, Roux I, Rampal P (1994) Saccharomyces boulardii inhibits secretagogue-mediated adenosine 3´,5´-cyclic monophosphate induction in intestinal cells. Gastroenterology 106:65-72
10. Elmer GW, Corthier G (1990) Modulation of Clostridium difficile induced mortality as a function of the dose and the viability of the Saccharomyces boulardii used as a preventative agent in gnotobiotic mice. Can J Microbiol 37:315-317
11. Fuller R (1992) Probiotics in man and animal. J Appl Bacteriol 66:365-378
12. Gedek B (1991) Regulierung der Darmflora über die Nahrung. Zbl Hyg 191:277-301
13. Homaidan FR, Torres A, Donowitz M, Sharp GWG (1991) Electrolyte transport in piglets infected with transmissible gastroenteritis virus. Stimulation by verapamil and clonidine. Gastroenterology 101:895-901
14. Klein SM, Elmer GW, McFarland LV, Surawicz CM, Levy RH (1993) Recovery and elimination of the biotherapeutic agent, Saccharomyces boulardii, in healthy human volunteers. Pharm Res 10:1615-1619
15. Kollaritsch HH, Toburen D, Schreiner O, Wiedermann G (1988) Prophylaxe der Reisediarrhoe. Ergebnisse einer doppeltblinden, placebo-kontrollierten Studie über die Wirksamkeit von Saccharomyces cerevisiae Hansen CBS 5926. Münch Med Wschr 38: 671-674
16. Krammer M, Karbach U (1993) Antidiarrheal action of the yeast Saccharomyces boulardii in the rat small and large intestine by stimulating chloride absorption. Z Gastroenterol (Suppl. 4) 31:73-77
17. MacFarland LV, Surawicz CM, Greenberg RN, Fekety R Elmer GW, Moyer KA, Melcher SA, Bowen KE, Cox JL Noorani Z, Harrington G, Rubin M, Greenwald D (1994) A randomized placebo-controlled trial of Saccharomyces boulardii in combination with standard antibiotics for Clostridium difficile disease. JAMA 271:1913-1918

18. Massot J, Sanchez O, Couchy R, Astoin J, Parodi AL (1984) Bacterio-pharmacological activity of Saccharomyces boulardii in Clindamycin-induced colitis in the hamster. Drug Res 34:794–797
19. Pothoulakis C, Kelly CP, Joshi MA, Gao N, O´Keane CJ, Castagliuolo I, Lamont JT (1993) Saccharomyces boulardii inhibits Clostridium difficile Toxin A binding and enterotoxicity in rat ileum. Gastroenterology 104:1108–1115
20. Schröder B, Kaune R, Harmeyer J (1991) Effects of calcitriol on stimulation of ion transport in pig jejunal mucosa. J Physiol 433:451–465
21. Stewart CS, Hillman K, Maxwell F, Kelly, D, King TP (1995) Die neuesten Fortschritte in der Probiose beim Schwein: Beobachtungen zur Mikrobiologie des Schweinedarms. Übers Tierernährg 23:1–26
22. Surawicz CM, Elmer GW, Speelman P, McFarland LV, Chinn J, Van Bell G (1989) Prevention of antibiotic-associated diarrhea by Saccharomyces boulardii: a prospective study. Gastroenterology 96:981–988
23. Traynor TR, O´Grady SM (1991) Mechanisms of Na and Cl absorption across the distal colon epithelium of the pig. J Comp Physiol B 162:47–53
24. Vidon N, Huchet B, Rambaud JC (1986) Influence de Saccharomyces boulardii sur la secretion jejunale chez le rat par la toxine cholérique. Gastroenterol Clin Biol 10:13–16

Intestinale Barrierefunktion und bakterielle Translokation

J. Stein, J. Ries

Einleitung

Trotz wesentlicher Fortschritte in der antibiotischen Therapie nosokomialer Infektionen liegt die Mortalitätsrate kritisch kranker Patienten bei gramnegativen Bakteriämien nach wie vor zwischen 20 und 50 %. An erster Stelle sind hier zu nennen Escherichia coli, gefolgt von Klebsiella pneumoniae und anderen Entero-bakterien sowie Pseudomonas aeruginosa [34].

1986 tauchte in der Literatur die Aussage auf, daß dem Gastrointestinaltrakt eine Schlüsselrolle in der Genese und Unterhaltung eines Multiorganversagens zukommt [6]. Als wesentlicher Mechanismus hierfür wurde die Translokation von Bakterien und ihren Toxinen über die Darmwand diskutiert.

Verursachen Störungen der intestinalen Barriere eine gesteigerte Aufnahme von Bakterien und/oder Toxinen, spricht man von einer bakteriellen Translokation. Sie ist definiert als der Übertritt lebender intestinaler Bakterien in das normalerweise sterile extraintestinale Gewebe.

Bereits 1891 beschrieb Fraenkel mit dem Begriff „Durchwanderungsperitonits" erstmals, daß lebende Bakterien in vivo in der Lage sind, die intakte Darmwand zu passieren [14]. Flexner wies 1895 erstmals nach, daß gram-negative Kokken die Darmwand unbeschadet passieren können [12]. Es war zunächst Hornemann, der in seinem 1911 erschienen „Beitrag zur Frage über die Bakterien-Durchlässigkeit der Schleimhaut des Magendarmkanals" eine geschädigte Darmwand als Voraussetzung für eine Bakterientranslokation postulierte [20]. Mandl gelang jedoch 1923 erstmals der Nachweis, daß auch bei einem intakten Intestinaltrakt eine Passage von Bakterien möglich ist [23]. 1928 beobachtete Arnold die Translokation von Bakterien in den Ductus thoracicus und bemerkte - als Hinweis auf die bakterizide Wirkung des Magens -, daß diese Translokation durch Alkalisierung gesteigert werden kann [1]. Arnold postulierte 1930, daß körperliche Streßsituationen, Traumata und Verbrennungen eine intestinale Bakterientranslokation fördern [2]. Schweinberg et al. gelang 1950 bei einem chemischen Peritonitismodell an Katzen der experimentelle Nachweis einer E. coli-Translokation [31]. 1954 wurde von Fine erstmals die Behauptung aufgestellt, daß durch die Translokation von Bakterien und deren Endotoxinen ein hämorrhagischer Schock irreversibel werden kann.

M. Kist et al. (Hrsg.)   Ökosystem Darm VII
© Springer-Verlag Berlin Heidelberg 1996

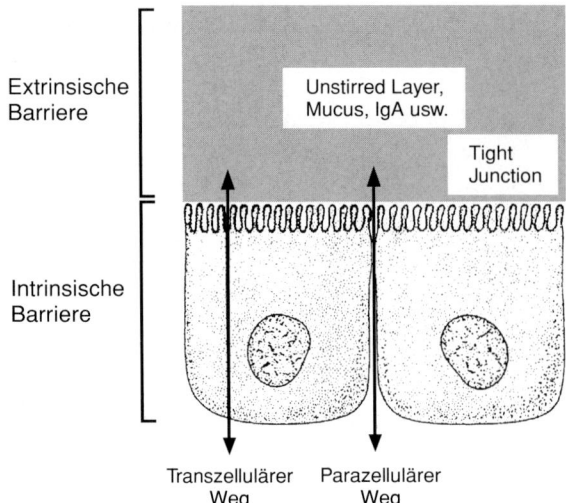

Abb. 1. Schematischer Aufbau
der intestinalen Barriere
(Nach Stein et al. [36])

Bevor auf die zugrunde liegenden Mechanismen oder vielmehr auf darüber existierende Vorstellungen näher eingegangen wird, ist es sinnvoll, einige morphologisch/funktionelle Vorbetrachtungen anzustellen.

Aufbau und Funktion der intestinalen Barriere

Neben der effizienten Resorption von Nährstoffen, Elektrolyten und Wasser ist die Ausbildung einer Barriere zwischen äußerem und innerem Milieu die wichtigste Leistung des Gastrointestinaltraktes. Man spricht auch von der sog. epithelialen Barrierefunktion des Gastrointestinaltraktes. Die intestinale Barriere läßt sich grundsätzlich unterteilen in eine extrinsische sowie eine intrinsische Komponente. Aufgabe der extrinsischen Komponente ist es, bestehend aus Mukus, Immunglobulinen sowie Bikarbonatpuffer, als Diffusionsbarriere zu fungieren. Die eigentliche Permeabilitätsschranke bildet die intrinsische Barriere, bestehend aus den eigentlichen epithelialen Zellen (*transzellulärer Weg*), den Interzellularspalten mit ihren Schlußleisten („tight junctions" = *parazellulärer Weg*) sowie den intra-/und subepithelialen Lymphozyten, dem sog. „Gastrointestinal Associated Lymphocyte Tissue" (GALT) (s. Abb. 1).

Aufbau und Regulation der intestinalen Schlußleisten

Die Fähigkeit von Transportepithelien als eine Diffusionsbarriere zwischen Kompartimenten verschiedener Zusammensetzung zu dienen und große chemische und elektrische Gradienten aufrechtzuerhalten, erfordert eine Versiegelung der Interzellularräume. Diese Versiegelung zwischen den Epithelzellen wird durch Strukturen gewährleistet, die schon seit über einem Jahrhundert lichtmikroskopisch bekannt sind. Aufgrund ihrer Funktion wurden sie als „Schlußleisten", „terminal bars", „bandelettes de fermeture", „hoops", „occluding junctions", „tight junctions", „gaskets" und „attachment belts" beschrieben [36].

Die Morphologie der Schlußleisten wurde an elektronenmikroskopischen Dünnschnittaufnahmen und Gefrierbruchaufnahmen von verschiedenen Epithelien untersucht. Im optischen Querschnitt scheinen die äußeren elektronendichten Lamellen der aneinanderliegenden Zellmembranen im Bereich der Schlußleisten zu verschmelzen. Bei stärkerer Vergrößerung zeigt sich aber, daß die Membranoberflächen nicht über die ganze Tiefe der Schlußleisten verschmolzen sind, sondern nur „punktuell" an einzelnen Stellen aneinanderhaften („Kisses"). Nach Claude soll selbst an diesen Stellen noch ein Zwischenraum mit einer Spaltenbreite von 10–20 nm frei bleiben [36].

Im allgemeinen findet man eine Korrelation zwischen dem transepithelialen Widerstand und der Anzahl der Stränge, respektive der Komplexität des sich vermaschenden Netzwerkes sowie der apikal basalen Ausdehnung der Schlußleisten. Im proximalen Tubulus der Niere findet man – entsprechend dem sehr niedrigen elektrischen Widerstand – nur 1-2 Stränge, während die Anzahl der Stränge an der Harnblase des Frosches zwischen 5–14 variiert [36]. Nach der Theorie von Claude soll der elektrische Widerstand bzw. Leitfähigkeit der einzelnen Stränge durch Poren innerhalb der Stränge bestimmt werden, die durch eine mittlere Öffnungswahrscheinlichkeit charakterisiert werden können. Bei mehreren parallelen Strängen soll der Gesamtwiderstand dem Produkt der einzelnen Öffnungswahrscheinlichkeiten proportional sein, was zu einem logarithmischen Zusammenhang zwischen dem transepithelialen DC-Widerstand und der Anzahl der Stränge führen soll. Eine zusätzliche Zunahme des Widerstands soll durch die Vermaschung der Stränge und die dadurch begrenzte seitliche Bewegungsfreiheit der permeierenden Ionen zustande kommen [36].

Im Darm nimmt die Porengröße der „tight junctions" von proximal nach distal ab (Jejunum 0,75–0,8 nm; Ileum 0,3–0,35 nm; Kolon 0,2–0,25 nm), die Anzahl der Stränge zu. Es existiert darüber hinaus ein Unterschied in der Dichte der „tight junctions" zwischen Krypten und Villi, d. h. die mittlere Dichte der tight junctions beträgt in den Kryptepithelien ca. 77/cm^3 gegenüber 21,8/cm^3 für die Villuszellen. Gleichzeitig beträgt die Anzahl der Stränge in den Villuszellen 6,03 gegenüber 4,45 in den Kryptzellen. Da eine sehr gute Korrelation zwischen der Anzahl der Stränge sowie dem epithelialen Widerstand der „tight junctions" existiert, läßt sich berechnen, daß ca. 73 % der parazellulären Leitfähigkeit im Ileum von den Krypten herrührt [36].

Aufbau und Funktion des „Gastric Associated Lymphocyte Tissue" (GALT)

Das darmassoziierte lymphatische Gewebe (GALT) wird durch eine Ansammlung von Lymphfollikeln mit Kompartimenten für T- und B- Lymphozyten gebildet, die als „Peyersche Plaques" bezeichnet werden. Schon vor der Geburt

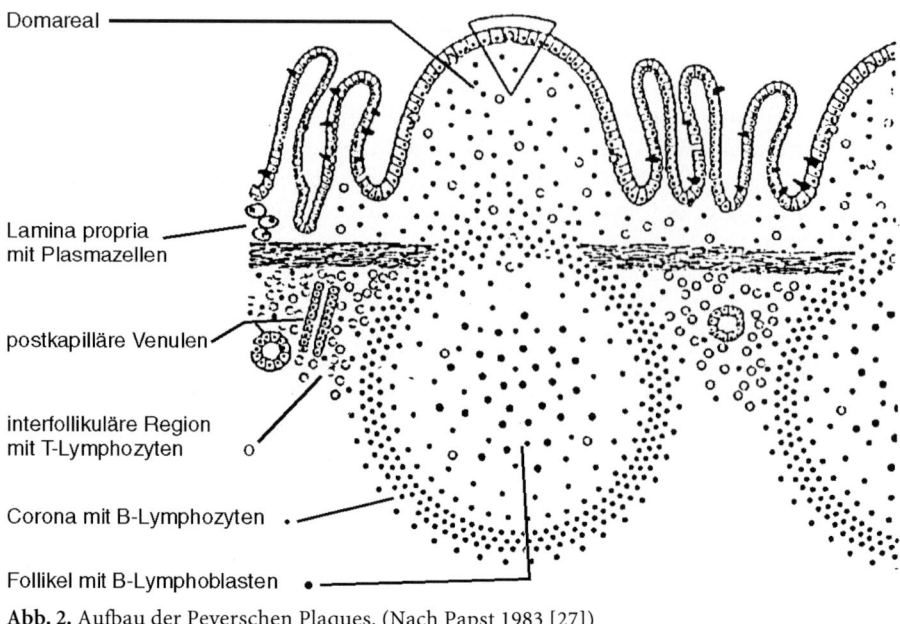

Domareal

Lamina propria
mit Plasmazellen

postkapilläre Venulen

interfollikuläre Region
mit T-Lymphozyten

Corona mit B-Lymphozyten

Follikel mit B-Lymphoblasten

Abb. 2. Aufbau der Peyerschen Plaques. (Nach Papst 1983 [27])

werden die „Peyerschen Plaques" beim Menschen gebildet [7]. Sie sind im gesamten Intestinaltrakt zu finden, jedoch gehäuft im terminalen Ileum [34].

Im Zentrum der „Peyerschen Plaques" liegen die Lymphfollikel, proximal liegen die B- und T-Lymphozyten. Diese Region wird „Dom" genannt [Pabst 1989]. Verschiedene Charakteristika beschreiben das Epithel über dem Dom, auch „Follikelassoziiertes Darmepithel" (FAE) genannt. Es ist gekennzeichnet durch die reduzierte präepitheliale Mukusschicht. Häufig fehlen dem FAE die Becherzellen. Außerdem weist dieses Epithel weder Zotten noch Krypten auf. Dem FAE kommt nur geringe Bedeutung bei der Resorption zu, da im Vergleich zum gesamten Intestinaltrakt die resorbierende Oberfläche klein ist [24]. Jedoch gibt es spezialisierte resorbierende Zellen im Epithel, die keine Mikrovilli und keine Glykokalix besitzen, sondern sogenannte "microfolds". Sie werden deshalb als M-Zellen bezeichnet (s. auch Abb. 3) [27].

Die M-Zellen können sowohl Antigene, als auch relativ große Moleküle (z.B. Ferritin, Agglutinine) in mikrozytotischen Vesikeln aufnehmen und durch das Epithel transportieren (Pinozytose). Die Aufnahme von Antigenen via M-Zellen oder über gewöhnliche Enterozyten ist von der Antigenkonzentration abhängig [24].

Viele Faktoren beeinflussen die Funktion des FAE, die Sensibilisierung gegenüber dem Antigen, die Häufigkeit einer Exposition, die Zeit der Immunisierung, die Antigendosis, sowie die genetische Natur des Individuums. Diese Faktoren entscheiden, ob das FAE Schutzfunktionen ausbilden kann oder ob pathogene Wirkungen durch das Antigen hervorgerufen werden [8].

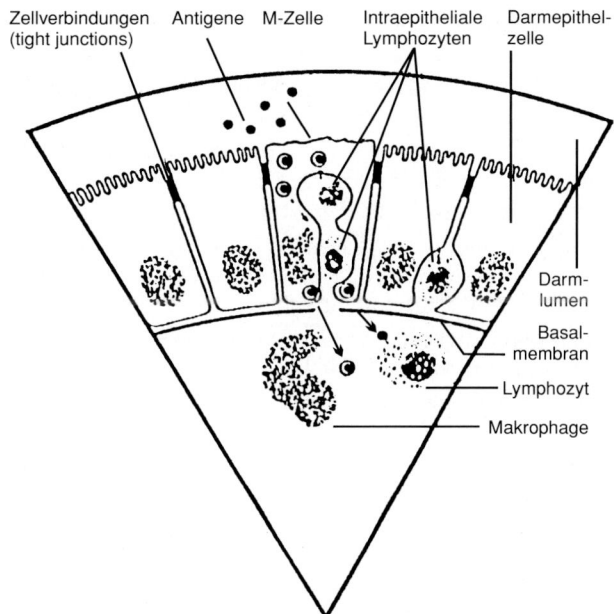

Zellverbindungen   Antigene   M-Zelle   Intraepitheliale   Darmepithel-
(tight junctions)   Lymphozyten   zelle

Darm-
lumen

Basal-
membran

Lymphozyt

Makrophage

Abb. 3. Schema des follikel-
assoziierten Darmepithels
(*FAE*) (Nach Papst 1983 [27])

Alle Mechanismen einer immunologischen Antwort im Gastrointestinaltrakt werden durch die „Peyerschen Plaques" vermittelt. Dazu gehört die Antigenaufnahme durch die M-Zellen, die Antigenpräsentation durch die Makrophagen sowie die Abwehrreaktionen durch die B- und T-Lymphozyten.

Die Erfassung der intestinalen Barrierefunktion: Translokations- vs. Permeabilitätsmessung

Zur Erfassung der intestinalen Barrierefunktion stehen derzeit grundsätzlich 2 methodische Ansätze zur Verfügung: zum einen die Erfassung der bakteriellen Translokation von Bakterien per se, zum anderen die Erfassung der intestinalen Permeabilität mittels Molekulargröße und physikochemischen Eigenschaften definierter Substanzen.

Erfassung der bakteriellen Translokation von Bakterien

Eine bakterielle Translokation ist definiert als der Übertritt lebender intestinaler Bakterien in normalerweise sterile extraintestinale Gewebe, d.h. mesenteriale Lymphknoten, Leber, Milz, Lunge oder Blut. Als protektive Faktoren fungieren neben der bereits erwähnten epithelialen Barriere und GALT eine normalerweise vorhandene anaerobe Flora, die zum einen die Adhärenz, aber auch eine bakterielle Überwucherung pathogener Keime (aerobe gramnegative Keime, grampositive Kokken) verhindert. Folglich dokumentiert eine intestinale Translokation von Bakterien stets eine Beeinträchtigung von zumindest einem der genannten Faktoren. Klassische Methoden zur Erfassung und Quantifizierung einer Translokation stellen die Gewinnung von extraintestinalen Körperflüssigkeiten (Blut) oder Gewebeproben (Lymphknoten, Leber, Milz, Lunge) mit nachfolgender Kultur und ggf. Identifizierung des Keimes dar. Es bleibt jedoch festzuhalten, daß nicht zuletzt aufgrund des bereits erwähnten GALT – v. a. Makrophagen der L. propria wird zunehmend eine Schlüsselrolle zugeschrieben – hierbei nur vitale Keime erfaßt werden und möglicherweise eine große Zahl translozierter Keime nicht erfaßt wird. So gelang es Brathwaite et al. mittels des Nachweises der E. coli β-Galaktosidase in Makrophagen von Mesenteriallymphknoten eine deutliche Diskrepanz zwischen positiver Kultur und β-Galaktosidase nachzuweisen [5].

Erfassung intestinaler Permeabilitätsstörungen

Die epitheliale Barrierefunktion – gemessen als transmuraler Flux wasserlöslicher inerter Substanzen mit einer Molekülgröße > 0,4 nm (z.B. Laktulose, ^{51}Cr-EDTA, PEG) – ist bei zahlreichen intestinalen Erkrankungen alteriert. Viele derartige Erkrankungen sind histologisch charakterisiert durch kleine Läsionen oder sogar makroskopisch faßbare Ulzerationen. Hierzu zählen u. a. chronisch entzündliche Darmerkrankungen, zahlreiche infektiöse Darmerkrankungen, Strahlenschäden, Chemotherapie, langandauernde totale parenterale Ernährung und die intestinale Ischämie.

Die Idee eines nichtinvasiven Tests zur Erfassung der intestinalen Permeabilität begründete sich anfangs auf die Beobachtung, daß Zölliakiepatienten eine höhere renale Zuckerausscheidung haben, was man auf eine gesteigerte intestinale Permeabilität zurückführte. Von zunehmendem Interesse wurde die Frage nach der Art der intestinalen Aufnahme potentiell toxischer Proteinantigene.

In den frühen 70ern beobachteten verschiedene Arbeitsgruppen, daß die Einnahme hyperosmotischer Lösungen zeitweilig zum Anstieg der intestinalen Permeabilität bei Gesunden für Oligosaccharide wie Raffinose, Laktulose und sogar für größere Moleküle wie Dextranblau (Molekulargewicht 3000 Da) führt. Das unterstrich die Bedeutung der Osmolarität der eingesetzten Testlösungen bei der Durchführung derartiger Tests. Menzies zeigte bereits 1972, daß isoosmolare Lösungen von Laktose eine erhöhte renale Exkretion von Laktulose zur Folge hat [36]. Wilar u. Menzies [36] benutzten FITC-gekoppeltes Dextran, das 1972 zur Permeabilitätsbestimmung biologischer Membranen eingeführt wurde in Verbindung mit Laktulose, Raffinose, und Stachose (Molekulargewichte 342-, 504- und 666 Da) zur nichtinvasiven Bestimmung intestinaler Porenprofile beim Menschen. Es folgten weitere, in Zusammensetzung modifizierte Permeabilitätstests, die meist aus Kombinationen von Disaccharid und Monosaccharid bestanden, z.B. Zellulose/Mannitol oder Laktulose/Rhamnose. Ende der 70er Jahre wurden niedermolekulare PEG's und ^{51}Cr-EDTA eingeführt [35]. Tabelle 1

Tabelle 1. Physikochemische Eigenschaften von Permeabilitätsmarkern

Probe	MG (Da)	Permeationsrate % der oralen Dosis (5h)		renale Wiederfindung % der i.v. Dosis
		Isoosmolar	Hyperosmolar	
		mosmol/kg		
		(200–300)	(1350–1500)	
L-Arabinose	150	17	–	73
L-Rhamnose	164	10.1	11.7	72
D-Mannitol	182	16.8	20.6	79
Laktulose	342	0.25	0.41	97
Zellubiose	342	–	0.38	92
^{51}Cr-EDTA	359	0.64/1.64 (24 h)	0.70/1.44 (24 h)	96
Raffinose	504	0.26	–	97
PEG-300	194–502	18.2	–	41
^{99m}Tc-DTPA	549	2.8	–	–
Dextran	3000	0.04	0.12	96

stellt die derzeit üblichen Markersubstanzen und ihre physikochemischen Daten zusammen.

Derzeit bleibt offen, ob und in welchem Umfang eine direkte Beziehung zwischen erhöhter intestinaler Permeabilität und bakterieller Translokation besteht, ob eine zeitliche Koinzidenz beider Phänomene vorliegen muß oder ob einer erhöhten intestinalen Permeabilität alleine, d. h. ohne nachweisbare bakterielle Translokation (et vice versa) eine pathophysiologische Bedeutung zukommt. So postulieren Illig et al. in neueren Untersuchungen, daß es sich zumindest bei einer im Rahmen einer intestinalen Atrophie und der damit verbundenen Permeabilitätsstörung einerseits und dem Auftreten einer bakteriellen Translokation um zwei eigenständige voneinander unabhängige Entitäten handelt [21]. Zu ähnlichen Ergebnissen kamen Sedman et al. in einer prospektiven Studie an 267 Patienten [32].

Mechanismus der bakteriellen Translokation im Intestinaltrakt

Eine bakterielle Translokation ist grundsätzlich zunächst in jedem Abschnitt des Intestinaltraktes möglich. Neuere Daten favorisieren jedoch die Ileozökalregion als Ort der größten Translokationsrate. Das Ausmaß der Translokation hängt zumindest nach tierexperimentellen Studien zum einen von der Anzahl der inokulierten Keime, zum anderen vom Vorliegen und Grad einer der in Tabelle 2 aufgezeigten Faktoren ab. So konnten Inoue et al. [22] in Untersuchungen an Meerschweinchen nachweisen, daß bei intestinaler Instillation von

Tabelle 2. Intestinale Penetrationswege inerter Moleküle. (Nach Fink 1991 [13])

Partikel	Spezies	Inokulationsweg	Ort der Wiederfindung
Stärkekörner	Ratte	Oral	Lamina propria, intestinale Lymph-gefäße, Blutgefäße
Stärkekörner	Mensch	Oral	Venöses Blut
Mineralfasern < 10 μm	Mensch	Oral	Urin
Kohlenstoff 20–50 nm	Maus	Oral	Peyersche Plaques, mesenteriale Lymphknoten, Leber, Lunge
Kohlenstoff	Huhn	Oral	Makrophagen, Interzellulärspalten
Ferritin 50–60 A	Hamster	Dünndarm (in vivo Perfusion)	Intestinale Epithelzellen, Lamina propria-Makrophagen, Fibrozyten, Plasmazellen, Endothel
Ferritin	Huhn Kaninchen Maus	Bursa Appendix Ileum (in vivo Perfusion)	Epithelzellen
Tinte	Maus	Oral	Peyersche Plaques, Makrophagen
Latex-Partikel 0.09–1.1 μm	Huhn	Kloakal	Epithelzellen, Makrophagen der Bursa
Latexpartikel 2 μm	Maus	Oral	Mesenteriallymphknoten, Phagozyten

3mal 10^{10} Keimen von C. albicans bei ca. 10 % der Tiere eine bakterielle Translokation nachweisbar war. Werden 30 % der Hautoberfläche einem Verbrennungstrauma unterzogen, kommt es bei 75 % der Tiere, sind gar 50 % der Haut geschädigt, bei allen Tieren zu einer Translokation der Keime. Analog verhielt sich die nachweisbare Anzahl an Keimen/g Mesenteriallymphknoten (10^3 in der Kontrollgruppe vs. 20mal 10^3 bei 50 % Schädigung).

Basierend v. a. auf tierexperimentellen Untersuchungen, wird der Phagozytose von Bakterien durch submukosale Makrophagen eine Schlüsselrolle zugeschrieben, die diese dann zu extraintestinalen Geweben wie den mesenterialen Lymphknoten (MLK) abtransportieren und die noch lebenden Bakterien abgeben [13]. Kontrovers diskutiert ist die Frage, ob es sich bei dem vorgeschalteten Schritt, d. h. der Passage durch die Epithelbarriere um einen transzellulären oder parazellulären Weg handelt bzw. ob bei intakter Epithelbarriere überhaupt eine Aufnahme größerer inerter Moleküle bis hin zu Bakterien möglich ist. Hierzu wurden in der Vergangenheit in der Regel Partikel von einer Größe bis ca. 1 μm Tab. 2) untersucht.

Daß derartige amotile und inerte Moleküle bis hin zu einer Größe von 8-10 μm in der Lage sind, die intestinale Epithelbarriere zu penetrieren und danach auch in extraintestinalen Geweben und Flüssigkeiten nachweisbar sind, ist in der Literatur vielfach belegt [Übersicht bei 33]. Sie dienten daher in der Ver-

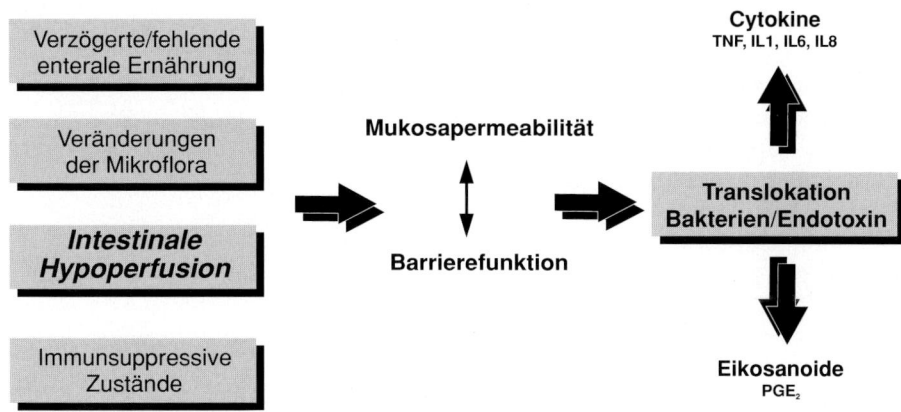

Abb. 4. Prinzipielle Schritte der bakteriellen Translokation

gangenheit vielfach als Modell einer epithelialen Translokation (s. Tabelle 2). Neben einer transzellulären Passage (Phagozytose) wird von der Mehrzahl der Autoren den M-Zellen eine nicht unbedeutende Rolle zugeschrieben.

Faktoren, die eine bakterielle Tanslokation beeinflussen

Als translokationsfördernde Faktoren sind Steigerungen der Mukosapermeabilität im Rahmen eines hypovolämischen Schocks, eines Low-flow-Zustandes, einer intestinalen Ischämie oder einer Endotoxinämie zu nennen [4, 9, 24, 37, 39], die sich in der Regel im Rahmen von Streßsituationen, nach Traumen oder Verbrennungen findet (s. Abb. 4). Daneben sind alle Formen von immunsuppressiven Zuständen, Änderungen der Mikroflora u.a. in Folge einer Antibiotikatherapie als mögliche Ursachen zu nennen (3, 10, 11, 17-19, 27-29). Weitere Faktoren sind eine Alkalisierung des Magen-pH oder Störungen der intestinalen Motilität (s. folgende Übersicht). Die einzelnen translokationsfördernden Effekte können sich dabei additiv oder gar multiplikativ verhalten. Somit stellen insbesondere kritische kranke Patienten ein besonders sensitives Kollektiv dar, was durch zahlreiche Studien unterstrichen wird [15].

Weitere, direkt die epitheliale Barriere des Intestinaltraktes betreffende, translokationsfördernde Faktoren sind im Fehlen von trophisch wirkenden Substanzen, im Zuführen von hyperosmolaren Nährlösungen sowie im Auftreten von intestinalen Ödemen während einer längeren Hypoalbuminämie zu sehen [4].

Fördernde Faktoren der bakteriellen Translokation

- Gesteigerte Mukosapermeabilität
  - Hypovolämie,
  - Hypoxie, intestinale Ischämie,
  - Endotoxine,
  - gastrointestinale Erkrankungen.

- Mangelernährung
  - Mangel an trophisch wirkenden Substanzen,
  - total parenterale Ernährung,
  - hyperosmolare enterale Ernährung.
- Immunsuppression
- Veränderung der Mikroflora
  - Antibiotika,
  - Motilitätsstörungen,
  - Magen-pH.

Fazit

Seit seiner Erstbeschreibung vor mehr als 100 Jahren beschäftigt die Wissenschaft das Phänomen der bakteriellen Translokation. Bis heute bleibt der dabei zugrunde liegende Pathomechanismus in seinen Einzelheiten jedoch weiterhin in großen Teilen ungeklärt. Als mögliche Mechanismen werden neben einer aktiven epithelialen Aufnahme bzw. Phagozytose auch die parazelluläre Permeation von Bakterien diskutiert. Ob einer bakteriellen Translokation als Folge einer Barrierestörung bei der Entstehung septischer Komplikationen bis hin zum Multiorganversagen eine ursächliche Rolle zukommt, wird derzeit äußerst kontrovers diskutiert. Da es ständig kleinere transiente Bakteriämien ohne jegliche pathologische Bedeutung gibt, müssen weitere, noch unklare Mechanismen eine Rolle spielen.

Völlige Unklarheit besteht derzeit über den zugrunde liegenden Mechanismus, insbesondere hinsichtlich der Rolle intestinaler Schlußleisten („tight junctions"), die, wie bereits erwähnt, die Hauptkomponente der epithelialen Barriere darstellen. Ob, wie von einigen Arbeitsgruppen postuliert, der Zunahme der parazellulären Permeabilität (Öffnung der „tight junctions") eine Schlüsselrolle in diesem Prozeß zukommt oder wie von anderen Arbeitsgruppen angenommen, die intestinale Translokation intakter Bakterien einen davon völlig unabhängigen Prozeß darstellt, ist noch unklar. Weiterhin offen bleibt, ob und in welchem Umfang eine direkte Beziehung zwischen erhöhter intestinaler Permeabilität und bakterieller Translokation besteht, ob eine zeitliche Koinzidenz beider Phänomene vorliegen muß oder ob einer erhöhten intestinalen Permeabilität alleine, d.h. ohne nachweisbare bakterielle Translokation (et vice versa) eine pathophysiologische Bedeutung zukommt.

Literatur

1. Arnold L (1928) Passage of bacteria through the intact intestinal mucosa. Proc Exp Biol Med 25: 247–248
2. Arnold L (1930) Alterations in the endogenous enteric bacterial flora and microbic permeability of the intestinal wall in relation to the nutritional and meterological changes. J Hyg 29: 82–116

3. Baron P, Traber LD, Traber DL, Nguyen T, Hollyoak M, Heggers JP, Herndon DN (1994) Gut failure and translocation following burn and sepsis. J Surg Res 57:197–204
4. Baue AE (1993) The role of the gut in the development of multiple organ dysfunction in cardiothoracic patients [see comments]. Ann Thorac Surg 55:822–829
5. Brathwaite CEM, Ross SE, Nagele R, Mure AJ, O´Malley KF, Garcia-Perez FA (1991) Bacterial translocation occurs in humans after traumatic injury: evidence using immunofluorescence. J Trauma 34: 586–590
6. Carrico CJ, Meakins JL, Marshall JC, Ry D, Maier RV (1986) Multiple organ failure syndrome. Arch Surg 121: 196–208
7. Cornes JS (1965) Number, Size, and Distribution of Peyer's Patches in the Human Small Intestine. GUT 6:225–229
8. Croitoru K, Bienenstock J. (1991)Mucosal Immunity. In: Metcalfe DD, Sampson HA, Simon RA, (eds) Food Allergy: Adverse Reactions to Foods and Food Additives. Blackwell Scientific Publications
9. Deitch EA (1994) Role of bacterial translocation in necrotizing enterocolitis. Acta Paediatr Suppl 396:33–36
10. Deitch EA, Kemper AC, Specian RD, Berg RD (1992) A study of the relationship among survival, gut-origin sepsis, and bacterial translocation in a model of systemic inflammation. J Trauma 32:141–147
11. Deiten EA, Xu D, Franko L, Ayala A, Chaudry IH (1994) Evidence favoring the role of the gut as a cytokine-generating organ in rats subjected to hemorrhagic shock. AADE Ed J 1:141–145
12. Flexner S (1895) Peritonitis cused by invasion of micrococcus Lanceolatus from the intestine. Johns Hopkins Hosp bull 6: 64–67
13. Fink MP (1991) Gastrointestinal mucosal injury in experimental models of shock, trauma, and sepsis. Crit Care Med 19: 627–641.
14. Fraenkel A (1891) Ueber peritoneale Infektion. Wien Klin Wschr 121: 265–285
15. Fukushima R, Gianotti L, Alexander JW (1994) The primary site of bacterial translocation. Arch Surg 129:53–58
16. Gianotti L, Alexander JW, Fukushima R, Pyles T (1993) Reduction of bacterial translocation with oral fibroblast growth factor and sucralfate. Am J Surg 165:195–200
17. Gianotti L, Alexander JW, Gennari R, Pyles T (1995) Oral Glutamine Decreases Bacterial Translocation and Improves Survival in Experimental Gut-Origin Sepsis. J Parenter Enteral Nutr 19:69
18. Herndon DN, Zeigler ST (1993) Bacterial translocation after thermal injury. Crit Care Med 21: 50–54
19. Huang KF, Chung DH, Herndon DN (1993) Insulinlike growth factor 1 (IGF-1) reduces gut atrophy and bacterial translocation after severe burn injury. Arch Surg 128:47-53
20. Hornemann F (1911) Beitrag zur Frage ueber die Bakteriendurchlässigkeit der Schleimhaut des Magendarmkanals. Z Hyg 64: 39–67
21. Illig KA, Ryan CK, Hardy DJ, Rhodes J, Locke W, Sax HC (1992) Total parenteral nutrition-induced changes in gut mucosal function: atrophy alone is not the issue. Surgery 112:631–637
22. Inoue S, Wirman JA, Alexander JW (1988) Candida albicans translocation across the gut mucosa following burn injury. J Surg Res 44: 479–492
23. Mandl F (1923) Beitrag zur Frage der kryptogenetischen Peritonitis. D Z Chir 182: 289–307
24. Morales J, Kibsey P, Thomas PD, Poznansky MJ, Hamilton SM (1992) The effects of ischemia and ischemia-reperfusion on bacterial translocation, lipid peroxidation, and gut histology: studies on hemorrhagic shock in pigs. J Trauma 33:221–226
25. Murphy MS, Walker WA (1991) Antigen Absorption. In: Metcalfe DD, Sampson HA, Simon RA (eds) Food Allergy: Adverse Reactions to Foods and Food Additives. Blackwell Scientific Publications
26. Owen RL, Jones AL (1974) Epithelial Cell Specialization within Human Peyer's Patches: An Ultrastructural Study of Intestinal Lymphoid Follicles. Gastroenterol 66:189–203
27. Pabst R (1983) Der Verdauungstrakt als Immunorgan. Med Klin Prax 78(2):14–20

28. Pappo I, Bercovier H, Berry E, Gallilly R, Feigin E, Freund HR (1995) Antitumor necrosis factor antibodies reduce hepatic steatosis during total parenteral nutrition and bowel rest in the rat [see comments]. J Parenter Enteral Nutr 19:80–82
29. Reynolds JV, Murchan P, Leonard N, Gough DB (1995) High-dose interleukin 2 promotes bacterial translocation from the gut. Br J Cancer Suppl 72:634
30. Runyon BA, Borzio M, Young S, Squier SU, Guarner C, Runyon MA (1995) Effect of selective bowel decontamination with norfloxacin on spontaneous bacterial peritonitis, translocation, and survival in an animal model of cirrhosis. Hepatol 21:1719–1724
31. Schweinberg FB, Seligman AM, Fine J (1950) Transmural migration of intestinal bacteria. N Engl J Med 242: 752–755
32. Sedman PC, Macfie J, Sagar P, Mitchell CJ, May J, Mancey-Jones B, Johnstone D (1994) The prevalence of gut translocation in humans. Gastroenterol 107: 643–649
33. Seifert J (1983) Resorption von Makromolekülen aus dem Gastrointestinaltrakt. In: Handbuch der Inneren Medizin, Band3/3a, Dünndarm, Caspary, W.F. (Hrsg), Springer Verlag, Berlin: 395–418
34. Spencer J, Finn T, Isaacson PG (1986) Human Peyer's Patches: an Immunohistochemical Study. GUT 27:405–410
35. Stein J, Ries J, Schröder O, Zeuzem S, Caspary WF (1994) Methodischer Zugang zur Messung der Permeabilität des Dünndarmes. In: (Caspary WF, Kist P, Zeitz M Hrsg.) Ökosystem Darm VI. Springer-Verlag Berlin, Heidelberg, New York, Tokyo 72–84.
36. Stein J (1996) Intestinale Schlußleisten. Molekulare Regulation und klinische Bedeutung. Habilitationsschrift im FB Humanmedizin der Johann-Wolfgang-Goethe Universität, Frankfurt am Main
37. Vaughan WG, Horton JW, Walker PB (1992) Allopurinol prevents intestinal permeability changes after ischemia-reperfusion injury. J Pediatr Surg 27:968–972
38. Wells CL, Maddaus MA, Simmons RL (1988) Proposed mechanisms for the translocation of intestinal bacteria. Rev Infect Dis 10: 958–979
39. Zhi-Yong S, Dong YL, Wang XH (1992) Bacterial translocation and multiple system organ failure in bowel ischemia and reperfusion. J Trauma 32:148–153

V. Pädiatrische Gastroenterologie

(Herausgeber: M. J. Lentze)

Handling und intrazellulärer Transport von Gliadinmolekülen bei Zöliakie

K. P. Zimmer, P. Ciclitira, P. Weber

Die Zöliakie zählt zu den häufigsten entzündlichen Dünndarmerkrankungen im Kindesalter, die mit einer Malabsorption einhergehen. Obwohl mit der Entdeckung des Gliadins als auslösenden Faktor dieser Erkrankung durch Dicke schon vor etwa 50 Jahren eine wirkungsvolle Behandlung der Zöliakie möglich wurde, bestehen auch heute noch Probleme in der Diagnostik und im pathogenetischen Verständnis der Zöliakie. Die Analyse von zusätzlichen Faktoren, die bei der Pathogenese dieser Erkrankung eine Rolle spielen, hat in den letzten Jahren die Hoffnung geschürt, daß diese Erkrankung einfacher und sicherer erkannt werden kann und die pathogenetischen Bausteine dieser Erkrankung für andere gastrointestinale Erkrankungen möglicherweise Modellcharakter besitzen.

Pathogenetische Konzepte der Zöliakie

In der Zöliakie-Diagnostik etablierte pathogenetische Faktoren

Dicke fand heraus, daß die Zöliakie durch Gliadin, die alkohollösliche Prolamin-Fraktion des Weizens, ausgelöst wird. In den 50er Jahren entdeckte Paulley, daß die Nahrungszufuhr mit Gliadin zur Zottenatrophie der Dünndarmschleimhaut führt, die unter Entzug von Gliadin reversibel ist. Die durch Gliadin induzierbare Zottenatrophie stellt auch heute noch ein wesentliches diagnostisches Kriterium der Zöliakie dar [32, 18]. In den letzten Jahren haben sich die im Serum nachweisbaren Gliadin- und Endomysium-Antikörper zunehmend in der Diagnostik und für Screening-Untersuchungen bewährt [5]. Gegen eine primäre Funktion dieser schon Ende der 50er Jahre erstmals beschriebenen Antikörper bei der Pathogenese der Zöliakie spricht, daß sich eine Zöliakie auch bei Immunglobulin-Mangelsyndromen (z. B. selektiver IgA-Mangel) entwickeln kann.

Stand der Zöliakie-Forschung

In den letzten Jahren wurde die molekularbiologische Pathogenese der Zöliakie zunehmend erforscht. Das Hauptinteresse der aktuellen Zöliakie-Forschung be-

M. Kist et al. (Hrsg.) Ökosystem Darm VII
© Springer-Verlag Berlin Heidelberg 1996

steht darin, die mit der Zöliakie assoziierten HLA Antigene der Klasse II zu charakterisieren, die an Zöliakie typische HLA Antigene bindenden Peptid-Sequenzen des Gliadins zu analysieren und die Lymphozyten des mukösen Immunsystems bei Zöliakiepatienten zu untersuchen.

Charakterisierung der HLA Antigene der Klasse II bei der Zöliakie

Die Bedeutung der mit der Zöliakie assoziierten HLA Antigene liegt nicht nur darin, daß sie für die Antigenpräsentierung von Gliadin erforderlich sind, sondern auch die genetische Prädisposition dieser Erkrankung belegen. Die in vitro und in vivo nachgewiesene Induktion der HLA DR Expression in Enterozyten von unbehandelten Zöliakiepatienten durch Gliadin weist auf die Fähigkeit der Enterozyten hin, Antigene auf ihrer Oberfläche zu präsentieren [6, 8]. Die durch Gliadin induzierbare Expression von HLA Antigenen der Klasse II konnte auch in der Darmzellinie HT-29 mit Hilfe von Interferon-γ gezeigt werden [23].

In Abhängigkeit von der geographischen Region wurde eine Verbindung der Zöliakie insbesondere mit HLA B8 und in stärkerem Ausmaß mit HLA DR3 und HLA DQ2 beschrieben. Etwa 90 % der Zöliakiepatienten besitzen die Allele DQα1*0501 und DQβ1*0201, die den serologischen Haplotyp HLA DQ2 kodieren [27]. Es konnte gezeigt werden, daß Gliadin-Peptide mit der Aminosäurensequenz 31–49 des A-Gliadins an T-Lymphozyten aus dem peripheren Blut von Zöliakiepatienten, die den Heterodimer DQα1*0501 / DQβ1*0201 besitzen, binden [10]. Da jedoch 25–30 % der Normalbevölkerung diesen HLA-Typ tragen, werden weitere Faktoren bei der Pathogenese der Zöliakie neben HLA-Typ und Gliadinpeptid postuliert.

Peptidanalyse des Gliadins

Das Gliadin nimmt eine zentrale Rolle bei der Pathogenese der Zöliakie ein, da es die wesentlichen Merkmale des Zöliakie-typischen Schleimhautschadens des Dünndarms induzieren kann: HLA DR Expression von Enterozyten der Lieberkühnschen Krypten, Vermehrung und Stimulation der intraepithelialen Lymphozyten als auch Zelluntergang der Enterozyten mit der Folge einer Zottenatrophie. Die molekularen Bestandteile des Gliadins, die eine Zöliakie induzieren können, wurden in den letzten Jahren weiter eingegrenzt. Dabei erwiesen sich insbesondere die N-terminalen Aminosäuren des A-Gliadins (Aminosäurensequenz 31–49) bei in vitro und in vivo Untersuchungen als toxisch für die Dünndarmschleimhaut [33, 28]. Das Peptid mit der Aminosäurensequenz 202–220 vom C-terminalen Ende des A-Gliadins, das eine Sequenzhomologie zum E1b Protein des Adenovirus Serotyp 12 aufweist [17], scheint nach neueren Untersuchungen keine toxischen Effekte auf die Darmschleimhaut von Zöliakiepatienten auszuüben [28, 19].

Lymphozytäre Reaktion des mukösen Immunsystems bei der Zöliakie

Die intraepithelialen T-Lymphozyten der Dünndarmschleimhaut sind neben dem Infiltrat aus Lymphozyten, Makrophagen und Plasmazellen in der Lamina propria bei Zöliakiepatienten vermehrt. Sie sind zum Großteil CD8- und γ/δ T-Zell-Rezeptor (TCR)-positiv [13]. Die Expression von Zytokinen kann durch das A-Gliadin-Peptid mit der Aminosäurensequenz 31–49 im lymphozytären Infiltrat der Lamina propria gesteigert werden [19].

Offene Fragen zur Pathogenese der Zöliakie

Eine zentrale Frage in der Pathogenese der Zöliakie ist jedoch noch ungelöst: Wie kommt es zum Zelluntergang der Enterozyten und zur Zottenatrophie. Handelt es sich bei dem Zellzerfall um Nekrose oder Apotose? Diese Frage kann allein durch die CD8- und γ/δ TCR-positiven intraepithelialen T-Lymphozyten, die auch in Remission bei Zöliakiepatienten vermehrt nachweisbar sind [16], nicht erklärt werden. Obwohl diese Zellen kultivierte Zielzellen („Target"-Zellen) lysieren können [25], konnte ein direkter zytolytischer Effekt auf Enterozyten bisher nicht demonstriert werden.

Ein wenig beachteter Abschnitt bei der Entstehung der Zöliakie stellt der Aufnahme- und Transportmechanismus des Gliadins vom Darmlumen zu den Rezeptoren der T-Lymphozyten dar. Obwohl zahlreiche Phänomene auf der Effektorebene der Zöliakie (z.B. Charakterisierung des zellulären Infiltrates und deren Zytokinen) untersucht werden, wird den initialen Prozessen der Endozytose von Gliadin, dessen Transportweg zu HLA Antigenen und T-Zell-Rezeptoren bzw. dessen Antigenpräsentierung in situ und unter in vivo Bedingungen wenig Beachtung geschenkt.

Endozytose und Antigenpräsentierung von Gliadin

Extrazelluläre Bestandteile z.B. Liganden und lösliche Moleküle werden als Nährstoffe, Hormone, Toxine u.a. von tierischen Zellen mit Hilfe der Endozytose gebunden oder ungebunden an Oberflächenrezeptoren, mit oder ohne Clathrin-haltigen Einstülpungen ins Zellinnere aufgenommen, um so essentielle Prozesse wie Wachstum, Differenzierung und Regulation im Gewebsverband zu steuern. Neben der Erforschung der Endozytose erzielte die molekularbiologische Wissenschaft auch bei der Analyse von Antigenbearbeitung und -präsentierung wertvolle Erkenntnisse, die für das Verständnis der pathogenetischen Prozesse bei Infektionen, Tumor- und autoimmunen Erkrankungen wertvoll sind.

Zellbiologische Grundlagen der Endozytose und Antigenpräsentierung

Endozytose in polarisierten Zellen

Das Darmlumen ist von Enterozyten ausgekleidet, deren Kontinuität lediglich von Becherzellen und M-Zellen unter physiologischen Bedingungen unterbrochen wird. Die Enterozyten stellen polarisierte Zellen dar, d. h. sie besitzen zum Darmlumen hin eine apikale Membran und zur Lamina propria orientiert eine basolaterale Membran. Die apikale und basolaterale Membran zeigen eine unterschiedliche Zusammensetzung in ihrem Lipid- und Proteingehalt. Enterozyten können mit der Blutzirkulation nur über die basolaterale Membran kommunizieren; letztere ist vom Darmlumen durch die Zonula occludens getrennt. Die Zonula occludens ist unter physiologischen Umständen lediglich für Ionen in Abhängigkeit von regulativen Einflüssen permeabel, so daß bei der initialen Exposition der integren Darmoberfläche mit Gliadin der parazelluläre Transportweg über die Zonula occludens für dieses Protein unwahrscheinlich erscheint. Die bei der Zöliakie beschriebene vermehrte Permeabilität der Darmschleimhaut, die mit einem verminderten epithelialen Widerstand, dargestellt mit Hilfe von Impedanzmessungen, einhergeht [26], kommt sehr wahrscheinlich sekundär im Rahmen der Schleimhautschädigung zustande [11]. Es erscheint fraglich, ob die mit Hilfe der Gefrierbruch-Technik demonstrierten Veränderungen der Zonula occludens [20] bereits in der frühen Phase der Zöliakie-Pathogenese eine Permeabilitätssteigerung der Darmschleimhaut bewirken. Gegen eine Bedeutung der M-Zellen, die v. a. bei der Aufnahme zahlreicher Erreger eine wichtige Rolle spielen, für die Endozytose von Gliadin spricht, daß diese Zellen beim Menschen – im Gegensatz zur Maus – insbesondere im Jejunum sehr spärlich vertreten sind. Es entsteht daher die Frage, ob Gliadinpeptide über die apikale Membran der Enterozyten aufgenommen und über Vesikel zur basolateralen Membran bzw. zum interzellulären Raum transportiert werden, wo sie als Antigen mit intraepithelialen Lymphozyten in Kontakt treten. Kultivierte MDCK (Madin-Darby canine kidney) Zellen transportieren Liganden innerhalb weniger Minuten zwischen beiden Membrandomänen [2, 4]. Eine wichtige Funktion spielen dabei Sortiermechanismen in frühen und späten Endosomen, d. h. Vakuolen des endozytotischen Zellapparates. Der rasche Ligandtransport von der apikalen zur basolateralen Membran wurde bisher in menschlichen Enterozyten nicht demonstriert.

Exogene und endogene Antigenpräsentierung

Nachdem ein Toxin oder ein Erreger an eine Wirtszelle bindet, von dieser endozytiert und in Endosomen bearbeitet wird, werden Proteine des Toxins oder des Erregers an HLA Antigene der Klasse I oder II gebunden. Penetriert der Ligand in das Innere der Wirtszelle bzw. das endoplasmatische Retikulum oder synthetisiert die Wirtszelle Proteine des Erregers, assoziieren diese endogenen Antigene des Toxins oder des Erregers mit HLA Antigenen der Klasse I im endoplasmatischen Retikulum. Werden diese Komplexe zur Zelloberfläche transportiert, kommt es zur endogenen Antigenpräsentierung an CD8-positiven Lymphozyten [3]. Bei der exogenen Antigenpräsentierung werden die Antigene in Endosomen mit saurem pH bearbeitet, assoziieren mit HLA Antigenen der Klasse II und wandern zurück zur Zelloberfläche, um CD4-positiven Lymphozyten präsentiert zu werden [31]. Es gibt Hinweise, daß HLA Antigene der Klasse I auch in Endosomen mit Antigenen assoziieren können, um von dort direkt zur Zelloberfläche zu gelangen und an T-Lymphozyten zu binden [30]. Die zellbiologischen Mechanismen, die zur Bindung von Gliadin-Peptid mit HLA Antigenen der Klasse I und II auf T-Zell-Rezeptoren führt, sind bisher in der Darmschleimhaut von Zöliakiepatienten nicht untersucht worden. In vitro wurde bereits gezeigt, daß Enterozyten zur Antigenpräsentierung in der Lage sind [1]. Diese Fähigkeit der Enterozyten wird auch dadurch unterstrichen, daß diese Zellen neben HLA Antigenen der Klasse I in durch Gliadin induzierbarer Weise HLA Antigene der Klasse II exprimieren.

Lichtmikroskopische Darstellung von Gliadin in Dünndarmbiopsaten

Über die initialen Schritte der Gliadinendozytose in der Darmschleimhaut ist wenig bekannt. Versuche, einen Rezeptor für Gliadin auf der apikalen Membran von Enterozyten zu isolieren, blieben erfolglos. Bindung und Aufnahme von Gliadin wurden im Tiermodell mit biochemischen Methoden gezeigt [22].

Morphologische Methoden wurden erst kürzlich eingesetzt, um die Verteilung von Gliadin in Dünndarmbiopsien zu bestimmen. Die Immunfluoreszenzstudien von FRIIS und Mitarbeiter benutzten polyklonale Antikörper, die gegen mit Trypsin und Pepsin verdautes Gliadin (PT-Gliadin) gerichtet sind [9]. PT-Gliadin wurde behandelten Zöliakiepatienten und Kontrollpatienten verabreicht und innerhalb einer Stunde in Dünndarmbiopsien dieser Probanden immunfluoreszenzmikroskopisch lokalisiert. Die Ergebnisse waren im einzelnen:

- Auch bei gesunden Probanden ist PT-Gliadin in der apikalen Region von Enterozyten nachweisbar. Es ist jedoch verglichen mit Zöliakiepatienten im apikalen Bereich der Enterozyten schwächer und im parazellulären Raum basolateral überhaupt nicht nachweisbar. 35 min nach Ende der PT-Gliadinzufuhr ist kaum noch ein fluoreszenzmikroskopisches Signal in Enterozyten von Gesunden sichtbar.
- Bei Zöliakiepatienten ist schon 20 min nach Verabreichung des PT-Gliadins ein starkes granuläres Markierungssignal in der apikalen Region von Enterozyten und im parazellulären Raum basolateral vorhanden. Dieses Muster ist nach 40 min ausgeprägter in Krypten als in den Villi und auch noch 20 min nach Ende der PT-Gliadinzufuhr nachweisbar.
- Unverdautes Gliadin war nur an der apikalen Membran lokalisierbar.

Die Autoren favorisieren, daß PT-Gliadin über den parazellulären Transportweg über die Zonula occludens aufgenommen wird und an der basolateralen Membran von Enterozyten endozytiert wird. Auch wenn diese Interpretation durch ihre Experimente nicht belegt wird, zeigt die Studie eindeutig, daß Gliadin innerhalb von Enterozyten vorhanden ist. Es scheint für die Pathogenese der

Zöliakie ebenfalls von Bedeutung zu sein, daß Gliadin in Enterozyten von gesunden Probanden anders als bei Zöliakiepatienten prozessiert wird.

Die Studie von FRIIS und Mitarbeiter hat den endozytotischen Vorgang und die intrazellulären Kompartimente der Enterozyten, in denen sich Gliadin befindet, nicht weiter charakterisiert. Eine Analyse dieses initialen Stadiums des Gliadin-Kontaktes mit der Darmschleimhaut verspricht jedoch, zellbiologische Entscheidungsprozesse bei der Auslösung der Zöliakie innerhalb der Enterozyten zu bestimmen, bevor sich eine Immunantwort entwickeln kann. Unsere Arbeitsgruppe hat daher versucht, auf ultrastruktureller Ebene den subzellulären Aufenthaltsort von Gliadin insbesondere innerhalb der Enterozyten zu definieren.

Ultrastrukturelle Lokalisierung von Gliadin in Dünndarmbiopsaten

Die ultrastrukturellen Veränderungen der Enterozyten haben wenig zu der von der Immunologie dominierten Erforschung der Pathogenese der Zöliakie beigetragen. Die Enterozyten weisen verkürzte und verminderte Mikrovilli, zahlreiche freie Ribosomen und vermehrt Lysosomen-ähnliche Organellen auf [29]. Diese Auffälligkeiten sind jedoch unspezifisch. Die subzellulären Organellen und zellbiologischen Vorgänge innerhalb von Enterozyten können auf ultrastruktureller Ebene nur präziser analysiert werden, wenn die Morphologie mit immunologischen Methoden ergänzt wird.

Gefrierschneidetechnik und Immunogold-Markierung

Die Gefrierschneidetechnik hat gegenüber konventionellen Techniken wie der Einbettung in Kunstharzen den Vorteil, daß die Antigenitätserhaltung der Proben deutlich verbessert ist. Ein weiterer Vorteil der Kryoultramikrotomie besteht darin, daß die Antigene mit Hilfe von Postembedding-Verfahren (d.h. Antikörperreaktion auf dem präparierten Schnitt) lokalisierbar sind. Damit sind Penetrationsartefakte mit falsch positiver oder falsch negativer Markierung ausgeschlossen, wie sie bei Preembedding-Verfahren vorkommen. Ferner bietet die Kryoultramikrotomie die Möglichkeit, mehrere Antigene gleichzeitig auf einem Schnitt nachzuweisen (Simultanmarkierung). Ein weiterer Vorteil dieser Technik besteht darin, daß pro Schnitt (etwa 20–40 nm dick) bis zu 3 Antigene nachweisbar sind, so daß aus einem Gewebsblock mit einem Durchmesser von 1–2 mm eine hohe Anzahl von Proteinen lokalisiert werden kann.

Zum Nachweis von Gliadin stehen uns polyklonale Antikörper gegen Gesamtgliadin (SIGMA) und gegen α-Gliadin zur Verfügung. Besonderes Interesse gilt dem monoklonalen Antikörper WB8, der gegen die Aminosäuren 3 bis 56 des A-Gliadins entwickelt wurde (s. Abb. 1). Der Antikörper erkennt sowohl unverdautes und verdautes Gliadin als auch das Gliadinpeptid mit der Aminosäurensequenz 31–49, das sich bei in vitro und in vivo Experimenten als toxisch erwies [7]. Die Aminosäurensequenz 31 bis 49 dieses Peptids wird von T-Lym-

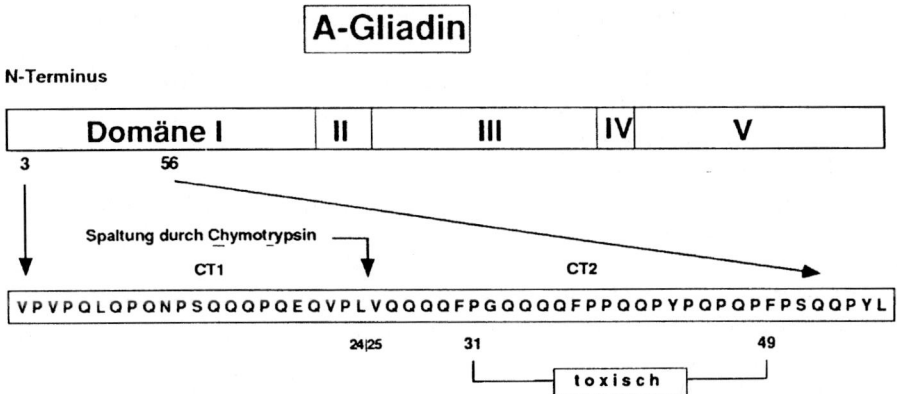

N-Terminus

| Domäne I | II | III | IV | V |

3   56

Spaltung durch Chymotrypsin

CT1   CT2

V P V P Q L Q P Q N P S Q Q Q P Q E Q V P L V Q Q Q Q F P G Q Q Q Q F P P Q Q P Y P Q P Q P F P S Q Q P Y L

24|25   31   49

toxisch

Abb. 1. Monoklonaler Antikörper WB8 gegen das Peptid mit der Aminosäurensequenz 3–56 des A-Gliadin. WB8 regiert mit den beiden chymotryptischen Spaltprodukten CT1 und CT2 [7]

phozyten mit dem HLA-DQ Heterodimer $\alpha1^*0501/\beta1^*0201$ aus dem Blut von Zöliakiepatienten gebunden [10].

Um die Antikörperbindungsstellen in Gefrierschnitten lichtmikroskopisch darzustellen, können Rhodamin-, Fluoreszein- oder Texas-Red-konjugierte Antikörper, die gegen die primären Antikörper von der Maus oder dem Kaninchen gerichtet sind, benutzt werden. Auch mit der Immunfluoreszenz sind Doppelmarkierungen möglich. Diese bieten sich beispielsweise an, wenn bestimmte Proteine anderen zell- oder kompartimentspezifischen Proteinen zugeordnet werden sollen.

Die Immunogold-Methode zur Darstellung der Antikörperbindungsstellen auf ultrastruktureller Ebene weist zusätzliche Vorteile auf. Da die Goldpartikel in verschiedenen Größen herstellbar sind, eignen sie sich für den gleichzeitigen Nachweis mehrerer Proteine. Im Gegensatz zur Peroxidasereaktion ist die Ultrastruktur im Bereich der Markierung einsehbar. Ferner ist es möglich, die Markierung von Immunogold zu quantifizieren (Punkt-Zählmethode).

Die folgende Übersicht zeigt die einzelnen Schritte bei der Herstellung von Gefrierschnitten mit anschließender Markierung des primären Antikörpers mit Immunogold-Partikeln. Eine detaillierte Beschreibung der Methode befindet sich in "Fine structure immunocytochemistry" [12].

Präparation ultradünner Gefrierschnitte und deren Beschichtung mit Antikörpern:

1. Fixierung frischer Dünndarmschleimhaut (Präparat ø 2–3 mm) mit Paraformaldehyd 5 % in 0,1 M PIPES-Puffer über 1 h
2. Infundieren der Proben mit 2,1 M Saccharose in 0,1 M PIPES-Puffer über 20 min,
   Montieren auf Objektträger und Einfrieren in flüssigen Stickstoff

3. 30–60 nm dicke Gefrierschnitte in einem Kryoultramikrotom bei -110 °C, Aufnehmen der Schnitte mit einem Tropfen 2,3 M Saccharose (in 0,1 M PIPES-Puffer) und Übertragen der Schnitte auf befilmte/bekohlte EM-Netze
4. Inkubation der Schnitte in 10 % FCS für 10 min
5. primärer Antikörper in 5 % FCS über 30–45 min
6. Waschen mit PBS über 15 min
7. Mit Goldpartikeln konjugiertes Ziegen-Antiserum in 5 % FCS über 30–45 min
8. Waschen mit PBS über 30 min
9. Waschen mit H_2O über 5 min
10. Kontrastieren mit neutralem Uranylazetat über 10 min
11. Einbetten in Methylzellulose/Uranylazetat auf Eis über 5 min (9 Teile 2 % Methylzellulose/1 Teil 2 % *saures* Uranylacetat) und Trocknen der Netze

Verteilung von Gliadin innerhalb von Enterozyten bei Zöliakiepatienten

Die polyklonalen Antikörpern gegen Gliadin zeigen in Dünndarmbiopsien, die etwa 6 h nach der letzten Nahrungsaufnahme bei unbehandelten Zöliakiepatienten aus dem distalen Duodenum entnommen wurden, folgende subzelluläre Verteilung von Gliadin. Die überwiegende Menge an Gliadin befindet sich innerhalb von Enterozyten, die durch ihre ultrastrukturellen Merkmale (Mikrovilli, Zonula occludens, adherens und Desmosom) eindeutig zu identifizieren sind. M-Zellen sind nicht vorhanden. Hinweise für eine Lockerung der Zellkontakte im apikalen Bereich der Enterozyten gibt es nicht. Gliadin ist in großen membrangebundenen Organellen (Vakuolen) der Enterozyten akkumuliert. Im apikalen Bereich dieser Zellen sind kleinere membrangebundene Organellen (Vesikel) vorhanden, die eine geringere Anzahl an Gliadinmolekülen besitzen. In der Golgi-Region kann mit den polyklonalen Antikörpern gegen Gliadin keine signifikante Markierung entdeckt werden. Ein Teil des Gliadins befindet sich im Chymus des Darmlumens und an die apikale Membran der Mikrovilli gebunden. Im parazellulären Raum zwischen der basolateralen Membran der Enterozyten und der intraepithelialen Lymphozyten sind kleine, aber signifikante Konzentrationen von Gliadin nachweisbar. Die Menge an Gliadin innerhalb der Enterozyten schwankt zwischen den einzelnen Proben, das wahrscheinlich auf die unterschiedliche Menge an zugeführtem Gliadin vor Biopsieentnahme zurückzuführen ist.

Der monoklonale Antikörper WB8, der das Gliadinpeptid mit der Aminosäurensequenz 31–49 erkennt, zeigt eine ähnliche Verteilung von Gliadin in der Dünndarmschleimhaut unbehandelter Zöliakiepatienten auf. Er bindet hauptsächlich an Gliadin, das in Vakuolen von Enterozyten stark angereichert ist (s. Abb. 2a). Der WB8-Antikörper unterscheidet sich jedoch in 2 Punkten grundsätzlich von den polyklonalen Antikörpern gegen Gliadin. Er zeigt weniger Bindungsstellen an der apikalen Membran der Enterozyten und zeigt zusätzlich zu den polyklonalen Antikörpern eine deutliche Markierung innerhalb der Golgi-Region der Enterozyten (s. Abb. 2b). Gliadinpeptide sind nicht nur im tubulovesikulären Netzwerk des Golgi-Apparates ("trans Golgi network"), sondern

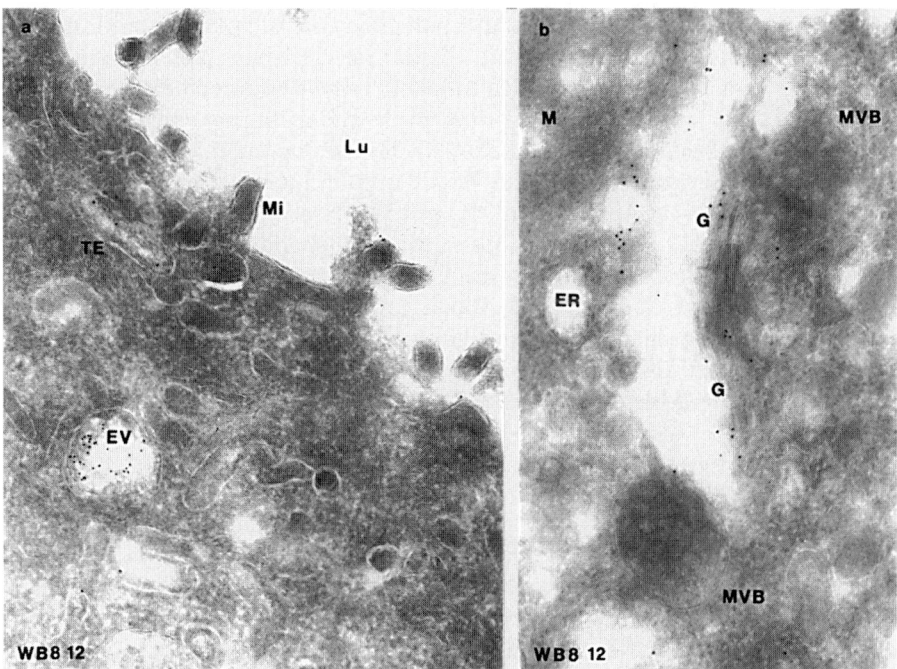

Abb. 2 a, b. Zwei ultradünne Gefrierschnitte einer Dünndarmbiopsie eines unbehandelten Zöliakiepatienten. Die Schnitte wurden mit dem monoklonalen Antikörper WB8, der das toxische Gliadin-Peptid 31–49 erkennt, und 12 nm große Immunogold-Partikeln beschichtet. **a** Gliadin-Peptide befinden sich in einem tubulären Endosom (*TE*) nahe der apikalen Membran eines Enterozyten und zahlreicher in einer endosomalen Vakuole (*EV*). Einzelne Gliadin-Peptide sind auch an den Mikrovilli (*Mi*) sichtbar. Lu, Darmlumen. × 35.000. **b** Bei der Lokalisierung von Gliadin-Peptiden mit dem WB8 Antikörper sind Gliadin-Peptide auch in der Golgi-Region von Enterozyten vorhanden. Die Golgi-Zisternen sind teilweise vakuolisiert. *M*, Mitochondrium; *MVB*, multivesicular body; *G*, Golgi Apparat; *ER*, endoplasmatisches Retikulum. × 40.000

auch in einzelnen Golgi-Zisternen vorhanden. Der Unterschied zwischen dem monoklonalen Antikörper WB8 und den polyklonalen Antikörpern gegen Gliadin kommt dadurch zustande, daß WB8 überwiegend toxische Gliadinpeptide erkennt. Während letztere im Verhältnis zu den nicht-toxischen Gliadinpeptiden in geringerer Konzentration an die Membran der Mikrovilli gebunden sind, sind die Gliadin-Peptide innerhalb des Golgi-Apparates überwiegend oder ganz toxischer Natur. Dies deutet auf ein unterschiedliches intrazelluläres ”Handling” toxischer Gliadin-Peptide im Gegensatz zu nicht-toxischen hin. Unsere Ergebnisse sprechen dafür, daß der intrazelluläre Transportweg toxischer Gliadin-Peptide von dem nicht-toxischer Gliadinpeptide divergiert.

Folgende Kontroll-Experimente bestätigen die Spezifität der Gliadinlokalisierungen. Außer den genannten Strukturen sind keine weiteren Organellen (Zellkern, endoplasmatisches Retikulum, Mitochondrien und Zytoplasma) von den benutzten Gliadinantikörpern markiert. Der WB8-Antikörper reagiert nicht mit ultradünnen Gefrierschnitten der Leber und Schilddrüse. Auch in der Darmschleimhaut von behandelten Zöliakiepatienten, die sich über mindestens 6 Monate gliadinfrei ernährten, ist kein Gliadin nachweisbar. Auch bei einem Patienten, der (nur) 9 Tage gliadinfreie Nahrung erhielt und noch eine totale Zottenatrophie aufwies, sind keine Gliadinpeptide in der Biopsie vorhanden.

Eine weitere Bestätigung des Gliadin-Nachweises in Vakuolen und im Golgi-Apparat von Enterozyten ergibt sich in der immunfluoreszenzmikroskopischen Markierung des WB8-Antikörpers. Auf semidünnen Gefrierschnitten (Schnittdicke $\approx$ 0,5 μm) der Dünndarmbiopsien von unbehandelten Zöliakiepatienten zeigt sich ein Färbemuster, das für das vakuoläre System und den Golgi-Apparat der Zellen typisch ist. Zur Identifizierung der Enterozyten wird in einer Doppelmarkierung ein polyklonaler Antikörper gegen Saccharase-Isomaltase eingesetzt, der die Mikrovilli der Enterozyten stark anfärbt. Beide Antikörper reagieren in unterschiedlicher fluoreszierender Farbe mit den gleichen Zellen, womit der Nachweis von Gliadinpeptiden in Vakuolen und in der Golgi-Region von Enterozyten bestätigt wird.

Gliadin Nachweis in Enterozyten von Kontrollpatienten

In Dünndarmbiopsien mit und ohne Zottenatrophie von Patienten, bei denen eine Dünndarmerkrankung insbesondere eine Zöliakie ausgeschlossen wurde oder eine unspezifische Zottenatrophie (z.B. postenteritisch) vorlag, sind Gliadinpeptide ebenfalls innerhalb von Enterozyten nachweisbar. Es befindet sich jedoch nur in spärlicher Konzentration in Vesikeln in der apikalen Region der Enterozyten. Vakuolen und Golgi-Regionen enthalten kein Gliadin. Dieses Ergebnis entspricht den Resultaten von Friis et al. die ebenfalls Gliadin im apikalen Bereich der Enterozyten gesunder Personen nachweisen konnten [9]. Somit ist anzunehmen, daß auch bei Gesunden das Gliadin-Antigen bzw. die Gliadinantigene in das Innere von Enterozyten gelangen. Sie werden dort jedoch vermutlich im endozytotischen Kompartiment anders prozessiert als in Enterozyten von Zöliakiepatienten, bei denen die Antigene in Organellen gelangen, die den Transport zur basolateralen Membran, d.h. die Antigenpräsentierung ermöglichen. Erst nach diesem initialen Schritt wird die Gliadin-abhängige Immunantwort mit Stimulation von Lymphozyten und ihrer Zytokine in Gang gesetzt.

Gliadinhaltige Vakuolen sind Teile des endozytotischen Apparates der Enterozyten

Aus dem Nachweis von Gliadin in Vakuolen von Enterozyten kann nicht gefolgert werden, daß es sich um direkt vom Darmlumen endozytiertes Gliadin handelt. Da die oben genannten Biopsien mindestens 6 h nach der letzten Nahrungsaufnahme erfolgt sind, ist es durchaus denkbar, daß das in Vakuolen angereicherte Gliadin schon weiter behandelt wurde und einen komplexeren Transportweg innerhalb der Enterozyten erfahren hat. Mit der gleichzeitigen Lokalisierung von Gliadin mit Cathepsin D oder lysosomalen Membranproteinen auf einem Gefrierschnitt kann geprüft werden, ob die mit Gliadin gefüllten Vakuolen zum endozytotischen Kompartiment der Enterozyten zählen. Cathepsin D als auch die lysosomalen Membranproteine hlamp-1 und hlamp-2 sind Glykoproteine, die hauptsächlich in Endosomen und Lysosomen der Zellen vorhanden sind. Die Experimente zeigen eine eindeutige Co-Lokalisierung des Gliadins mit Cathepsin D als auch mit hlamp-1 bzw. hlamp-2 in Enterozyten von unbehandelten Zöliakiepatienten. Daher ist anzunehmen, daß Gliadin in Endosomen oder Lysosomen von Zöliakie-Enterozyten als Antigen verarbeitet wird und sich dort anreichern kann. Während die gliadinhaltigen Vakuolen somit zum endozytotischen Kompartiment der Enterozyten zu zählen sind, sind weitere Untersuchungen erforderlich, um herauszufinden, auf welchem Weg das in der Golgi-Region vorhandene Gliadin in den biosynthetischen Transportweg gelangte.

Gliadin und HLA Antigene der Klasse II in endozytotischen Vakuolen von Enterozyten

Eine entscheidende Voraussetzung für die Auslösung der Zöliakie-spezifischen Immunantwort ist neben der Antigenverarbeitung des Gliadins die Bindung von Gliadin-Peptiden an HLA-Antigene der Klasse II. In experimentellen Zellsystemen konnte gezeigt werden, daß diese Assoziation in Endosomen oder Lysosomen von antigenpräsentierenden Zellen stattfindet [14, 24]. Da Enterozyten HLA DR Antigene exprimieren und diese unter Gliadin-Belastung sogar verstärken [6, 8], wird vermutet, daß Enterozyten Gliadin an intraepitheliale oder submuköse Lymphozyten präsentieren. Mit Hilfe der Preembedding-Peroxidase-Technik wurden HLA Antigene der Klasse II in multivesikulären Körperchen, sekundären Lysosomen und der Plasmamembran von Enterozyten demonstriert [21]. Die Gefrierschneide/Immunogold-Methode zeigt, daß HLA DR Antigene nicht nur in Vakuolen, Transportvesikeln, der apikalen und basolateralen Membran, sondern auch im endoplasmatischen Retikulum und im Golgi-Apparat in den Enterozyten von unbehandelten Zöliakiepatienten vorhanden sind.

Co-Lokalisierung von Gliadin und HLA-DR Antigenen

Die gleichzeitige Beschichtung von Gefrierschnitten mit Antikörpern gegen Gliadin und HLA DR Antigenen ergibt eine starke Co-Lokalisierung dieser Proteine in Vakuolen der Zöliakie-Enterozyten. Diese Vakuolen befinden sich oft im Bereich der basolateralen Membran der Enterozyten. Gliadin- und HLA DR-Molekül sind zwar nicht unmittelbar nebeneinanderliegend an der basolateralen Membran demonstrierbar, beide Proteine sind jedoch in geringer Konzentration auf der basolateralen Membran von Enterozyten vorhanden, wobei Gliadin oft ungebunden im parazellulären Raum sichtbar ist. Diese Ergebnisse deuten darauf hin, daß Gliadin im endozytotischen Kompartiment von Enterozyten mit HLA DR Antigenen assoziiert und von dort an die basolaterale Membran transportiert wird, wo es Lymphozyten präsentiert wird.

Spezifität der Co-Lokalisierung von Gliadin und HLA DR Antigenen

Für die Pathogenese der Zöliakie ist es von besonderem Interesse zu prüfen, ob die Co-Lokalisierung von Gliadin und HLA DR Antigenen in Vakuolen von Enterozyten spezifisch ist. Dafür spricht, daß diese in Enterozyten von behandelten Zöliakiepatienten und Kontroll-Patienten nicht nachweisbar ist. Es entsteht die Frage, ob andere potentielle Antigene wie Eialbumin und bovines Albumin mit HLA DR Antigenen in Enterozyten zusammen lokalisierbar sind. Weder in Enterozyten von behandelten Zöliakiepatienten und Kontrollpatienten noch von unbehandelten Zöliakiepatienten treffen größere Mengen beider Proteine in Vakuolen oder anderen subzellulären Strukturen zusammen. Diese Beobachtung stellt ein weiteres Argument dafür dar, daß Enterozyten eine entscheidende Funktion bei der intrazellulären Verarbeitung des Gliadins und dessen anschließender Antigenpräsentierung bzw. der Auslösung der Zöliakie-spezifischen Immunantwort spielen.

Nachweis von T-Zell-Rezeptor-Untereinheiten in Dünndarmbiopsaten

Neben der Assoziation mit HLA DR Antigenen ist für die Entstehung der Immunantwort das Zusammentreffen des Gliadins (zusammen mit HLA DR Antigenen) mit dem T-Zell-Rezeptor eine wichtige Voraussetzung. Für die Produktion von körpereigenen Gliadinantikörpern ist die Bindung an CD4-Untereinheiten und für die zytotoxische Funktion der Lymphozyten die Reaktion mit CD8-Untereinheiten von Bedeutung.

CD8- und CD4-Lokalisierung bei unbehandelten Zöliakiepatienten

Der CD4-Antikörper bindet lediglich auf der Zelloberfläche von wenigen intraepithelialen Lymphozyten und überwiegend von Lymphozyten der Lamina propria. Andere Strukturen oder Zellen besitzen in den Dünndarmbiopsaten von unbehandelten Zöliakiepatienten keine CD4-Moleküle.

CD8 ist auf der Oberfläche von zahlreichen intraepithelialen Lymphozyten nachweisbar. Bei unbehandelten Zöliakiepatienten sind CD8-Untereinheiten des T-Zell-Rezeptors jedoch auch in Vakuolen (s. Abb. 3a) und in der Golgi-Region (s. Abb. 3b) von Enterozyten nachweisbar. Die intrazelluläre Verteilung der CD8-Moleküle gleicht den Gliadinpeptiden. In der Minderheit der Patienten, die wenig Gliadinpeptide in Enterozyten enthielten, sind keine CD8-Moleküle demonstrierbar. Der unerwartete Nachweis von CD8 in Enterozyten von unbehandelten Zöliakiepatienten gelang mit 2 unterschiedlichen monoklonalen Antikörpern. Auch immunfluoreszenzmikroskopisch gelingt auf semidünnen Gefrierschnitten die Präsenz von CD8 innerhalb der Enterozyten zu zeigen, insbesondere nach Vorbehandlung der Schnitte mit Saponin, einem Detergenz, das die Penetrationsfähigkeit der Schnitte für Antikörper verbessert. Das Färbemuster in den Enterozyten gleicht dem von Lysosomen und Golgi-Apparat, wie es auch

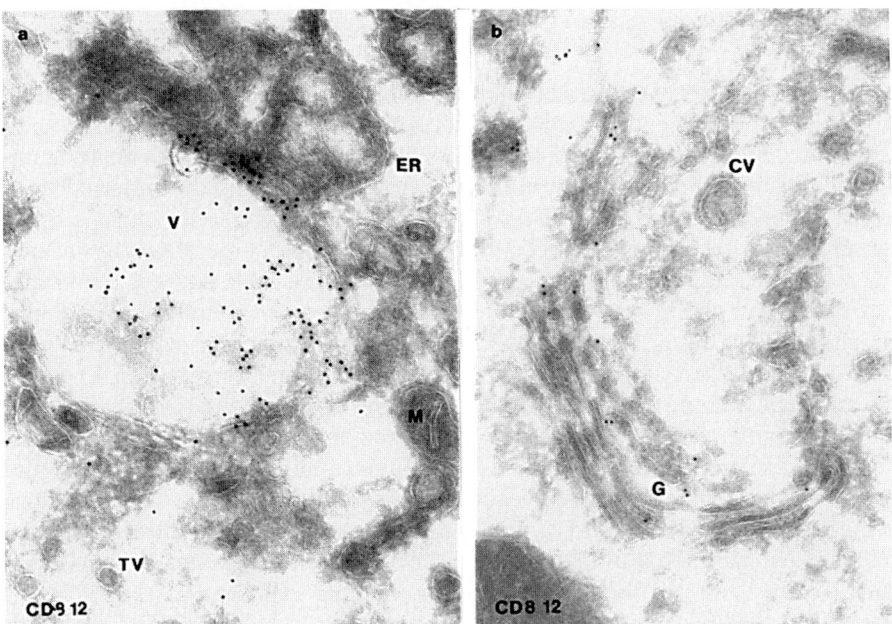

Abb. 3 a, b. Ultrastrukturelle Lokalisierung von CD8 in Enterozyten von unbehandelten Zölia-kiepatienten. Zwei ultradünne Gefrierschnitte einer Dünndarmbiopsie, die mit einem monoklonalen Antikörper gegen CD8 und 12 nm großen Immunogold-Partikeln behandelt wurden. **a** Innerhalb eines Enterozyten ist CD8 in Vakuolen angereichert. ER, endoplasmatisches Retikulum; *TV*, Transportvesikel; *M*, Mitochondrium. × 51.000. **b** CD8 ist auch in der Golgi-Region von Enterozyten bei unbehandelten Zöliakiepatienten nachweisbar. *CV*, coated vesicle. × 72.000

mit Gliadinantikörpern zu erzielen ist. Es bleibt die Frage zu beantworten, warum dieses Ergebnis in anderen Untersuchungen [15] nicht berichtet wurde. Bei diesen Untersuchungen wurden im Gegensatz zu den oben genannten Experimenten wesentlich dickere Schnitte (Schnittdicke ≈ 5 µm) und kein Saponin benutzt, so daß die intrazellulären Epitope für den Antikörper möglicherweise schwerer zugänglich und erkennbar waren. Die Antikörper können dagegen ihre Bindungsstellen auf der Zelloberfläche vom extrazellulären Milieu her auch bei dickeren Semidünnschnitten leichter erreichen.

Kontrollexperimente mit CD4- und CD8-Antikörpern

Um die Spezifität der CD4- und CD8-Lokalisierungen zu demonstrieren, sind die benutzten monoklonalen Antikörper auch auf Gefrierschnitte von behandelten Zöliakiepatienten und Kontrollpatienten angewandt worden. In beiden Fällen reagieren diese nicht mit Enterozyten und binden lediglich auf der Zelloberfläche von Enterozyten. Auch Kontroll-Experimente mit Isotypen fallen negativ aus.

Zusammenfassung

Der Nachweis von Gliadin innerhalb von Enterozyten spricht für eine Funktion dieser Zellen bei der Aufnahme, Verarbeitung und Präsentierung dieses Antigens während der initialen Phase der Zöliakiepathogenese. Es bestehen deutliche Unterschiede bei der intrazellulären Verteilung von Gliadin innerhalb von Enterozyten zwischen Kontroll-Patienten und Zöliakiepatienten, das auf ein verschiedenes "Handling" von Gliadin in diesen Zellen deutet. Die Präsenz von toxischen Gliadinpeptiden im Golgi-Apparat läßt vermuten, daß ein Sortiermechanismus innerhalb von Enterozyten existiert, der nicht-toxische Gliadinpeptide zur apikalen Membran recycliert und toxische bis zur basolateralen Membran und zum Golgi-Apparat transportiert. Neben einer vermehrten Expression von HLA DR Antigenen scheint es zu einer spezifischen Co-Lokalisierung dieser Proteine mit Gliadinpeptiden in Enterozyten zu kommen, die zur Antigenpräsentierung der Gliadin/HLA DR-Komplexe auf der Oberfläche der Enterozyten führt. In den Enterozyten, die toxische Gliadinpeptide in hoher Konzentration in Vakuolen und Golgi-Apparat von Enterozyten besitzen, findet man in den gleichen Kompartimenten CD8-Untereinheiten des T-Zell-Rezeptors. Weitere Untersuchungen sind erforderlich, um zu klären, wie die Präsenz von CD8 Molekülen in Enterozyten unbehandelter Zöliakiepatienten zustande kommt.

Literatur

1. Bland PW, Warren LG (1986) Antigen presentation by epithelial cells of the rat small intestine. I. Kinetics, antigen specificity and blocking by anti-Ia antisera. Immunology 58: 1–7
2. Bomsel M, Prydz K, Parton RG, Gruenberg J, Simons K (1989) Endocytosis in filter-grown Madin-Darby canine kidney cells. J Cell Biol 109: 3243–3258
3. Braciale TJ, Morrison LA, Sweetser MT, Sambrook J, Gething J-J, Braciale VL (1987) Antigen presentation pathways to class I and class II MHC-restricted T lymphocytes. Immunol Rev 98: 95–114
4. Brändli AW, Parton RG, Simons K (1990) Transcytosis in MDCK cells: identification of glycoproteins transported bidirectionally between both plasma membrane domains. J Cell Biol 111: 2909–2921
5. Bürgin-Wolff A, Gaze H, Hadziselimovic F, Huber H, Lentze MJ, Nusslé D, Reymond-Berthet C (1991) Antigliadin and antiendomysium antibody determination for coeliac disease. Arch Dis Child 66: 941–947
6. Ciclitira PJ, Nelufer JM, Ellis EJ, Evans DJ (1986) The effect of gluten on HLA-DR in the small intestinal epithelium of patients with coeliac disease. Clin Exp Immunol 63: 101–104
7. Ellis HJ, Doyle AP, Wieser H, Sturgess RP, Ciclitira PJ (1993) Specificities of monoclonal antibodies to domain I of a-gliadin. Scan J Gastroenterol 28: 212–216
8. Fais S, Maiuri L, Pallone F, De Vincenzi M, De Ritis G, Troncone R, Auricchio S (1992) Gliadin induced changes in the expression of MHC-class II antigens by human small intestinal epithelium. Organ culture studies with coeliac disease mucosa. Gut 33: 472–475
9. Friis S, Dabelsteen E, Sjöström H, Norén O, Jarnum S (1992) Gliadin uptake in human enterocytes. Differences between coeliac patients in remission and control individuals. Gut 33: 1487–1492

10. Gjertsen HA, Lundin KEA, Sollid LM, Eriksen JA, Thorsby E (1994) T cells recognize a peptide derived from a-gliadin presented by the celiac disease-associated HLA-DQ (a1*0501, b1*0201) heterodimer. Hum Immunol 39: 243–252
11. Greco L, D'Adamo G, Truscelli A, Parrilli G, Mayer M, Budillon G (1991) Intestinal permeability after single dose gluten challenge in coeliac disease. Arch Dis Child 66: 870–872
12. Griffiths G (1993) Fine structure immunochemistry, 1st edn. Springer, Berlin Heidelberg New York
13. Groh V, Porcelli S, Fabbi M, Lanier LL, Picker LJ, Anderson T, Warnke RA, Bhan AK, Strominger JL, Brenner MB (1989) Human lymphocytes bearing T cell receptor g/d are phenotypically diverse and evenly distributed throughout the lymphoid system. J Exp Med 169: 1277–1294
14. Guagliardi LE, Koppelman B, Blum JS, Marks MS, Cresswell P, Brodsky FM (1990) Co-localization of molecules involved in antigen processing and presentation in an early endocytic compartment. Nature 343: 133–139
15. Halstensen TS, Brandtzaeg P (1991) Mucosal T cell subsets in coeliac disease: expression of T cell receptor and CD 45 isoforms. Immunol Res 10: 493–496
16. Holm K, Maki M, Savilahti E, Lisanen V, Laippala P, Koskumies S (1992) Intraepithelial gamma delta T-cell-receptor lymphocytes and genetic susceptibility to coeliac disease. The Lancet 339: 1500–1503
17. Kagnoff MF, Paterson YJ, Kumar PJ, Kasarda DD, Carbone FR, Unsworth DJ, Austin RK (1987) Evidence for the role of a human intestinal adenovirus in the pathogenesis of coeliac disease. Gut 28: 995–1001
18. Keller K-M, Lentze MJ (1994) Glutensensitive Enteropathie (Zöliakie). Der Kinderarzt 25: 153–165
19. Kontakou M, Przemioslo RT, Sturgess RP, Limb GA, Ellis HJ, Day P, Cicilitira PJ (1995) Cytokine mRNA expression in the mucosa of treated coeliac patients after wheat peptide challenge. Gut 37: 52–57
20. Madara JL, Trier JS (1980) Structural abnormalities of jejunal epithelial cell membranes in celiac sprue. Lab Invest 43: 254–261
21. Mayrhofer G, Spargo LDJ (1989) Subcellular distribution of class II major histocompatibility antigens in enterocytes of the human and rat small intestine. Immunol Cell Biol 67: 251–260
22. Melter M, Belitz H-D, Gellermann B, Wieser H, Stern M (1988) Handling of gliadin peptides B1-B4 and of Cow's milk proteins by rat jejunum gut sacs. J Pediatr Gastrotenterol Nutr 7: 196–202
23. Mothes T, Bendix U, Pfannschmidt C, Lehmann I (1995) Effect of gliadin and other food peptides on expression of MHC class II molecules by HT-29 cells. Gut 36: 548–552
24. Peters PJ, Neefjes JJ, Oorschot V, Ploegh HL, Geuze HJ (1991) Segregation of MHC class II molecules from MHC class I molecules in the Golgi complex for transport to lysosomal compartments. Nature 349: 669–676
25. Rust C, Kooy Y, Pena S, Mearin ML, Kluin P, Koning F (1992) Phenotypical and functional characterization of small intestinal T-cell receptor gamma delta+ T cells in coeliac disease. Scand J Immunol 35: 459–468
26. Schulzke JD, Schulzke I, Fromm M, Riecken EO (1995) Epithelial barrier and ion transport in coeliac sprue: electrical measurements on intestinal apsiration biopsiy specimens. Gut: 37: 777–782
27. Sollid LM, Markussen G, Ek J, Gjerde H, Vartdal F, Thorsby E (1989) Evidence for a primary association of celiac disease to a particular HLA-DQ a/b heterodimer. J Exp Med 169: 345–350
28. Sturgess R, Day P, Ellis HJ, Lundin KEA, Gjertsen HA, Kontakou M, Cicilitira (1994) Wheat peptide challenge in coeliac disease. The Lancet 343: 758–761
29. Trier JS und Rubin CE (1965) Electron microscopy of the small intestine: a review. Gastroenterology 49: 574–603
30. Ulmer JB, Donnelly JJ, Liu MA (1994) Presentation of an exogenous antigen by major histocompatibility complex class I molecules. Eur J Immunol 23: 1590–1596

31. Unanue ER, Allen PM (1987) The basis for the immunoregulatory role of macrophages and other accessory cells. Science 236: 551–557
32. Walker-Smith JA, Guandalini S, Schmitz J, Shmerling DH, Visakorpi (1990) Revised criteria for diagnosis of coeliac disease. Arch Dis Child 65: 909–911
33. Wieser H, Belitz HD, Idar D, Ashkenazi A (1986) Coeliac activity of gliadin peptides CT-1 and CT-2. Z Lebensm Unters Forsch 182: 115–117
34. Zimmer KP, Poremba C, Weber P, Ciclitira PJ, Harms E (1995) Translocation of gliadin into HLA-DR antigen containing lysosomes in coeliac disease enterocytes. Gut 36: 703–709

Antigliadin-, Antiretikulin- und Antiendomysium-Antikörper in der Diagnostik der Zöliakie

K.-M. Keller

Einleitung

Über die Diagnostik der Zöliakie ist es in der letzten Zeit zu lebhaften Diskussionen gekommen. Deshalb erscheint es sinnvoll, kurz die wesentlichen historischen Meilensteine bei der Erforschung der Zöliakie aufzuzeigen. Der Name Zöliakie ist abgeleitet von „koilia", die bauchige Krankheit (Aretaeus von Kappadozien, 2. Jhd. v. Chr.). Als Erstbeschreibung dieser Krankheitsentität gilt der Bericht von Samuel Gee (1888), der von „coeliac affection" sprach und damit eine Verdauungsstörung meinte, die bevorzugt Kleinkinder zwischen 1–5 Jahren betraf. Diese wiesen meist ein aufgetriebenes weiches Abdomen, dünne Extremitäten (Kachexie) und lockere, helle, massige Stühle auf [1]. Zu dieser Zeit beschränkte sich die Diagnostik der Zöliakie vollständig auf die klinischen Symptome und das Alter der Kinder bei der Erstvorstellung. Später wurde dann die gestörte Darmabsorption als wesentlicher Mechanismus der Zöliakie erkannt. Es wurden Absorptionstests entwickelt (z. B. Xylose-Test oder der Fettnachweis im Sammelstuhl über 3 Tage). Der Nachweis der Steatorrhö ist der wichtigste Test, der auch von Dicke so herausgestellt wurde, als er 1950 das Weizengliadin als entscheidenden toxischen Faktor für die Dünndarmmukosa entdeckte [2]. Der nächste Schritt war die Entdeckung der Zottenatrophie der Dünndarmmukosa bei Kindern mit Zöliakie durch Margot Shiner im Jahre 1957 [3]. Bis heute ist der Nachweis der „hypertrophischen Zottenatrophie" (Fehlen der Dünndarmzotten mit gleichzeitig hypertrophisch verlängerten Krypten) das entscheidende diagnostische Kriterium für die Diagnose der Zöliakie.

Definitionen

Die Zöliakie (oder glutensensitive Enteropathie oder einheimische Sprue) kann folgendermaßen definiert werden: Es handelt sich um eine permanente, d. h. lebenslange Intoleranz der toxischen, alkohollöslichen Glutenfraktion des Weizengliadins sowie der Prolamine aus Roggen, Gerste und Hafer, die zu einer charakteristischen, jedoch nicht spezifischen T-Zell-vermittelten Entzündung des Dünndarms mit nachfolgender Malabsorption und Gedeihstörung führt. Die Einhaltung einer glutenfreien Kost führt zu einer prompten Normalisie-

M. Kist et al. (Hrsg.) Ökosystem Darm VII
© Springer-Verlag Berlin Heidelberg 1996

rung der klinischen Symptome und histologischen Dünndarmveränderungen. Neben dieser Definition einer sog. aktiven Zöliakie wird in jüngster Zeit das Spektrum der glutensensitiven Enteropathie um weitere Formen erweitert [4]:

a) Silente Zöliakie: Patienten mit subtotaler Zottenatrophie, jedoch ohne klinische Zeichen der Malabsorption oder Ernährungsdefizite; sie weisen meist keine oder allenfalls ganz diskrete Symptome (meist retrospektiv) auf und werden z. B. in Familienstudien entdeckt.

b) Latente Zöliakie: Dieser Begriff ist reserviert für Patienten, die unter Normalkost eine normale Dünndarmmukosa haben, zu einem anderen Zeitpunkt davor [5, 6] oder danach [7] aber eine flache Mukosa entwickelten, welche sich unter glutenfreier Ernährung wieder erholte.

c) Potentielle Zöliakie: Dies sind Fälle, die nie das klassische histologische Bild einer flachen Dünndarmmukosa („aktive Zöliakie") präsentiert haben, aber immunologische Abweichungen aufweisen, wie sie häufig bei Zöliakie vorkommen. Derartige Marker sind: Positive endomysiale Antikörper, erhöhte Anzahl intraepithelialer Lymphozyten mit Expression von γδ-T-Zellrezeptor, Zeichen der gesteigerten mukosalen zellvermittelten Immunität wie Expression von CD25 und B7 durch die mononukleären Zellen der Lamina propria, gesteigerte Expression von MHC Klasse II Molekülen am Epithel und der Adhäsionsmoleküle in der Lamina propria. Ferner ein intestinales Antikörpermuster wie bei aktiver Zöliakie oder eine positive rektale Glutenbelastung.

Klinische Symptome

Die Latenzperiode von der Einführung glutenhaltiger Nahrung bis zum Auftreten klinischer Symptome ist sehr variabel und kann von wenigen Wochen bis zu mehreren Jahren dauern. Je nach Alter findet man ganz unterschiedliche klinische Bilder [8]: Im Kleinkindesalter stehen Anorexie, chronische Durchfälle, Gedeihstörung, das vorgewölbte Abdomen („koilia") und die Mißgelauntheit im Vordergrund. Bei älteren Kindern und Jugendlichen ist das klinische Erscheinungsbild komplett verschieden: Minderwuchs, verzögerte Pubertät, psychische Auffälligkeiten, rezidivierende Bauchschmerzen, Eisenmangelanämie, Osteoporose, Arthritis, Zahnschmelzdefekte etc. Ferner gibt es eine Reihe anderer, meist immunologisch vermittelter Krankheiten, die mit Zöliakie häufiger assoziiert sind. Die wichtigste dürfte der Diabetes mellitus sein (s. folgende Übersicht). Familien- und Screeninguntersuchungen lassen auf eine größere Zahl asymptomatischer Zöliakiefälle schließen.

Mit Zöliakie assoziierte Erkrankungen

- Immunologische Krankheiten
  Diabetes mellitus, M. Addison
  Sjögren-Syndrom, rheumatoide Arthritis
  IgA-Nephritis
  Thrombozytopenische Purpura

Autoimmunhämolytische Anämien
Kuhmilchproteinintoleranz
Chronisch entzündliche Darmerkrankungen
- Neurologisch-psychiatrische Krankheitsbilder
Progressive Enzephalopathie
Leukenzephalopathie
Zerebellare Syndrome
Epilepsie mit posterioren Verkalkungen
Autismus
- Andere Assoziationen
Zystische Fibrose, M. Down
Zystinurie, Hartnup-Krankheit
Maligne Erkrankungen

Diagnostische Kriterien

1969 wurden von der European Society for Paediatric Gastroenterology and Nutrition (ESPGAN) die sog. Interlaken-Kriterien erstellt (s. folgende Übersicht) [9]. Diese Kriterien haben nach wie vor ihre Gültigkeit für initial unklare Befunde (keine Biopsie, rein empirischer Einsatz einer glutenfreien Diät), bei zweifelhafter klinischer Antwort auf glutenfreie Kost (monosymptomatische Patienten, erstgradige Verwandte von Zöliakiepatienten) oder zum Ausschluß einer transienten glutensensitiven Enteropathie. Letzteres kommt jedoch maximal bei 5–10 % aller Zöliakiepatienten vor und in der Regel nur bei Patienten mit der Diagnose Zöliakie vor dem 2. Geburtstag [5, 6, 10].

Diagnostische Kriterien für die Zöliakie (European Society for Paediatric Gastroenterology and Nutrition, ESPGAN, Interlaken 1969)

- Anomale (flache) Dünndarmmukosa unter glutenhaltiger Kost (1. Biopsie)
- Besserung der klinischen Symptome unter glutenfreier Kost
- Klare Besserung der Dünndarmmukosa unter glutenfreier Kost (2. Biopsie)
- Klinischer und histologischer Rückschlag unter Glutenbelastung (3. Biopsie)

Die genannten Kriterien wurden 1990 von einer neuen Arbeitsgruppe der ESPGAN revidiert, um die diagnostische Prozedur zu vereinfachen [11]. Bei klaren klinischen Symptomen und zweifelsfrei dokumentierter subtotaler Zottenatrophie unter glutenhaltiger Kost sowie einem zweifelsfreien Ansprechen auf glutenfreie Kost genügt die initiale Biopsie, um eine lebenslange glutenfreie Ernährung zu begründen (s. folgende Übersicht). Die Experten legten dabei klar fest, daß für die Diagnose Zöliakie nach wie vor eine Dünndarmbiopsie unbedingt erforderlich ist, und eine Bestimmung der Gliadin-Antikörper alleine zur Diagnose nicht ausreicht. Bei der Bewertung der Diagnose Zottenatrophie ist immer die Differentialdiagnose der flachen Dünndarmmukosa mit T-Zellaktivierung zu berücksichtigen (z.B. Lambliasis, Postenteritis, Proteinintoleranz, Autoimmunenteropathie).

Revidierte diagnostische Kriterien für die Zöliakie der European Society for Paediatric Gastroenterology and Nutrition, ESPGAN, 1990

- Eindeutige Histologie bei der 1. Dünndarmbiopsie
- Klare Besserung der klinischen Symptome unter glutenfreier Kost
- Kontrollbiopsie indiziert bei zweifelhaftem klinischen Erfolg unter glutenfreier Kost (z. B. oligosymptomatische Patienten oder erstgradige Verwandte)
- Glutenbelastung mit Biopsie indiziert bei Zweifeln an der Initialdiagnose, Diagnose vor 2. Geburtstag (transiente Glutenintoleranz?)
- Stellenwert der AGA und EMA: Nicht alleinige Basis für die Diagnose! Wertvoll für das „timing" der Dünndarmbiopsie

Screeningmethoden

Da die Gewinnung einer Dünndarmbiopsie, sei es über die Saugkapsel oder über das Endoskop, für das Kind unangenehm sein kann, eine invasive Methode darstellt, zeitaufwendig für den Untersucher und obendrein noch kostenintensiv ist, war die Suche nach geeigneten Screeningmethoden zur frühzeitigen Entdeckung asymptomatischer Patienten, asymptomatischer Verwandter von Zöliakiepatienten und für ein allgemeines Bevölkerungsscreening nur folgerichtig. Da Zusammenhänge zwischen jahrelanger glutenhaltiger Ernährung bei Zöliakiepatienten und der im Vergleich zur Normalbevölkerung eindeutig erhöhten Malignomrate in der Literatur gut belegt sind [12, 13], kommt einem derartigen Zöliakiescreening neuerdings auch noch eine karzinompräventive Bedeutung zu. Früher waren einige nichtinvasive Screeningtests wie Xyloseabsorption [14], Folsäurespiegel im Blut [15], die Hydroxyindolessigsäureausscheidung im 8 h Urin [16] oder die Bestimmung der intestinalen Permeabilität mit Hilfe nicht metabolisierter Zucker [17] in klinischem Einsatz. Wegen ungenügender Spezifität sind sie heute weitgehend verlassen und durch die neueren serologischen Antikörpertests verdrängt worden.

Stellenwert der serologischen Antikörperbestimmung

Für die serologische Diagnostik der Zöliakie stehen heute folgende Verfahren zur Verfügung:

1. Antigliadin-Antikörper (AGA) der IgG- und IgA-Klasse,
2. Antiretikulin-Antikörper (ARA) und
3. Endomysium-Antikörper (EMA).

Antigliadin-Antikörper

Die AGA kommen nicht nur bei der Zöliakie vor, sondern in niedrigtitriger Höhe auch bei den meisten gesunden Menschen je nach Sensitivität der eingesetzten Methode. Gelegentlich finden sich sogar AGA bei Gesunden in hohen

Titerstufen, allerdings können darunter dann auch asymptomatische, bislang unerkannte Zöliakiepatienten sein [18]. Es gibt keine Zusammenhänge zwischen gesunden Individuen mit AGA und bestimmten HLA-Mustern [19], Atopiker wiesen ebenso häufig positive AGA auf wie Nichtatopiker [20]. Ferner können AGA bei zahlreichen gastrointestinalen Erkrankungen wie z.B. chronische Durchfälle im Sinne eines postenteritischen Syndroms [21] oder Morbus Crohn [22] gefunden werden. Darüber hinaus sind einige dermatologische Erkrankungen beschrieben, bei denen AGA vorhanden sein können: atopisches Ekzem [23], Pemphigus [24], Pemphigoid [25].

Gluten ist eine Mischung aus Gliadinen und Gluteninen, wobei die Gliadine die alkohollösliche Fraktion darstellen mit einem Molekulargewicht zwischen 30 000 und 75 000 Dalton und 4 elektrophoretisch auftrennbaren Subfraktionen. Im Serum von Zöliakiepatienten sind AGA gegen alle 4 Gliadinfraktionen ebenso beschrieben [26] wie in Seren von gesunden Kontrollpatienten [27]. Noch umstritten ist, ob die AGA allen 4 IgG-Subklassen angehören [28] oder die größte Antikörperaktivität auf die IgG_1- und IgG_3-Subklassen beschränkt ist [29]. Diese Kenntnis wäre für das Verständnis der pathogenetischen Bedeutung der AGA wichtig, die nach wie vor noch ungeklärt ist. Eine primäre pathogenetische Bedeutung der AGA für die Zöliakie wird eher nicht angenommen, über eine antikörpervermittelte zelluläre Zytotoxizität oder Einbeziehung von Immunkomplexen könnten die AGA bei der Entstehung des Dünndarmmukosaschadens beteiligt sein.

Troncone und Ferguson haben die Studien der letzten Jahre bei Kindern und Erwachsenen mit Zöliakie 1991 in einem Review zusammengestellt (s. Tabelle 1) [30]. Es wurden verschiedene Techniken verwendet (Immunfluoreszenz, ELISA, Diffusion-in-Gel ELISA), wobei zahlreiche Antigenpräparationen zur Verwendung kamen und die Resultate sehr unterschiedlich dokumentiert wurden (Optische Dichte, Verhältnis optische Dichte des Tests zur optischen Dichte des Hintergrunds, arbiträre Einheiten etc.). Trotz der Schwierigkeit, die Resultate verschiedener Techniken und Laborstandards zu vergleichen, lassen sich aus den vorliegenden Studien Sensitivitäten (% der Patienten mit hohen AGA) von 55–100 % (IgG-AGA) und Spezifitäten (% der Gesunden mit niedrigen AGA) von 42–100 % berechnen. IgA-AGA ergaben eine Sensitivität von 53–100 % und eine Spezifität von 65–100 %. Die Sensitivität erhöht sich auf 91–100 % und die Spezifität auf 74–95 %, wenn IgG- und IgA-AGA gleichzeitig berücksichtigt werden (Tabelle 1).

In den letzten Jahren wurden zahlreiche Anstrengungen unternommen, die Methoden für die Bestimmung der AGA zu vereinheitlichen: standardisierte Antigenpräparation und gereinigte AGA als internationale Laborreferenzen. Eine Expertengruppe des European Medical Research Council (EMRC) und der ESPGAN hat sich auf folgendes Protokoll zur ELISA-Bestimung der AGA geeinigt, das z. Zt. in Ringversuchen in der Praxis getestet wird [31] (s. folgende Übersicht). Es bleibt zu hoffen, daß sich auch die zahlreichen kommerziellen Laboratorien diesem Protokoll anschließen.

Tabelle 1. Klinische Studien über IgG- und IgA-AGA bei Zöliakiepatienten und Kontrollen. (Nach Troncone und Ferguson (1991) [30])

Autor	Jahr	Anzahl Zöliakie	Anzahl Kontrolle	Methode	IgG-AGA Sens.	Spez.	IgA-AGA Sens.	Spez.
Studien bei Kindern:								
Volta	1983	50	166	ELISA	100	95	86	100
Stahlberg	1986	31	278	ELISA	94	67	90	86
Bürgin-Wolff	1989	331	255	ELISA	100	83	89	96
Guandalini	1989	359	880	ELISA	98	78	91	97
Calabaig	1990	50	138	ELISA	94	42	73	84
Studie bei Erwachsenen:								
Kilander	1983	36	54	DIGELISA	78	94	67	94

DIG Diffusion-in-Gel; *Sens.* Sensitivität; *Spez.* Spezifität

Standard der ESPGAN-Arbeitsgruppe für den AGA-ELISA. (Nach Stern et al. (1996)[31])

- Platten: Maxisorp (Nunc, Germany), Gliadin (Sigma, USA) 50 µg/ml in 70 % Alkohol 30 min 37 °C, 100µl/Loch, 3mal Waschen (PBS −0,05 % Tween 20)
- Inkubation: Patientenserum 1:250 IgA, 1:500 IgG. Dreifachansatz, 1 h 37 °C, 3mal Waschen, Positiv- und Negativkontrollen
- Konjugat: Peroxidase, Kaninchen Antihuman-IgG, -IgA, 1:300 (Dakopatts, Germany), 1 h 37 °C, 3mal Waschen
- Substrat: 5-Aminosalizylsäure (Sigma, USA) 100 mg/100ml in Phosphatpuffer pH 5.9, 0,1 ml 0,5 % H_2O_2/10 ml 45 min Raumtemperatur
- Ablesen: Microplate Reader 492 nm
- Darstellung der Ergebnisse: Als Optische Dichte (OD) gegen Negativpool, Grenzwert 0,053 OD für IgA- und 0,085 für IgG-AGA

Antiretikulin-Antikörper

Bereits 1971 beschrieben Seah et al. Antiretikulin-Antikörper (ARA) als vielversprechenden Screeningtest für die Zöliakie bei Kindern [32]. Andere Gruppen konnten dies nicht bestätigen [33], so daß dieser Test keine weitere Verbreitung fand. Die finnische Arbeitsgruppe um Mäki berichtete 1984 nach methodischer Verbesserung über eine Sensitivität von 97 % und eine Spezifität von 98 % für den ARA-IgA bei 29 Kindern mit aktiver Zöliakie und 245 Kontrollen [34]. Dabei wurde ein indirekter Immunfloreszenztest mit Rattenniere und -leber als Antigen, ein polvalentes Antihumanimmunglobulin und eine Initialverdünnung von 1:50 verwendet. Die Rate positiver ARA war nach den Ergebnissen dieser Autoren nicht altersabhängig [34]. Andere Arbeitsgruppen publizierten ähnliche Resultate bei Kindern [35] und Erwachsenen [36] mit Zöliakie. Hällström schließlich nahm 1989 einen Vergleich der IgA-Antiretikulin- und der IgA-Antiendomysium-Antikörper bei Kindern und Erwachsenen mit Zöliakie und der glutenassoziierten Hauterkrankung Dermatitis herpetiformis Duhring vor [37]. Validiert an der Histologie fanden sich für beide Antikörper hohe Sensitivität und Spezifität (93–100 %) in beiden Altersstufen. Absorptionsexperimente machten klar, daß beide Antikörper höchstwahrscheinlich identische Immunphänomene darstellen. Man spricht von einem Nagersubtyp (ARA mit Rattenniere als Antigen) und einem humanen Subtyp (humaner ARA = EMA mit der glatten Muskulatur des Affenösophagus als Antigen). Mittels 6 gereinigter Proteine war es Mäki et al. möglich, sowohl IgA-ARA als auch IgA-EMA aus Patientenseren zu entfernen [38].

Endomysium-Antikörper

Chorzelski et al. berichteten erstmals über einen hochspezifischen IgA-Antikörper bei Dermatitis herpetiformis Duhring [39] und Zöliakie [40], der in der Immunfluoreszenz am Ösophagus des Affen sichtbar gemacht werden kann, den endomysialen Antikörper (EMA). Dieser Antikörper ist gegen das Endomysium gerichtet, ein feines Kollagenfasernetz, welches die glatten Muskelfasern umgibt. Ultrastrukturelle Bindungsexperimente mit Hilfe der Immunogoldtechnik von Frau Kárpáti et al. [41] zeigten, daß diese Antikörper an amorphes Gewebe banden, welches sich in unmittelbarer Nachbarschaft zu dem feinen Kollagenfasernetz um die glatten Muskelfasern befand. Die biochemische Zusammensetzung des Endomysiums, ähnlich wie des Retikulins, ist nicht exakt definiert: Kollagenfasern Typ I und III, elastische Fasern, Fibronektin, nichtkollagene Proteine und Proteoglykane kommen in Frage. Nach den elektronenmikroskopischen Untersuchungen von Frau Kárpáti wird eine pathogenetische Bedeutung der EMA als Autoantikörper wahrscheinlich. Diese Untersuchungen bestätigen auch die Identität der EMA mit den von derselben Autorin vorbeschriebenen antijejunalen Antikörpern [42].

Gerade die EMA haben die heutige Serodiagnostik der Zöliakie erheblich verfeinert, so daß die AGA und EMA nur noch in Kombination beurteilt werden sollten. Entscheidenden Anteil an der hohen diagnostischen Signifikanz der EMA/AGA haben die langjährigen Erfahrungen von Frau Bürgin-Wolff aus Basel [10]. So hat die Kombination positiver IgA-AGA, IgG-AGA und EMA einen positiven Vorhersagewert von 99,7 %, die Kombination negativer Antikörper einen negativen Vorhersagewert von 99,4 %. Die verschiedenen anderen möglichen Antikörperkonstellationen gehen aus Tabelle 2 hervor. Auch andere Arbeitsgruppen konnten die gute diagnostische Signifikanz der EMA/AGA bestätigen [43, 44, 45]. Allerdings wurden nicht immer 100 % Sensitivität und Spezifität erreicht, so daß zum jetzigen Zeitpunkt die Dünndarmhistologie der Goldstandard in der Diagnostik der Zöliakie bleibt. Ein großes praktisches Problem ist es dabei immer, den Glutengehalt der Ernährung zum Zeitpunkt der serologischen Bestimmung bzw. der Dünndarmbiopsie exakt zu determinieren [45].

Tabelle 2. Diagnostische Signifikanz verschiedener Kombinationen von IgG-AGA, IgA-AGA und IgA-EMA-Befunden auf der Basis von 743 untersuchten Kindern (nach Bürgin-Wolff, persönliche Mitteilung)

| | Antikörpertest | | Kinder mit | | Vorhersage | |
EMA	IgG-AGA	IgA-AGA	flacher	norm. Mukosa	positiv	negativ
+	+	+	305	1	99,7	–
+	+	–	89	2	98	–
+	–	+	6	0	100	–
+	–	–	7	1	87	13
–	+	+	34	24	58,6	41,4
–	+	–	15	75	17	83
–	–	+	1	1	–	–
–	–	–	1	178	–	99,4

Auch für die Bestimmung der EMA hat die bereits erwähnte Expertengruppe sich auf ein einheitliches Standardprotokoll geeinigt [31], das jetzt im Ringversuch getestet wird (s. folgende Übersicht). Uneinheitlich beurteilt wird die Altersabhängigkeit der EMA. Während Wildfang [43] und Lindquist [45] eine sehr gute Sensitivität und Spezifität auch bei jungen Kindern unter 2 Jahren berichteten, sind sich Bürgin-Wolff [10] und Grodzinsky [44] darin einig, daß bei Kindern unter 2 Jahren die Sensitivität der EMA nur bei ca. 80 % liegt.

Standard der ESPGAN-Arbeitsgruppe für die Immunfluoreszenz der EMA. (Nach Stern et al. (1996) [31])

- Substrat: Affenösophagus-Schnitte (Virimmun, Germany)
- Inkubation: Patientenserum 1:5 und 1:50, 30 min Raumtemperatur, 3mal Waschen (PBS, pH 7.2)
- Konjugat: FITC, Ziegen-Antihuman IgA (Kallestad, USA), Screening-Standardverdünnung gemäß Schachbrett-Titration (1:120), 30 min Raumtemperatur, 3mal Waschen
- Aufziehen: TRIS Phenolrotglyzerol pH 8.2
- Ablesen: Fluoreszenzmikroskop (Leitz, Germany) 490 nm

Ein weiteres Problem stellt der systemische IgA-Mangel dar, der bei Zöliakiepatienten überrepräsentiert ist [46]. Ein IgA-Mangel im Serum muß daher ausgeschlossen werden, um möglicherweise falsch negative IgA-AGA und IgA-EMA richtig einzuschätzen. Bei Versuchen, die EMA an menschlichem Gewebe statt am Affenösophagus zu testen, stieß man auf menschliches Nabelschnurgewebe, welches naturgemäß in unbegrenztem Ausmaß zur Verfügung steht und dessen Einsatz demnach ein kostengünstigeres Verfahren darstellt [47]. Die Autoren berichteten über eine kürzere Stabilität der Fluoreszenz, hoben jedoch eine höhere Sensitivität dieses Verfahrens im Vergleich zum EMA-Test am Affenösophagus hervor. Allerdings fanden Bürgin-Wolff et al. bei Vergleich von Nabelschnur und Affenösophagus eine höhere diagnostische Effektivität mit der traditionellen Methode [48].

AGA / EMA bei Glutenbelastung

4 Wochen bis 3 Monate nach Glutenbelastung ist der Prozentsatz AGA-positiver Seren am höchsten. Nach 3 und mehrjähriger Belastung können bis zu 50 % der Seren wieder AGA-negativ sein [10]. Wildfang et al. fanden positive EMA bereits nach einer Glutenbelastung von 2–7 Wochen [43]. Bürgin-Wolff et al. gaben zu diesem Zeitpunkt der Glutenbelastung einen Prozentsatz von 69 % EMA-positiver Seren an, der ab 3 Monaten dann auf 84 % und 93 % nach über 3 Jahren normaler Kost anstieg. Da damit die EMA auch nach langjähriger Glutenbelastung bestehen bleiben im Gegensatz zu den AGA, erweist sich eine kombinierte Bestimmung der AGA / EMA als ideal für das „Timing" einer Dünndarmbiopsie.

AGA / EMA zur Prüfung der Diätcompliance

Angesichts sehr unterschiedlicher Daten fällt die Beurteilung des Stellenwerts der AGA / EMA für die Prüfung der Diätcompliance schwer. Die AGA alleine haben nur bedingt für diesen Zweck einen Wert, da in einer italienischen Studie an Adoleszenten keine signifikanten Unterschiede zwischen strikter, teilweiser und Non-compliance gefunden wurden [49]. Allerdings kamen die meisten positiven Seren in der Normalkostgruppe vor. Andere Ergebnisse erscheinen vielversprechender, insbesondere wenn die EMA hinzugezogen werden: 93 % (25/27) der Kinder mit normalisierter Mukosa unter glutenfreier Kost hatten IgA-AGA unterhalb des Grenzwerts und 96 % (26/27) hatten kein IgA-EMA mehr [44]. Die EMA sinken offensichtlich unterschiedlich rasch unter einer glutenfreien Kost ab [45]. Zeiträume von 1–12 Monaten werden angegeben [36, 43, 50]. Bis zu 46 % [51], meist jedoch zwischen 0–15 % der Patienten weisen positive EMA trotz glutenfreier Kost auf. Bürgin-Wolff gibt hier wiederum ihre Daten aus 157 Seren von 86 Kindern unter glutenfreier Ernährung am übersichtlichsten an [10]: Die IgA-AGA fallen am raschesten innerhalb von 2–6 Monaten ab, so daß diese als besonders nützlich zur Überprüfung der Diätcompliance anzusehen sind [10, 44, 52]. Ähnlich verhalten sich die EMA, die im Prinzip im gleichen Zeitraum meistens negativ werden [10, 45], allerdings in ca. 10 % der Fälle auch noch nach 2 Jahren glutenfreier Ernährung positiv bleiben können. Ziemlich ungeeignet sind die IgG-AGA, welche erheblich langsamer unter der Diät absinken und mit einer Rate von fast 30 % noch nach 2 Jahren nachweisbar bleiben.

AGA / EMA bei Diabetes mellitus

Die sicher häufigste mit Zöliakie assoziierte Erkrankung ist der insulinabhängige Diabetes mellitus (s. Übersicht „Mit Zöliakie assoziierte Erkrankungen", S. 244). Die Prävalenz variiert je nach untersuchter Population zwischen 1,3 % in Deutschland und 4,6 % in Schweden [53, 54, 55]. In einer jüngst veröffentlichten Multizenterstudie aus Italien mit einem französischen Zentrum wurden bei

1114 Diabetikern in 63 Fällen eine Zöliakie diagnostiziert. Dies entspricht einer Prävalenz von 5,6 %, wobei in den Zentren Schwankungen von 1,7 und 10 % auftraten. In der italienischen Bevölkerung ist nach dieser Untersuchung mit einer Häufigkeit von 7 %, in der französischen von 1,7 % Zöliakiefällen bei Diabetes mellitus zu rechnen [56]. Aus Oran in Algerien wird aus einer Studie an 116 Diabetikern eine Häufigkeit der Zöliakie von bis zu 20 % abgeleitet [57]. Ein regelmäßiges Screening auf AGA / EMA nach mindestens 1jährigem Diabetesverlauf wird empfohlen, um eine Zöliakie nicht zu verpassen. [58].

AGA / EMA bei Minderwuchs

Die Bestimmung von IgG-AGA und IgA-AGA wird als eine gute Methode erachtet, um bei Minderwuchs die Diagnose einer Zöliakie auszuschließen. Bei 168 kleinwüchsigen Kindern wurden die IgG- und IgA-AGA prospektiv untersucht. Erhöhte IgG-AGA wurden bei 11 Kindern gefunden, die alle eine normale Dünndarmmukosa hatten. 5 Kinder mit hohen IgA-AGA hatten alle eine subtotale Zottenatrophie. Keines von ihnen klagte über abdominelle Beschwerden [59]. Die zusätzliche Bestimmung von EMA bei kleinwüchsigen Kindern kann die Spezifität erhöhen. Unter einigen 100 minderwüchsigen Kindern wurden 41 mit positiven AGA gefunden, davon wiesen 28 eine subtotale Zottenatrophie auf. 22 von 28 hatten positive IgA-AGA, aber 27 von 28 Kindern zeigten positive EMA [60]. Präliminäre Ergebnisse einer spanischen Untersuchung von AGA und EMA bei kleinwüchsigen Kindern erbrachten im Gegensatz zu den sonstigen Erfahrungen für die EMA schlechtere Werte für Sensitivität und Spezifität im Vergleich zu den AGA [61]. In einer anderen Studie fanden sich 29 von 210 Patienten mit Zöliakie und Kleinwuchs als einzigem klinischen Symptom. IgA-AGA und IgG-AGA waren bei 27 dieser Patienten positiv, die beiden Erwachsenen mit subtotaler Zottenatrophie, aber negativen AGA waren Geschwister anderer minderwüchsiger Zöliakiepatienten [62]. Diese Ergebnisse rechtfertigen somit die klinische Praxis, die Bestimmung der AGA und EMA in die Diagnostik des Minderwuchses vor den aufwendigen hormonellen Tests miteinzubeziehen. Ein IgA-Mangel muß dabei in jedem Fall ausgeschlossen werden. Daten zur tatsächlichen Prävalenz der Zöliakie bei Minderwuchs sind bei selektioniertem Krankengut sehr schwierig. Interessant ist die Angabe einer größeren Studie, daß 50 % der Kinder über 2 Jahre mit Zöliakie kleinwüchsig waren [63].

AGA / EMA bei Oligosymptomatik und zöliakieassoziierten Krankheiten

Mit Zöliakie assozierte Erkrankungen sind in der Übersicht auf S. 244 aufgelistet. So gibt es gute Gründe, bei Kindern mit unspezifischen gastrointestinalen Beschwerden wie rekurrierende Bauchschmerzen, Anorexie, hartnäckige Obstipation, Analprolaps, Zahnschmelzdefekte, verzögerte Pubertät, Eisenmangelanämie, Osteoporose eine Bestimmung der AGA/EMA zu veranlassen. Zwei Erkrankungen möchte ich besonders herausgreifen.

Morbus Down

Die Assoziation der Zöliakie mit M. Down ist lange schon bekannt, es werden Häufigkeiten zwischen 0,5 und 4 % angegeben. Insbesondere wenn Down-Kinder für ihre Perzentile ungenügend wachsen, sollte der Verdacht über eine mögliche kardiale Ursache hinaus auf eine Zöliakiebegleiterkrankung gelenkt werden. Aus den Niederlanden kommt ein Bericht über ein Zöliakiescreening bei 115 Kindern mit M. Down [64]. Überraschenderweise wurde eine Häufigkeit von 7 % bei dieser Patientengruppe ausgemacht mit der besten Trefferquote durch die EMA. Die Empfehlung der Autoren, alle Downpatienten zumindest mit den EMA zu screenen, ist sicher im Hinblick auf die Prävention maligner Erkrankungen zu sehen.

Juvenile rheumatoide Arthritis

Gelenk- und Darmerkrankungen sind in vielerlei Hinsicht miteinander assoziiert, besonders augenfällig mit den chronisch entzündlichen Darmerkrankungen. Es gibt einige Hinweise, daß auch die Zöliakie mit Gelenkbeteiligungen einhergehen kann [65–68]. Eine Untersuchung von 5600 Patienten mit verschiedenen rheumatischen Beschwerden ergab 23 Zöliakiefälle, d. h. eine Prävalenz von 1 auf 243 [69]. Ob diese Assoziation mehr als nur zufällig auftritt, ist noch nicht endgültig geklärt. In der bereits zitierten holländischen Studie [64] fand sich nur ein Kind mit juveniler rheumatoider Arthritis, das auch noch M. Down hatte.

AGA / EMA bei erstgradigen Verwandten

In einer finnischen Studie wurden bei 122 erstgradigen Verwandten von Zöliakiepatienten insgesamt 13 Individuen mit Zottenatrophie gefunden (8 Eltern, 5 Geschwister; mittleres Alter 21 Jahre). 25 Familienmitglieder mit negativen ARA / EMA wurden nicht biopsiert. 12 von 13 Fällen mit Zöliakie waren ARA / EMA positiv, einer hatte einen IgA-Mangel. Die Sensitivität für die IgA-AGA war nur 31 %, die für die IgG-AGA 46 %. Bei einer 3jährigen Nachuntersuchung wurden 3 weitere Personen mit glutensensitiver Enteropathie entdeckt, eine Dermatitis herpetiformis und 2 mit Zottenatrophie. Bei mittlerweile untersuchten 148 Verwandten ergaben diese 16 Zöliakiefälle einen Prozentsatz von 10,8 % [70]. In Italien beschrieben Corazza et al. 1992 [71] eine geringere Zöliakie-Prävalenz von 3,9 % bei Verwandten ersten Grades (13 von 328). Es wurden jedoch nur die AGA eingesetzt. 8 weitere Menschen wiesen histologisch in der Dünndarmbiopsie ein beträchtlich geringeres Oberflächen-Volumen-Verhältnis auf als AGA-negative Verwandte oder Kontrollen. Dieser Befund könnte als mögliche latente Zöliakie interpretiert werden. Eine höhere Prävalenz an Zöliakie ist anzunehmen, wenn die EMA als Screeningverfahren zum Einsatz kommen. Stern et al. legten 1980 eine Studie an 165 erstgradigen Verwandten von Zöliakiepatienten vor. Sie kamen auf eine Prävalenz von 5,5 % histologisch gesicherten Zöliakiefällen [72]. Nach diesen Ergebnissen erscheint ein Familienscreening mittels AGA / EMA zur Entdeckung silenter Zöliakiefälle sinnvoll, die bioptisch gesichert werden sollten.

AGA / EMA bei Erwachsenen

Bei fast 2000 gesunden Blutspendern und 40 unbehandelten Erwachsenen mit Zöliakie in Schweden wurden mittels einer ELISA-Methode die IgG- und IgA-AGA bestimmt. Patienten mit hohen IgA-AGA (> 40 AU = 97. Perzentile) und hohen IgG-AGA (> 20 AU = 91,3. Perzentile) wurden näher untersucht. 7 von 49 Blutspendern mit hohen IgA-AGA wiesen eine Zottenatrophie auf, jedoch keiner mit hohen IgG-AGA, aber normalen IgA-AGA. Im Gegensatz zu hohen IgG-AGA Werten ließ sich für hohe IgA-AGA Werte ein positiver Vorhersagewert von 18–25 % für asymptomatische Erwachsene mit Zöliakie errechnen [73].

Passend zu den Resultaten von Bürgin-Wolff, daß bei langjähriger glutenhaltiger Normalkost die EMA im Gegensatz zu den AGA in hoher Konzentration persistieren können [10], wurde von Ferreira et al. aus London eine Studie an 117 Erwachsenen mit Zöliakie vorgelegt, die den EMA die höchste Sensitivität und Korrelation mit einer Zottenatrophie zuschrieb (100 %). Für die ARA und IgA-AGA wurde eine Sensitivität von 90 % und für die IgG-AGA von 76 % errechnet [74]. Nordirische Autoren hatten etwas andere Resultate bei 28 Erwachsenen mit Zöliakie [75]: Sie fanden für die IgA-AGA mit 100 % eine höhere Sensitivität als für die EMA (89 %). Da ein selektiver IgA-Mangel einen häufigen Begleitbefund bei Zöliakie darstellt und somit die Serologie für die IgA-AGA und IgA-EMA falsch negativ ausfallen kann, ist es auch im Erwachsenenalter gerechtfertigt, eine kombinierte Bestimmung der IgG-AGA mit den IgA-AGA und EMA durchzuführen. Der klinische Verlauf der Patienten mit Zöliakie und IgA-Mangel unterschied sich nicht von denen mit normalem IgA-Spiegel, allerdings war ein Trend zu häufigerem Auftreten von Diabetes mellitus, Bindegewebserkrankungen und perniziöser Anämie bei IgA-Mangel zu konstatieren [76]. Da jedoch die Antikörperbestimmung nie 100 % positive Befunde erbringt, ist zumindest eine Dünndarmbiopsie erforderlich, um die definitive Diagnose glutensensitive Enteropathie zu etablieren [77]. Am wichtigsten ist sicherlich die Erkenntnis, daß die Zöliakie nicht eine ausschließliche Erkrankung des Kindes- und jungen Erwachsenenalters darstellt. Hankey und Holmes berichten eindrucksvoll über 42 von insgesamt 228 Zöliakiepatienten aus einem britischen Zöliakieregister, bei denen die Diagnose jenseits des 60. Geburtstages gestellt worden war [78]. Darunter waren z. B. 15 Patienten, die wegen ungeklärter Symptome wie Abgeschlagenheit, allgemeinem Unwohlsein oder unklarer Anämie teilweise mehrfach ihre Hausärzte über einen Zeitraum von durchschnittlich 28 Jahren aufgesucht hatten, ohne daß die Diagnose Zöliakie gestellt worden wäre. Klinisch tätige Ärzte müßten auch in diesem Lebensalter an die Möglichkeit einer Zöliakie denken, wenn unspezifische Symptome in Verbindung mit unklarer Anämie auftreten. Die Bedeutung der Diagnose wird unterstrichen durch die Tatsache, daß 38 der Patienten sich strikt an die Diät hielten, und nach einem Jahr glutenfreier Ernährung eine signifikante Verbesserung des Körpergewichts, Hämoglobins, Albumins, Kalziums und der alkalischen Phosphatase zu verzeichnen war.

AGA / EMA als Bevölkerungsscreening

Die Prävalenz der nicht diagnostizierten, silenten Zöliakie schwankt je nach untersuchter Population sehr. Unsworth und Brown gaben bei Erwachsenen in England 1,1 auf 1000 an [36], eine italienische Multizenterstudie dagegen 4,8 auf 1000 [79]. Epidemiologische Untersuchungen aus Europa und dem Mittelmeerraum gehen von einer Häufigkeit von 0,5 auf 1000 aus [80]. Die Ergebnisse des AGA- / EMA-Screenings bei 5280 italienischen Schülern ergaben eine Prävalenz von 4,4 auf 1000 nicht diagnostizierter Zöliakiefälle [81], die Resultate eines AGA- / EMA-Screenings bei 1866 gesunden erwachsenen Blutspendern in Schweden eine Prävalenz von 4 auf 1000 [73]. Daraus wurde die Schlußfolgerung gezogen, daß in Zukunft ein „großer Eisberg" nicht diagnostizierter Zöliakiefälle erforscht werden muß [82]. Dieser „Eisberg" scheint in den USA besonders groß zu sein: Während bisherige Daten [83] die Zöliakie als seltene Krankheit sogar überraschenderweise unter der kaukasischen Bevölkerung der USA einstuften, gibt es erste Hinweise darauf, daß die Häufigkeit der Zöliakie mit der in Europa vergleichbar ist: Fasano et al. haben Serumproben von amerikanischen Blutbanken aufgekauft und ein AGA- / EMA-Screening durchgeführt [84]. Angesichts des erhöhten Malignitätsrisikos unbehandelter Menschen mit silenter Zöliakie [13] und der vermutlich hohen Rate versteckter Zöliakiefälle bekommen Argumente für ein allgemeines Bevölkerungsscreening mittels der AGA / EMA neue Nahrung. Dabei sind jedoch eine Vielzahl von Problemen zu bedenken [85]: Es handelt sich nicht um die isolierte Bestimmung von Risikofaktoren wie Cholesterin oder Blutdruck, sondern einem positiven AGA- / EMA-Screening müssen weitere Untersuchungen (z. B. IgA-Serumspiegel, Gerinnung, Dünndarmbiopsie) zur definitiven Diagnose folgen. Es wird eine sehr große Anzahl von Menschen zu untersuchen sein, die im Vergleich zu den wenigen Positivfällen vom Screening keinen Vorteil haben. Fragen nach der Effektivität des Screenings (Gesundheitsvorteil der Gescreenten), Akzeptanz des gesamten Vorgehens (einschließlich Folgediagnostik und Diät) und der Kosten-Nutzen-Analyse müssen gestellt werden. An der für ein generelles Screening ausreichenden Prävalenz der Zöliakie gibt es aufgrund der jüngsten Zahlen wenig Zweifel [36, 73, 81]. Diese Daten sprechen sogar für eine größere Häufigkeit der Zöliakie als z. B. des Diabetes mellitus, der Hypothyreose, der zystischen Fibrose oder der familiären heterozygoten Hypercholesterinämie. Andererseits ist die Prävalenz in verschiedenen europäischen Regionen sehr unterschiedlich [80]. Noch ungeklärt ist das gesamte Risiko, das unerkannte Zöliakiefälle eingehen. Das erhöhte Malignitätsrisiko ist bekannt [12, 13]. Eine Chromosomeninstabilität könnte dafür mitverantwortlich sein [86]. Andere Risiken einer unbehandelten Zöliakie sind jedoch möglicherweise noch bedeutsamer, wie z. B. die

Osteoporose [87, 88], weibliche [89] und männliche Infertilität [90] sowie eine Vielzahl neurologischer und psychiatrischer Erkrankungen [91]. Zur Häufigkeit dieser Risiken und damit zur Beantwortung der Frage nach dem Nutzen einer Frühtherapie liegen noch keine prospektiven Studien vor. Ferner ist unklar, inwieweit „asymptomatische" Patienten die invasive Diagnostik und die diätetischen Langzeitrestriktionen akzeptieren. Es gibt Hinweise darauf, daß nur die Zöliakiepatienten mit Symptomen sich in ausreichender Form an eine glutenfreie Kost halten [92, 93]. Wenn sich dies bestätigt, werden Fallentdeckungsstudien (AGA / EMA bei Risikopatienten) ebenso effektiv sein wie ein allgemeines Bevölkerungsscreening. Erst dann werden Kosten-Nutzen-Analysen für beide Alternativen zu erstellen sein. In Italien sind Initiativen für „genetische Proben" als alternatives Screening im Gange [94].

Zusammenfassung

Die AGA / EMA haben die Diagnostik der Zöliakie in allen Altersstufen revolutioniert. Sie sind ideal für das „timing" der Dünndarmbiopsie, welche nach wie vor den Goldstandard für die Diagnose Zöliakie darstellt. Zur Prüfung der Diätcompliance sind die Antikörper nur bedingt tauglich. Ein systemischer IgA-Mangel muß ausgeschlossen werden. Ein Screening bestimmter Risikogruppen, wie z. B. erstgradige Verwandte, Diabetes mellitus, Minderwuchs, M. Down, juvenile rheumatoide Arthritis, möglicherweise auch Osteoporose, Infertilität, Lymphome und verschiedene neurologische und psychiatrische Erkrankungen erscheint lohnend. Ein generelles Bevölkerungsscreening bleibt derzeit noch Forschungsaktivitäten vorbehalten.

Literatur

 1. Gee S (1888) On the coeliac affection. St Bart Hosp Rep 24: 17–20
 2. Dicke WK (1950) Coeliakie. M. D. Thesis. Utrecht
 3. Shiner M (1957) Small intestinal biopsies by the oral route. J Mt Sinai Hosp 24: 273–7
 4. Ferguson A, Arranz E, O'Mahony S (1993) Clinical and pathological spectrum of coeliac disease-active, silent, latent, potential. Gut 34: 150–1
 5. Schmitz J, Arnaud-Battandier F, Jos J, Rey J (1984) Long term follow-up of childhood coeliac disease. Is there a natural recovery? Pediatr Res 18: 1054 (abstract)
 6. Mäki M, Läheaho ML, Hällström O, Viander M, Visakorpi JK (1989) Postpubertal gluten challenge in coeliac disease. Arch Dis Child 64: 1604–7
 7. Mäki M, Holm K, Koskimies S, Hällström O, Visakorpi JK (1990) Normal small bowel biopsy followed by coeliac disease. Arch Dis Child 65: 1137–41
 8. Auricchio S, Greco L, Troncone R (1988) Gluten sensitive enteropathy in childhood. Pediatr Clin North Am 35: 157–87
 9. Weijers HA, Lindquist B, Anderson CM, Rey J, Shmerling DH, Visakorpi JK, Hadorn B, Grüttner R (1970) Diagnostic criteria in coeliac disease. Acta Paediat Scand 59: 461–3
10. Bürgin-Wolff A, Gaze H, Hadziselimovic F, Huber H, Lentze MJ, Nusslé D, Reymond-Berthet C (1991) Antigliadin and antiendomysium antibody determination for coeliac disease. Arch Dis Child 66: 941–7

11. Walker-Smith JA, Guandalini S, Schmitz J, Shmerling DH, Visakorpi JK (1990) Revised diagnostic criteria for coeliac disease. Arch Dis Child 65: 908–11
12. Logan RFA, Rifkind EA, Turner ID, Ferguson A (1989) Mortality in coeliac disease. Gastroenterol 97: 265–71
13. Holmes GKT, Prior P, Lane MR, Pope RN, Allen RN (1989) Malignancy in coeliac disease-effect of a gluten-free diet. Gut 30: 333–8
14. Rolles CJ, Kendall MJ, Nutter S, Anderson CM (1973) One-hour blood-xylose screening-test for coeliac disease in infants and young children. Lancet II: 1043–5
15. McNeish AS, Willoughby MLN (1969) Whole blood folate as a screening test for coeliac disease in childhood. Lancet I: 442–3
16. Challacombe DN, Goodall M, Gaze H, Brown GA (1975) Urinary 5-hydroxy-indoleacetic acid in 8-hour collections as an aid in diagnosis of coeliac disease. Arch Dis Child 50: 779–81
17. Juby L, Rothwell AJ, Axon ATR (1989) Lactulose/Mannitol test: an ideal screening test for coeliac disease. Gastroenterol 96: 79–85
18. Hed J, Lieden G, Ottosson E et al. (1986) IgA anti-gliadin antibodies and jejunal mucosal lesions in healthy blood donors. Lancet II: 215
19. Troncone R, Pignata C, Farris E et al. (1985) Suppressor cells and humoral immune response to gliadin in HLA-DR3 or -DR7 positive healthy subjects. Immunol Clin Sper 4: 25–32
20. Barnes RMR, Barton PG, Doig JE, Finn R, Harvey MM, Johnson PM (1983) Distribution of serum antibodies to wheat gliadin and bovine mild in atopic and non-atopic healthy adults. J Clin Lab Immunol 12: 175–8
21. Scott H, Brandtzaeg P (1989) Gluten IgA antibodies and coeliac disease. Lancet I: 382–3
22. Unsworth DJ, Walker-Smith JA, Holborow EJ (1983) Gliadin and reticulin antibodies in childhood coeliac disease. Lancet I: 874–5
23. Finn R, Harvey MM, Johnson PM, Verbov JL, Barnes RMR (1985) Serum IgG antibodies to gliadin and other dietary antigens in adults with atopic eczema. Clin Exp Dermatol 10: 222–8
24. Kumar V, Jain N, Beutner EH, Chorzelski TP (1987) Detection of antigliadin antibodies in bullous diseases and their recognition of similar antigenic polypeptides. Int Arch Allergy Appl Immunol 83: 155–9
25. Kieffer M, Barnetson RSC (1983) Increased gliadin antibodies in dermatitis herpetiformis and pemphigoid. Br J Dermatol 108: 673–8
26. Levenson SD, Austin RK, Dietler MD, Kasarda DD, Kaguoff MF (1985) Specificity of anti-gliadin antibody in celiac disease. Gastroenterol 89: 1–5
27. Vainio E (1986) Immunoblotting analysis of antigliadin antibodies in the sera of patients with dermatitis herpetiformis and gluten-sensitive enteropathy. Int Arch Allergy Appl Immunol 80: 189–99
28. Barnes RMR, Harvey MM, Blears J, Finn R, Johnson PM (1986) IgG subclass of human serum antibodies reactive with dietary proteins. Int Arch Allergy Appl Immunol 81: 141–7
29. Ciclitira PJ, Ellis EJ, Richards D, Kemeny DM (1986) Gliadin IgG subclass antibodies in patients with coeliac disease. Int Arch Allergy Appl Immunol 80: 258–61
30. Troncone R, Ferguson A (1991) Anti-gliadin antibodies. Review. J Pediatr Gastroenterol Nutr 12: 150–8
31. Stern M, Teuscher M, Wechmann T (1996) Serological screening for coeliac disease: methodological standards and quality control. Acta Paediatr Suppl 412: 49–51
32. Seah PP, Fry LL, Rossiter MA, Hoffbrand AV, Holborow EJ (1971) Anti-reticulin antibodies in childhood coeliac disease. Lancet II: 681–2
33. Rizzetto M, Bonino F, Pera A, Barbera C, Santini B (1978) Incidence and significance of different types of connective tissue antibodies in adult and pediatric gastroenterological disorders. Digestion 17: 29–35
34. Mäki M, Hällström O, Vesikari T, Visakorpi JK (1984) Evaluation of a serum IgA-ca lss reticulin antibody test for the detection of childhood coeliac disease. J Pediatr 105: 901–5
35. Khoshoo V, Bhan MK, Unsworth DJ, Kumar R, Walker-Smith JA (1988) Anti-reticulin antibodies: useful adjunct to histopathology in diagnosing coeliac disease, especially in a developing country. J Pediatr Gastroenterol Nutr 7: 864–6

36. Unsworth DJ, Brown DL (1994) Serological screening suggests that adult coeliac disease is underdiagnosed in the UK and increases the incidence by up to 12 %. Gut 35: 61–4
37. Hällström O (1989) Comparison of IgA-class reticulin and endomysium antibodies in coeliac disease and dermatitis herpetiformis. Gut 30: 1225–32
38. Mäki M, Hällström O, Marttinen A (1991) Reaction of human non-collagenous polypeptides with coeliac disease autoantibodies. Lancet 338: 724–5
39. Chorzelski TP, Jablonska S, Beutner EH, Kumar V, Sulej J, Leonard J (1987) Antiendomysial antibodies in dermatitis herpetiformis and coeliac disease. In: Beutner EH, Chorzelski TP, Kumar V (eds) Immunpathology of the skin, 3rd edn. Wiley, New York, pp 477–82
40. Chorzelski TP, Sulej J, Tchorzewska H, Jablonska S, Beutner EH, Kumar V (1983) IgA class endomysium antibodies in dermatitis herpetiformis and coeliac disease. Ann NY Acad Sci 420: 325–34
41. Kárpáti S, Meurer M, Stolz W, Bürgin-Wolff A, Braun-Falco O, Krieg T (1992) Ultrastructural binding sites of endomysium antibodies from sera of patients with dermatitis herpetiformis and coeliac disease. Gut 33: 191–3
42. Kárpáti S, Bürgin-Wolff A, Krieg T, Meurer M, Stolz W, Braun-Falco O (1990) Binding to human jejunum of serum IgA antibody from children with coeliac disease. Lancet 336: 1335–8
43. Wildfang S, Knauß M, Stern M (1992) IgA-Endomysiumantikörper. Nachweis bei Kindern mit Zöliakie. Monatsschr Kinderheilkd 140: 639–45
44. Grodzinsky E, Jansson G, Skogh T, Stenhammar L, Fälth-Magnusson K (1995) Anti-endomysium and anti-gliadin antibodies as serological markers for coeliac disease in childhood: a clinical study to develop a practical routine. Acta Paediatr 84: 294–8
45. Lindquist BL, Rogozinski T, Moi H, Danielsson D, Olcén P (1994) Endomysium and gliadin IgA antibodies in children with coeliac disease. Scand J Gastroenterol 29: 452–6
46. Beutner EH, Kumar V, Chorzelski TP, Szaflarska-Czerwionka M (1989) IgG endomysial antibodies in IgA-deficient patient with coeliac disease. Lancet I: 1261–2
47. Ladinser B, Rossipal E, Pittschieler K (1994) Endomysium antibodies in coeliac disease: an improved method: Gut 35: 776–8
48. Bürgin-Wolff A, Hadziselimovic F (1996) Zoeliakiediagnostik: Nachweis von Endomysium-AK auf Affenösophagus oder menschlicher Nabelschnur? Monatsschr Kinderheilkd 144: 481
49. Mayer M, Greco L, Troncone R, Auricchio S, Marsh MN (1991) Compliance of adolescents with coeliac disease with a gluten free diet. Gut 32: 881–5
50. Rossi TM, Kumar V, Lerner A, Heitlinger LA, Tucker N, Fisher J (1988) Relationship of endomysial antibodies to jejunal mucosal pathology: specificity towards both symptomatic and asymptomatic celiacs. J Pediatr Gastroenterol Nutr 7: 858–63
51. Kumar V, Lerner A, Valeski JE, Beutner EH, Chorzelski TP, Rossi T (1989) Endomysial antibodies in the diagnosis of coeliac disease and the effect of gluten on antibody titers. Immunol Invest 18: 533–44
52. Bürgin-Wolff A, Berger R, Gaze H, Huber H, Lentze MJ, Nusslé D (1989) IgG, IgA and IgE gliadin antibody determinations as screening test for untreated coeliac disease in children, a multicentre study. Eur J Pediatr 148: 496–502
53. Koletzko S, Bürgin-Wolff A, Koletzko B et al. (1989) Prevalence of coeliac disease in diabetic children and adolescents. A multicentre study. Eur J Pediatr 148: 113–7
54. Mäki M, Hällström O, Huupponen T, Vesikari T, Visakorpi JK (1984) Increased prevalence of coeliac disease in diabetes. Arch Dis Child 59: 739–42
55. Sigurs N, Johansson C, Elfstrand P-O, Viander M, Lanner A (1993) Prevalence of coeliac disease in diabetic children and adolescents in Sweden. Acta Paediatr 82: 748–51
56. De Vitis I, Ghirlanda G, Gasbarrini G (1996) Prevalence of coeliac disease in type I diabetes: a multicentre study. Acta Paediatr Suppl 412: 56–7
57. Boudraa G, Hachelaf W, Benbouabdellah M, Belkadi M, Benmansour FZ, Touhami M (1996) Prevalence of coeliac disease in diabetic children and their first-degree relatives in West Algeria: screening with serological markers. Acta Paediatr Suppl 412: 58–60
58. Mäki, Huupponen T, Holm K, Hällström O (1995) Seroconversion of reticulin autoantibodies predicts coeliac disease in insulin dependent diabetes mellitus. Gut 36: 239–42

59. Knudtzon J, Fluge G, Aksnes L (1991) Routine measurements of gluten antibodies in children of short stature. J Pediatr Gastroenterol Nutr 12: 190–4
60. Cacciari E, Salardi S, Tiberi S, Volta U, Molinaro N, Bianchi FB, Bottazzo GF (1991) Endomysial versus gliadin antibodies in diagnosis of coeliac disease in short children with no gastrointestinal symptoms. Lancet 338: 521
61. Lecea A de, Ribes-Koninckx C, Polanco I, Ferrer Calvete J (1996) Serological screening (antigliadin and antiendomysium antibodies) for non-overt coeliac disease in children of short stature. Acta Paediatr Suppl 412: 54–5
62. Bonamico M, Sciré G, Mariani P et al. (1992) Short stature as the primary manifestation of monosymptomatic coeliac disease. J Pediatr Gastroenterol Nutr 14: 12–6
63. Eichler I, Frisch H, Granditsch G (1991) Growth failure and insulin-like growth factor (IGF-1) in childhood coeliac disease. Klin Wochenschr 69: 825–9
64. George EK, Mearin ML, Bouquet J et al. (1996) Screening for coeliac disease in Dutch children with associated diseases. Acta Paediatr Suppl 412: 52–3
65. Bourne JT, Kumar V, Huskisson EC, Mageed R, Unsworth DJ, Wojulewski JA (1985) Arthritis and coeliac disease. Ann Rheum Dis 44: 592–8
66. Chakravarty K, Scott DGI (1992) Oligoarthritis-a presenting feature of occult coeliac disease. Br J Rheumatol 31: 349–50
67. Summers GD, Hankey GL, Holmes GKT (1993) Oligoarthritis-a presenting feature of occult coeliac disease. Br J Rheumatol 32: 262
68. Borg AA, Dawes PT, Swan CHJ, Hothersall TE (1994) Persistent monoarthritis and occult coeliac disease. Postgrad Med J 70: 51–3
69. Collin P, Korpela M, Hällström O, Viander M, Keyrilainen O, Mäki M (1992) Rheumatic complaints as a presenting symptom in patients with coeliac disease. Scand J Rheumatol 21: 20–3
70. Mäki M, Holm K, Lipsanen V et al. (1991) Serological markers and HLA genes among healthy first-degree relatives of patients with coeliac disease. Lancet 338: 1350–3
71. Corazza G, Valentini RA, Frisoni M, Volta U, Corrao G, Bianchi FB, Gasbarrini G (1992) Gliadin immune reactivity is associated with overt and latent enteropathy in relatives of coeliac patients. Gastroenterol 103: 1517–22
72. Stern M, Bender SW, Grüttner R, Posselt HG, Strobel S (1980) Serum antibodies against gliadin and reticulin in a family study of coeliac disease. Eur J Pediatr 135: 31–6
73. Grodzinsky E, Franzen L, Hed J, Ström M (1992) High prevalence of coeliac disease in healthy adults revealed by antigliadin antibodies. Ann Allergy 69: 66–70
74. Ferreira M, Lloyd Davies S, Butler M, Scott D, Clark M, Kumar P (1992) Endomysial antibody: is it the best screening test for coeliac disease? Gut 33: 1633–7
75. McMillan SA, Haughton DJ, Biggart JG, Edgar JD, Porter KG, McNeill TA (1991) Predictive value for coeliac disease of antibodies to gliadin, endomysium, and jejunum in patients attending for jejunal biopsy. Br Med J 303: 1163–5
76. Collin P, Mäki M, Keyrilainen O, Hällström O, Reunala T, Pasternack A (1992) Selective IgA deficiency and coeliac disease. Scand J Gastroenterol 27: 367–71
77. Bodé S, Gudmand-Hoyer E (1994) Evaluation of the gliadin antibody test for diagnosing coeliac disease. Scand J Gastroenterol 29: 148–52
78. Hankey GL, Holmes GKT (1994) Goeliac disease in the elderly. Gut 35: 65–7
79. The Italien Society for Paediatric Gastroenterology and Hepatology (SIGEP). Italien Multicentre study on Antigliadin antibodies screening of coeliac disease (in Vorbereitung)
80. Greco L, Mäki M, Di Donato F, Visakorpi JK (1992) Epidemiology of coeliac disease in Europe and the Mediterranean Areas. In: Aurricchio S, Visakorpi JK (eds) Common food intolerances I: epidemiology of coeliac disease. Basel Karger, pp 25–44
81. Catassi C, Rätsch IM, Fabiani E, Ricci S, Bordicchia F, Pierdomenico R, Giorgi PL (1995) High prevalence of undiagnosed coeliac disease in 5280 Italien students screened by antigliadin antibodies. Acta Paediatr 84: 672–6
82. Catassi C, Rätsch IM, Fabiani E et al. (1994) Coeliac disease in the year 2000: exploring the iceberg. Lancet 343: 200–3

83. Rossi TM, Silbini CH, Kumar V (1993) Incidence of coeliac disease identified by the presence of serum endomysial antibodies in children with chronic diarrhea, short stature, or insulin-dependent diabetes mellitus. J Pediatr 123: 262–4
84. Fasano A (1996) Where have all the American coeliacs gone? Acta Paediatr Suppl 412: 20–4
85. Logan RFA (1996) Screening for coeliac disease – has the time come for mass screening? Acta Paediatr Suppl 412: 15–19
86. Fundia A, Gómez JC, Maurino E, Boerr L, Bai JC, Larripa I, Slavutsky I (1996) Chromosome instability in untreated adult coeliac disease patients. Acta Paediatr Suppl 412: 82–4
87. Corazza GR, Di Sario A, Cecchetti L et al. (1995) Bone mass and metabolism in patients with coeliac disease. Gastroenterol 109: 122–8
88. Mora S, Weber G, Barera G et al. (1993) Effect of gluten-free diet on bone mineral content in growing patients with coeliac disease. Am J Clin Nutr 57: 224–8
89. Sher KS, Mayberry JF (1994) Female fertility, obstetric and gynaecological history in coeliac disease. Digestion 55: 243–6
90. Farthing MJG, Edwards CRW, Rees LH, Dawson AM (1982) Male gonadal function in coeliac disease. 1. Sexual dysfunction, infertility, and semen quality. Gut 23: 608–14
91. Holmes GKT (1996) Non-malignant complications of coeliac disease. Acta Paediatr Suppl 412: 68–75
92. Page SR, Lloyd CA, Hill PG, Peacock I, Holmes GKT (1994) The prevalence of coeliac disease in adult diabetes mellitus. Q J Med 87: 631–7
93. Kumar PJ, Walker-Smith JA, Milla P, Harris G, Colyer J, Halliday R (1988) The teenage coeliac: follow-up study of 102 patients. Arch Dis Child 63: 916–20
94. Greco L, Percopo S (1996) The coeliac disease task force „free from Gluten" „Improved knowledge to cure coeliac disease". Acta Paediatr Suppl 412: 25–8

Intestinales Immunsystem und Nahrungsmittelallergie

S. Strobel

Einleitung

Abgesehen vielleicht vom Thymus und seiner zentralen insbesondere pränatalen Bedeutung für die Entwicklung des menschlichen Immunsystems repräsentiert das darmassoziierte Lymphgewebe (GALT) das wohl wichtigste immunologische Organ des Körpers. Die kumulative IgA und IgG Immunglobulin-Produktion der im Darm residierenden Plasmazellen übersteigt die gesamte Produktion des Knochenmarks und des Lymphgewebes. Die überwiegende Mehrheit aller Lymphozyten des Menschen ist im darmassoziierten Lymphgewebe der Darmschleimhaut lokalisiert (GALT), das im Gegensatz zu anderen mukosa-assoziierten Lymphgeweben (Bronchialschleimhaut, Urogenitaltrakt, Brustdrüse) einem konstanten Strom von Fremdeiweißen, Bakterien, Viren und Parasiten ausgesetzt ist.

Bei der Geburt wird der Säugling aus seiner sterilen intra-uterinen Umgebung entlassen und kommt sofort über den Gastrointestinaltrakt mit einer Vielzahl von Bakterien und Nahrungsmittelproteinen in Kontakt. Dieser Vorgang führt zu einer Vielzahl – meist harmloser – adaptiver immunologischer Reaktionen, die entweder systemisch oder lokal in der Darmmukosa ablaufen und durch das mukosa-assoziierte Lymphgewebe (MALT) oder ganz besonders wichtig und spezifisch, durch das darmassoziierte Immunsystem (GALT) geregelt werden.

Die Immunantwort nach oraler Zufuhr eines Antigens (Abb. 1) ist bestimmt – abgesehen von genetischen Faktoren – durch die absorbierte Menge, die immunologische Qualität, das Lymphozyten – Rezirkulationsmuster des darmassoziierten Lymphgewebes und die Art und Weise der Antigenpräsentation. Voraussetzung für eine Immunantwort ist die Aufnahme und Präsentation des Antigens durch professionelle (Makrophagen, dendritische Zellen) und alternative antigen präsentierende Zellen (Epithelzellen, s. unten). Die Aufnahme geringer Mengen (1–0.0001 % der oral zugeführten Menge) intakter Makromoleküle (Nahrungsmittel – Proteine) in den Blutkreislauf ist ein normales Phänomen, ebenso wie die Produktion nahrungsmittelspezifischer IgG Antikörper.

M. Kist et al. (Hrsg.) Ökosystem Darm VII
© Springer-Verlag Berlin Heidelberg 1996

Proteine können die Enterozyten und die Darmmukosa auf verschiedenen Wegen durchqueren, wobei die energieverbrauchende Pinozytose, d.h. die Aufnahme des Antigens in das Zellzytoplasma und die Freisetzung des Antigens über den umgekehrten Prozess (Exozytose) die am besten studierten Mechanismen sind.

Organisation des darmassoziierten Lymphgewebes (GALT)

Die hochspezialiserte und wichtige regulatorische Aufgabe des GALT kann an der Präsenz dreier spezifischer lymphoider Kompartimente gemessen werden:

- dem organisierten Lymphgewebe (Peyer'sche Plaques),
- der diffusen (mikronoduläre) lymphozytäre Infiltration der Lamina propria,
- und den intraepithelialen Lymphozyten (IEL).

Komponenten des darmassoziierten Lymphgewebes

Die Peyer-Plaques (20–30) und deren spezialisierte antigenpräsentierenden M-Zellen sind überwiegend in der Schleimhaut und Submukosa des Ileums lokalisiert. Die Architektur der Peyerschen Plaques ähnelt der der Lymphknoten und besteht aus dem Keimzentrum (B-Zellen Areal), dem parafollikulärem Areal (T-Zellen Areal) und einem gemischten B + T Zellareal direkt unter dem Dom der Peyer-Plaques.

Spezialisierte (Epithel)-Zellen, die M-Zellen, sind möglicherweise für die Antigenpräsentation von partikulären Antigenen an das darunterliegende immunkompetente organisierte Lymphgewebe wichtig. Ihre Bedeutung für die Antigenpräsentation in *vivo* ist noch ungeklärt.

Die Mehrzahl der intraepithelialen Lymphozyten (IEL) beim Menschen sind CD8+/– Lymphozyten, von denen etwa 10 % den thymusunabhängigen γδ T-Zellrezeptor exprimieren, ähnlich wie z.B. die intradermalen Lymphozyten in der Haut. Die eigentliche, möglicherweise regulatorische Aufgabe der IEL in der Mukosa ist immer noch nicht eindeutig geklärt. Beide Arten von T-Zellrezeptoren (αβ und γδ) der IEL besitzen eine beschränkte Diversität (Oligoklonalität) ihres Antigenrezeptors. Dieses Phänomen ist möglicherweise dadurch bedingt daß sie eine beschränkte Anzahl intralumenaler (bakterieller, viraler) Antigene erkennen. Neuere Untersuchungen legen nahe, daß diesen Zellen eine interessante immunregulatorische Bedeutung in der oralen Toleranzentwicklung zukommt (s. unten). IEL exprimieren das Zell-Integrin HML-1 (β7αE Integrin), das als Homing-Rezeptor für spezielle „darmsuchende" T-Lymphozyten angesehen wird. Lymphozyten in der Lamina propria sind i. allg. CD4+.

Rezirkulation

Im Darm aktivierte Lymphozyten verlassen die Mukosa über die Mesenteriallymphknoten und erreichen den Ductus thoracicus. Über spezielle Rezeptoren können die Zellen dann den Blutkreislauf verlassen und wiederum den Darm oder aber auch andere Schleimhäute erreichen. Bei diesem „Homing"-Vorgang handelt es sich jedoch um einen hochdynamischen Prozess. Es bedeutet nicht, daß sich diese Zellen nun permanent in der Mukosa niederlassen.

Bei der Geburt enthält der Darm des Säuglings nur wenige Lymphozyten und fast keine B-Zellen. Die meisten T- und B-Zellen des sich entwickelnden GALT stammen von kleinen zirkulierenden Vorläuferzellen ab. Die Mehrzahl dieser Zellen (~90%) sind Immunglobulin IgA-Vorläuferzellen. IgA ist das Hauptimmunglobulin der Schleimhäute mit einer Produktion von etwa 3,0 g/Tag (Erwachsener, 70kg). Die beiden Hauptzytokine für den Immunoglobulin-„switch" zur IgA-Produktion sind TGF-β und IL5. Sekretorisches IgA ist ein Dimer, das von einer J-Kette gebunden wird. Nach Sekretion des sIgA in die Lamina propria wird es durch einen sogenannten poly-Ig-Rezeptor, der auch IgM binden kann, auf die Schleimhautoberfläche transportiert. Dort wird das IgA abgespalten, der Rezeptor internalisiert und wieder verwendet. Dieser poly-Ig-Rezeptor ist auch verantwortlich für die IgA-Sekretion in anderen Organen, z.B. Leber, Brust- und Speicheldrüse.

Immunregulation nach Nahrungsaufnahme

Die Immunantwort des darmassoziierten Lymphgewebes (GALT) nach Nahrungsaufnahme besteht aus 3 häufig eng miteinander verbundenen Reaktionen. Diese Ebenen sind Immunexklusion, Immunelimination und Immunregulation (orale Toleranz). Eine Störung der Homöostase auf einer dieser Ebenen kann zu einer Sensibilisierung des Organismus führen.

Die *Immunexklusion* ist definiert als Mechanismus, der die Protektion der Mukosaoberfläche durch lokal gebildete Antikörper (IgA, IgM) bewirkt. Unspezifische Faktoren wie Verdauung, Schleimproduktion und Peristaltik verstärken den Effekt.

Die *Immunelimination* tritt in Kraft, sobald die Antigene die „erste Linie der Verteidigung" (gebildet durch sekretorische Immunglobuline, Mukus und unspezifische Faktoren) durchbrochen haben. Lokal gebildete Immunglobuline übernehmen diese Aufgabe, indem sie Immunkomplexe mit den Nahrungsmittelantigenen (i. allg. ohne Aktivierung des Komplementsystems) bilden, die dann über das retikuloendotheliale System (RES) eliminiert werden.

Immunregulation (orale Toleranz)

Die Nahrungsaufnahme führt allgemein zur oralen Toleranz, einer antigenspezifischen, Nicht- (oder Hypo-)Reaktivität bei erneuter Antigenzufuhr (s. Abb. 1).

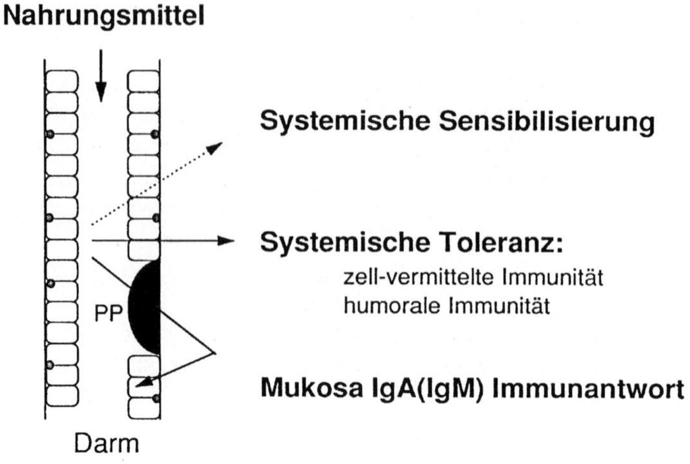

Nahrungsmittel

Abb. 1. Schematische Darstellung der systemischen und lokalen Immunantwort nach Nahrungsmittelzufuhr. Nach oraler Antigengabe kommt es im allgemeinen zur systemischen Toleranzentwicklung, d.h. zur Unterdrückung der zellvermittelten und humoralen Immunität (orale Toleranz). Unter gewissen Umständen kommt es zur systemischen Sensibilisierung mit möglicherweise klinischen Symptomen. Das Ausmaß der lokalen intestinalen IgA (IgM) Antwort ist variabel. Ein indirekter Beweis für das Bestehen der oralen Toleranz beim Menschen ist unter anderem das Fehlen eines wirksamen Mukosaimpfstoffes mittels eines löslichen Antigens (siehe auch [42])

Dieses immunologische Phänomen ist seit langem bekannt, aber nur zu einem geringen Maße verstanden. Orale Toleranz basiert zumindest teilweise auf einer Suppression der systemischen Immunantwort durch Suppressor T-Lymphozyten. Eines der Hauptzytokine bei der Entwicklung der Toleranz scheint das Th2-Zytokin TGF-β zu sein. Im allgemeinen ist die Immunantwort abhängig – wenigstens im Tierversuch – von der verabreichten Antigenmenge. Niedrigere Eiweißmengen induzieren eine TGF-β-zytokininduzierte Suppression, während größere Mengen zu einer Th1 und Th2 Supprimierung führen (Abb. 2). Als Mechanismen hierfür kommen u. a. einmal die Anergie, Immundeviation, klonale Ignoranz und/oder die klonale antigenspezifische Deletion in Frage. Neuere Untersuchungen über die Aufgabe der intestinalen Epithelzelle sowie der der intraepithelialen Lymphozyten (IEL) zeigen, daß ihnen möglicherweise eine entscheidende Bedeutung bei der Induktion der oralen Toleranz zukommen. So konnte z.B. an Epithelzellen *in vitro* gezeigt werden, daß sie T-Lymphozyten Antigene in einer vorwiegend immunsupprimierenden Form präsentieren können. Antigenpräsentation kann möglicherweise über MHC-class-I und -class-II-Moleküle der Epithelzelle stattfinden [1–3]. Antigenpräsentation in dieser Weise könnte zur Sekretion immunsupprimierender Zytokine (z.B. TGF-β) von CD4$^+$- und CD8$^+$-positiven Zellen führen (Abb. 3). In Anbetracht dieses zentralen immunologischen Phänomens gibt es zwischen verschiedenen Immunantworten sicherlich Überschneidungen, so daß zu verschiedenen Zeitpunkten nach Nahrungsaufnahme zur Sicherung der oralen Toleranz mehr als ein Mechanismus wirksam ist. Orale Toleranz ist während der Induktionsphase mit CD4$^+$-T-Lym-

Nicht-konventionelle Antigenpräsentation durch Enterozyten

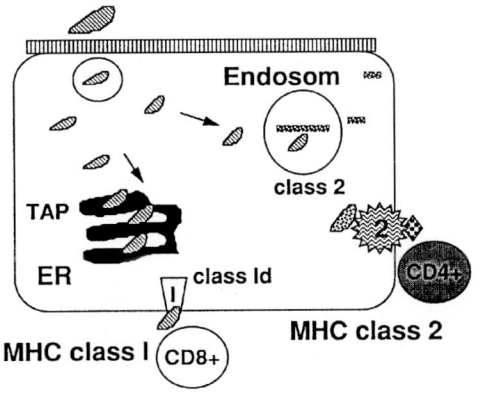

① **Keine Kostimulation**
(B7, CD40, HSA)

② **atypische MHC II Exprimierung**
(invariant chain)

③ **Fehlende IL-2 Induktion**

④ *in vitro* **Inhibition der antigenspezifischen T-Lymphozyten-proliferation**
(TGFβ + IL10)

Abb. 2. Nicht-konventionelle Antigenpräsentation durch Enterozyten. Der Enterozyt exprimiert MHC Klasse I und in geringem Masse MHC Klasse II Antigene an der basolateralen Oberfläche. Durch Interferon-γ kann diese Exprimierung heraufreguliert werden. *Exogen* aufgenommenes Antigen kann nach neueren in vitro Untersuchungen zusammen mit class I CD8+ T-Zellen präsentiert werden. Das im Zytosol sich befindende Antigen kann möglicherweise auch in den class II Präsentationsprozess eingeschleust werden. Im Tiermodell gibt es Anhaltspunkte dafür, daß der Enterozyt eine defekte (variante) invariant chain aufweist. Werden Enterozyten als antigenpräsentierende Zellen für sensibilisierte CD4+ T-Lymphozyten benutzt, so kommt es nicht zur Interleukin 2 (IL2) Produktion (als Aktivierungsmarker). Ein Fehlen der ko-stimulatorischen Rezeptoren [B7 (CD80), CD40, HSA (heat stable antigen)] kann hierbei eine bedeutende Rolle spielen

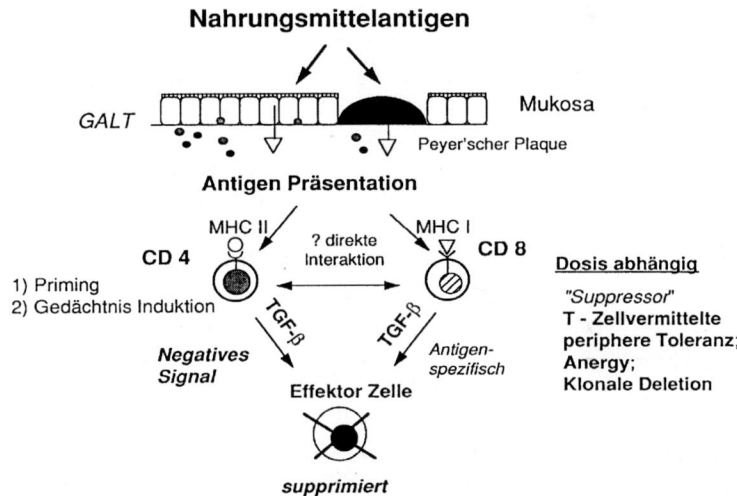

Abb. 3. Immunregulatiuon nach intestinaler Antigenexposition (orale Toleranzentstehung). Nach Passage des Antigens und/oder kleinerer Peptide kommt es zur Antigenpräsentation in der Mukosa. Die Rolle der Enterozyten und die der intraepithelialen Lymphozyten in diesem Prozess ist bisher nicht eindeutig geklärt. Das Fehlen typischer ko-stimulatorischer Moleküle auf den Enterozyten und somit eine nur teilweise Aktivierung könnte so zur Toleranz (Anergie) führen. In der Induktionsphase kann jedoch die "Toleranz" auch mit Milzlymphozyten übertragen werden. Dosis-abhängig können auch T-Lymphozyten (CD4+ und CD8+) zur Sekretion von regulatorischen Zytokinen (z.B. TGF-β) veranlaßt werden. Bei erneuter Antigenzufuhr kann dann unter Umständen die Aktivität von Effektor-Zellen supprimiert werden. Inwieweit antigenspezifische T-Lymphozyten im Normalfall eliminiert werden (klonale Deletion), ist ungeklärt

phozyten auf naive Tiere übertragbar, während Zellen eines bereits seit längerer Zeit toleranten Tieres nicht zu einer Supprimierung der Immunantwort nach Übertragung führen. Ohne auf den Mechanismus im weiteren einzugehen (s. Übersichtsarbeiten [4–6]), kann man postulieren, daß ein Zusammenbruch oder Nichtzustandekommen dieses Prozesses der Entstehung von Nahrungsmittelallergien zugrunde liegt.

Nahrungsmittelallergien

Allergische Reaktionen gegen Nahrungsmittel können insbesondere bei atopischen prädisponierten Kindern bereits in den ersten Lebenstagen auftreten und prinzipiell alle Organsysteme betreffen [7, 8]. Unter „Allergie" sollten nicht nur typische IgE-vermittelte Reaktionen vom Soforttyp (Typ I), sondern auch zellvermittelte Reaktionen vom verzögerten Typ (Typ IV) verstanden werden. Ob und inwieweit immunologisch vermittelte direkt oder antikörpervermittelte zytotoxische Reaktionen bei der Gewebeschädigung eine Bedeutung spielen, ist unklar [9–11].

Eine Kind, das in eine Familie mit biparentaler Atopiebelastung geboren wird, hat eine etwa 70 %ige Chance im ersten Lebensjahr an atopischen Manifestationen (s. unten) zu erkranken. Die Prävalenz der atopischen Manifestationen der Bevölkerung liegt bei etwa 30–35 %, während die der Nahrungsmittelallergie bei etwa 5-6 % liegt. Die Inzidenz der Kuhmilchallergie ermittelt in prospektiven Studien liegt bei etwa 2 %, ihre Prävalenz ist in den ersten 2 Lebensjahren am höchsten [10, 12]. In der Mehrzahl der Fälle mündet die Phase der Sensitivität des Säuglings- und frühen Kleinkindesalter in eine Phase der – zumindest klinischen – Toleranz, die i. allg. zwischen dem 3. und 7. Lebensjahr zu beobachteten ist. Sensibilisierungen gegen Nahrungsmittel, die erst im späteren Kindesalter auftreten (Fisch, Nüsse), neigen eher zu einer Persistenz über Jahrzehnte und geben bis ins Erwachsenenalter hinein Anlaß zu klinischen Reaktionen.

Die Bildung von Antikörpern, vorwiegend IgG, IgM und IgA, aber in geringerem Ausmaß auch IgE, gegen oral zugeführte Antigene ist ein physiologisches Phänomen [13]. Nachweis dieser Antikörper im Einzelfall ist nicht notwendigerweise ein Hinweis auf eine klinische Erkrankung, sondern vielmehr ein allgemeiner Expositionsmarker. Dies schließt jedoch nicht die aus, daß Kinder, die an Kuhmilchallergie oder Zöliakie leiden, als Gruppe erhöhte Kuhmilch- oder Gliadin-Serumantikörper aufweisen. Eine kurzzeitige IgE-Antikörperproduktion gegen Kuhmilch und Hühnerei wird häufig im ersten Lebensjahr beobachtet. Kinder mit atopischer Vorbelastung weisen meist eine länger anhaltende Reaktion und höhere Antikörperspiegel auf [14–16].

Die Vielzahl der klinischen Erscheinungen, die auf den Genuß von Nahrungsmitteln unter Vermittlung des Immunsystems zu beobachten sind, lassen sich nach dem zeitlichen Ablauf in Früh- (Sofort-) und Spätreaktionen einteilen. Sie betreffen in erster Linie den Magen-Darm-Trakt, die Haut oder die Atemwege, entweder allein oder in unterschiedlich starker Ausprägung auch in beliebiger Kombination.

Gastrointestinaltrakt

Zahlreiche Nahrungsmittel führen im Bereich von Mund und Rachen zu Juck-reiz oder Mukosaödem, das unmittelbar nach Kontakt nach alimentären Aller-genen auftritt („orales Allergiesyndrom"). Eine Sofortreaktion manifestiert sich häufig als Kolik mit Erbrechen und akut einsetzendem Durchfall. Eine verzö-gerte Reaktion imponiert oft als wäßrige Diarrhö, der gelegentlich auch Blut beigemengt ist. Bei länger andauernder klinischer Symptomatik kann sich eine – pathogenetisch ungeklärte – „unbehandelbare" Diarrhö mit Gedeihstörung entwickeln.

Haut

Sofortreaktionen treten meist als Lippenschwellung, periorale (Kontakt-) Urti-karia, Quincke-Ödem oder auch generalisierter, meist urtikarieller Rush auf. Verzögerte Reaktionen werden u. a. als Komplikation des atopischen Ekzems beobachtet. Sie manifestieren sich als eine Zunahme von Rötung und Juckreiz 1–24 h nach der Nahrungsaufnahme.

Atemwege

Isolierte Reaktionen im Bereich des Respirationstrakts auf Nahrungsmittelaller-gene sind selten und werden in ungefähr 5 % von Kindern mit Asthma beob-achtet, die in der Regel andere klinische Reaktionen gegenüber inhalativen Um-weltallergenen aufweisen. Bei hochgradiger Sensibilisierung kann es im Rah-men einer Sofortreaktion zu bedrohlichen Zuständen von Stridor und Luftnot in Folge eines Glottisödems oder einer Bronchialobstruktion kommen.

Prophylaxe und Therapie der Nahrungsmittelallergie im Kindesalter

Die Exposition gegenüber Nahrungsmittelantigenen in den ersten Lebensmo-naten kann das Risiko für klinische Manifestationen einer Nahrungsmittelüber-empfindlichkeit oder einer atopischen Dermatitis erhöhen, wenn eine familiäre Vorbelastung mit Atopie vorliegt (Übersichten in [17, 18]).

Die ersten Wochen im Leben eines Säuglings scheinen eine kritische Zeit für die Entwicklung nahrungsmittelallergischer Manifestationen, insbesondere durch Kuhmilch zu sein. Eine prospektive dänische Studie an 1749 Säuglingen zeigte, daß alle „ausschließlich" gestillten Kinder, bei denen sich eine Kuh-milchallergie entwickelte (9 von 39 allergischen Säuglingen), im Mittel 70 ml einer Säuglingsmilchnahrung erhalten hatten und 5 von 9 eine Atopie in der Familienanamnese aufwiesen [19, 20]. Keine Kuhmilchallergie entwickelte sich bei 210 Säuglingen, die kein Milchpräparat erhielten, im Vergleich zu 39 von 1539 Säuglingen ($p < 0.05$), die eine Zusatznahrung erhielten.

Klinische und immunologische Folgen einer kurzzeitigen direkten oralen Exposition oder einer weitestgehenden Vermeidung von Nahrungsmittelantigenen durch Stillen in den ersten Lebenswochen sind ungenügend dokumentiert, und die berichteten Ergebnisse bleiben widersprüchlich (Übersicht in [17, 18, 21]). Lindfors u. Enocksson zum Beispiel [22] berichten, daß in einer mit Säuglingsmilchnahrung gefütterten Gruppe erheblich weniger Kinder allergische Symptome aufwiesen als in einer Gruppe gestillter Kinder; dies zeigte sich am deutlichsten bei Kindern, die von beiden Elternteilen her atopisch vorbelastet waren (11 vs. 61%). Die Studie entsprach jedoch in einigen Aspekten nicht den von mehreren Fachorganisationen für wesentlich erachteten Kriterien (s. oben). Vor allem die Dauer der Stillzeit, die Zufuhr fester Nahrung, die diagnostischen Provokationstests und die Compliance waren in dieser Studie nicht klar definiert oder dokumentiert.

Es gibt immunologische Anhaltspunkte aus tierexperimentellen Studien, daß hohe oral verabreichte Antigendosen mit höherer Wahrscheinlichkeit eine Toleranz und Hyposensibilisierung induzieren als Minimaldosen (im Nano – oder Mikrogrammbereich) [4, 5].

Auswirkungen von Kuhmilchkarenz und zusätzlicher Allergenkarenz im Säuglingsalter auf allergische Manifestationen im Kindesalter

Nach der bedeutenden Beobachtung von Grulee u. Sanford [23], daß das Stillen die Häufigkeit des Säuglingsekzems zu verringern vermag, haben in den vergangenen Jahren die Berichte über die Möglichkeit der Verhinderung von Nahrungsmittelallergien und atopischen Erkrankungen durch die Vermeidung einer primären Sensibilisierung in den ersten Lebenswochen große Aufmerksamkeit erregt [21, 24–30]. Die Untersuchungen konzentrierten sich im wesentlichen auf verschiedene Möglichkeiten der Allergenkarenz, insbesondere auf die Verabreichung von weitgehend oder partiell hydrolysierten Säuglingsmilchpräparaten mit verringertem Gehalt an Kuhmilchproteinen (Allergenen).

Die Hypothese, daß der i. allg. unaufhaltsame „allergische Marsch" durch Verhinderung einer primären Sensibilisierung in der frühen Kindheit aufgehalten werden kann, hat sich in den meisten Studien nicht bestätigt. Dennoch ist es unumstritten, daß die Ernährung von Risikokindern in den ersten 5 Monaten einen Einfluß auf die Entstehung von atopischen Manifestationen hat. Die Extrapolation dieser Ergebnisse auf die allgemeine Bevölkerung (d.h. Kinder aus Nichtrisikofamilien) wäre jedoch verfrüht.

Aus den meisten Studien zur Untersuchung der prophylaktischen Wirkungen unterschiedlich stark hydrolysierter Säuglingsmilchnahrungen geht hervor, daß sich die Häufigkeit der Kuhmilchallergie und des (möglichen) atopischen Ekzems bei Säuglingen, die aufgrund einer familiären Atopiebelastung ein erhöhtes Risiko für diese Erkrankungen haben, für 2 bis 4 (7) Jahre verringern läßt [20, 21, 25, 27–31]. Eine einfache Allergenkarenz, die lediglich darauf abzielt, eine adaptierte Milchnahrung durch eine hydrolysierte Milchnahrung zu ersetzen, ist sicher weniger erfolgreich als diätetische Ansätze, die auch die Elimination von Umweltfaktoren wie Rauchen, Zusammensetzung der mütterlichen Ernährung während der Stillperiode, sowie eine möglichst späte Zufuhr (Beikost) von potentiell allergenen Nahrungsmitteln (wie Milch, Eier, Weizen, Nüsse, Zitrusfrüchte, Fisch) einbeziehen [28, 29, 32].

Die prophylaktischen Wirkungen der Elimination bestimmter Nahrungsmittel sind offenbar allergenspezifisch; die Beobachtungen sprechen dafür, daß eine nutritive Prophylaxe die Sensibilisierung gegenüber Inhalationsantigenen i. a. nicht verringert [33].

Schlußfolgerungen

Eine eingehende Darstellung der prophylaktischen Bedeutung von hydrolysierter Säuglingsmilchnahrung findet sich in den Stellungnahmen der European Society of Paediatric Gastroenterology and Nutrition (ESPGAN) und der European Academy of Allergy and Clinical Immunology [17, 18]. Es ist offensichtlich, daß der Zeitpunkt der direkten (frühzeitigen) Exposition eines Säuglings mit einer Milchnahrung (oder sonstigen Fremdproteinen) die Immunantwort auf andere Weise beeinflußt als bei ausschließlich gestillten Säuglingen. Viele Wirts- und Umweltvariablen haben zusätzliche modulatorische Wirkungen auf die Immunantwort. Bei einer Reihe von Säuglingen, insbesondere jenen, die aufgrund ihrer Familienanamnese allergisch vorbelastet (Risikopopulation) sind, kann die frühe Exposition gegenüber Fremdantigenen (z. B. über Säuglingsnahrung auf der Basis von Kuhmilch oder über sonstige Nahrungsmittel) zur Sensibilisierung und damit zu allergischen Erkrankungen führen. Zwar bleibt der Mechanismus der allergischen Sensibilisierung weiterhin rätselhaft, doch ist eine regulatorische Immundefizienz, die die IgE-Reaktionen beeinflußt, wahrscheinlich [34]. So wurde beispielsweise eine Änderung des hochaffinen $FCR_{\varepsilon}I$-Rezeptors auf Chromosom 11 beschrieben [35]. Unter bestimmten Bedingungen könnte(n) Kuhmilch (und andere Fremdproteine) zusätzliche nachteilige Wirkungen auf die sich ausbildende Immunität des Neugeborenen haben. In skandinavischen und italienischen Untersuchungen wurde ein Zusammenhang zwischen der Aufnahme von Kuhmilch und der Entwicklung eines (autoimmunen) Typ-I-Diabetes von einigen Forschern auf der Basis einer immunologischen Kreuzreaktion zwischen Milchproteinen und der β-Zelle des Pankreas postuliert [36, 37], eine Ansicht, die jedoch nicht unwidersprochen ist [38].

Zusammenfassung

In verschiedenen oben zitierten Studien konnte bei Risikokindern aus atopischen Familien gezeigt werden, daß 4- bis 6monatiges ausschließliches Stillen mit verzögerter und gestaffelter Einführung von Beikost die Inzidenz von allergischen Symptomen wie Ekzem und intestinaler Nahrungsmittelallergie in den ersten Lebensjahren senken kann. In einer schwedischen Langzeitstudie über 17

Jahre korrelierte die Reduktion von atopischen Erkrankungen mit der Länge der Stilldauer [39, 40]. Es gibt ebenso Anzeichen dafür, daß für Kinder aus Atopikerfamilien der Zeitpunkt und die Anzahl der eingeführten Beikostprodukte positiv mit einer höheren Ekzemrate bis zum Alter von 10 Jahren positiv korreliert [41]. Verschiedene randomisierte Studien untersuchen die protektiven Auswirkungen von Formel-Hydrolysatnahrungen bei Kinder mit einem erhöhten Allergierisiko. Diese prospektiven Studien zeigten einen gewissen protektiven Effekt in bezug auf Ekzem und intestinaler Nahrungsmittelallergie. Protektive Effekte wurden mit extensiven Kasein- und Molkenhydrolysaten sowie Soja und Rinderkollagenhydrolysaten berichtet. Schutzwirkungen wurden ebenso mit geringeren Molkenhydrolysaten mit anschließender Hitzedenaturierung beobachtet. Der beobachtete Effekt wird i. allg. während der ersten 6 Monate beobachtet und ist weniger ausgeprägt nach Einführung von gemischter Kost. Bisher gibt es keine Untersuchungen, die es vertretbar erscheinen lassen, Kinder mit normalem Atopierisiko prophylaktisch mit Hydrolysatnahrungen zu ernähren. Es gibt ebensowenig vergleichende Untersuchungen über den möglichen protektiven Effekt von extensiv hydrolysierten Nahrungen und weniger starken Hydrolysaten im direkten Vergleich.

Wenn Kinder mit erhöhtem Atopierisiko aus irgendeinem Grunde nicht gestillt werden können, so bieten sich mit dem heutigen Stand der Wissenschaft allergenreduzierte Formelnahrungen von verschiedenen Grundstoffen an. Semi-elementare Nahrungen sollten nur klinisch und/oder therapeutisch eingesetzt werden. Hydrolysatnahrungen müssen auf ihre ernährungsphysiologischen Qualitäten vorab geprüft werden.

Literatur

1. Mayer L, Panja A, Li Y, et al. (1992) Unique Features of antigen presentation in the intestine. Ann N Y Acad Sci 664:39–46
2. Bland P. MHC class II expression by the gut epithelium (1988) Immunol Today 9:174–178
3. Kaiserlian D (1991) Murine gut epithelial cells express Ia molecules antigenetically distinct from those of conventional antigen presenting cells. Immunol Res 10:360-364
4. Strobel S (1995) Oral Tolerance. In: Auricchio S, Ferguson A, Troncone R, ed. Mucosal immunity and the gut epithelium: interactions in health and disease. 65-75. Dyn Nutr Res
5. Mowat AM (1987) The regulation of immune responses to dietary antigens. Immunol Today 8:93–98
6. Weiner HL, Friedman A, Miller A, et al. (1994) Oral tolerance: immunologic mechanisms and treatment of animal and human organ-specific autoimmune diseases by oral administration of autoantigens. Ann Rev Immunol 12:809–838
7. Bock SA, Atkins FM (1990) Patterns of food hypersensitivity during sixteen years of double-bind placebo-controlled food challenges. J Pediatr 117:561–567
8. Bock SA (1992) Respiratory reactions induced by food challenges in children with pulmonary disease. Ped Allergy Immunol 3:188–194
9. Strobel S (1993) Mechanisms of mucosal immunology and gastrointestinal damage. Pediatr Allergy Immunol 4:S25–32
10. Strobel S (1994) Food intolerance and allergy. In: Heatley RV, ed. Gastrointestinal and hepatic immunology. Cambridge Univ Press; Cambridge, pp 147–168. (Oliveira DBG, Peters DK, Weetman AP, ed. Cambridge Reviews in Clinical Immunology).

11. Ferguson A (1987) Models of immunologically-driven small intestinal damage. In: Marsh N, ed. Immunopathology of the small intestine. John Wiley & Sons, Chichester 225–252
12. Høst A, Husby S, Osterballe O (1988) A prospective study of cow's milk allergy in exclusively breast-fed infants. Incidence, pathogenetic role of early inadvertent exposure to cow's milk formula, and characterization of bovine milk protein in human milk. Acta Paediatr Scand 77:663–670
13. Husby S (1988) Dietary antigens: uptake and humoral immunity in man. Acta. Pathol. Microbiol. et Immunologica Scand. 96 (Suppl 1):1–40
14. Hattevig G, Kjellman B, Johansson SGO, Björkstén B (1984) Clinical symptoms and lgE responses to common food proteins in atopic and healthy children. Clin Allergy 1:551–559
15. Hattevig G, Kjellman B, Björkstén B (1987) Clinical symptoms and IgE responses to common food proteins and inhalants in the first 7 years of life. Clin Allergy 17:571–578
16. Hattevig G, Kjellman B, Björkstén B (1993) Appearance of IgE antibodies to ingested and inhaled allergens during the first 12 years of life in atopic and non-atopic children. Pediatr Allerg Immunol 4:182–186
17. Businco L, Dreborg S, Einarsson R, et al. (1993) Hydrolysed cow's milk formulae: Allergenicity and use for treatment and prevention. An ESPACI position paper. Pediatr Allerg Immunol 3:101–111
18. ESPGAN committee on nutrition, Aggett PG, Haschke F, et al. (1993) Comment on antigen-reduced infant formulae. Acta Paediatr 82:314–320
19. Høst A (1991) Importance of the first meal on the development of cow's milk allergy and intolerance. Allergy Proc 12:227–32
20. Halken S, Høst A, Hansen LG, Østerballe O (1993) Preventive effect of feeding high risk infants a casein hydrolysate formula or an ultrafiltrated whey hydrolysate formula. A prospective, randomized, comparative clinical study. Pediatr Allerg Immunol 4:173–181
21. Halken S, Jacobsen HP, Host A, Holmenlund D (1995) The effect of hypo-allergenic formulas in infants at risk of allergic disease. Eur J Clin Nutrition 49:S77–S83
22. Lindfors A, Enocksson E (1988) Development of atopic disease after early administration of cow milk formula. Allergy 43:11–16
23. Grulee CG, Sanford HN (1936) The influence of breast feeding on infantile eczema. J Pediatr 9:223-228
24. Hide DW, Gant C (1994) Hypoallergenic formulae—have they a therapeutic role? (editorial; comment). Clin Exp Allergy 24:3–5
25. Hide DW, Matthews S, Matthews L et al. (1994) Effect of allergen avoidance in infancy on allergic manifestations at age two years. J Allergy Clin Immunol 93:842–846
26. Hattevig G, Kjellman B, Sigurs N, Grodzinsky E, Hed J, Björkstén B (1990) The effect of maternal avoidance of eggs, cow's milk, and fish during lactation on the development of IgE, IgG, and IgA antibodies in infants. J Allergy Clin Immunol 85:108-115
27. Vandenplas Y, Hauser B, Van Den Borre C et al. (1995) The long-term effect of a partial whey hydrolysate formula on the prophylaxis of atopic disease. Eur J Pediatr 154:488–494
28. Zeiger RS, Heller S (1995) The development and prediction of atopy in high-risk children: Follow-up at age seven years in a prospective randomized study of combined maternal and infant food allergen avoidance. J Allerg Clin Immunol 95:1179–1190
29. Zeiger RS, Heller S, Mellon MH, Halsey JF, Hamburger RN, Sampson HA (1992) Genetic and environmental factors affecting the development of atopy through age 4 in children of atopic parents: a prospective, randomized study of food allergen avaoidance. Ped Allergy Immunol 3:110–127
30. Chandra RK, Puri S, Hamed A (1989) Influence of maternal diet during lactation and use of formula feeds on development of atopic eczema in high risk infants (published erratum appears in BMJ 1989 Oct 7; 299(6704):896). BMJ 299:228-230
31. Zeiger RS, Heller S, Mellon MH et al. (1989) Effect ot prenatal and postnatal dietary prophylaxis on development of atopy in early infancy : a randomised study. J Allergy Clin Immunol 84:72–89
32. Zeiger RS (1995) Secondary prevention of allergic disease: An adjunct to primary prevention. Pediatr Allerg Immunol 6:127–138

33. Holt P, MacMenamin C, Nelson D (1990) Primary sensitisation to inhalant allergens during infancy. Pediatr Allerg Immunol 1:3–13
34. Holt PG, Clough JB, Holt BJ et al. (1992) Genetic 'risk' for atopy is associated with delayed postnatal maturation of T-cell competence. Clin Exp Allergy 22:1093s–1099
35. Maurer D, Fiebiger E, Reininger B et al. (1994) Expression of functional high affinity immunoglobulin E receptors (Fc epsilon RI) on monocytes of atopic individuals. J Exp Med 179:745–50
36. Karjalainen J, Martin JM, Knip M et al. (1992) A bovine albumin peptide as possible trigger of insulin dependent diabetes mellitus. N Engl J Med 327:302–307
37. Cavallo MG, Fava D, Monetini L, Barone F, Pozzilli P (1996) Cell-mediated immune response to beta casein in recent-onset insulin-dependent diabetes: implications for disease pathogenesis. Lancet 348:926–928
38. Atkinson MA, Bowman MA, Kao K-J et al. (1993) Lack of immune responsiveness to bovine serum albumin in insulin-dependent diabetes. N Engl J Med 329:1853–1858
39. Kajosaari M (1994) Atopy prevention in childhood: the role of diet. Prospective 5-year follow-up of high-risk infants with six months exclusive breastfeeding and solid food elimination. Pediatr Allergy Immunol 5:26–28
40. Saarinen UM, Kajosaari M (1995) Breastfeeding as prophylaxis against atopic disease: prospective follow-up study until 17 years old. Lancet 346:1065–1069
41. Fergusson DM, Horwood J, Shannon FT (1990) Early solid feeding and recurrent childhood eczema: a 10-year longitudinal study. Pediatrics 86:541–546
42. Husby S, Mestecky J, Moldoveanu Z, Holland S, Elson CO (1994) Oral tolerance in humans. T cell but not B cell tolerance after antigen feeding. J Immunol 152:4663-7460

Gastroösophageale Refluxdiagnostik im Kindesalter: Ergänzt die intraösophageale Impedanzmessung die pH-Metrie?

H. Skopnik, T. G. Wenzl, J. Silny

Bei der Diagnostik von möglicherweise durch einen gastroösophagealen Reflux (GÖR) hervorgerufenen Symptomen und klinischen Befunden im Kindesalter ist die 24 h pH-Metrie die weitgehend etablierte und akzeptierte Methode der Wahl, der sog. Goldstandard. Zu den besagten Ereignissen gehören lebensbedrohliche Situationen wie Apnoen, ALTE, kritische Sauerstoffsättigungsabfälle, jedoch auch rezidivierende Mikroaspirationen und Bronchitiden, Schlafstörungen und Unruhezustände bei Neugeborenen, Säuglingen und Kleinkindern.

Die genannten Symptome werden gleichermaßen durch saure und nichtsaure GÖR hervorgerufen. Hier besteht eine diagnostische Lücke bei der pH-Metrie, die nur Aussagen über das Vorliegen saurer (pH < 4) und alkalischer (pH > 7) GÖR erlaubt. Gerade jedoch im pH-Bereich zwischen pH 4 und 7, der dem physiologischen ösophagealen pH-Bereich entspricht, finden möglicherweise eine Vielzahl der klinisch relevanten GÖR statt, die der pH-Metrie als Meßmethode entgehen. In Abhängigkeit vom Alter des Patienten, der Fütterungsfrequenz und vor allem der Art und Menge der aufgenommenen Nahrung entziehen sich unterschiedlich lange postprandiale Phasen durch Neutralisation des Mageninhaltes der pH-metrischen Refluxdiagnostik, und damit dem Standardverfahren bei dieser Fragestellung. Bewegt sich der pH-Wert der verabreichten Nahrung zwischen pH 4 und 7, können viele GÖR von der pH-Metrie nicht erfaßt werden. Nach der Zufuhr von Milchnahrung beträgt die Dauer dieser Phasen beim Säugling 1–2 Stunden, also etwa 50 % der gesamten Meßdauer.

Zur lückenlosen Langzeiterfassung von GÖR bedarf es daher eines pH-unabhängigen Verfahrens. Die Sonographie, die ösophageale Manometrie und nuklearmedizinische Verfahren sind hierfür nicht geeignet.

Technik der intraluminalen Impedanzmessung

Die multiple intraluminale elektrische Impedanz (IMP) ist ein neues Meßverfahren zur pH-unabhängigen Erfassung gastrointestinaler Motilität, das sich für diese Fragestellung anbietet. Dieses Verfahren beruht auf einer Änderung des Scheinwiderstandes, der sog. Impedanz, im Lumen bei der Passage eines Bolus entlang eines Meßsegmentes. Zwei auf einem dünnen Meßkatheter plazierte

M. Kist et al. (Hrsg.)   Ökosystem Darm VII
© Springer-Verlag Berlin Heidelberg 1996

Elemente bilden jeweils eines dieser Meßsegmente. Durch Aneinanderreihung mehrerer Meßsegmente entlang eines Katheters und damit entlang des Lumens eines Hohlorganes lassen sich durch kontinuierliche Registrierung der einzelnen Impedanzsignale nicht nur Aussagen über die Richtung des Bolustransportes, sondern auch, in gewissen Grenzen, über Volumen und Beschaffenheit des Bolus machen.

So findet sich bei einem Bolus mit hoher Leitfähigkeit (Mageninhalt, Speichel) eine Impedanzerniedrigung, bei einem Bolus mit niedriger Leitfähigkeit (Luft) eine Impedanzerhöhung. Eine Abtastrate von 50 Hz, die im übrigen hier auch bei der pH-Metrie angelegt wird, garantiert eine hohe zeitliche Auflösung, die die der üblichen pH-Metrie (0,2 Hz) um das 250fache überschreitet. Anterograder und insbesondere retrograder Bolustransport, wie bei einem GÖR typisch, lassen sich eindeutig unterscheiden. Fehler durch das Verschlucken von Luft oder durch Aufstoßen lassen sich aufgrund der unterschiedlichen Impedanzmuster eliminieren.

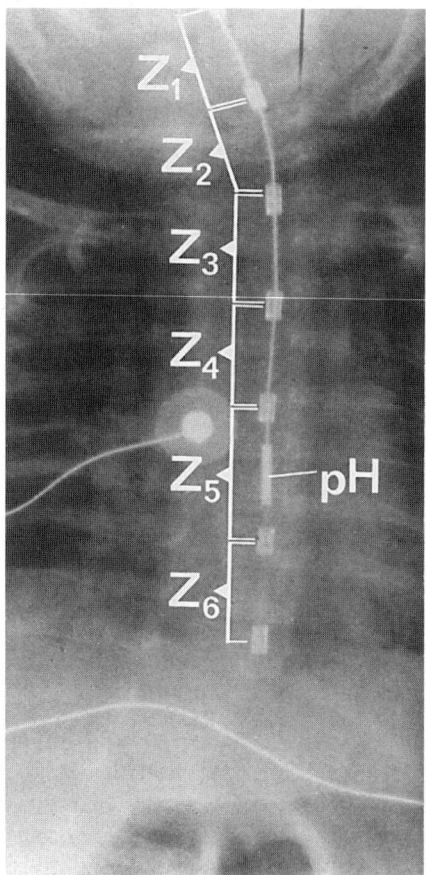

Abb. 1. Röntgenbild des Thorax eines Kindes mit rezidivierenden Aspirationspneumonien. Intraösophageal plazierter Impedanz- und pH-Metrie-Katheter, Impedanz-Kanäle Z_1-Z_6 und pH-Elektrode in Höhe von Kanal Z_5

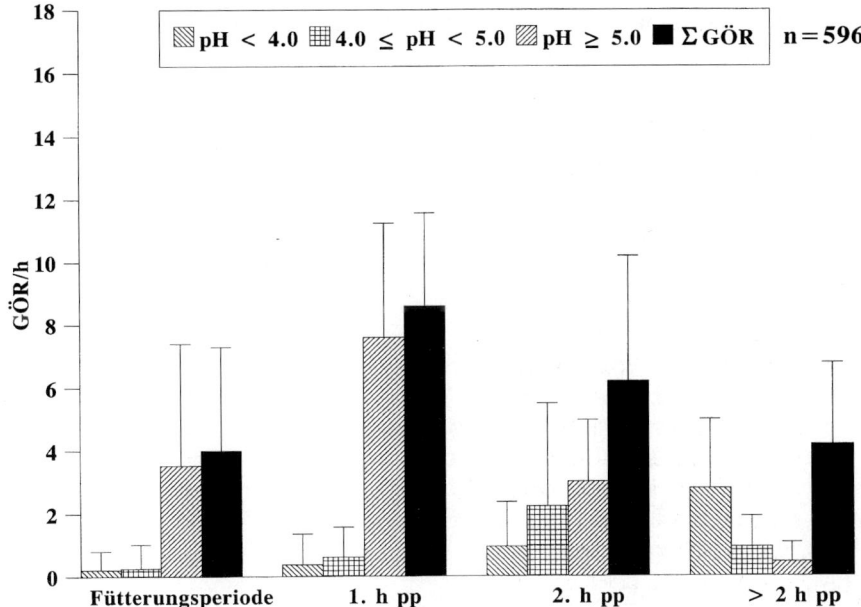

Abb. 2. Häufigkeit aller GÖR (GÖR/h) als Mittelwert ± Standardabweichung bezogen auf verschiedene Zeitintervalle und definierte pH-Bereiche

Die Evaluierung der IMP erfolgt im Vergleich mit der intraösophagealen pH-Metrie bei Kindern, um ihren Stellenwert als diagnostisches Instrument beim gastroösophagealen Reflux zu bestimmen. Bei der Sonde handelt es sich um einen vom Helmholtz-Institut für Biomedizinische Technik der RWTH Aachen modifizierten, handelsüblichen Katheter mit pH-sensitiver Antimonelektrode und 7 zusätzlich integrierten Impedanzelektroden, die 6 Meßsegmente bilden. Die Anlage des Katheters erfolgt unter Fluoroskopie mit Plazierung der pH-Elektrode 3 cm oberhalb der Kardia. Die sechs Impedanz-Meßsegmente erstrecken sich von der Kardia (Kanal 6) bis zum Pharynx (Kanal 1), die Position von Kanal 5 entspricht der pH-Elektrode (s. Abb. 1).

Untersuchungen

Evaluation der IMP gegenüber der pH-Metrie

17 Patienten (Alter 76 ± 52 Tage) mit der klinischen Verdachtsdiagnose gastroösophageale Refluxkrankheit wurden über jeweils 2 Fütterungsintervalle untersucht. Insgesamt wurden 185 saure Episoden (pH < 4 / Dauer > 15 s) pH-metrisch ermittelt. Bei 106 (57.3 %) dieser 185 Ereignisse wurden Veränderungen der Impedanzwerte registriert, die einer retrograden ösophagealen Bolusbewegung, also einem GÖR, entsprachen. Die übrigen 79 von der pH-Metrie als

GÖR registrierten sauren Episoden traten entweder unmittelbar nach einem der 106 sauren GÖR als oszillatorisches Phänomen um pH 4 während der Reflux-Clearance auf (n = 71) oder konnten wegen eines Registrierungsartefaktes nicht beurteilt werden (n = 8). Mit der IMP wurden darüber hinaus weitere 490 nichtsaure GÖR ermittelt, die der pH-Metrie entgangen waren (s. Abb. 2). Mehr als 75 % aller GÖR erreichten den Pharynx (IMP-Kanal 1).

Mehr als 90 % aller GÖR während der ersten zwei postprandialen Stunden und mehr als 1/3 aller GÖR während der verbleibenden Zeit bis zur nächsten Fütterung wurden ausschließlich durch die IMP ermittelt.

Die IMP bei der Diagnostik GÖR-assoziierter Atmungsauffälligkeiten

22 Patienten (Alter 69 ± 38 Tage) mit Apnoe- oder ALTE-Anamnese oder nach rezidivierenden Aspirationsereignissen wurden mittels kombinierter IMP, pH-Metrie und Polysomnographie über jeweils 2 Fütterungsintervalle für mindestens 6 h untersucht. Mit der Polysomnographie (ALICE II) wurden neben anderen folgende Parameter erfaßt:

- Herz- und Atemfrequenz,
- Sauerstoffsättigung des Blutes (SO_2),
- Schlafstadien sowie
- Nasen- und Mundatmung mittels Thermistor und Brustkorbbewegungen mittels Induktionsplethysmographie.

Insgesamt wurden 364 GÖR-Episoden mittels IMP erfaßt, hiervon wiesen nur 42 (11.4 %) GÖR einen pH < 4 auf, konnten somit auch von der pH-Metrie erfaßt werden. Alkalische GÖR traten nicht auf.

312 (84.8 %) GÖR gingen mit Atemauffälligkeiten einher, hiervon wurden 37 (11.9 %) auch pH-metrisch erfaßt. Bei 128 dieser Episoden wurden kurzfristige SO_2-Abfälle unter 90% registriert. 19 GÖR gingen mit einem SO_2-Abfall um mehr als 10 %-Punkte des Ausgangswertes einher. Hiervon wiesen nur 3 (15.8 %) einen pH < 4 auf, die verbleibenden 16 Refluxepisoden wurden nur mit der IMP erkannt. Nach Software-gestützter Vorauswahl (ALICE II) wurden 165 dokumentierte Apnoen visuell validiert. 49 Apnoen (29.7 %) waren mit einem GÖR-Ereignis assoziiert. 38 dieser GÖR wurden ausschließlich durch die IMP erfaßt, nur 11 (22.4 %) Refluxereignisse waren auch durch die pH-Metrie erfaßt worden.

Diskussion

Die Ergebnisse der Untersuchungen zeigen, daß die intraösophageale Impedanzmessung zur GÖR-Erfassung und -Beurteilung die pH-Metrie weitreichend ergänzt. Die Anwendung dieser neuen Meßtechnik bietet sich insbesondere bei gastrischer Hypoazidität, wie bei Milchfütterungen in der postprandialen Phase üblich, und bei der Abklärung vermeintlich GÖR-assoziierter respiratorischer

Symptome, Schlafstörungen und Bewegungsauffälligkeiten an, die keineswegs an das Auftreten eines GÖR im pH-Bereich 4 gebunden sind. Die Koinzidenz von GÖR mit klinisch relevanten Symptomen ist nach diesen Ergebnissen hoch. Mit der alleinigen pH-Metrie kann der überwiegende Anteil dieser GÖR nicht erkannt werden. Ihr Einsatz erweist sich daher auch bei Schlafplatzuntersuchungen zur Diagnostik vermutlich GÖR-bedingter Symptomkomplexe als unzureichend.

Die pH-unabhängige IMP bietet sich bei dieser diagnostischen Fragestellung dagegen im besonderen Maße an.

Literatur

1. Silny J (1991) Intraluminal multiple electric impedance procedure for measurement of gastrointestinal motility. J Gastrointest Mot 3: 151–162
2. Silny J, Knigge KP, Fass J, Rau G, Schumpelick V. Verification of the intraluminal multiple electrical impedance measurement for the recording of gastrointestinal motility. J Gastrointest Mot 1993; 5: 107–122
3. Skopnik H, Silny J, Heiber O, Schulz J, Rau G, Heimann G (1996) Gastroesophageal reflux in infants: Evaluation of a new intraluminal impedance technique. J Pediatr Gastroenterol Nutr (in press)
4. Vandenplas Y, Ed (1992) Oesophageal pH monitoring for gastro-oesophageal reflux in infants and children. Wiley & Sons, Chichester, New York, Brisbane, Toronto, Singapore

Neue Aspekte in der Behandlung
der nekrotisierenden Enterokolitis des Säuglings

W. Brands

Die Pathogenese der nekrotisierenden Enterokolitis (NEC) ist trotz intensivster Forschung weiterhin nicht geklärt. Alle epidemiologischen Studien weisen aber als einzigen gemeinsamen Risikofaktor die Frühgeburtlichkeit bzw. die Unreife des Neugeborenen aus. Zwei wesentliche Aspekte scheinen dabei an Bedeutung zu gewinnen, unabhängig von den allgemein als Auslöser in Frage kommenden ursächlichen Ereignissen.

1. Eine perinatale Schädigung der Darmwand mit
2. einer intestinalen Infektion.

Die perinatale Schädigung entwickelt sich über einen reduzierten Blutfluß im Splanchnikusgebiet, z.B. durch eine Asphyxie unter der Geburt. Auch andere Ursachen können die Durchblutungsverhältnisse im Darm negativ beeinflussen (u.a. Gefäßspasmen bei Umbilikalkathetern, ein persistierender offener Ductus arteriosus Botalli, das Hyaline-Membransyndrom, ein Kokainabusus der Mutter und andere hypoxische Ereignisse, wie z.B. unter einer Austauschtransfusion). Durch die intestinale Minderdurchblutung mit Schädigung der Darmmukosa kommt es zum Eindringen von Bakterien in die Darmwandung. Diese Bakterieninvasion kann bis hin zur transmuralen Nekrose und Peritonitis führen [27].

In den 70er und 80er Jahren wurde diese Theorie in Frage gestellt, insbesondere, da Kontrollstudien zeigen konnten, daß bei identischen perinatalen Ereignissen und vergleichbarem Patientengut sich genauso häufig keine NEC entwickelte. Bei Kokainabusus der Mutter ist jedoch ein Bezug zur NEC gegeben [7]. Kokain wirkt als Aminoalkohol, welcher kardiovaskulär greift und einen Einfluß auf die zirkulierenden Katecholamine besitzt. Kokain verhindert die Wiederaufnahme der Neurotransmitter Epinephrin und Serotonin durch Rezeptoren an den Nervenendigungen, wodurch die Wirkung dieser vasoaktiven Amine in der Nähe des Rezeptors des Effektororgans verlängert wird. Dies bedeutet, daß eine generalisierte Vasokonstriktion zu beobachten ist und somit eine kokaininduzierte gastrointestinale Ischämie in Gang gesetzt wird.

Aufgrund neuerer klinischer und experimenteller Studien sind jedoch 2 entscheidende pathogenetische Faktoren hervorzuheben:

1. Es muß ein aggressives Agens (Bakterien) vorhanden sein, welches
2. in einem geschwächten bzw. vorgeschädigten Wirtsorgan (Darm des unreifen Neu- bzw. Frühgeborenen) angreifen kann.

M. Kist et al. (Hrsg.) Ökosystem Darm VII
© Springer-Verlag Berlin Heidelberg 1996

Folgende Tatsachen belegen diese Aussage:

1. Die NEC tritt in Episoden auf, sozusagen in epidemischen Wellen, wobei andererseits aber durch Einführung von Infektionskontrollmaßnahmen Epidemien verhindert werden können [40, 9].
2. Bei entsprechender Keimzahl kann der Keim identifiziert und isoliert werden, d.h. es müssen regelmäßig bakteriologische Abstriche nicht nur vom Patienten, sondern auch vom Pflegepersonal genommen werden [17].
3. Die NEC entwickelt sich erst ab dem 6. bis 10. Tage postnatal, d.h. zu diesem Zeitpunkt ist in der Regel der Gastrointestinaltrakt mit Keimen bereits voll besiedelt und im Normalfall die Restitution eines primär perinatal vorgeschädigten Darms in der Regel erfolgt [23, 25].
4. Die orale Gabe von hohen Dosen von Vitamin E führt bei unreifen Neugeborenen zu einem Anstieg der NEC-Häufigkeit, da Vitamin E bei der intrazellulären Abtötung von Bakterien mit den weißen Blutzellen interferieren kann [21], obwohl andererseits Vitamin E ein starker Radikalfänger ist.
5. NEC-vergleichbare Krankheitsbilder treten bei vorgeschädigtem Darm im Rahmen einer Clostridium-Infektion auf [28].
6. NEC-ähnliche Darmwandnekrosen können experimentell nach Gabe von Endotoxin reproduziert werden. Der Endotoxineffekt wird vermittelt durch die Freisetzung von Plättchen aktivierendem Faktor (PAF) und Tumornekrosefaktor (TNF) [6]. Klinisch sind die PAF-, TNF- und Interleukin (IL)-6-Werte im Serum bei unreifen Babys mit NEC deutlich erhöht [6, 16].
7. Eine Sepsis durch Endotoxine tritt in 49–80 % bei NEC-Patienten auf [42].
8. Die Pneumatosis intestinii, meist radiologisch nachgewiesen, enthält ein Gasgemisch mit 30 % Wasserstoff. Dieses Gemisch bildet sich ausschließlich durch den Metabolismus der Bakterien [10].

Die durch Bakterien induzierte Darmwandzerstörung mit nachfolgender Sepsis entwickelt sich wesentlich foudroyanter bei bereits geschädigtem Darm, zusätzlich begünstigt durch das unreife intramurale Immunsystem. In der Regel stellt die Darmwandbarriere ein komplexes Abwehrsystem dar, welches das Eindringen von pathogenen Keimen in den Gesamtorganismus verhindert [20, 46]. Die Darmwandbarriere des Frühgeborenen ist jedoch bei physiologischer und immunologischer Unreife wesentlich leichter zu überwinden, d.h. eine Bakterientranslokation ist möglich. Weiterhin sind Magensäure und Pepsinsekretion noch nicht ausreichend und der Normalwert nicht vor der 4. Lebenswoche erreicht [19]. Weiterhin besteht durchweg bei allen Säuglingen eine relative Pankreasinsuffizienz mit entsprechend niedrigen Enzymwerten während des 1. Lebensjahres [29, 41]. Hinzu kommt, daß die noch unreifen Becherzellen nur geringe Schleimmengen sezernieren. Die Mukosazellen selbst sind noch unterentwickelt und nehmen nur unzureichend Nährstoffe auf, um eine optimale Zellfunktion zu gewährleisten. Eine koordinierte Darmperistaltik wird erst im letzten Schwangerschaftsabschnitt beobachtet, wobei sogar bis zum 8. Schwangerschaftsmonat die Peristaltik noch nicht voll koordiniert und entwickelt ist [48].

Protektive Immunglobuline, besonders das IgA, fehlen im unreifen Darm. Bei fehlender Muttermilchernährung ist die primär schon kleine Menge von sekretorischem IgA sowie der ebenfalls im Darm assoziierten IgG- und IgM-Immunglobuline noch verringert [8]. Somit fehlen weitere wichtige Muttermilchkomponenten, u. a. Oligosaccharide, Laktoferrin, Lysozyme, der epidermale Wachstumsfaktor (EGF) sowie immunkompetente Zellen [14, 35, 45].

Klinisch ist die vorgeschädigte Darmwandbarriere eine der wesentlichsten prädisponierenden Faktoren bei der Entstehung der NEC. Diese Aussage wird durch weitere Tatsachen gestützt:

1. Wird ein Frühgeborenes mit Formelnahrung gefüttert, entstehen spontan Endotoxine, und es kommt zum Anstieg des plättchenaktivierenden Faktors (PAF) [32, 43].
2. Die Gabe von Kortikosteroiden Hochrisikoschwangerschaften reduziert die Häufigkeit der NEC, wobei man annehmen muß, daß die Reifung der Mukosazellen verbessert und somit die Institution der darmspezifischen Abwehrmechanismen rascher vonstatten geht [2].
3. Die Gabe von Muttermilch verhindert im Experiment die NEC [1, 30].
4. Der formelernährte Säugling entwickelt 6mal häufiger eine NEC verglichen mit ausschließlich gestillten Kindern [1, 11, 22, 33, 38].
5. In einer randomisierten klinischen Studie wurde die NEC bei 88 Patienten verhindert, wenn ihnen oral IgA bzw. IgG gefüttert wurden, während in 6 Fällen vergleichbarer Kontrollen eine fortschreitende NEC beobachtet werden konnte.

Der fast immer gleichförmige Ablauf der NEC läßt somit eine einheitliche Pathogenese annehmen: Wird ein Frühgeborenes auf die Intensivstation gebracht, meist zur Behandlung einer Ateminsuffizienz, ist dieser Patient immer einer pathogenen nosokomialen Keimflora ausgesetzt.

Breitspektrumantibiotika, welche routinemäßig eingesetzt werden, eliminieren die anaeroben Keime, welche normalerweise ein Eindringen potenter pathogener gramnegativer Keime verhindern können. Statt der Muttermilch wird künstliche Nahrung gefüttert, welche dann wiederum das pathologische Bakterienwachstum fördert. Die reduzierte Darmperistaltik und die zunehmende Wanddistension erlauben die weitere pathologische Keimbesiedelung [12]. Abhängig von der Quantität und Virulenz der Mikroorganismen und des Mukosaschadens durchbrechen nun die Bakterien die Mukosaschicht entweder durch transmuköse Passage oder durch weitere Invasion und Zellabbau zwischen den Zellschichten. Bei Defiziten spezifischer und unspezifischer Immunabwehrmechanismen (diese bestehen beim reifen Neugeborenen nicht), ist die Bakterienzerstörung ineffektiv letztlich infolge der Masse eingedrungener Mikroorganismen. Die sekundär einsetzende Entzündungskaskade mit Freisetzung von zellulären Mediatoren (insbesondere bei Verletzung der Zellstrukturen) schädigt in zunehmendem Maße die Mukosazellen, so daß es zur Bakterientranslokation [5] kommt bei weiter fortschreitender Darmwandnekrose.

Unter Berücksichtigung der oben genannten pathogenetisch-ätiologischen Faktoren ergeben sich mehrere therapeutische Ansätze [4], die bei frühzeitigem Einsatz eine Verbesserung der Ergebnisse erwarten lassen, insbesondere im Hinblick auf ein drohendes Kurzdarmsyndrom.

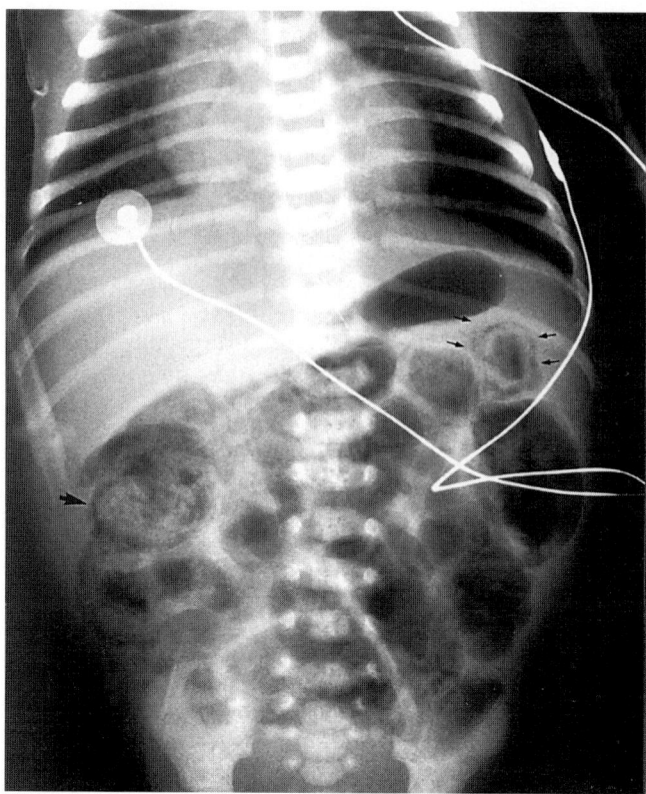

Abb. 1. Fortgeschrittene NEC bei einem 6 Tage alten Säugling

Konservative Behandlung

Liegt noch keine Darmnekrose oder Perforation vor, gelegentlich jedoch mit einer bereits nachweisbaren Pneumatosis intestini (s. Abb. 1), wird der Magen-Darmtrakt durch eine Magensonde dekomprimiert, Hypoglykämie und Elektrolytentgleisungen werden korrigiert und eine breite antibiotische Therapie begonnen. Früher wurden Penizilline und Aminoglykoside und/oder zusätzlich Präparate gegen Anaerobier appliziert. Aufgrund neuerer Berichte von Patienten mit positiven Blut- [34] und Stuhlkulturen [44] mit koagulasenegativen Staphylokokken wird mit einer Kombination von Vancomycin und Gentamycin und/oder Vancomycin mit Cephalosporinen der 3. Generation behandelt.

Diese primär breite Abdeckung wird durch weitere Keimanzüchtung aus verschiedenen Körperlokalisationen in ihrer Wirksamkeit ständig überprüft und auch entsprechend geändert. Dies ist umso wichtiger, da die systemische Anwendung der Antibiotika lokal im Darm infolge der verminderten Durchblutung nicht mehr sehr effektiv sein kann. So kann der Versuch unternommen werden, lokal intraluminal durch einen mikrobiellen Antagonismus die Überwucherung durch pathogene Keime in der Darmwand in statu nascendi zu verhindern. Hierzu wird der apathogene Hefekeim Saccharomyces boulardii eingesetzt (s. Abb. 2) [9, 13, 47].

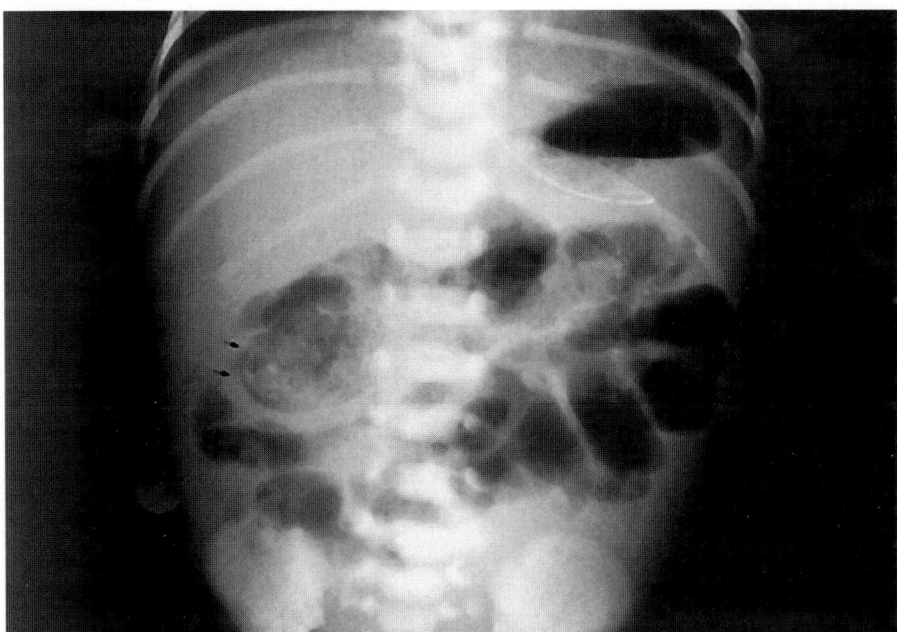

Abb. 2. Rückläufiger Befund nach intensiv konservativer Therapie und oral-/rektaler Spülbehandlung mit Saccharomyces boulardii (nach 48 h)

Eine rektale bzw. orale Spülbehandlung ist sicherlich – auch bei der Gefahr einer Darmperforation – risikolos durchführbar, intraabdominelle Instillationen der Hefelösungen haben zu keinen entscheidenden Komplikationen im Tierversuch oder in der Klinik geführt.

Gerade bei fortschreitender Hypoxämie mit sekundärer Zellzerstörung kommt durch die im Rahmen der Entzündungsreaktion anfallenden Sauerstoffradikale ein zusätzlicher zytotoxischer Effekt hinzu [37], wobei durch die Lipidperoxidation in der Zellmembran diese selbst und damit auch die Zellintegrität zerstört wird. Somit liegt auch hier ein Ansatzpunkt, Enzyme bzw. Substanzen zu finden, die effektiv die Wirkung der Sauerstoffradikale reduzieren bzw. die Elimination derselben induzieren können [31, 49]. Bei dem genannten Reperfusionsschaden des Darms ist das körpereigene antioxidative Schutzsystem überlastet. Die Mikrozirkulation kommt zum Erliegen. Hier können zur Entgiftung 3 oxidative Schutzsysteme greifen:

1. Das enzymatische Schutzsystem, insbesondere die zinkabhängige Superoxid-Dismutase [26], die selenabhängige Glutathionperoxidase und die eisenabhängige Katalase,
2. das hydrophile, nichtenzymatische Schutzsystem Selen [50] und
3. das lipophile, auch nichtenzymatische Schutzsystem Vitamin E, Beta-Karotin und Vitamin A [36].

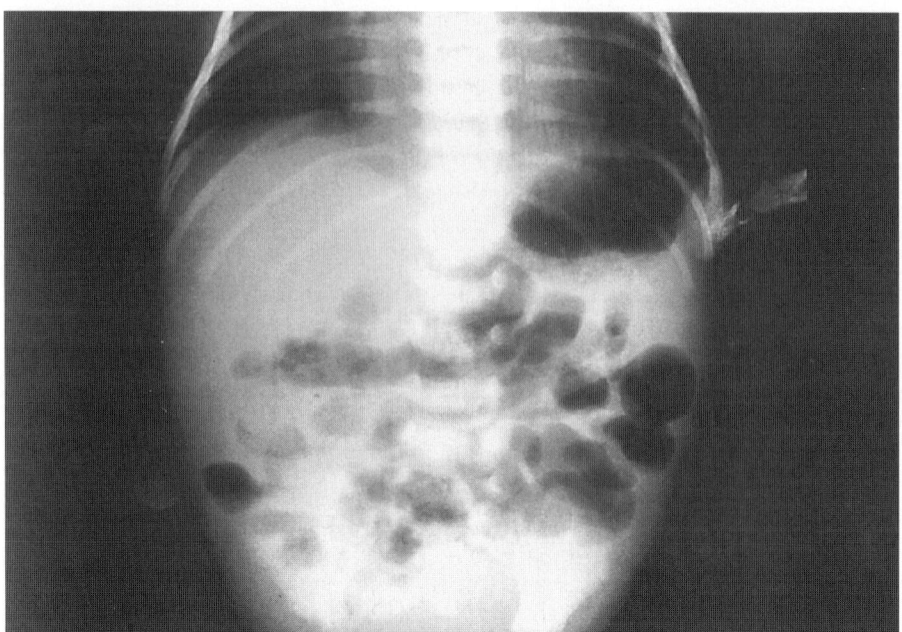

Abb. 3. Befundnormalisierung 72 h nach Therapiebeginn

Die Prostaglandine als Arachidonsäure-Abkömmlinge wirken durch das Enzym Prostaglandinsynthetase und sind somit als ungesättigte Fettsäuren am Aufbau verschiedenster Verbindungen beteiligt. Das spezifische Prostaglandin E1 (PGE1) ist ein starker Gefäßdilatator, besonders im Splanchnikus-Gebiet, insbesondere wird die Zunahme des Blutflusses im Bereich der Arteria mesenterica superior beeinflußt (direkt zytoprotektiver Effekt der Prostaglandine am Darm?).

Orale Immunglobulin-Präparationen, insbesondere sIgA und IgG können bei sehr niedriggewichtigen Neugeborenen die Erkrankungshäufigkeit eindeutig reduzieren [8].

Ist die Diagnose einer NEC gestellt, wird neben einer subtilen klinischen Überwachung das Abdomen alle 6 bis 8 h kontrolliert, ebenso erfolgt die Kontrolle der Thrombozyten, des Blutbildes und der Blutgase. Über ein Darmrohr und die liegende Magensonde werden neben den entlastenden Maßnahmen vorsichtig Spülungen mit einer Suspension von Saccharomyces boulardii in warmer Ringerlösung durchgeführt.

Liegt nur der Verdacht auf eine NEC vor, so zeigt sich innerhalb von 48 bis 72 h eine konsekutive Besserung der Befunde. Nach 72 h kann bei weiter abnehmender Darmdistension ohne Erbrechen die nasogastrale Sonde entfernt und eine geringe Menge einer verdünnten künstlichen Nahrung angeboten werden (s. Abb. 3).

Die Antibiotikatherapie wird jedoch noch einige Tage weiter fortgesetzt. Nach der ersten Fütterung sollte der Stuhl auf reduzierende Substanzen und okkultes Blut untersucht werden. Bei eindeutigem Befund einer NEC muß der orale Nahrungsaufbau wieder eingestellt werden. Bereits zu diesem Zeitpunkt könnte es zur Überlastung der körpereigenen antioxidativen Schutzsysteme kommen, so daß hier die erwähnten Substanzen zur Unterstützung dieser Antioxidativa zur Anwendung kommen sollten.

Ist die NEC gesichert, wird der Magen-Darmtrakt durch eine Sondenbehandlung entlastet und die Antibiotikatherapie für weitere 2 Wochen fortgeführt. Nach unauffälligem Verlauf werden geringe Mengen einer verdünnten Nahrung angeboten, wobei die abdominale Situation ständig überprüft werden muß. Die Fütterungen werden dann über eine Periode von 7 bis 10 Tagen fortgesetzt, wobei die Nahrungsmengen gering gehalten werden müssen (Cave – zu große Volumina!).

Die Indikation zur Operation ist das Pneumoperitoneum, der klinische Verfall, die Rötung der Bauchdecken und der entzündliche tastbare Tumor sowie fixierte aufgeweitete Darmschlingen, wobei die Punktion des Abdomens die Perforation bestätigen kann. In der Regel ist die Operation ebenfalls indiziert, wenn radiologisch Luft in der Pfortader nachgewiesen werden kann. In dieser Phase muß primär der Patient stabilisiert werden, d. h. stabile Kreislaufverhältnisse und Korrektur der Atmungs- bzw. Ventilationsparameter unter Vermeidung einer Hypoxämie. Die Urinausscheidung von 1,5–2 ml/kg/Stunde ist ebenfalls anzustreben. Ist eine Normalisierung der Kreislaufverhältnisse, insbesondere des Blutdruckes, innerhalb von 1 bis 2 h nicht erreicht, so ist die Operation unumgänglich, wobei alternativ eine peritoneale Drainage der Operation vorausgehen kann.

Postoperativ ist die intravenöse Gabe von Gammaglobulinen nützlich, da in einigen Fällen (bei sehr niedriggewichtigen Kindern) postoperativ die NEC nochmals mit den Zeichen der generalisierten Sepsis aufflammen kann.

Bei der Operation zu beachten ist:

1. Resektion nur von vollständig nekrotischen Darmanteilen.
2. Versuch der Erhaltung der Ileocoecalklappe.
3. Bei geschädigtem Darm Vorschaltung eines Stomas unter Belassung des entsprechenden Darmabschnittes.
4. Vorsichtige intraoperative Spülung der gefährdeten Darmanteile mit einer Suspension von Saccharomyces boulardii.

Durch die unterschiedliche Lokalisation der NEC wird der Verschluß des Stomas unterschiedlich gehandhabt. Bei Kindern, die unter enteraler Ernährung gut gedeihen, wird das Stoma nach 8 Wochen verschlossen. Bei sehr proximalen Stomata, welche meist eine totale parenterale Ernährung notwendig machen und mit Flüssigkeits- und Elektrolytproblemen einhergehen, sollte der Verschluß frühzeitig erfolgen, in der Regel nach 4 bis 6 Wochen. Vor dem Verschluß des Stomas sollte jedoch eine Kontrastmitteldarstellung des distalen Darms durchgeführt werden, um Strikturen oder Stenosen auszuschließen. Obwohl Stenosen häufiger bei konservativ behandelten NEC-Kindern vorkommen (s. Abb. 4), sind die Strikturen bei operierten Kindern meist nur distal vom Stoma zu finden (70 % im Kolon). Das terminale Ileum ist nur in 15 % der Fälle betroffen. Ist eine Striktur nachgewiesen, wird sie reseziert, das Stoma verschlossen und die Darmkontinuität wieder hergestellt.

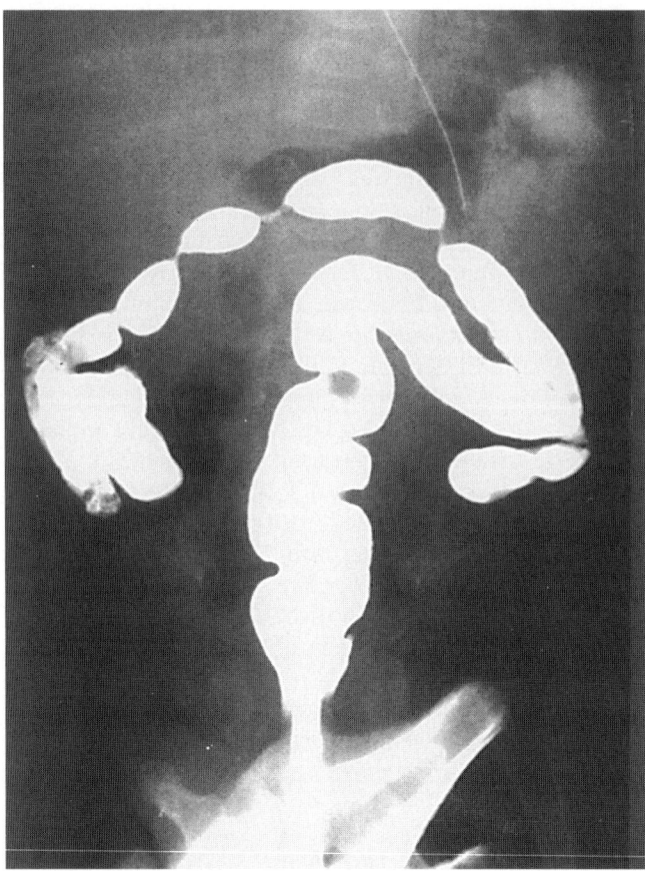

Abb. 4. Multiple Kolonstenosen 8 Wochen nach konservativ ausgeheilter NEC

Aufgrund Frühdiagnose und Verbesserung der Hämatostase ist die Überlebensrate der NEC-Patienten erheblich gestiegen. Nach Grosfeld [15] sank die NEC-assoziierte Mortalitätsrate im Zeitraum von 1972 bis 1982 von 42 % auf 18 % für die Jahre 1983 bis 1990. Die Überlebensrate bei konservativ behandelten NEC-Fällen steigt von 68 % auf 98 % und die der operierten Kinder von 51 % auf 75 %. Bei Totalnekrosen des Darmes ist die Mortalitätsrate weiterhin bei unreifen Neugeborenen bei 52 %, bei Frühgeborenen sogar bei 93 %. Ohne Totalnekrose des Darmes erreicht man bei allen chirurgisch behandelten Patienten 95 %ige Überlebensraten.

Insgesamt sind die Überlebensraten jedoch nur dadurch zu verbessern, daß frühzeitige Diagnostik und eine maximale Therapie rasch erfolgen, insbesondere, um ein Fortschreiten der NEC in Richtung einer Totalnekrose des Darmes zu verhindern.

Schließlich wird die Aktivierung antioxidativer Schutzsysteme zusammen mit antientzündlichen Substanzen und Immunglobulinen die Ergebnisse verbessern, wobei hier auch den lokal in das Darmlumen applizierten antagonisierenden Mikroben eine wesentliche Bedeutung zukommt.

Literatur

1. Barlow B, Santulli TV, Heird WC et al. (1974) An experimental study of neonatal entero-colitis – The importance of breast milk. J Pediatr Surg 9: 587–595
2. Bauer CR, Morrison JC, Poole WK et al. (1984) A decreased incidence of necrotizing en-terocolitis after prenatal glucorcorticoid therapy. Pediatr 73: 682–686
3. Book LS, Overall JC, Herbst JJ et al. (1977) Clustering of necrotizing enterocolitis: Interrup-tuon by infection-control methods. N Engl J Med 297: 984–986
4. Bruchelt G (1995) Klinische Bedeutung reaktiver Sauerstoffverbindungen. Immun Infekt 23: 174–178
5. Canarelli JP, Richard S, Dupont C et al. (1996) Bacterial translocation, intestinal morphology and enzyme activities after ileal ischemia in newborn piglets. Pediatr Surg Int 11: 453–455
6. Caplan MS, Sun X-M, Hsueh W et al. (1990) Role of platelet activating factor and tumor necrosis factor-alpha in neonatal necrotizing enterocolitis. J Pediatr 116: 960–964
7. Downing GJ, Horner SR, Kilbride HW et al. (1991) Characteristics of perinatal cocaine-ex-posed infants with necrotizing enterocolitis. Am J Dis Child 145: 26–27
8. Eibl MM, Wolf HM, Fürnkranz H et al. (1988) Prevention of necrotizing enterocolitis in low-birth-weight infants by IgA-IgG-feeding. N Engl J Med 319: 1–7
9. Elmer GW, McFarland LV (1987) Supression by Saccharomyces boulardii of toxigenic clostridum difficile overgrowth after Vancomycin treatment in hamsters. Antimicrob Agents Chemother 31: 129–131
10. Engel RR, Virnig NL, Hunt CE et al. (1973) Origin of mural gas in necrotizing enterocolitis. Pediatr Res 7: 292
11. Feigenberg Z, Levavi H, Abramovici A (1993)Effect of a hyperosmolar solution on the small intestine of newborn rats: irreversible damage and overgrowth of bacteria. Pediatr Surg Int 8: 488–490
12. Garstin WIH, Kenny BD et al. (1987) The role of intraluminal tension and pH in the development of necrotizing enterocolitis: An animal model. J Ped Surg 22: 205–207
13. Gedek B, Amselgruber W (1990) Zur Eliminierung von enteropathogenen E. coli-Keimen und Salmonellen aus dem Darm durch Saccharomyces boulardii. In: Ottenjann R, Müller J (Hrsg.) Ökosystem Darm II. Springer Verlag 180–185
14. Goldmann AS, Thorpe LW, Goldblum RM et al. (1986) Antiinflammatory properties of human milk. Acta Pediatr Scand 75: 689–695
15. Grosfeld JL, Cheu H, Schlatter M et al. (1991) Changing trends in necrotizing enterocolitis (NEC): Experience with 302 cases in two decades. Ann Surg 214: 300–306
16. Harris MC, Costarino AT Jr, Sullivan JS et al. (1994): Cytokine elevations in critically ill infants with sepsis and necrotizing enterocolitis. J Pediatr 124: 105–111
17. Healthy People 2000 (1991) National Health Promotion and Disease Prevention Objective. DHSS Publication (PHS) # 21-59212: 365
18. Hill HR (1991) The role of intravenous immunoglobulin in the treatment and prevention of neonatal bacterial infection. Semin Perinatol 15: 41–46
19. Hyman PE, Clarke DD, Everett SL et al. (1985) Gastric acid secretory function in preterm infants. J Pediatr 106: 467–471
20. Israel EJ, Walker WA (1988) Host defense development in gut and related disorders. Pe-diatr Clin North Am 35: 1–15
21. Johnson L, Brown F, Abbasi S et al. (1985) Relationship of prolonged pharmacologic serum levels of Vitamin E to incidence of sepsis and necrotizing enterocolitis in infants with birth weight 1500 grams or less. Pediatrics 75: 619–633
22. Jucas A, Cole TJ (1990) Breast milk and neonatal necrotizing enterocolitis.Lancet 336: 1519–1523
23. Kliegman RM, Walsh MC (1987) Neonatal necrotizing enterocolitis: Pathogenesis, classifi-cation, and spectrum of illness. Curr Probl Pediatr 17: 213–288
24. Kliegman RM, Clapp DW (1991) Rational principles for immunoglobulin prophylaxis and therapy of neonatal infections. Clin Perinatol 18: 303–323
25. Kosloske AM, Musemeche CA (1989) Necrotizing enterocolitis of the neonate. Clin Perina-tol 16: 97–111

26. Kruse-Jarres JD (1989) The significance of Zinc for humoral and cellular immunity. J Trace Elem Electrolytes Health Dis 3: 1–8
27. Langer JC, Sohal SS, Blennerhasset P (1995) Mucosal permeability after subclinical intestinal ischemia-reperfusion injury: An exploration of possible mechanism. J Ped Surg 30: 568–572
28. Lawrence G, Bates J, Gaul A (1982) Pathogenesis of neonatal necrotizing enterocolitis. Lancet 72: 317–321
29. Lebenthal E, Lee PC (1980) Glucoamylase and disaccharidase activities in normal subjects and in patients with mucosal injury of the small intestine. J Pediatr 97: 389–393
30. deLemos RA, Rogers JH, McLaughlin GW (1974) Experimental production of necrotizing enterocolitis in newborn goats. Pediatr Res 8: 380
31. Liao X, She Y, Shi Ch, Zang Z, Li M (1994) Comparative analysis of adenosine triphosphate-magnesium chloride and allopurinol following small-bowel ischemia. Pediatr Surg Int 9: 106–108
32. MacKendrik W, Hill N, Hsueh W et al. (1993) Increase in plasma platelet-activating factor levels in enterally fed preterm infants. Biol Neonate 64: 89–95
33. Mizrahi A, Barlow B, Berdon W et al. (1965) Necrotizing enterocolitis in premature infants. J Pediatr 66: 697–706
34. Molli DL, Tepas JJ, Talbert JL (1988) The role of coagulase-negative staphylococcus in neonatal necrotizing enterocolitis. J Pediatr Surg 23: 60–63
35. Ogra SS, Weintraub D, Ogra PL (1977) Immunologic aspects of human colostrum and milks, III: Fate and absorption of cellular and soluble components in the gastrointestinal tract of the newborn. J Immunol 119: 245–248
36. Okur H, Kazez A (1995) Hypoxia induced necrotizing enterocolitis in the immature rat: the role of lipid peroxidation and management by Vitamin E. J Ped Surg 30: 1416–1419
37. Parks DA, Burlkley GB, Granger DN (1983) Role of oxygen-derived free radicals in digestive tract diseseas. Surg 94: 415–422
38. Pitt J, Barlow B, Heird WC (1977) Protection against experimental necrotizing enterocolitis by maternal milk. I. Role of milk leukocytes. Pediatr Res 11: 906–909
39. Post S, Meßmer K (1996) Die Rolle des Reperfusionsschadens. Chir 67: 318–323
40. Rotbart HA, Levin MJ (1983) How contagious is necrotizing enterocolitis? Pediatr J Infect Dis 2: 406–413
41. Rubinstein E, Mark Z, Haspel J et al. (1985) Antibacterial activity of the pancreatic fluid. Gastroenterol 88: 927–932
42. Scheifele DR, Olsen EM, Margaret RP (1985) Endotoxinemia and thrombocytopenia during neonatal necrotizing enterocolitis. Am J Clin Pathol 83: 227–229
43. Scheifele DW, Olsen E, Fussel S et al. (1985) Spontaneous endotoxinemia in premature infants: Correlations with oral feeding and bowel dysfunction. J Ped Gastroenterol Nutr 4: 67–74
44. Scheifele DW, Bjornson GL (1988) Delta toxin activity in coagulase-negative staphylococci from the bowels of neonates. J Clin Microbiol 26: 279–282
45. Sheard NF, Walker WA (1988) The role of breast milk in the development of the gastrointestinal tract. Nutr Rev 46: 1–8
46. Sherman PM, Forstner JF, Forstner GG (1989) Mucosal barrier and its defense during the perinatal period, in Lebenthal E (ed): Human Gastrointestinal Development. New York, NY, Raven, pp 687–698
47. Stuwe B, Seifert J (1993) Verminderung der Sauerstoffradikalbildung durch Saccharomyces boulardii. In: Bockemühl J, Zeitz M, Lux G (Hrsg.) Ökosystem Darm IV. Springer Verlag, p 88–89
48. Takita S (1970) Automaticity of the alimentary tract. Observations on the fetal alimentary tract. Nippon Heikatsukin Gakki Zasshi 6: 79–86
49. Udassin R, Vromen A, Seror D, Haskel Y (1996) Pentoxifylline attenuates ischemia/reperfusion injury to the small intestine in the rat. Pediatr Surg Int 11: 329–333
50. Winnefeld K, Schirrmeister W, Thiele R, Sperschneider H, Klinger G (1995) Der Selen- und Antioxidantien-Status bei verschiedenen Krankheitsbildern. Med Klin 90 Suppl I: 7–9

VI. Mukoviszidose – eine interdisziplinäre Herausforderung

(Herausgeber: M. J. Lentze)

Zystische Fibrose – Molekulare Grundlagen, Diagnostik und Therapieansätze

M. J. Lentze

Einleitung

Die Zystische Fibrose (CF) ist die häufigste autosomal rezessive Erbkrankheit in der kaukasischen Rasse, die den Betroffenen mit einer lebenslangen, zum Teil schweren Krankheit belastet, die in der Regel zum vorzeitigen Tode führt. Sie tritt mit einer Häufigkeit von 1:2000 Neugeborenen auf. Die Anzahl der heterozygoten Genträger ist 1:22. Die Zystische Fibrose beruht auf einer Mutation des Chromosoms 7 im Gen für den CFTR (Cystic Fibrosis Transmembrane Conductance Regulator) [1]. Seine physiologische Aufgabe ist die eines Chloridtransporters, der in Abhängigkeit von cAMP reguliert wird [2]. Zusätzlich beeinflußt der CFTR den Natriumtransporter und interferiert mit der Glykosylierung von Epithelzellen [3]. Mutationen des CFTR führen zu einer Dysfunktion dieses Chloridkanals, bei der die Sekretion von Chlorid aus der Zelle hinaus in den meisten exkretorischen Zellen gehemmt ist, so z.B. im Darm, Pankreas, Bronchialsystem, Gallenepithelien und Ductus deferens-Epithelien und damit zu einer erhöhten Natriumaufnahme durch ein vermehrtes Öffnen der Natriumkanäle führt [4, 5]. In der Schweißdrüse ist der CFTR verantwortlich für die Reabsorption von Chlorid aus dem primären Schweiß in den Sammelrohren [4]. Hemmung der Reabsorption bei Mutationen des CFTR führen zu einem erhöhten NaCl-Gehalt des Schweißes und führen so zum salzigen Schweiß der Patienten mit CF. In allen anderen Epithelzellen führt die verminderte Sekretion von Chlorid und Natrium zu einer damit verbundenen verminderten Wassersekretion und zum Eindicken des luminalen Sekretes, der für die zähe Schleimbildung verantwortlich ist [6]. In der Lunge führt dies zu einer verminderten mukoziliaren Clearance, was zur bronchialen Obstruktion und chronischer Infektion mit Pseudomonas aeroginosa führt [7]. Dies wird durch den vermehrten DNA-Verlust der Entzündungszellen und die veränderte Glykosylierung der Epithelzellen getriggert [3]. Im Verlauf der Krankheit führt dies zu einer chronisch obstruktiven Lungenerkrankung mit Entwicklung von Bronchiektasen, chronischen Pneumonien und Lungenfibrose. Die Durchblutung der Lunge ist dann vermindert, was eine pulmonale Hypertonie und ein chronisches Cor pulmonale nach sich zieht. Dies ist die häufigste Todesursache dieser Patienten. Die Organbeteiligung des Gastrointestinaltraktes ist charakterisiert durch ein Mekoniumileus in der Neugeborenenperiode, durch eine in der Regel

M. Kist et al. (Hrsg.) Ökosystem Darm VII
© Springer-Verlag Berlin Heidelberg 1996

vollständige exokrine Pankreasinsuffizienz, biliäre Leberzirrhose und vor allem im Erwachsenenalter durch einen Diabetes mellitus [8-10].

Die konservative Therapie des CF besteht in der Gabe von Antibiotika gegen die schwere Lungeninfektion, kombiniert mit Inhalationen und Physiotherapie. Die exokrine Pankreasinsuffizienz wird durch die Gabe von mikroverkapselten Pankreasextrakten fast vollständig kompensiert. Der Gallefluß wird durch die orale Gabe von Ursodesoxycholsäure verbessert [11]. Neuere Strategien in der Behandlung der CF bestehen im Versuch den zähen Schleim in den Bronchien zu verflüssigen mit Hilfe von Inhalationen von rekombinanter DNase [12] bzw. von Amilorid [13], um den Natriumeinstrom zu vermindern. Eine kalorienreiche und gleichzeitig fettreiche Ernährung stabilisiert den Gesundheitszustand der Patienten [13].

Diese traditionellen Therapieansätze haben durch ihre konsequenten Anwendungen die Lebensqualität und die Lebenserwartung der betroffenen Patienten wesentlich verbessert. Die Ursache wird jedoch dadurch nicht beseitigt. Daher ist in den letzten Jahren verstärkt an einer somatischen Gentherapie der CF gearbeitet worden mit dem Ziel, durch das Einführen einer normalen Gensequenz des CFTR in bestimmte Zielzellen, den Defekt zu korrigieren und damit dem Patienten eine kurative Behandlung zukommen zu lassen, die mit den jetzigen therapeutischen Möglichkeiten nicht erreicht werden kann.

Molekulare Grundlagen des CFTR und seine Funktion

Das auf dem Chromosom 7 lokalisierte Gen der CF, welches eine Größe von 250 kb hat und 27 Exons aufweist, zeigt in der Mehrzahl der Fälle – in unseren Breiten zu etwa 70 % – eine Punktmutation des Genproduktes an der Stelle 508 des Proteins auf, an der die Aminosäure Phenylalanin deletiert ist (ΔF 508). Neben diesem häufigen Defekt sind mittlerweile über 500 andere Defekte beschrieben [14]. Die Suche nach einer Genotyp-Phänotypkorrelation hält an. Einigkeit besteht darüber, daß der homozygote ΔF 508 CF-Patient mit einer exokrinen Pankreasinsuffizienz behaftet ist, während dies bei anderen Mutationen weniger der Fall zu sein scheint [15]. Andere Organbeteiligungen lassen sich zur Zeit nicht in Ausprägung und Schweregrad einem bestimmten Genotyp gegenüberstellen. Der defekte CFTR bei ΔF 508 wird nach seiner initialen Synthese im endoplasmatischen Retikulum im intrazellulären Kompartiment der Epithelzelle verlangsamt weitertransportiert und schließlich nicht in die Zellmembran eingebaut (s. Abb 1). Dieser Schritt ist temperaturabhängig [16]. Bei Zimmertemperatur funktioniert das posttranslationelle Sorting des CFTR normal. Er wird in die Zellmembran transportiert und eingebaut. Trotz seines Defektes ist die Funktion des CFTR normal. Dagegen wird der CFTR bei 37 °C schnell intrazellulär degradiert und erreicht die apikale Membran nicht. Die dazwischen liegenden Schritte sind zum jetzigen Zeitpunkt nicht bekannt. Die medikamentöse Verhinderung der intrazellulären Degradation wäre neben einer somatischen Gentherapie ein anderer wirkungsvoller Ansatz, die CF zu behandeln.

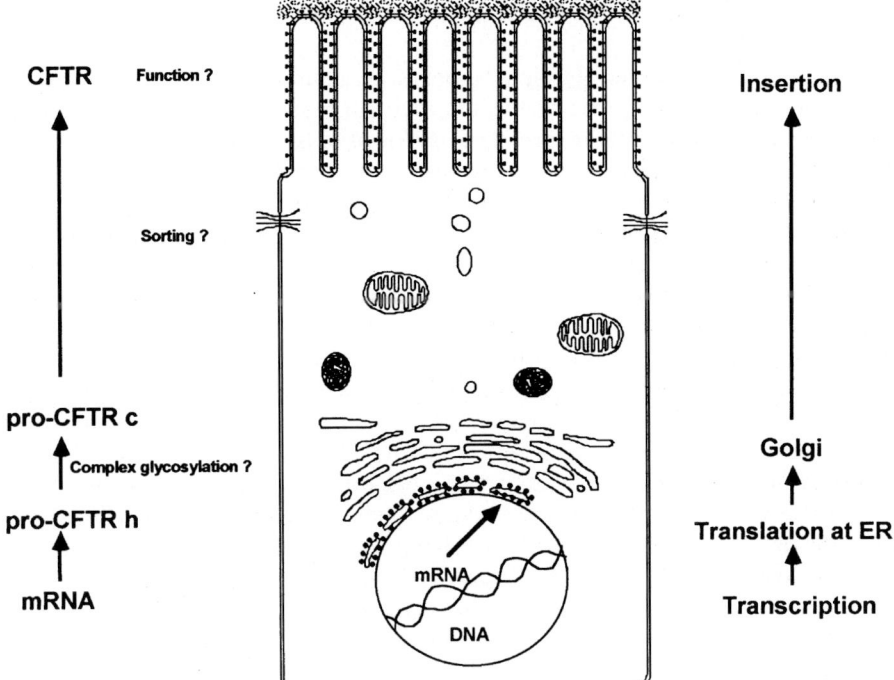

Abb. 1. Biosynthese des CFTR in einer Epithelzelle. Zwischen dem Golgi-Apparat und der Zellmembran wird der defekte CFTR DF508 temperaturabhängig frühzeitig degradiert und erreicht die Membran nicht

Voraussetzung für eine somatische Gentherapie ist die Isolierung der CFTR-Gensequenz und die Genexpression mit einem funktionierenden Genprodukt in Zellkulturen und Tiermodellen. Zu diesem Zweck sind virale und liposomale Transfersysteme angewendet worden, um normal konfigurieten CFTR in kultivierte CF-Zellen zu transfizieren und eine normale Funktion herzustellen.

In Zellkulturen von CF-Zellen wurden verschiedene Transfersysteme eingesetzt, um den Gendefekt zu korrigieren. Hierbei wurden virale und liposomale Vektoren benutzt, die die normal funktionierende CFTR-Gensequenz (cDNA) in Zellinien von CF-Patienten hineingebracht haben und den Defekt korrigierten [17–19]. Hierbei reichte eine Expression von 20 % der CFTR mRNA aus, um die gestörte Funktion des Chloridkanals zu korrigieren [20]. Hilfreich für eine somatische Gentherapie war die Produktion eines geeigneten Tiermodells für die Zystische Fibrose. Hierzu wurden „Knockout-Mäuse" hergestellt, bei denen der natürliche CFTR nicht mehr exprimiert wurde [21–23]. Diese CF-Mäuse wiesen ähnliche Symptome auf, wie die CF beim Menschen und dienen als Ziel-Organismus für eine somatische Gentherapie. Auch konnte eine dem Defekt beim Menschen ähnliche CF-Maus produziert werden, die den ΔF508-Defekt aufweist [24]. Diese CF-Tiermodelle sind der experimentelle Ansatz für eine somatische Gentherapie.

Vektorsysteme für eine Gentherapie der Zystischen Fibrose

Voraussetzung für eine erfolgreiche somatische Gentherapie ist das Einbringen der normalen DNA in die Wirtszelle, die Aufnahme des Transgens in das Genom der Zelle sowie die Langzeitexpression des Transgens in der Wirtszelle mit dem Nachweis, daß das erwünschte Genprodukt – in diesem Fall der CFTR – auch in ausreichender Menge produziert wird. Ungleich dem Tiermodell, bei dem der normale CFTR gar nicht exprimiert wird, kann dies beim Menschen nur bedeuten, daß neben dem defekten Genprodukt auch das „gesunde" Genprodukt exprimiert wird. Damit wird das Transgen in ständiger Konkurrenz zum defekten Gen stehen. Außerdem wird das Transgen nicht an einer erwünschten Stelle in das Wirtsgenom eingebaut, sondern eher nach dem Zufallsprinzip.

Von den bekannten Vektoren, die geeignet sind Wirtzellen zu transfizieren und ein fremdes Gen einzuschleusen, sind Virus-Vektoren die am häufigsten verwendeten. Hierbei muß aber berücksichtigt werden, daß sie – je nach strukturellem Aufbau – nur eine begrenzte Menge von DNA als Vektor transportieren und sie, entsprechend ihrer ursprünglichen Aufgabe, die Wirtszelle infizieren, was eine Kaskade von Ereignissen nach sich ziehen kann, wie die Immunreaktion des Wirtes und eine Mutagenese sowie Zelltoxizität gegenüber den Wirtszellen. Bei den Virusvektoren unterscheidet man solche, die das Transgen in das Genom des Wirtes integrieren und solche, die zwar das Transgen in die Wirtszelle transportieren, es aber nicht in das Zellgenom integriert wird. Im ersten Fall werden somit sich teilende Zellen transfiziert und die Expression des Transgens ist permanent. Im anderen Fall kommt es zu einer zeitlich limitierten Expression des Gens in den Zellen. Eine derartige Gentherapie müßte dann in regelmäßigen Abständen wiederholt werden. Derzeit sind 4 Vektorsyteme für eine somatische Gentherapie vorhanden, die auch am Menschen einsetzbar sind.

Retrovirusvektoren aus für die Replikation defekten murinen Leukämieviren können in sich teilende Zellen eingebracht werden und im Zellkern das Transgen in das Genom integrieren. Die Größe des Gens ist aber auf 10 Kilobasenpaare beschränkt. Dieser Vektor eignet sich gut für in vitro Versuche. Vorteil dieses Systems ist die hohe Infektionsrate und die Permanenz der Genexpression. Nachteil ist eine mögliche Mutagenese und Onkogenität des Vektors [25]. Daher wird sich dieser Vektor in Zukunft eher bei der fetalen Gentherapie bewähren [25].

Adenovirusvektoren sind die gegenwärtig am meisten gebrauchten Vektoren bei der somatischen Gentherapie der CF. Adenoviren infizieren natürlicherweise die Lungen. Sie können große DNA-Stücke transportieren und weisen gleichzeitig hohe Titer auf. Adenovirusvektoren sind defekt für das E1 Gen, welches verantwortlich ist für die Replikation des Virus. Da dieser Vektor nicht in die sich teilenden Lungenstammzellen integriert wird, ist die Expression des transfizierten Gens zeitlich begrenzt. Untersuchungen an verschiedenen Tiermodellen (Ratten und Primaten) haben die Sicherheit eines solchen Vektors zeigen können [27–29]. Wiederholte Gaben von Adenovirusvektoren können zu milden Infektionssymptomen bei Nagern und Primaten führen [27, 29, 30].

Adenoassoziertes Virus (AAV) ist ein Vektor, welcher wie das Adenovirus eine Organotropie für die Lunge aufweist und daher für eine somatische Gentherapie der Zystischen Fibrose in Frage kommt [31]. Dieses Virus wird als Wildtyp preferentiell in eine bestimmte Stelle des Chromosoms 19 eingebaut, die als silent gilt. Dies vermindert das Risiko einer durch das Virus induzierten Mutagenese. Ob das für die Gentherapie veränderte Virus ebenfalls dort das Transgen einbaut, ist unklar. Sicher ist jedoch, daß auch dieser Vektor nur die sich nicht teilenden Zellen infiziert. Die Größe des DNA-Anteils bei diesem Vektor ist begrenzt. Er liegt bei etwa 5 kb. Für den CFTR bedeutet dies, daß nur ein Teil der cDNA mit einem am N-terminalen trunkierten Stück in menschliche CF-Lungen transfiziert werden konnte [32], der aber funktionell intakt war.

Kationische Liposomen-DNA-Komplexe sind nicht virale Vektoren für die Transfektion von größenmäßig unbegrenzten cDNA-Anteilen in Wirtzellen in vivo und in vitro [33–35]. Diese Vektoren integrieren nicht in das Wirtsgenom. Aus diesem Grund sind die Fragen bezüglich der Sicherheit und Gesundheit für den Wirt unbedeutend. Auch sind diese Vektoren untoxisch und führen zu keiner Immunreaktion beim Wirt. Daher sind sie bereits bei verschiedenen somatischen Gentherapien einschließlich der CF angewendet worden [36-38]. Im Tiermodell konnten verschiedene Plasmide in vivo in die Atemwegsepithelien instilliert oder vernebelt werden. Dabei zeigte der tranfizierte CFTR in vivo und in vitro normale Chloridtransportraten, die durch elektrophysiologische Messungen gesichert wurden [36, 39].

Somatische Gentherapie der Zystischen Fibrose

Nachdem die somatische Gentherapie der CF in vitro in verschiedenen Epithelzellsystemen und Gewebkulturen gelungen war, konnten die ersten Phase I-Studien am Menschen begonnen werden. Für diese Therapie wurde jeweils der inhalative Weg der Vektorapplikation vorgezogen. Da die somatische Gentherapie nicht in das regenerative Genom des Keimepithels eingreift, ist sie aus ethischer Sicht sicherlich gerechtfertigt [40]. Daher wurden Protokolle für eine somatische Gentherapie der CF für Adenovirusvektoren, AAV und Liposomen durch die entsprechenden Behörden genehmigt. Die ersten Studien mit einem Adenovirus-CFTR-Vektor wurden mit einer nasalen Inhalation des Vektors an CF-Patienten beschrieben (s. Tabelle 1). Hierbei wurden 3 Patienten 2mal 10^6 bis 6mal 10^7 plaque forming units (PFU) intranasal verabreicht [41]. Alle Patienten wiesen einen Abfall der basalen elektrischen Potentialdifferenz auf und einen Anstieg derselben auf die Gabe von cAMP auf. Die Korrektur der basalen elektrischen Potentialdifferenz blieb über 3 Wochen erhalten, wogegen die Stimulation mit cAMP nur über 10 Tage erhalten blieb. In einer Nachfolgestudie, in der bei gleichem Protokoll wiederholte Gaben des Vektors bei 10 Patienten mit CF verabreicht wurden, konnte festgestellt werden, daß die Korrektur der elektrischen Potentialdifferenz im Verlauf der Verabreichung des Vektors abnahm [42]. Immunologische Reaktionen wurden für diese Abnahme der Wirksamkeit verantwortlich gemacht. In einer ähnliche Studie an 4 Patienten wur-

Tabelle 1. Übersicht über die gegenwärtig durchgeführten Studien zur Gentherapie der zystischen Fibrose

	Patienten	Nase	Lunge	Toxizität	Effektivität Elektr.	Molek. Biol
Zabner (1993) AdV	4	2×10^6–5×10^7		–	+	+
Crystal (1994) AdV	3 1	2×10^5–2×10^7	2×10^7 2×10^9	– ++	(+)	(+)
Caplen (1995) DNA/Liposomen1:5	15	10–300 mg DNA		–	+	(+)
Knowles (1995) AdV	12	2×10–2×10^{10}		+	–	(+)

den neben einer nasalen Gabe auch eine bronchoskopische Instillation des Adenovirus-CFTR-Vektor in einen Hauptbronchus durchgeführt [43]. 3 Patienten zeigten keinerlei Nebenerscheinungen, bei einem Patienten kam es zu einer transitorischen pulmonalen Symptomatik mit Dyspnoe, Fieber, Kopfschmerzen und Tachykardie. Dabei waren pathologische Rasselgeräusche hörbar. Radiologisch fanden sich Infiltrate im rechten Mittel- und Unterlappen. Die Expression des CFTR-Transgens wurde auf mRNA-Ebene im Nasenepithel und im Bronchialepithel nachgewiesen. Eine weitere placebokontrollierte doppelblinde Studie wurde mit Liposomen-Vektoren durchgeführt bei 15 Patienten mit Zystischer Fibrose [36]. Steigende Dosen von DNA wurden in der Verumgruppe verwendet. Dabei sind keinerlei unerwünschte Nebenerscheinungen beobachtet worden. Die nasal bestimmte elektrische Potentialdifferenz wurde normalisiert in der behandelten Gruppe. Untersuchungen der Lungenfunktion liegen bei dieser Studie nicht vor. In einer weiteren Studie wurden ebenfalls Adenovirus-CFTR-Vektoren über die Nase in 12 Patienten mit CF instilliert [44]. Eine Korrektur des Defektes konnte funktionell nicht festgestellt werden. 3 von 4 Patienten, die die höchste Dosis des Vektors erhielten, zeigten entzündliche Reaktionen auf den Adenovirusvektor.

Insgesamt kann die Situation der somatischen Gentherapie der Zystischen Fibrose, soweit es die Atemwege angeht, noch als unbefriedigend angesehen werden, da die Korrektur durch einen Adenovirusvektor nur vorübergehend war und entzündliche Reaktionen bei repetitiver Gabe auftraten. Dies war auch bei der Verabreichung eines Liposomenvektors der Falls. Es bleibt abzuwarten, ob nicht AAV eine bessere Wirkung haben wird, da dieser Vektor am gleichen Ort des Chromosoms 19 eingebaut wird. Ziel muß aber sein, auch die Stammzellen zu erreichen, damit eine dauerhafte Expression des Transgens erreicht werden kann und damit vielleicht eine Heilung bewirkt wird. Hierbei spielt aber auch der Zeitfaktor eine große Rolle. Eine bereits schwer veränderte Lunge mit Fibrose und Bronchiektasen ist ein schlechtes Zielorgan für eine derartige Therapie. Frühzeitige Korrektur bei noch guter anatomischer und funktioneller Funktion dieses Organs ist anzustreben. Daneben werden auch die nicht pul-

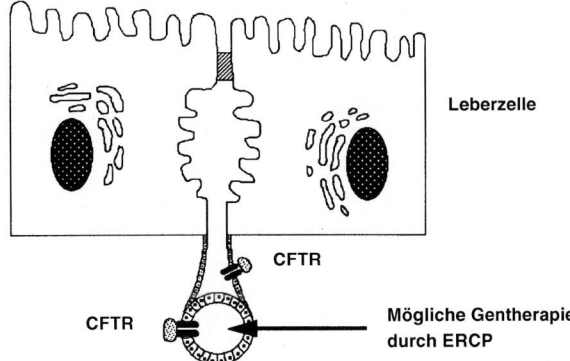

Abb. 2. Mögliche somatische Gentherapie der biliären Leberzirrhose bei CF durch Applikation des Vektors mittel ERCP

monalen Symptome der CF einer derartigen Therapie zugänglich, wie die exokrine Pankreasinsuffizienz und die biliäre Leberzirrhose.

Eine frühzeitige Korrektur in den Pankreasausführungsgängen bzw. im Gallenepithel durch eine mittels ERCP (endoskopische retrograde Zystopankreatikographie) instillierten Vektor kann u. U. die späteren Manifestationen verhindern oder vermindern (s. Abb. 2). Auch ist der Dünndarm und der Dickdarm ein Zielorgan für eine somatische Gentherapie, da ein Viertel der CF-Patienten später unter einem rezidivierenden distalen intestinalen Obstruktionssyndrom leiden. Allerdings muß der oral aufgenommene Vektor auch die unreifen Zellen in den Krypten erreichen, um eine dauerhafte Korrektur zu erreichen.

Seit der Entdeckung des Gen der Zystischen Fibrose hat sich das Verständnis der Pathophysiologie der Erkrankung grundlegend verändert und eröffnet erstmals eine kurative Behandlungsmöglichkeit für diese Erkrankung.

Literatur

1. Riordan JR, Rommens JM, Kerem B. et al. (1989) Identification of the cystic fibrosis gene: cloning and characterization of complemantary DNA. Science 245: 1066–73
2. Bear,CE, Li CH, Kartner N et al. (1992) Purification and functional reconstitution of the cystic fibrosis transmembrane conductanece regulator (CFTR). Cell 68: 809–18
3. Barasch J, Al-Awqati D (1993) Defective acidification of the biosynthetic pathway in cystic fibrosis. J Cell Sci Suppl 17: 229–33
4. Quinton PM (1990) Cystic fibrosis: a disease in electrolyte transport. FASEB J4:2709-17
5. Chinet TC, Fullton JM, Yankaskas JR et al. (1994) Mechanism of sodium hyperabsorption in cultured cystic fibrosis nasal epithelium: a patch clamp study. Am J Physiol 266: C1061–8
6. Boucher RC, Stutts MJ, Knowles MR et al. (1986) Na+ transport in cystic fibrosis respiratory epithelia. Abnormal basal rate and response to adenylate cyclase activation. J Clin Invest 78: 1245–52
7. Shak S, Capon DJ, Hellmis R et al. (1990) Recombinant human DNase I reduces the viscosity of cystic fibrosis. Proc Natl Acad Sci USA 87: 9188–92

8. Figarella, C, Carriere J (1994) The evolution of pancreatic disease in cystic fibrosis. In: Dodge JA, Brock DJ, Widdicombe JH, eds. Cystic fibrosis. 2: 255–75

9. Bye MR, Ewig JM, Quittell LM (1994) Cystic fibrosis. Lung 172: 251–70

10. Colombo C, Petroni ML (1994) Prevention and treatment of liver disease in cystic fibrosis. Current topics 2: 327–42

11. Cotting J, Lentze MJ, Reichen J.Ursodeoxycholic acid therapy improves nutrition and liver function in patients with cystic fibrosis and longstanding cholostasis. Gut 31: 918–921, 1990

12. Hodson ME, Shah PL (1995) DNase trials in cystic fibrosis. Eur Respir J 8: 1786-91

13. Olivier KN, Bennett WD, Hohneker KW et al. (1996) Acute safety and effects on mucociliary clearance of aerosolized uridine 5'-triphosphate +/- amiloride in normal human adults. Am J Respir Crit Care Med 154: 217–23

14. Schwarz MJ, Malone GM, Haworth A et al. (1995) Cystic fibrosis mutation analysis: report from 22 U.K. regional genetics laboratories. Hum Mutat 6: 326–33

15. Kristidis P, Bozon D, Corey M et al. (1992) Genetic determination of exocrine pancreatic function in cystic fibrosis. Am J Hum Genet 50: 1178–84

16. Denning GM, Anderson MP, Amara JF et al. (1992) Processing of mutant cystic fibrosis transmembrane conductance regulator is temperature-sensitive [see comments]. Nature 358: 761-4

17. Gregory RJ, Cheg SH, Rich DP et al. (1990) Expression and characterization of the cystic fibrosis transmembrane conductance regulator. Nature 347: 382-86

18. Drumm ML, Pope HA, Cliff WH, et al. (1990) Correction of the cystic fibrosis defect invitro by retro-virus mediated gene transfer. Cell 62: 1227–33

19. Rich DP, Anderson MP, Gregory RJ et al. (1990) Expression of cystic fibrosis transmembrane conductance regulator corrects defective chloride channel regulation in cystic fibrosis airway epithelial cells. Nature 347: 358–63

20. Trapnell BC, Chu C-S, Paakko PK et al. (1991) Expression of the cystic fibrosis transmembrane conductance regulator gene in the respiratory tract of normal individuals and individuals with cystic fibrosis. Proc Natl Acad Sci USA 88: 6565–9

21. Colledge WH, Ratcliff R, Foster D et al. (1992) Cystic fibrosis mouse with intestinal obstruction. Lancet 340: 680

22. Snouwaert JN, Brigman KK, Latour AM et al. (1992) An animal model for cystic fibrosis made by gene targeting. Science 359: 211–5

23. Dorin JR, Dickinson P, Alton EW et al. (1992) Cystic fibrosis in the mouse by targeted insertional mutagenesis. Nature 359: 211–5

24. Colledge WH, Abella BS, Southern KW et al. (1995) Generation and characterization of a DF508 cystic fibrosis mouse model. Nat Genet 10: 445–52

25. McLachlin JR, Cornetta K, Eglitis MA, Anderson WF (1990) Retroviral-mediated gene transfer. Prog Nucleic Acid Res Mol Biol 38: 91–135

26. Pitt BR, Schwarz MA, Pilewski JM et al. (1995) Retrovirus mediated gene transfer in lungs of living fetal sheep. Gene Ther 2: 344–50

27. Yei S, Mittereder N, Tang K et al. (1994) Adenovirus-mediated gene transfer for cystic fibrosis: quantitative evaluation of repeated in vivo vector administration to the lung. Gene Ther 1:192–200

28. Engelhardt JF, Simon RH, Yang Y et al. (1993) Adenovirus mediated transfer of CFTR to lung of nonhuman primates: biological efficacy study. Hum Gen Ther 4: 759–69

29. Simon RH, Engelhardt JF, Yang Y et al. (1993) Adenovirus mediated transfer of CFTR to lung of nonhuman primates: toxicity study. Hum Gene Ther 4: 771–89,

30. Brody SL, Metzger M, Danel C, Rosenfeld MA, Crystal RG (1994) Acute response of nonhuman primates to airway delivery of an adenovirus vector containing the human cystic fibrosis transmembrane conductance regulator cDNA. Hum Gene Ther 5:821–36

31. Flotte TR (1995) Addition to appendix D of NIH Guidelines regarding a human gene transfer protocol entitled: a phase I study of an adeno-associated virus CFTR gene vector in adult CF patients with mild lung disease. Hum Gene Ther 6: 486–9

32. Flotte TR, Afione SA, Solow R et al. Expression of the cystic fibrosis transmembrane conductance regulator from a novel adeno-associated virus promotor. J Biol Chem 268: 3781–90

33. Felgner JH, Gadek TR, Holm M et al. (1987) Lipofection: a highly efficient, lipid-mediated DNA-cationic liposome complexes used for transfection. Proc Acad Sci USA 84: 7413–17
34. Felgner JH, Kumar R, Sridhar CN et al. (1994) Enhanced gene delivery and mechanism studies with a novel series of cationic lipid formulations. J Biol Chem 269: 2550–61
35. Behr J-P (1994) Gene transfer with synthetic cationic amphiphiles: prospect for gene therapy. Bioconjug Chem 5: 382–9
36. Caplen NJ, Alton EW, Middleton PG et al. (1995) Liposome-mediated CFTR gene transfer to the nasal epithelium of patients with cystic fibrosis. Nat Med 1: 39-46
37. Nabel GJ, Chang AE, Nabel EG et al. (1992) Immunotherapy of malignancy by in vivo gene transfer into tumors. Hum Gene Ther 3: 399–410
38. Nabel GJ, Nabel EG, Yang ZY et al. (1993) Direct gene transfer with DNA-liposome complexes in melanoma: expression, biologic activity and lack of toxicity in humans. Proc Acad Sci USA 90: 11307–11
39. Alton EW, Hay JG, Munro C, Geddes DM (1987) Measurement of nasal potential difference in adult cystic fibrosis, Young's syndrome, and bronchiectasis. Thorax 42: 815–7
40. Clothier CM (1992) Report of the committee on the ethics of gene therapy. HMSO
41. Zabner J, Couture LA, Gregory RJ et al. (1993) Adenovirus-mediated gene transfer transiently corrects the chloride transport defect in nasal epithelia of patients with cystic fibrosis. Cell 75: 207–16
42. Zabner J, Ramsey BW, Meeker DP et al. (1996) Repeat administration of an adenovirus vector encoding cystic fibrosis transmembrane conductance regulator to the nasal epithelium of patients with cystic fibrosis. J Clin Invest 97: 1504–11
43. Wilmot RW, Whitsett JA, Trapnell B et al. (1994) Gene therapy for cystic fibrosis utilizing a replication deficient recombinant adenovirus vector to deliver the human cystic fibrosis transemembrane conductance regulator cDNA to the airways. A phase I study. Hum Gene Ther 5: 1019–57
44. Knowles MR, Hohneker KW, Zhou Z et al. (1995) A controlled study of adenoviral-vector-mediated gene transfer in the nasal epithelium of patients with cystic fibrosis [see comments]. N Engl J Med 333: 823–31

Bronchopulmonale Infektionen bei Mukoviszidose

C. Rieger

Bronchopulmonale Infektionen können über die Entstehung einer chronischen Bronchitis zu Bronchiektasen führen. Die hieraus resultierende, zunächst obstruktive, dann restriktive Ventilationsstörung bestimmt auch heute noch Klinik und Prognose der meisten Patienten mit zystischer Fibrose (CF). Die Prophylaxe solcher Infektionen und ihre Behandlung bestimmen deshalb den überwiegenden Teil therapeutischer Maßnahmen, die auch für den Großteil stationärer Behandlungen verantwortlich sind.

Bakterielle Erreger

Anders als bei Patienten mit angeborenen oder erworbenen Immunmangelkrankheiten ist das Spektrum der Erreger, die bei der Mukoviszidose eine Rolle spielen, sehr eng: Für die erste Infektion ist in der Regel Staphylococcus aureus zuständig; dieser Keim spielt danach während des ganzen Lebens eine wesentliche Rolle. An zweiter Stelle steht Pseudomonas aeruginosa, der den Atemtrakt der CF-Patienten meist während des Schulalters besiedelt. Die gegen diesen Keim gerichtete chronische Abwehrreaktion des Körpers ist für den größten Teil der über die Jahre entstehenden bronchialen Schädigungen verantwortlich. Wie bei anderen Patienten mit Bronchiektasen, so treten auch bei Mukoviszidose immer wieder Infektionen mit Haemophilus influenzae auf, die in der Regel jedoch einfach zu beseitigen sind.

Schwierig zu behandeln ist Burkholderia (ehemals Pseudomonas) cepacea, der meist nosokomial verbreitet wird und in Deutschland glücklicherweise bisher nicht die Bedeutung erlangt hat wie in Nordamerika. Aspergillusbesiedlungen der Atemwege führen bei CF-Patienten nicht zu einer unmittelbaren Gewebeschädigung. Ihre Bedeutung liegt in der gegen diesen Keim gerichteten allergischen Reaktion, die zu Obstruktionen und zu rezidivierenden Atelektasen führt. Hieraus resultiert in dem betroffenen Lungenteil eine weitere Verschlechterung der Sekretdrainage und eine Prädisposition zu Staphylokokken- und Pseudomonasinfektionen in betroffenen Bezirken.

M. Kist et al. (Hrsg.) Ökosystem Darm VII
© Springer-Verlag Berlin Heidelberg 1996

Pseudomonasprophylaxe

Vor allem wegen der großen Bedeutung von Pseudomonasinfektionen wurde in den vergangenen Jahren immer wieder untersucht, wie diese Keime vom einzelnen Patienten aquiriert werden. Über ribosomale Typisierung konnte nachgewiesen werden, daß Pseudomonaskeime sowohl von Patient zu Patient übertragen werden können als auch aus der Umgebung stammen [1]. Dementsprechend sind viele Patienten zurückhaltend mit dem Besuch von Schwimmbädern und fürchten ganz allgemein die Benutzung von sanitären Anlagen, insbesondere Waschbecken und Duschen in Umgebungen, die sie nicht selbst kontrollieren können. Die Übertragung durch Kontakt mit Pseudomonasträgern ist nachgewiesen. Allgemeine Maßnahmen wie die gründliche Reinigung des Inhaliergerätes, das Schließen des Toilettendeckels vor dem Abspülen und die Reduzierung von Pseudomonas in Wasserhähnen durch Öffnen des Wasserhahns am Morgen für mehrere Minuten, ehe das Wassser benutzt wird, sind sinnvoll. Im Meer und in Schwimmbädern dagegen finden sich normalerweise keine Pseudomonaskeime, so daß Schwimmen keinen Beschränkungen unterliegt.

In jedem Fall hängen die Bedingungen, die zu einer Besiedelung führen, mindestens so sehr von Wirtsfaktoren ab wie von äußeren Bedingungen. So konnte eine amerikanische Gruppe zeigen, daß ältere CF-Patienten, die nicht Pseudomonas besiedelt waren, ebenso hohe Antikörperkonzentrationen gegen Pseudomonas hatten wie Patienten mit einer Pseudomonasbesiedelung [6]. Die letztgenannte Gruppe hatte hohe Antikörperkonzentrationen gegen verschiedene Kapselantigene von Pseudomonas, aber nicht gegen das Exomukopolysaccharid. Die nicht besiedelte Gruppe dagegen hatte vorwiegend Antikörper gegen dieses Antigen, welches den wesentlichen Mechanismus der Pseudomonaskeime bildet, um der Immunabwehr des Wirtes zu entgehen. Eine wesentliche Hoffnung und ein Schwerpunkt der CF-Forschung vergangener Jahre war deshalb die Entwicklung einer Vaccine gegen Pseudomonas. Eine Schweizer Gruppe konnte eine Konjungatvaccine gegen O-Polysaccharid Toxin A entwickeln, mit der 26 Patienten immunisiert wurden. Die so Geimpften entwickelten signifikant weniger Pseudomonasinfektionen während der folgenden 4 Jahre im Vergleich zu Kontrollpatienten [5]. Pier et al. waren in der Lage, obsoninisierende Antikörper gegen das mukoide Expolysaccharid bei Patienten mit Mukoviszidose zu entwickeln. Der klinische Effekt dieser Untersuchung ist bisher noch nicht bekannt [7].

Klinik bronchopulmonaler Infektionen

Die klinischen Zeichen einer bronchopulmonalen Infektion sind bei Säuglingen und kleinen Kindern schwierig zu erkennen. Eine mangelnde Gewichtszunahme und vermehrter Husten sind oft die einzigen Hinweise. Im Säuglingsalter findet sich oft eine auskultatorisch erkennbare Obstruktion und Tachypnoe. Schulkinder und ältere CF-Patienten erkennen die Zeichen der Infektion oft selbst, da sich ihr Sputum verfärbt und die Leistungsfähigkeit abnimmt. Objektiv läßt sich eine Infektion in der Regel durch eine Verschlechterung der Lungenfunktion demonstrieren. Die große Mehrzahl bronchopulmonaler Infektionen betrifft nicht das Lungenparenchym, so daß die Röntgendiagnostik zwar hilft, Atelektasen zu erkennen, ein parenchymatöses Infiltrat ist aber die Ausnahme. Laborchemische Veränderungen wie Leukozytose, CRP-Erhöhung und BSG-Beschleunigung finden sich häufig, sind aber Ausdruck bereits ausgeprägter Infektionen. Dies konnte kürzlich in einer Studie verdeutlicht werden, in der mit Hilfe bronchoalveolärer 18 CF-Patienten mit leichter Lungenbeteiligung ohne Zeichen einer aktiven Infektion und mit normaler Lungenfunktion untersucht wurden. Bei all diesen Patienten fanden sich Pseudomonas aeruginosa, Staphylococcus aureus und/oder Haemophilus influenzae [4].

Klinische Parameter sind für die frühzeitige Erfassung einer Infektion somit unzureichend. Dies zeigt auch der Nachweis von spezifischen Antikörpern gegen Pseudomonaskeime noch vor deren Nachweis im Sputum bzw. vor einer durch die Keime bewirkten Verschlechterung der Lungenfunktion.

Prädisponierende Faktoren in der Entstehung einer Infektion

Entscheidend für die Routinebetreuung von CF-Patienten ist die Kenntnis der Faktoren, die eine klinisch signifikante Infektion bewirken können (s. folgende Übersicht). Hier liegen wesentliche Ursachen für plötzliche und bleibende Verschlechterungen, die auch durch aggressive Therapiepläne nicht wieder gutgemacht werden können. Eine wichtige Ursache für eine akute Verschlechterung und oft den Beginn einer negativen Entwicklung ist das Auftreten einer Atelektase. Sie kann sich im Rahmen einer Säuglingsdiarrhö mit Dehydratation ebenso entwickeln wie im Zusammenhang mit medizinischen Maßnahmen, die den Husten beeinflussen:

- Bauchoperationen,
- die Gabe von Opiaten oder Antihistaminika sowie
- eine salzarme „Schonkost".

Faktoren, die die Entstehung bronchopulmonaler Infektionen begünstigen

- Virusinfekte
- Flüssigkeitsmangel
- Hustensedativa
- Antihistaminika
- Salzmangel
- Mangelhafte Drainage
- Operationen
- Depressionen
- Persistierende Atelektasen

Es ist immer wieder überraschend, wie häufig Patienten oder Patienteneltern vergessen, wie wichtig der Zusatz von Salz ist, insbesondere im Sommer oder in wärmeren Klimazonen. Atelektasen machen oft nur geringfügige Symptome, wie eine leichte Beeinträchtigung des Allgemeinbefindens, leichte Temperaturerhöhungen oder etwas vermehrten Husten. Wenn sie übersehen werden, führen sie zur Vereiterung des betreffenden Bronchus mit verheerenden Langzeitwirkungen. Die Öffnung einer Atelektase, konservativ oder wenn nötig bronchoskopisch, ist daher eine der wichtigsten Maßnahmen in der Sorge für eine gute Langzeitprognose.

Ein weiterer ebenso signifikanter wie häufiger prädisponierender Faktor für bakterielle Infektionen sind Virusinfekte der Atemwege. Virusinfekte schädigen das respiratorische Epithel und beeinträchtigen v. a. die Zilienfunktion, die für CF-Patienten besonders wichtig ist.

Virusinfekte stellen daher in jedem Lebensalter eine Indikation für eine prophylaktische orale staphylokokkenwirksame Therapie über wenigstens 14 Tage dar.

Antibiotische Therapie

Ziel der antibiotischen Therapie ist im Idealfall die Eradikation der Infektion. Im Falle von Staphylokokken und Haemophilus influenzae gelingt dies häufig durch eine genügend hochdosierte orale Therapie. Hierbei ist zu bedenken, daß Mukoviszidosepatienten durch die oft lange Gewöhnung an die Antibiotika einen erhöhten Metabolismus für diese Medikamente haben und daher oft sehr hohe Dosen benötigen.

Wenn Pseudomonas aeruginosa erstmals im Sputum entdeckt wird, so stellt dies eine Indikation für eine 14tägige intravenöse Therpie dar, die das Ziel der Eradikation dieses Keimes hat. Eine in manchen Zentren angewandte Alternative ist die orale Verabreichung eines Gyrasehemmers in Kombination mit der Inhalation von Tobramycin. Wenn die vollständige Eradikation nicht gelingt, so kann die Keimzahl zumindest wirksam reduziert werden und damit die Entzündungsreaktion in den Bronchien vermindert werden.

In der Folge wird der Patient regelmäßig intravenös behandelt werden müssen. Die Intervalle dieser Behandlungen sind bisher nicht standardisiert. Einigkeit besteht über die Notwendigkeit einer intravenösen Behandlung bei klinischer Verschlechterung. Die besten Resultate im Hinblick auf Überlebenszeit der Patienten hat jedoch eine dänische Gruppe, die ihre Patienten in Abständen von 4 Monaten regelmäßig über 14 Tage intravenös behandelt [2].

Ebenfalls uneinheitlich wird die Frage der Staphylokokkenprophylaxe behandelt. Bereits Henry Schwachmann, einer der ersten und bekanntesten CF-Spezialisten, behandelte seine Patienten während ihres gesamten Lebens mit täglichen Gaben staphylokokkenwirksamer, oraler Antibiotika. Ein so starres Schema wird derzeit von den wenigsten Zentren durchgeführt. Üblich ist folgendes Vorgehen: Während des ersten Lebensjahres, in dem klinische Kriterien für eine Infektion sehr schwierig zu definieren sind, wird eine Dauerprophylaxe durchgeführt. Danach wird diese Prophylaxe bei solchen Kindern durchgeführt, die unter häufigen, d. h. im Abstand von wenigen Monaten auftretenden Infektionen leiden. Des weiteren wird sie regelmäßig beim Auftreten von Virusinfekten angesetzt und schließlich nach dem Auftreten einer Pseudomonasbesiedelung.

Bei bisher nicht mit Pseudomonas besiedelten Patienten ist eine intravenöse staphylokokkenwirksame Therapie immer dann erforderlich, wenn die orale Behandlung versagt hat. Weitere absolute Indikationen sind eine akute Lungenblutung, eine Pneumonie oder intestinale Probleme. Dieselben Kriterien gelten für die absolute Indikation für eine pseudomonaswirksame intravenöse Therapie bei entsprechendem Keimnachweis. Im Hinblick auf die geringe Wirksamkeit oraler Antibiotika ist bei diesen Patienten eine intravenöse Therapie auch dann angezeigt, wenn vermehrtes und verfärbtes Sputum auftritt, wenn sich die Lungenfunktion verschlechtert hat, der Appetit vermindert ist oder Gewichtsverlust eingetreten ist (s. folgende Übersicht). Für die intravenöse Therapie gilt, daß sie grundsätzlich mit 2 Medikamenten durchgeführt wird, die sowohl pseudomonas- als auch staphylokokkenwirksam sind. Als besonders effektiv hat sich hier ein von Guggenbichler et al. angegebenes Verfahren erwiesen, in dem 2 Antibiotika zeitlich versetzt gegeben werden [3].

Absolute Indikationen für eine intravenöse antibiotische Therapie

• Pneumonie
• Lungenblutung
• Pseudomonasbesiedelung
• Versagen oraler Antibiotika
• Intestinale Probleme
• Schlechter Allgemeinzustand

Für viele Patienten, insbesondere für junge Erwachsene, bedeutet es ein großes Zeitopfer und eine psychische Belastung, für eine intravenöse antibiotische Therapie in einer Klinik aufgenommen zu werden. Aus diesem Grunde sind Möglichkeiten entwickelt worden, eine entsprechende Therapie auch zu Hause durchzuführen. Die häusliche Therapie, die in großem Umfang durchgeführt wird, hat jedoch wesentliche Nachteile: zum einen werden die Antibiotika in möglichst großen Intervallen gegeben, was gegenüber dem von Guggenbichler angegebenen Schema der 4stündlichen Infusion weniger effektiv ist. Zum zweiten ist die begleitende Therapie in der Klinik mit erheblicher Sicherheit zuverlässiger durchzuführen als zu Hause. Sie besteht nicht nur in der psychologischen Unterstützung, sondern auch in der 2mal täglichen krankengymnastischen Betreuung, in der Erleichterung der Medikamentengabe und durch die Hilfe der Krankenschwestern, die Inhalationen vorbereiten, die Geräte versorgen, Enzyme und Ernährung bereitstellen. Auch die Kontrolle des Flüssigkeitshaushaltes ist gerade im Zusammenhang mit akuten Verschlechterungen wichtig. Schließlich kann der Erfolg der Behandlung durch regelmäßige Lungenfunktionsmessungen in der Klinik leichter erfolgen als ambulant. Insofern ist die Heimtherapie ein Kompromiß, der bei jüngeren Patienten nicht eingegangen werden sollte und auch bei älteren Patienten immer nur als Kompromiß angesehen werden sollte (s. folgende Übersicht).

Begleittherapie bei der intravenösen Behandlung bronchialer Infektionen

- Flüssigkeit
- Salz
- Kalorienreiche Ernährung
- Zusätzliche Enzyme
- Inhalationen
- Krankengymnastik
- Psychologische Betreuung

Die inhalative Therapie mit Antibiotika, in aller Regel Tobramycin, wird eingesetzt, wenn eine Pseudomonasbesiedelung aufgetreten ist und durch die erste intravenöse Behandlung nicht erfolgreich beseitigt werden konnte. In manchen Zentren wird sie selbst nach erfolgreicher Keimeradikation als Prophylaxe durchgeführt. Dies geschieht zurecht, da der fehlende Nachweis des Pseudomonas im Sputum die vollständige Eradikation nicht beweist. Eine neue Therapieform ist die Inhalation mit DNAse. Da DNS aus Kerntrümmern wesentlich zur Viskosität des Sputums beiträgt, kann DNAse eine Verminderung der Zähigkeit des Sputums bewirken. Die bisherigen Untersuchungen haben eine Wirksamkeit der DNAse-Inhalation gezeigt. Das Ausmaß der Lungenfunktionsbesserung, d. h. des objektiven Erfolges der Therapie, ist jedoch hinter den Erwartungen zurückgeblieben, so daß sich die sehr teuere Inhalation mit DNAse noch nicht in allen Zentren durchgesetzt hat.

Die Prinzipien der Behandlung bronchopulmonaler Infektionen bei Mukoviszidose haben sich in den letzten 20 Jahren nur wenig geändert. Die entscheidende Besserung in der Lebenserwartung der Patienten ist v. a. eine Folge ihrer Betreuung in CF-Zentren und wahrscheinlich auch die frühere Diagnose und damit die Vermeidung schwerer Komplikationen wie Daueratelektasen oder frühe Bronchiektasenbildung. Ein weiterer wichtiger Faktor ist sicher die bessere Beachtung der Tatsache, daß die psychische Konstitution des Patienten, seine Motivation in der Durchführung der Therapie und seine Fähigkeit, mit der Krankheit umzugehen, entscheidender für die regelmäßige und erfolgreiche Bekämpfung der Krankheit und damit für eine gute Langzeitprognose ist als die Entwicklung der bisher erfolgten Zusatztherapien. Die Betreuung der Mukoviszidosenpatienten im Team, die reibungslose Zusammenarbeit mit den niedergelassenen primär betreuenden Ärzten und die positive und optimistische Einstellung zur Prognose sind daher entscheidende Faktoren für die Therapie bronchopulmonaler Infekte.

Literatur

1. Fischer MC, LiPuma JJ, Dasen SE, Caputo GC, Mortensen JE, McGowanKL, Stull TL (1993) Source of Pseudomonas cepacea: ribotyping of isolates from patients and from the environment. J Pediatr 123 (5): 745–747
2. Frederiksen B, Lanng S, Koch C, Hoiby N (1996) Improved Survival in the Danish Center Treated Cystic Fibrosis Patients: Results of Aggressive Treatment. Ped Pulm 21: 153–158

3. Guggenbichler JP, Allerberger F, Dierich MP, Schmitzberger R, Semenitz E (1988) Spaced administration of antibiotic combinations to eliminate Pseudomonas from sputum in Cystic fibrosis. Lancet II: 749–750
4. Konstan MW, Hilliard KA, Norvell TM, Berger M (1994) Bronchoalveolar lavage findings in cystic fibrosis patients with stable, clinically mild lung disease suggest ongoing infection and inflammation. Am J Resp Crit Care Med 150 (2): 448–454
5. Lang AB, Schaad UB, Rudeberg A, Wedgewood J, Que JU, Furer E, Cryz SJ (1995) Effect of high-affinity anti-Pseudomonas aeruginosa lipopolysaccharide antibodies induced by immunization on the rate of Pseudomonas aeruginosa infection in patients with cystic fibrosis. J Pediatr 127 (5): 711–717
6. Pier GB, Saunders JM, Ames P, Edwards MS, Auerbach H, Goldfarb J, Speert DP, Hurwitch S (1987) Opsonophagocytic killing antibody to Pseudomonas aeruginosa mucoid exopolysaccharide in older noncolonized patients with cystic fibrosis. N Engl J Med 317 (13): 793–798
7. Pier GB, DesJarding D, Grout M, Garner C, Bennett SE, Pekow G, Fuller SA, Thornton MO, Harkonen WS, Miller HD (1994) Human immune response to Pseudomonas aeruginosa mucoid exopolysaccharide (alginate) vaccine. Infect Immun 62 (9): 3972–3979

Pankreasinsuffizienz bei Mukoviszidose und metabolische Komplikationen – ein diagnostisch vielschichtiges Problem

S. Koletzko

Einleitung

Die cystische Fibrose (CF) oder Mukoviszidose ist eine autosomal rezessiv vererbte Multiorganerkrankung. Sie ist die häufigste Ursache einer exokrinen Pankreasinsuffizienz im Kindes- und Jugendalter. Ca. 85–90 % aller CF-Patienten sind pankreasinsuffizient und bedürfen einer oralen Substitution mit Pankreasenzymen [62]. Neben dem Pankreas sind alle exokrinen Drüsen und Organe betroffen, die durch Epithelzellen ausgekleidet sind. Im Gegensatz zur Lungenbeteiligung beginnt die Pankreaserkrankung meistens bereits in utero. So sind es im jungen Kindesalter meistens die Zeichen der Malassimilation mit ihren Folgen, die eine CF vermuten lassen und zur Diagnose führen. Die Lebenserwartung der betroffenen Patienten ist in den vergangenen 3 Jahrzehnten kontinuierlich angestiegen und beträgt in den großen Zentren fast 30 Jahre (s. Abb. 1)

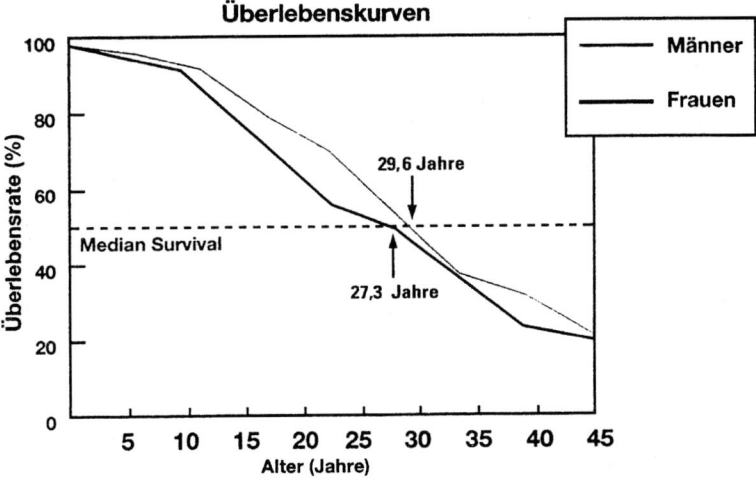

Abb. 1. Überlebenskurven für weibliche und männliche CF-Patienten: Daten des Patientenregisters der amerikanischen CF-Foundation 1993

M. Kist et al. (Hrsg.) Ökosystem Darm VII
© Springer-Verlag Berlin Heidelberg 1996

Tabelle 1. Organmanifestation bei zystischer Fibrose. (Nach Forstner 1991)

Organ	Funktionelle	Pathologische Veränderungen
Lunge	• Obstruktion der distalen Atemwege durch Schleimhypersekretion bei Hyperplasie der Becherzellen	• Frühstadium – Obstruktion der terminalen Bronchiolen, peribronchioläre Entzündung • Spätstadium – Schleimpfropfen, Atelektasen, Bronchiektasien, Emphysem, Cor pulmonale
Pankreas	• Vermindertes Volumen bei erhöhter Konzentration des Sekretes	• Frühstadium – Obstruktion des Duktus pancreatus, konsekutive Dilatation und azinäre Atrophie • Spätstadium – fibrös-fettiger Umbau, Inselzellverlust
Darm	• Konzentrierteres Sekret mit veränderter Schleimschicht: Mukus vermehrt glykolisiert und sulfatiert	• Mekoniumpfropf/-ileus, Mekoniumperitonitis • Kryptendilatation • distales intestinales Obstruktionssyndrom • Obstipation
Leber	• Verminderte Galleexkretion • Erhöhte zirkulierende Gallensäurekonzentration	• Frühstadium: Gallengangshyperplasie • Obstruktion der intrahepatischen Gallengänge mit eosinophilem Material, fokale biliäre Leberzirrhose • Spätstadium – multilobuläre Zirrhose
Gallenblase	• Verminderter Gallensäurepool • Erhöhte Lithogenität der Galle	• Verschluß des Ductus cysticus • Hypoplastische Gallenblase • Wandverdickung • „Sludge", Gallensteine
Speicheldrüse	• Hohe Kalziumkonzentration	• Eingedickter Speichel im Gangsystem
Epididymis und Vas deferens	• Azoospermie	• Aplasie des Ductus deferens

Das CF-Gen konnte auf dem langen Arm des Chromosom 7 lokalisiert [56, 44], kloniert und sequenziert werden [40]. Die häufigste Mutation, ΔF508, liegt bei etwa 70 % aller defekten Gene vor. Diese Mutation führt zu einer Deletion von 3 Basenpaaren; daraus resultiert der Verlust von Phenylalanin in der Position 508 des kodierten Proteins [40]. Mehr als 500 weitere, seltenere Mutationen im CF-Gen sind inzwischen beschrieben worden, aber noch konnten nicht alle identifiziert werden. Das CF-Gen-Produkt ist ein Protein bestehend aus 1428 Aminosäuren und wird als „Zystische Fibrose transmembröser Regulator" (CFTR) bezeichnet [40]. Das Protein ist in Epithelzellen exprimiert und spielt eine zentrale Rolle bei der Regulation des Anionentransportes, besonders des epithelialen Chlorid-Transportes. Bereits vor Entdeckung des Gen-Produktes war eine defekte Chlorid-Permeabilität in den Schweißdrüsen [63], den Epithelzellen des Respirationstraktes [43], des Intestinaltraktes [4] und im Pankreas [51] nachgewiesen worden. In den betroffenen Organen (s. Tabelle 1) führt die

Störung im Bereich des apikalen Chlorid-Kanals zu einer gestörten Sekretion von Flüssigkeit. Der Chlorid-Transport durch die Membran ist für den Fluß von Wasser in das Sekret notwendig [25]. Die ungenügende Sekretion von Flüssigkeit in das Lumen führt in den Bronchien und im Darm zu einem gelartigen, hochviskösen Schleim, der der Krankheit im deutschsprachigen Raum den Namen "Mukoviszidose" verlieh. In den Gängen des Pankreas und der Gallenwege führt das eingedickte Sekret zu einer Obstruktion mit proximaler Dilatation. Dieser Pathomechanismus konnte in den verschiedenen Organen nachgewiesen werden und führt zu den CF-spezifischen Manifestationen der Lunge, des Verdauungstraktes, der Leber sowie des Nebenhodens und des Vas deferens bei männlichen Patienten.

Pathologische Veränderungen des exokrinen Pankreas

Die pathologischen Pankreasveränderungen mit Ersatz des Drüsengewebes durch Zysten, Fett- und Bindegewebe gaben der Krankheit den Namen „zystische Fibrose des Pankreas". Die schweren pathologischen Veränderungen, die man bei der Obduktion nach langjährigem Krankheitsverlauf findet, spiegeln wahrscheinlich den progressiven Krankheitsprozeß wider. Die pankreatischen Veränderungen variieren stark im Schweregrad, und in Einzelfällen wurde bei sehr jung verstorbenen CF-Kindern bei der Autopsie eine histologisch unauffällige Bauchspeicheldrüse gefunden [68].

Um die frühen pathologischen Veränderungen zu verstehen, muß man sie mit den Reifungsprozessen vergleichen, die normalerweise während der prä- und frühen postnatalen Entwicklung stattfinden. Die Zymogengranula in den Azini sind erstmals in der 14.–16. Schwangerschaftswoche nachweisbar, ihre Zahl und Größe nimmt bis zur Geburt ständig zu. Das Gangsystem der Bauchspeicheldrüse macht insgesamt nur etwa 5 % des Volumens des exokrinen Pankreas aus, es spielt aber eine besondere Rolle für die Sekretion von Flüssigkeit und Elektrolyten. Die Heranreifung des Drüsengewebes drückt sich in einem zunehmenden Quotienten zwischen Azinuszellen und Bindegewebszellen aus. Imrie und Mitarbeiter [37, 72] verglichen die Autopsiebefunde von 30 CF-Säuglingen unter 4 Monaten mit den Befunden von 29 gleichaltrigen Kontrollkindern. Bei den Gesunden nahm das Azinusgewebe mit dem postkonzeptionellen Alter linear zu. Der Quotient aus Azinus- zu Bindegewebe stieg von Geburt bis zum 4. Lebensmonat von 0,5 auf 2, während er bei den CF-Kinder als Zeichen einer deutlichen Reifungsstörung von 0,5 auf 0,3 abfiel. Das Volumen des pankreatischen Gangsystems war bei 80% dieser jungen CF-Patienten bereits deutlich vermehrt. Die Autoren schlossen aus ihren Untersuchungen, daß die Ansammlung von eingedicktem Sekret innerhalb des Gangsystems charakteristisch für frühe Veränderungen bei CF seien. Der obstruktive Prozeß innerhalb des Gangsystems sei wahrscheinlich die Ursache der Dilatation kleiner Gänge und der Azini, die als Folge des zunehmenden Rückstaus atrophieren und zugrunde gehen.

Funktionelle Veränderungen des exokrinen Pankreas

Etwa 85–90 % aller CF-Patienten sind pankreasinsuffizient, d. h. sie weisen eine Steatorrhö mit einer Fettausscheidung von mehr als 7 % der Fettaufnahme auf [28]. Bei diesen Patienten ist die Trypsinaktivität im Pankreasstimulationstest unter 5 %, die Aktivität von Colipase und Lipase sogar unter 1–2 % der Werte gesunder Kontrollpersonen abgefallen [28, 29]. Die Pankreasfunktion der verbleibenden 10–15 % der Patienten ohne Steatorhö, die auch als pankreassuffizient bezeichnet werden, zeigt eine enorme Streubreite. Sie reicht von völlig erhaltener bis hin zu deutlich herabgesetzter Enzymsekretion, die mit 3–10 % der Enzymaktivität gesunder Kontrollpersonen gerade noch ausreicht, eine Steatorrhoe zu verhindern [20].

Der Anteil der pankreassuffizienten CF-Patienten liegt im jungen Kindesalter deutlich über 15 %. Waters et al. konnten zeigen, daß bei sehr jungen, durch ein Neugeborenenscreening entdeckten CF -Säuglingen (Alter < 4 Monate) noch 31 der 64 untersuchten Kinder (48 %) keine Maldigestion aufwiesen [27]. Während der 2jährigen Nachbeobachtungszeit entwickelten 11 vormals pankreassuffiziente Kinder eine Pankreasinsuffizienz mit Steatorrhö und der Notwendigkeit einer Enzymsubstitution. Bei 6 dieser 11 Kinder war ein Pankreasstimulationstest vor und nach Manifestation der Steatorrhö durchgeführt worden. Die Aktivität der Colipase war bei diesen Kindern bereits zum Zeitpunkt der Pankreassuffizienz mit 1,2–6 % des Normalwertes deutlich erniedrigt und fiel im Rahmen der Progression auf < 1 % der Norm ab. Diese Funktionsuntersuchungen bei sehr jungen CF-Kindern stimmen mit den pathologischen Veränderungen überein, die ein Fortschreiten der Pankreaszerstörung postpartal beschreiben.

Die Pankreasfunktion von 630 CF-Patienten der CF-Ambulanz in Toronto wurde über viele Jahre dokumentiert. Der Übergang von einer Pankreassuffizienz in eine Insuffizienz konnte bei insgesamt 20 Patienten durchschnittlich 5,6 Jahre (0,6–20,6 Jahren) nach Diagnose der Krankheit dokumentiert werden [12]. Die Ergebnisse eines oder mehrerer Pankreasstimulationsteste lagen von 47 pankreassuffizienten Patienten vor. Von ihnen entwickelten sieben im weiteren Krankheitsverlauf eine Steatorrhö. Bei diesen 7 Patienten war die Sekretion der Enzyme Trypsin, Lipase und Colipase beim ersten Test bereits sehr niedrig, während Patienten mit normaler oder leicht subnormaler Enzymausschüttung ihre Enzymaktivitäten über Jahre beibehielten. Bei den meisten Patienten mit Pankreasinsuffizienz manifestierte sich diese vor dem 10. Lebensjahr.

Aber nicht nur die Enzymsekretion ist bei CF-Patienten stark eingeschränkt. Bereits 1968 konnten Hadorn und Mitarbeiter [34] zeigen, daß die pankreatische Wasser- und Bicarbonat-Sekretion bei CF-Patienten nach intravenöser Sekretinstimulation vermindert ist. Die Arbeitsgruppe in Toronto führte zahlreiche Untersuchungen zu dieser Frage bei pankreasinsuffizienten und pankreassuffizienten CF-Patienten im Vergleich zu pankreasgesunden Kontrollen und Kindern mit Pankreasinsuffizienz anderer Genese durch [50]. Die Ergebnisse zeigten, daß der Wasser-, Bikarbonat- und Chloridgehalt im Duodenalaspirat bei fast allen CF-Patienten im Vergleich zu Kontrollen mit entsprechenden En-

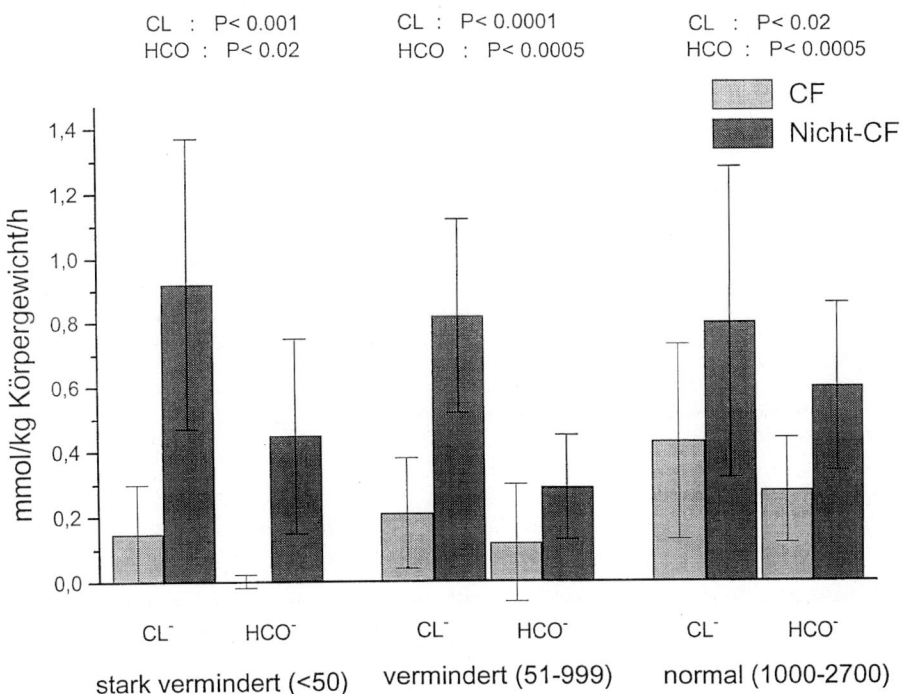

Abb. 2. Sekretion von Chlorid und Bikarbonat bei Patienten mit und ohne CF getrennt nach stark verminderter (50), verminderter (51–999) und normaler (1000–2700) Trypsinsekretion im Pankreasstimulationstest. Unabhängig vom Ausmaß der Trypsinausschüttung haben CF-Patienten eine signifikant niedrigere Anionensekretion als nicht-CF Patienten. (Nach Kopelman 1988, [62])

zymaktivitäten vermindert war (s. Abb. 2). Unabhängig vom Ausmaß der Enzymsekretion erreichte die Wassersekretion der CF-Patienten nur etwa 41 % der Werte von Kindern ohne CF. Mit anderen Worten: auch bei noch vollständig normaler Enzymsekretion (z. B. Trypsin 1000–2000 U/kg KG/h) war die Ausscheidung von Wasser, Natrium, Chlorid und Bikarbonat bei CF-Patienten signifikant erniedrigt. Dabei scheint die Sekretion von Chlorid und Bikarbonat bei CF-Patienten im gleichen Ausmaß eingeschränkt zu sein, obwohl Chlorid vorwiegend von Azinuszellen und Bikarbonat v. a. vom Gangepithel sezerniert wird [52]. Die Autoren schließen aus ihren Untersuchungen, daß die verminderte Ionensekretion bei CF das genetisch determinierte primäre Ereignis zu sein scheint, das sekundär einen verminderten passiven Flux von Wasser nach sich zieht [51]. Aus der eingeschränkten Wassersekretion resultiert bei CF-Patienten ein konzentriertes, sehr eiweißreiches Sekret, das in den kleinen Ausführungsgängen präzipitiert und damit einer Obstruktion Vorschub leistet [50] (s. Abb. 3). Erst sekundär, als Folge der Druckschädigung der Azinuszellen, kommt es zu einer verminderten Enzymsekretion. Diese pathogenetischen Überlegungen finden sich in guter Übereinstimmung mit den histopathologischen Befunden [37, 72].

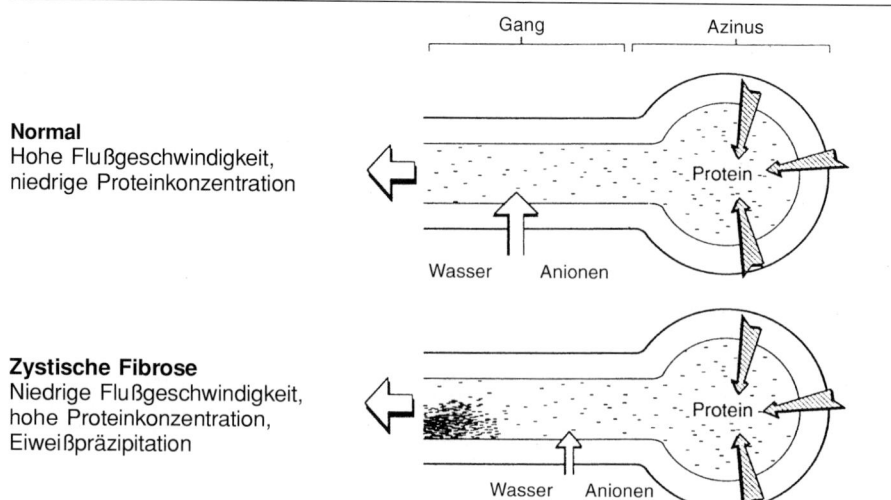

Abb. 3. Pathophysiologie des exokrinen Pankreas bei CF. Die verminderte Anionensekretion führt zu einem verminderten Einstrom von Wasser. Folgen sind eine verminderte Flußgeschwindigkeit des eiweißreichen Sekretes mit der Gefahr von Eiweißpräzipitation und Obstruktion des Gangsystems. (Nach Forstner 1991 [33])

Exokrine Pankreasfunktion und Genetik

Es ist seit längerem bekannt, daß pankreassuffiziente CF-Patienten im Vergleich zu pankreasinsuffizienten einen insgesamt milderen Krankheitsverlauf mit im Schnitt niedrigeren Chloridwerten im Schweiß, einer bessere Lungenfunktion bezogen auf das Alter, eine geringere Wahrscheinlichkeit für eine Pseudomonasbesiedlung der Lunge und selten oder nie bestimmte CF-typische Komplikationen, wie z.B. einen Mekoniumileus oder ein distales intestinales Obstruktionssyndrom haben [26, 10, 46]. Genetische Untersuchungen bei 293 CF-Patienten in Toronto konnten die Vermutung bestätigen, daß der Genotyp für das Ausmaß der Pankreasschädigung verantwortlich ist [41]. 99 % der Patienten, die homozygot für die ΔF508-Mutation waren, wiesen eine Pankreasinsuffizienz auf. Im Gegensatz dazu lag eine Steatorrhoe nur bei 72 % der Fälle mit Heterozygotie für dieses Gen und sogar bei nur 36 % der Patienten mit anderen Genotypen vor. In einer Folgestudie derselben Arbeitsgruppe wurden 538 CF Patienten mit dokumentierter Pankreasfunktion auf 25 verschiedene Genmutationen untersucht [53]. Die häufigste Mutation war mit 71 % ΔF508, die anderen gefundenen 19 Mutationen machten jeweils weniger als 5 % der Fälle aus. Bei 73 % der Patienten konnte der Genotyp komplett aufgeklärt werden. Dabei zeigte sich, daß jeder der 30 verschiedenen Genotypen entweder mit einer Pankreasinsuffizienz oder mit einer Pankreassuffizienz, aber niemals mit dem einen oder anderen Phänotyp verbunden war. Inzwischen ist geklärt, daß die Mutationen die Funktion des CFTR durch mindestens 4 verschiedene Mechanismen unterschiedlich beeinträchtigen [77]. Mutationen der Klassen I und II gehen mit einer Pankreasinsuffizienz einher, während pankreassuffiziente Patienten Mutationen der Klasssen III und IV aufweisen. Das Wissen um die verschiedenen Mechanismen eröffnet die Möglichkeit von unterschiedlichen pharmakologischen Therapieansätzen in Abhängigkeit vom Genotyp.

Diagnostik der exokrinen Pankreasfunktion bei CF

Die diagnostischen Verfahren zum Nachweis einer exokrinen Pankreasfunktionsstörung unterscheiden sich nicht von denen, die bei anderen Pankreaserkrankungen eingesetzt werden. Das in der Regel sehr junge Alter bei Diagnose erfordert jedoch ein anderes Vorgehen als im Erwachsenenalter [11]. Neben der Altersabhängigkeit sind einige CF–spezifische Besonderheiten bei der Interpretation der Testergebnisse zu berücksichtigen.

Direkte Testverfahren

Sekretin-Pankreozymin-Stimulation

Der Sekretin-Pankreozymin-Test gilt nach wie vor als Goldstandard in der Pankreasfunktionsdiagnostik. Er ermöglicht bereits die Erfassung einer eingeschränkten Sekretionsleistung, bevor es zur manifesten Maldigestion kommt. Der Test ist jedoch sehr kosten- und personalaufwendig, erfordert ein entsprechendes Labor mit eigenen erarbeiteten Normalwerten, und ist nicht zuletzt wegen seiner Invasivität für die diagnostische Routine bei Kindern wenig geeignet. Daher ist er in der Regel wissenschaftlichen Fragestellungen vorbehalten.

Indirekte Testverfahren

Die indirekten Verfahren haben im Vergleich zu dem direkten Pankreasstimulationstest eine deutlich geringere Sensitivität und Spezifität, sind aber praktisch ausreichend, um zwischen pankreassuffizienten und pankreasinsuffizienten CF-Patienten zu unterscheiden. Die gängigen, bei CF-Patienten bewährten Methoden mit ihren Fehlermöglichkeiten sollen kurz dargestellt werden.

Pankreasenzyme im Stuhl

Als einfache Suchtests haben sich die Bestimmungen verschiedener Pankreasenzyme im Stuhl bewährt. Für die Bestimmung der Chymotrypsinaktivität im Stuhl stehen kommerzielle Testkids auf photometrischer Basis zur Verfügung. Pankreasinsuffiziente CF-Patienten können mit hoher Treffsicherheit von pankreassuffizienten unterschieden werden [21]. Eine Abgrenzung der letzteren von gesunden Kontrollen gelingt allerdings nicht. Obwohl die Aktivität während der Darmpassage rasch nachläßt, liegt eine gute Korrelation zwischen sezernierter Chymotrypsinmenge und der Aktivitätsmessung im Stuhl vor [6].

Falsch niedrige Werte können bei Leberfunktionsstörung, Obstipation mit verlängerter Darmpassage, aber auch durch einen Verdünnungseffekt bei wässrigen Stühlen auftreten. Werden 3 Stuhlproben von 3 verschiedenen Tagen untersucht, liegen Sensitivität und Spezifität über 90 %. Eine Stuhlsammlung über mehrere Tage oder die Homogenisierung des Stuhls vor Entnahme der Proben verbessern die Ergebnisse nur unwesentlich. Exogene Pankreasenzympräparate werden miterfaßt und müssen mindestens 3 Tage vorher abgesetzt werden. Die Messung der Chymotrypsinaktivität unter Enzymsubstitution als Parameter zur Beurteilung des Therapieerfolges ist unzuverlässig. Sie erlaubt lediglich die Überprüfung der Patientencompliance bezüglich der Enzymeinnahme.

Im Gegensatz zum Chymotrypsin im Stuhl ist die Bestimmung der humanen pankreasspezifischen Lipase und der Elastase-I mit Hilfe monoklonaler Antikörper unabhängig von der Substitution mit exogenen Pankreasenzymen. Diese Untersuchung der Elastase I hat bei einer Sensibilität und Spezifität von 90 % und durch die Verfügbarkeit eines kommerziell erhältlichen Testkids zunehmende Anwendung gefunden.

Stuhlfettbestimmung

Der Nachweis einer Maldigestion ist Voraussetzung für die Einleitung einer Enzymtherapie. Die quantitative Stuhlfettbestimmung ist nach wie vor der Goldstandard für den Nachweis einer Steatorrhö. Sie ist jedoch unspezifisch, und eine Maldigestion kann nicht von einer Malabsorption unterschieden werden. Da bei Kindern keine standardisierte Fettzufuhr möglich ist, erfordert die Methode nicht nur eine komplette Stuhlsammlung über 72 Stunden, sondern auch ein mindestens 5–7tägiges Nahrungsprotokoll nach der Wiegemethode, aus der die mittlere tägliche Fettzufuhr berechnet werden muß. Beträgt die mittlere Fettausscheidung mehr als 7 % der Fettzufuhr, spricht man von einer Steatorrhö. Bei Säuglingen im ersten Trimenon liegt der Grenzwert mit 15 % sehr viel höher. Eine Alternative zu der sehr aufwendigen und für das Personal unangenehmen chemischen Analyse nach van der Kramer ist die Nahe-Infrarot-Spektroskopie (NIRS) [2]. Die Methode erlaubt die Messung vom Fett-, Stickstoff-, Kohlenhydrat- und Wassergehalt der Stuhlprobe [2,3]. In der Regel werden Messungen an mehreren Stellen des Stuhls vorgenommen und die Werte gemittelt, so daß die unangenehme Homogenisierung entfällt.

Semiquantitative Methoden aus einzelnen Stuhlproben wie die Bestimmung des Steatokrits [36, 22] oder die mikroskopische Beurteilung einer Stuhlaufschwemmung nativ oder nach Sudanrotfärbung [42] erlauben nur eine grobe Einschätzung, sind aber wegen ihrer allgemeinen und sofortigen Verfügbarkeit als Screeningmethode für das Vorliegen einer Steatorrhö gut geeignet [55].

Pankreasenzyme im Serum

Die Erhöhung des immunreaktiven kationischen Trypsinogens im Serum, gemessen in getrockneten Blutstropfen auf Filterpapier mit monoklonalen Antikörpern mittels ELISA, ist die Grundlage des Neugeborenenscreenings auf CF [13]. Eine erhöhter Wert findet sich bei ca. 90 % aller Neugeborenen mit CF, unabhängig davon, ob bereits eine Pankreasinsuffizienz vorliegt oder nicht [13, 75, 78]. Bei pankreasinsuffizienten Kindern fällt der Trypsinogenwert während der Kleinkindzeit in den subnormalen Bereich ab. Pankreassuffiziente CF-Patienten zeigen dagegen kein konstantes Muster. Ihre Werte können im Schulkind- oder Erwachsenenalter erniedrigt, normal oder erhöht sein [19]. Auch die pankreatischen Isoenzyme von Amylase und Lipase sind bei fortgeschrittener Pankreasinsuffizienz im Serum erniedrigt. Die Sensitivität der Lipase ist aber mit ca. 75 % im ersten Lebensjahr deutlich geringer als die Bestimmung des Trypsinogens [8, 9]. Die Lipasebestimmung hat sich ebenso wie die Messung des pankreatischen Polypeptids prä- und postprandial im klinischen Alltag nicht durchgesetzt.

Pankreolaurytest

Der Patient enthält mit einer Testmahlzeit Fluorescein-Dilaurat, das durch pankreasspezifische Aryl-Esterasen gespalten wird. Das freigesetzte Fluorescein wird resorbiert und kann im Serum oder im 10 Stunden-Sammelurin photometrisch gemessen werden. Die Urinmethode hat den Nachteil, daß ein zweiter Testtag mit der Gabe des freien Fluorescein notwendig ist und daß eine exakte Urinsammlung bei Kinder oft nicht gelingt [15, 60]. Für den Serumtest gibt es noch keine validierten Daten und Normalbereiche für Kinder.

Atemteste mit stabilen Isotopen

Das Prinzip der Atemteste besteht in der Verabreichung eines markierten Tracers, der nach Spaltung im Darm durch Pankreasenzyme resorbiert, verstoffwechselt und als markiertes CO_2 abgeatmet wird. Es stehen mehrere, nicht strahlende [13]C- markierte Lipide zur Verfügung, mit denen eine Einschätzung der Fettverdauung gelingt. Von den z. Zt. verfügbaren Substraten scheint ein sogenanntes strukturiertes Triglyzerid am besten geeignet zu sein, bei dem in Position 1 und 3 nicht markierte Stearinsäure und in Position 2 ^{13}C markierte Octansäure lokalisiert ist (1,3-distearyl-2-^{13}C-octanoyl-glycerin). Erst nachdem die langkettigen Fettsäuren in Position 1 und 3 durch die Einwirkung von Lipase und Gallensäuren abgespalten sind, kann das Monoglycerid mit der ^{13}C markierten mittelkettigen Fettsäure resorbiert und rasch in der Leber oxidiert werden. In der Ausatemluft steigt dann das Verhältnis von [13]CO_2 zu [12]CO_2 an (s. Abb. 4). Die Konzentrationen der beiden Gase können mit Hilfe eines Isotopenratio – Massenspektrometers oder durch die nicht-dispersive Infrarotspektroskopie [48] gemessen werden. Die Atemtests können bereits im Säuglingsalter durchgeführt werden, sind ohne jedes Risiko und können beliebig oft wiederholt werden. Die Atemtests sind deutlich empfindlicher zur Erfassung einer exogenen Pankreasfunktionsstörung und sind bereits pathologisch, wenn noch keine Steatorrhö vorliegt.

Atemteste mit ^{13}C markierten Lipiden eignen sich auch zur Effizienzprüfung therapeutischer Interventionen, z.B. nach Enzymsubstitution mit oder ohne gastrale Säureblockade, Vergleich verschiedener galenischer Zubereitungen von Enzympräparaten usw. Falsch positive Testergebnisse werden vereinzelt bei Diabetes mellitus oder bei schwerer Leberfunktionsstörung sowie bei einer

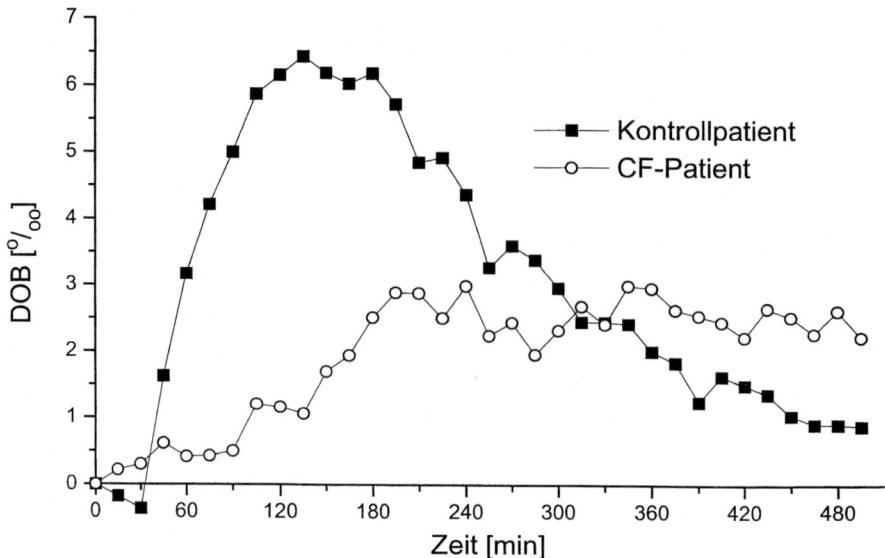

Abb. 4. Verhältnis von $^{13}CO_2$ zu $^{12}CO_2$ in der Atemluft nach Einnahme eines Frühstücks mit 250 mg ^{13}C markiertem strukturiertem Triglyzerid (1,3-distearyl-2-13C-octanoyl-glycerin). Das ^{13}C-Maximum bei dem CF-Patienten erscheint trotz ausreichender Enzymsubstitution mit 25.000 I.E. Lipase zur Mahlzeit später als bei der gesunden Kontrollperson

Fettmalassimilation anderer Ursache, z. B. bei Zöliakie oder Kurzdarmsyndrom, beobachtet [74].

Zur Beurteilung der Amylaseaktivität eignet sich die Gabe von Maisstärke, die natürlicherweise einen höheren Anteil an ^{13}C enthält. Atemtests bei 7 CF-Kindern im Vergleich zu 17 gesunden Kontrollen ergaben, daß ein Teil der Patienten sogar nach Enzymsupplementierung noch eine deutlich eingeschränkte Stärkeverdauung aufwies [17].

Klinische Manifestation der Pankreasbeteiligung bei CF

Exokrine Pankreasinsuffizienz

Ohne Neugeborenenscreening werden ca. 60 % der CF-Patienten im ersten Lebensjahr diagnostiziert, 80 % vor dem 5. Lebensjahr [24]. Bei 10–15 % der CF-Patienten wird pränatal durch Ultraschall oder postnatal ein Mekoniumileus festgestellt. Bis auf sehr seltene Ausnahmen haben alle Kinder mit Mekoniumileus bereits bei Geburt eine Pankreasinsuffizienz. In den ersten beiden Lebensjahren sind es dann meistens die Zeichen der Malassimilation mit Gedeihstörung, häufigen Entleerungen massiger, stinkender Stühle, z.T. mit Rektumprolaps, die die Kinder klinisch auffällig werden lassen. In ausgeprägten Fällen bestehen zum Zeitpunkt der Diagnose Eiweißmangelödeme und eine schwere An-

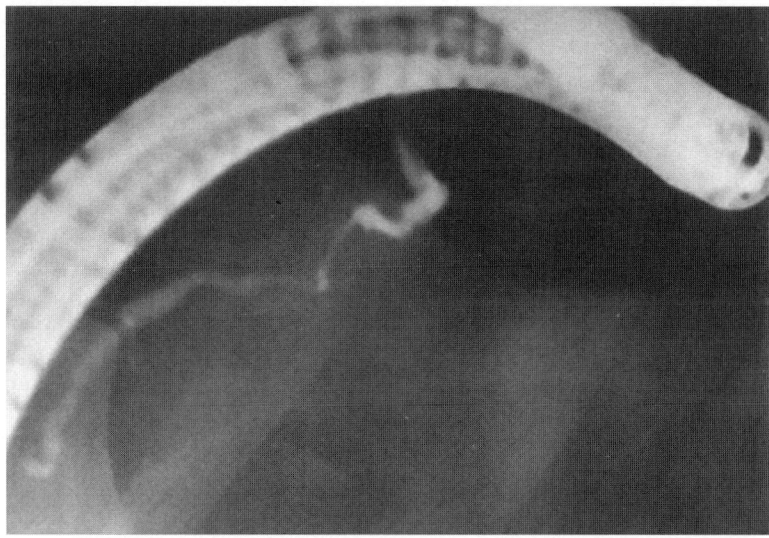

Abb. 5. Darstellung des Pankreasganges durch endoskopische retrograde Pankreatographie bei einem 26 jährigen Patienten mit CF: Entzündliche Gangveränderungen des D. wirsungianus mit längerstreckiger hochgradiger Stenose im Bereich des Pankreaskorpus, die Seitenäste stellen sich nur angedeutet dar. Bei dem Patienten waren seit dem 14. Lebensjahr rezidivierend Pankreatitiden aufgetreten. Zum Zeitpunkt der Diagnose einer CF im Alter von 21 Jahren war der Patient noch pankreassuffizient, die Lungenfunktion war völlig normal. (mit freundlicher Genehmigung des Institutes für Radiologie der Universität Gießen)

ämie [5, 61], gelegentlich als Folge einer Salzverarmung eine hypochlorämische Alkalose, das sog. Pseudo-Bartter-Syndrom.

Bei Anwendung eines generellen Neugeborenenscreenings reduziert sich das durchschnittliche Diagnosealter von 1,5 Jahren auf 7 Wochen. Bereits in diesem jungen Alter sind Körpergewicht, Körperlänge, Kopfumfang und einige Laborparameter wie Albumin, essentielle Fettsäuren und Vitamin E bei pankreasinsuffizienten Säuglingen signifikant erniedrigt [1, 7, 31, 57, 64, 71]. Pankreassuffiziente Kinder unterscheiden sich dagegen nicht von gesunden Kontrollkindern. Eine seltene, aber gefürchtete Komplikation der nicht erkannten Malabsorption fettlöslicher Vitamine ist die Hirnblutung als Folge eines Vitamin K Mangels.

Pankreatitis

Eine Pankreatitis tritt bei 2–3 % aller CF-Patienten auf und betrifft nur pankreassuffiziente Patienten [69]. Offensichtlich ist eine Restfunktion der Azinuszellen für das Auftreten der entzündlichen Reaktion notwendig. Da bei pankreassuffizienten Patienten der klinische Verlauf milder ist, pulmonale Probleme auch erst später auftreten können und sie keine Zeichen der Malassimilation zeigen, ist die Pankreatitis in Einzelfällen das zur Diagnose führende Symptom [32] (s. Abb. 5). Daher sollte ein Schweißtest bei jüngeren Patienten mit

Pankreatitis, besonders wenn diese rezidiviert, im Rahmen der diagnostischen Abklärung durchgeführt werden.

Diabetes mellitus

Bis vor wenigen Jahren hielt man einen Diabetes mellitus für eine seltene Komplikation, die nur etwa 1–2 % der CF-Population, v. a. adoleszente und erwachsene Patienten, betraf. Neuere Untersuchungen zeigten jedoch einen Diabetes bei 8–15 % und eine pathologische Glukosetoleranz bei 40–70 % aller CF-Patienten mit Zunahme im höheren Lebensalter [54, 79]. Diese zunehmende Prävalenz ist sicherlich durch die verlängerte Lebenserwartung zu erklären. Betroffen sind fast ausschließlich pankreasinsuffiziente Patienten, während das Ausmaß der Lungenbeteiligung, bezogen auf Alter und Geschlecht, keinen Einfluß auf die Manifestation eines Diabetes zu haben scheint [53]. Eine transiente diabetische Stoffwechsellage kann im Rahmen von akuten Infektionen, während einer Steroidtherapie, nach längerer ungenügender Nährstoffzufuhr oder im Rahmen einer intensivierten, häufig invasiven Ernährungstherapie auftreten [39,70].

Der Diabetes mellitus bei CF (CF-DM) unterscheidet sich in vielerlei Hinsicht vom Typ I Diabetes des Kindes- und Jugendalters (Typ I-DM oder IDDM, s. Tabelle 2). Es besteht noch eine Restsekretion von Insulin, und längerfristige Phasen von Hyperglykämie und Normoglykämie können sich abwechseln. Zeichen der Autoimmunität fehlen. Vom Typ II Diabetes mellitus (Typ II-DM, NIDDM) unterscheidet sich der CF-DM v. a. durch den Ernährungsstatus und die verminderte Insulinsekretion. Es liegt also ein Hypo-, kein Hyperinsulinismus und keine Insulinresistenz vor. Die Sekretionsreserve bei ca. 20–30 % der CF-Patienten mit manifestem Diabetes ist noch so groß, daß orale Antidiabetika mehr oder weniger längerfristig die Stoffwechsellage zu kontrollieren vermögen. Sulfonylharnstoffderivate scheinen besonders beim frühzeitigen Einsatz, d. h. bei Nachweis einer pathologischen Glukosetoleranz, einen positiven Effekt zu haben. Bei CF-Patienten mit pathologischem Glukosebelastungstest konnte durch Gabe eines Sulfonylharnstoffpräparates die Insulinsekretion signifikant gesteigert und die HbA1c-Werte gesenkt werden [14]. Ein latenter Hypoinsulinismus hat einen negativen Effekt auf den Energie- und besonders den Eiweißstoffwechsel. Insulin ist nicht nur ein starkes anaboles Hormon mit zahlreichen wachstumsstimulierenden Eigenschaften, sondern ist auch für die Aminosäureaufnahme notwendig. Ein Insulinmangel kann zu einem beim CF-Patienten sehr unerwünschten Muskelabbau führen. Eine Hyperglykämie fördert die Infektanfälligkeit. Aus diesen Gründen sollte eine pathologische Glukosestoffwechselsituation möglichst frühzeitig erkannt und therapiert werden. Ein Konsensus-Papier der nordamerikanischen CF-Foundation über Diabetes mellitus bei CF hat folgende Empfehlungen herausgegeben [79]:

1. Bei CF- Patienten sollte regelmäßig, mindestens einmal jährlich, ein oraler Glukosetoleranztest durchgeführt werden (1,75 g/kg Glukose, maximal 75 g).
2. Eine medikamentöse Therapie (Insulin oder versuchsweise Sulfonylharnstoffe) sollte eingeleitet werden, wenn

Tabelle 2. Vergleich des Diabetes mellitus bei CF (CF-DM) mit dem insulinpflichtigen Diabetes (Typ I-DM) des Jugendlichen und dem Altersdiabetes (Typ II-DM). (Nach Krueger 1991)

	Typ I-DM	Typ II-DM	CF-DM
Epidemiologie			
Verhältnis Glukose-Intoleranz zu Diabetes mellitus	1:1	1:1	3–6:1
Klinische Manifestation	abrupt	langsam	verschieden
Altersgipfel (Jahre)	10–19	> 40	16–20
Genetik			
HLA-Assoziation	DR3 und DR4	keine	gering
Zwillingskonkordanz	50	90–100	–
Häufigkeit serologischer Marker			
Inselzellantikörper	häufig	selten	selten
Antikörper gegen Insulin	häufig	nicht nachweisbar	nicht nachweisbar
HbA1	erhöht	erhöht	erhöht
Hormonstatus			
Insulinsynthese	sehr niedrig/fehlend	normal/erhöht	vermindert
Insulin im Serum	niedrig oder fehlend	normal/erhöht	vermindert
Glukagon im Serum	erhöht	erhöht	niedrig bis normal
Insulin im Serum nach oraler Glukosebelastung	fehlt	verzögert	vermindert
C-Peptid	nicht nachweisbar	normal	vermindert
Klinische Manifestation			
Ernährungszustand	schlank / normal	übergewichtig	untergewichtig
Komplikationen	Ketoazidose	hyperosmolares Koma	–
Therapie			
Diät als einzige Therapie	nicht möglich	häufig möglich	variabel
Ansprechen auf Insulin	ja	nein	ja
Insulindosierung/Tag	hoch	–	niedrig
Insulinsensitivität	sensitiv	resistent	sensitiv
Ansprechen auf Sulfonyl- harnstoffe	nein	ja	variabel

a ein manifester Diabetes eingetreten ist,
b der 2 Stunden-Wert beim Belastungstest wiederholt über 180 mg/dl liegt oder
c eine persistierende Glukoseintoleranz mit einer mangelnden Gewichtszunahme oder Abgeschlagenheit einhergeht.

Auch bezüglich der Ernährungsempfehlungen gibt es Unterschiede zwischen dem CF-DM und dem Typ I oder II Diabetes. Da CF-Patienten im fortgeschrittenen Stadium ihrer Erkrankung häufig Probleme haben, ihr Gewicht zu halten, sollten ihnen keine unnötigen Restriktionen auferlegt werden. Wie bei allen CF Patien- ten soll die Kost energiereich sein [47]. Der Fettanteil sollte etwa bei 40 % der zugeführten Energie liegen mit einem hohen Anteil an ungesättigten Fetten. Die Salzzufuhr muß, besonders in der heißen Jahreszeit, erhöht sein. Die Zufuhr an schnell verfügbaren Kohlenhydraten und die Anzahl der Mahlzeiten sollten nur eingeschränkt werden, wenn es die Stoffwechselsituation unbedingt erfordert.

Therapie der Pankreasinsuffizienz bei CF

Die Einleitung einer Enzymsubstitution ist nur bei nachgewiesener Steatorrhö, d.h. bei pankreasinsuffizienten CF-Patienten gerechtfertigt. Die Therapie beinhaltet zunächst die Supplementierung der Pankreasenzyme mit geeigneten galenischen Zubereitungen. Ziele dieser Therapie sind eine verbesserte Digestion und Aufnahme von Fett, Eiweiß, Kohlenhydraten und der Vitamine A und B12, sowie eine Reduktion der mit der Steatorrhö einhergehenden Symptomatik. Trotz ausreichender Enzymsubstitution bleibt bei einem Teil der CF-Patienten eine signifikante Steatorrhö bestehen, die häufig zu einem Mangel an fettlöslichen Vitaminen und essentiellen Fettsäuren führt [47]. Eng korreliert mit der Menge der Fettausscheidung sind die fäkalen Stickstoffverluste [23, 67]. Insgesamt resultiert bei einem erhöhten Energiebedarf durch rezidivierende Infektionen und bei fortgeschrittener Lungenerkrankung, verminderter oder nicht adäquater Energiezufuhr eine negative Energiebilanz mit den Folgen einer Gedeihstörung. Eine Optimierung der Enzymtherapie und eine umfassende Ernährungsberatung und ggf. Therapie sind damit nicht zu trennende Säulen der CF-Therapie [47, 49].

Es ist seit langem bekannt, daß die Enzymtherapie bei CF besondere Probleme bereitet. Die notwendigen Enzymdosen liegen deutlich höher als bei Pankreasinsuffizienz anderer Genese. Einzelne Patienten nehmen exzessiv hohe Dosen, z.T. > 100 000 IE Lipase/kg KG und Tag, ein. Nicht immer kann jedoch durch eine Erhöhung der Dosis auch eine Verbesserung der Fettverdauung erzielt werden, wie Fettbilanzen, aber auch Ergebnisse von Atemtesten zeigen konnten [74]. Ursachen der verbleibenden z.T. schwerwiegenden Fettmalassimilation trotz Enzymsubstitution können niedrige intraluminale Konzentrationen an Gallensäuren aufgrund fäkaler Verluste und/oder eine gleichzeitig bestehende cholestatische Hepatopathie sein [73, 76]. Im Vergleich zu Patienten mit einer Pankreasinsuffizienz anderer Genese scheint bei CF-Patienten eine schlechtere Bioverfügbarkeit der mikroverkapselten Enzympräparate vorzuliegen. Während das Problem der verspäteten Magenentleerung wegen zu großer Pellets [58, 59] durch die Herstellung sehr kleiner (< 1 mm) Pellets gelöst werden konnte, führt das niedrige intraduodenale pH der CF-Patienten zu einer unvollständigen und verspäteten Freisetzung der Enzyme aus der Schutzschicht, die sich erst oberhalb eines pH-Wertes von 5.5 auflöst. Guarner et al. [33] fanden mit intraluminären Messungen bei pankreasinsuffizienten Patienten eine höhere Lipaseaktivität im Ileum im Vergleich zum Duodenum, während bei gesunden Kontrollen 10 mal höhere Aktivitäten im Zwölffingerdarm als im Ileum gemessen wurden. Delchier et al. [16] kamen zu ähnlichen Ergebnissen: Sie entnahmen Proben am Treitz'schen Band und fanden, daß 1 h nach Gabe eines mikroverkapselten Enzympräparates nur bei einem von 6 Patienten Enzymaktivität messbar war. Aus diesen Untersuchungen kann gefolgert werden, daß die besonders hohe Absorptionskapazität des oberen Dünndarms durch die verspätete Freisetzung der Enzyme nicht genutzt werden kann.

Wie oben dargestellt, ist die Bikarbonatsekretion bei CF-Patienten im Vergleich zu Patienten mit vergleichbarer Enzymsekretion deutlich erniedrigt. Damit liegt das duodenale pH bei CF-Patienten noch niedriger, die Enzyme werden aus der galenischen Zubereitung schlechter freigesetzt. Robinson et al. [66] führten bei 18 Kindern mit CF und 12 gesunden Kontrollen prä- und postprandiale pH-Messungen im 2. und 4. Abschnitt des Duodenums durch. Bei den CF-Patienten lagen die postprandialen pH-Werte signifikant länger unter pH 4, einem Säurebereich, in dem die Lipaseaktivität irreversibel zerstört wird. Auch die Zeit mit pH-Werten über 5,8, wenn mit der Freisetzung der mikroverkapselten Enzyme zu rechnen ist, war signifikant kürzer. Bei den CF-Patienten fand sich eine enge Beziehung zwischen den niedrigen pH-Werten im Duodenum und dem Ausmaß der Steatorrhö.

Bei nachgewiesener Steatorrhö klinisch relevanten Ausmaßes kann die Enzymdosis gesteigert werden. Der Therapieerfolg sollte durch Stuhlfettbilanzen überprüft werden. Stuhlfrequenz und Stuhlkonsistenz sind keine guten Parameter zur Einschätzung der Stuhlfettausscheidung [46]. Kommt es zu keiner Besserung der Fettassimilation, sollte die Dosis wieder reduziert und eine säureblockierende Substanz zur Verbesserung der Bioverfügbarkeit der Enzympräparate hinzugefügt werden [18, 35, 65]. Von den zur Verfügung stehenden Substanzen, sind H_2-Rezeptorantagonisten, z.B. Ranitidin, anderen Optionen, wie Protonenpumpenhemmern oder Prostaglandinanaloga, vorzuziehen, da mit ihnen die meisten Erfahrungen in der notwendigen Langzeittherapie bei Kindern vorliegen. Die in letzter Zeit beschriebenen Darmstenosen mit z.T. operationsbedürftiger Obstruktion bei CF-Kindern unter höchstdosierter Enzymsubstitution (bis zu 100 Kapseln zu je 20–25 000 I.E. Lipase am Tag) und die beobachteten Darmwandverdickungen sollten zu einer rationalen, individuell angepaßten Enzymdosierung Anlaß geben (s. Beitrag Posselt).

Zusammenfassung

Die autosomal rezessiv vererbte zystische Fibrose (CF) oder Mukoviszidose ist die häufigste Ursache einer exokrinen Pankreasinsuffizienz im Kindes-und Jugendalter. Bei etwa 50 % der betroffenen Patienten besteht die Pankreasinsuffizienz bereits bei Geburt, weitere 35–40 % entwickeln eine Maldigestion während der ersten Lebensjahre. Bei den übrigen 10–15 % reicht die Enzymsekretion noch bis ins Erwachsenenalter aus, eine Steatorrhö zu verhindern. Diese sogenannten pankreassuffizienten CF-Patienten haben andere Genmutationen, die nicht nur in einer länger erhaltenen Pankreasfunktion, sondern in einem insgesamt milderen Verlauf der klinischen Manifestation resultiert. Eine typische Komplikation pankreassuffizienter CF-Patienten stellen rezidivierende Pankreatitiden dar, die bei milder pulmonaler Symptomatik auch als Erstsymptom zur Diagnose führen können.

Ohne Neugeborenenscreening werden ca. 60 % der CF-Patienten im ersten Lebensjahr diagnostiziert, 80 % vor dem 5. Lebensjahr. Bei 10–15 % der CF-Patienten wird pränatal durch Ultraschall oder postnatal ein Mekoniumileus festgestellt. Bis auf sehr seltene Ausnahmen haben alle Kinder mit Mekoniumileus bereits bei Geburt eine Pankreasinsuffizienz. In den ersten beiden Lebensjahren sind es dann meistens die Zeichen der Malassimilation mit Gedeihstörung, häufigen Entleerungen massiger, stinkender Stühle, z.T. mit Rektumprolaps, die die Kinder klinisch auffällig werden lassen. In ausgeprägten Fällen bestehen zum Zeitpunkt der Diagnose Eiweißmangelödeme und eine schwere Anämie, gelegentlich als Folge einer Salzverarmung eine hypochlorämische Alkalose, das sogenannte Pseudo-Bartter-Syndrom. Bei Anwendung eines generellen Neugeborenenscreenings reduziert sich das durchschnittliche Diagnosealter von 1,5 Jahren auf 7 Wochen. Bereits in diesem jungen Alter sind Körpergewicht, Körperlänge, Kopfumfang und einige Laborparameter wie Albumin, essentielle Fettsäuren und Vitamin E bei pankreasinsuffizienten Säuglingen signifikant erniedrigt. Pankreassuffiziente Kinder unterscheiden sich dagegen nicht von gesunden Kontrollkindern. Eine seltene, aber gefürchtete Komplikation der nicht erkannten Malabsorption fettlöslicher Vitamine ist die Hirnblutung als Folge eines Vitamin K Mangels. Bei der Therapie der exokrinen Pankreasinsuffizienz müssen CF spezifische Besonderheiten beachtet werden.

Ein CF-assoziierter Diabetes mellitus, der sich in vielerlei Hinsicht vom Typ I Diabetes des Kindes- und Jugendalters unterscheidet, tritt fast ausschließlich bei pankreasinsuffizienten Patienten auf. Es besteht noch eine Restsekretion von Insulin, und längerfristige Phasen von Hyperglykämie und Normoglykämie können sich abwechseln. Eine transiente diabetische Stoffwechsellage kann im Rahmen von akuten Infektionen, während einer Steroidtherapie, nach längerer ungenügender Nährstoffzufuhr oder im Rahmen einer intensivierten Ernährungstherapie auftreten. Bei CF-Patienten sollte regelmäßg ein oraler Glukosetoleranztest durchgeführt werden. Eine medikamentöse Therapie mit Insulin oder versuchsweise Sulfonylharnstoffen sollte nicht nur bei manifestem Diabetes mellitus, sondern auch bei persistierender Glukoseintoleranz mit mangelnder Gewichtszunahme und Abgeschlagenheit eingeleitet werden.

Literatur

1. Abman, SH, Reardon MC, Accurso FJ, Hammond KB, Sokol RJ (1985) Hypoalbuminemia at diagnosis as a marker for severe respiratory course in infants with cystic fibrosis identified by newborn screening. J Pediatr. 107: 933–935
2. Benini L, Caliari S, Guidi GC et al. (1989) Near infrared spectroscopy for fecal measurement: comparison with conventional gravimetric and titrimeteric methods. Gut 30: 1344–1347
3. Benini L, Caliari S, Bonafante F et al. (1992) Near infrared reflectance measurement of nitrogen faecal losses. Gut. 33: 749–752
4. Berschneider HM, Knowles MR, AzizkhanRG et al. (1988) Altered intestinal chloride transport in cystic fibrosis. FASEB J 2: 2625–2629
5. Bines J, Jacobowitz Israel EE (1991) Hypoproteinemia, anemia, and failure to thrive in an infant. Gastroenterol 101: 848–856
6. Bonin A, Roy CC, Lasalle R, Weber A, Morin CL (1973) Fecal chymotrypsin: a reliable index of exocrine pancreatic function in children. J Pediatr 83: 594–600
7. Bronstein MN, Sokol RJ, Abman SH, Chatfield BA, Hammond KB, Hambidge KM, Stall CD, Accurso FJ (1992) Pancreatic insufficiency, growth, and nutrition in infants identified by newborn screening as having cystic fibrosis. J Pediatr 120: 533–540
8. Cleghorn G, Benjamin L, Corey M, Forstner G, Dati F, Durie P (1985) Age-related alterations of immunoreactive pancreatic lipase and cationic trypsinogen in young children with cystic fibrosis. J Pediatr 107: 377–381

9. Cleghorn G, Benjamin L, Corey M, Forstner G, Dati F, Durie P (1986) Serum immunoreactive pancreatic lipase and cationic trypsinogen for the assessment of exocrine pancreatic function in older patients with cystic fibrosis. Pediatrics. 77: 301–306

10. Corey M, Gaskin K, Durie P, Levison H, Forstner G (1984) Improved prognosis in CF patients with normal fat absorption. J Pediatr Gastroenterol Nutr 3 (suppl): 99–105

11. Couper R; Durie PR (1991) Pancreatic function tests. In: Walker WA, Durie PR, Hamilton JR, Walker-Smith JA, Watkins JB. Pediatric Gastrointestinal Disease. Philadelphia, Toronto: Decker, B.C. pp. 1341–1353.

12. Couper RTL, Corey M, Moore DJ, Fisher LJ, Forstner GG, Durie PR (1992) Decline of exocrine pancreatic function in cystic fibrosis patients with pancreatic sufficiency. Pediatr. Res. 32: 179–182

13. Crossley JR, Smith PA, Edgar PW, Gluckman PD, Elliott RB (1981) Neonatal screening for cystic fibrosis, using immunoreactive trypsin assay in dried blood spots. Clin Chim Acta 113: 111–121

14. Culler FL, Mckean LP, Buchanan CN, Caplan DB, Meacham LR (1994) Short Communication: Glipizide treatment of patients with cystic fibrosis and impaired glucose tolerance. J Pediatr Gastroenterol. Nutr. 18: 375–378

15. Cumming JGR, Forsyth JS, Boyd EJS, Frost GJ, Cuschieri A (1986) Diagnosis of exocrine insufficiency in cystic fibrosis by use of fluorescein dilaurate test. Arch. Dis. Child. 61: 573–575

16. Delchier JC, Vidon N, Girardin MFS-M, Soule JC, Moulin C, Huchet B, Zylberberg P (1991) Fate of orally ingested enzymes in pancreatic insufficiency: comparison of two pancreatic enzyme preparations. Aliment Pharmacol Therap 5: 365–378

17. Dewit O, Prentice A, Coward A, Weaver LT (1992) Starch digestion in young children with cystic fibrosis measured using a 13C breath test. Pediatr. Res. 32: 45–49

18. Durie PR, Bell L, Linton W, Corey ML, Forstner GG (1980) Effect of cimetidine and sodium bicarbonate on pancreatic replacement therapy in cystic fibrosis. Gut 21: 778–786

19. Durie PR, Forstner GG, Gaskin KJ, Moore DJ, Cleghorn GJ, Wong SS, Corey ML (1986) Age-related alternations of immunoreactive pancreatic cationic trypsinogen in sera from cystic fibrosis patients with and without pancreatic insufficiency. Pediatr Res 20: 209–213

20. Durie PR, Forstner CG (1989) Pathophysiology of the exocrine pancreas in cystic fibrosis. J. Roy. Soc. Med. 16: 2–10

21. Durie PR, Goldberg DM (1986) Biochemical tests of pancreatic function in infancy and childhood. Adv. Clin. Enzymol. 4: 77–92

22. Forget MT, Van Den Neucker A, Strik J, Van Kreel B, Kuijten R (1994) The acid steatocrit: a much improved method. J Pediatr Gastroenterol Nutr 19: 229–303

23. Forstner G, Gall G, Corey M, Durie P, Hill R, Gaskin K (1980) Digestion and absorption of nutrients in cystic fibrosis. In: Sturgess JM (ed) *Perspectives in cystic fibrosis*. Toronto: Imperial Press, pp. 137-149.

24. Forstner G, Durie PR (1991) Cystic fibrosis. In: Walker WA, Durie PR, Hamilton JR, Walker-Smith JA, Watkins JB. *Pediatric gastrointestinal disease*. Philadelphia, Toronto: Dekker, BC pp 1179–1197

25. Frizzell RA (1987) Cystic fibrosis: A disease of ion channels? Trends Neurosci. 10: 190–193

26. Gaskin K, Gurwitz D, Durie P, Corey M, Levison H, Forstner G (1982) Improved respiratory prognosis in CF patients with normal fat absorption. J Pediatr 100: 857–862

27. Gaskin K, Waters D, Dorney S, Gruca M, O'halloran M, Wilcken B (1991) Assessment of pancreatic function in screened infants with cystic fibrosis. Pediatr. Pulmonol Suppl 7: 69–71

28. Gaskin KJ, Durie P, Hill RE, Lee LM, Forstner GG (1982) Colipase and maximally activated pancreatic lipase in normal subjects and patients with steatorrhea. J Clin Invest 69: 427–434

29. Gaskin KJ, Durie P, Lee L, Forstner GG (1984) Colipase and lipase secretion in childhood onset of pancreatic insufficiency: delineation of patients with steatorrhea with relative colipase deficiency. Gastroenterol 86: 1–7

30. Geffner ME, Lippe BM, Maclaren NK, Riley WJ (1988) Role of autoimmunity in insulinopenia and carbohydrate derangements associated with cystic fibrosis. J Pediatr 112: 419–421

31. Greer R, Shepherd R, Cleghorn G, Bowling FG, Holt T (1991) Evaluation of growth and changes in body composition following neonatal diagnosis of cystic fibrosis. J Pediatr Gastroenterol Nutr 13: 52–58
32. Gross V, Schoelmerich J, Denzel K, Gerok W (1989) Case report: Relapsing pancreatitis as initial manifestation of cystic fibrosis in a young man without pulmonary disease. Int J Pancreatol 4: 221–228
33. Guarner L, Rodriguez R, Malagelada J (1993) Fate of oral enzymes in pancreatic insufficiency. Gut 34: 708–712
34. Hadorn B, Johansen PG, Anderson CM (1968) Pancreozymin secretin test of exocrine pancreatic function in cystic fibrosis and the significance of the result for the pathogenesis of the disease. Canad Med Ass J 98: 377–385
35. Heijerman HG, Lamers CB, Bakker W (1991) Omeprazole enhances the efficacy of pancreatin (pancrease) in cystic fibrosis. Ann Intern Med 114: 200–201
36. Iacono G, Carroccio A, Cavataio F, Montalto G, Mancuso C, Balsamo V, Notarbartolo A (1990) Steatocrit test: normal range and physiological variations in infants. J Pediatr Gastroenterol. Nutr. 11: 53–57
37. Imrie J, Fagan D, Sturgess J (1979) Quantitative evaluation of the development of the exocrine pancreas in cystic fibrosis and control subjects. Am J Pathol 95: 697–708
38. Jeejeebhoy KN, Ahmed S, Kozak G (1970) Determination of fecal fats containing both medium and long chain triglycerides and fatty acids. Clin Biochem 3: 157–163
39. Kane RE, Black P (1989) Glucose intolerance with low-, medium-, and high-carbohydrate formulas during nighttime enteral feedings in cystic fibrosis patients. J Pediatr Gastroenterol Nutr 8: 321-326
40. Kerem B, Rommens JM, Buchanan JA et al. (1989) Identification of the cystic fibrosis gene: Genetic analysis. Science 245: 1073–1079
41. Kerem E, Corey M, Kerem B-S, Rommens J, Markiewicz D, Levison H, Tsui L-C, Durie P (1990) The relation between genotype and phenotype in cystic fibrosis – analysis of the most common mutation (Delta F_{508}). N Eng J Med 323: 1517–1522
42. Khouri MR, Huang G, Shiau YF (1986) Sudan stain of fecal fat: new insight into an old test. Gastroenterol 96: 421–427
43. Knowles MR, Gatzy JAT, Boucher RC (1983) Relative ion permeability of normal and cystic fibrosis epithelium. J Clin Invest 71: 1410-1417
44. Knowlton RG, Cohen-Haguenauer O, Nguyen VC, et al. (1985) A polymorphic DNA marker linked to cystic fibrosis is located in chromosome 7. Nature 318: 380–381
45. Koletzko S, Stringer D, Cleghorn GJ, Durie PR (1989) Lavage treatment of distal intestinal obstuction syndrome in children with cystic fibrosis. Pediatrics 83: 727–733
46. Koletzko S, Corey M, Ellis L, Spino M, Stringer DA, Durie RP (1990) Effects of cisapride in patients with cystic fibrosis and distal intestinal obstuction syndrome. J Pediatr 117: 815–822
47. Koletzko S, Koletzko B, Reinhardt D (1994) Aktuelle Aspekte der Ernährungstherapie bei zystischer Fibrose. Monatsschr. Kinderheilkd. 142: 432–445
48. Koletzko S, Haisch M, Seeboth I, Braden B, Hengels K, Koletzko B, Hering P (1995) Isotope-selective non-dispersive infrared spectrometry for detection of Helicobacter pylori infection with 13C-urea breath test. Lancet. 345: 961–962
49. Koletzko S. Koletzko B (1993) Zystische Fibrose: Normalernährung oder Ernährungstherapie. In: Koletzko B (ed), *Ernährung chronisch kranker Kinder und Jugendlicher*. Heidelberg: Springer Verlag, pp. 167–190
50. Kopelman H, Durie P, Gaskin K, Weizman Z, Forstner G (1985) Pancreatic fluid secretion and protein hyperconcentration in cystic fibrosis. N Eng J Med 312: 329–334
51. Kopelman H, Corey M, Gaskin K, Durie P, Weizman Z, Forstner G (1988) Impaired Chloride Secretion, as well as bicarbonate secretion, underlies the fluid secretory defect in the cystic fibrosis pancreas. Gastroenterol 95: 349–355
52. Kopelman H, Forstner G, Durie P, Corey M (1989) Origins of chloride and bicarbonate secretory defects in the cystic fibrosis pancreas, as suggested by pancreatic function studies on control and CF subjects with preserved pancreatic function. Clin Invest Med 12: 207–211

53. Kristidis P, Bozon D, Corey M, Markiewicz D, Rommens J, Tsui L-C, Durie P (1992) Genetic determination of exocrine pancreatic function in cystic fibrosis. N Eng J Med 323: 1517–1522

54. Lanng S, Thorsteinsson B, Lund-Andersen C, Nerup J, Schiotz PO, Koch C (1994) Diabetes mellitus in Danish cystic fibrosis patients: prevalence and late diabetic complications. Acta Paediatr 83: 72–77

55. Lembcke B, Braden B, Stein J (1994) Diagnostik der Steatorrhoe. Z Gastroenterol 32: 256–261

56. Mainwright BJ, Scambler PJ, Schmidtke J et al. (1985) Localization of cystic fibrosis locus to human chromosome 7 cen-q22. Nature 318: 384–385

57. Marcus MS, Sondel SA, Farell PM, Laxova A, Carey PM, Langhough R, Mischler EH (1991) Nutritional status of infants with cystic fibrosis associated with early diagnosis and intervention. Am J Clin Nutr 54: 578–585

58. Meyer JH, Elashoff J, Porter-fink V, Dressman J, Amidon GL (1988) Human postprandial gastric emptying of 1-3-millimeter spheres. Gastroenterol 94: 1315–1325

59. Mundlos S, Kühnelt P, Adler G (1990). Monitoring enzyme replacement treatment in exocrine pancreatic insufficiency using the cholesteryl octanoate breath test. Gut 31: 1324–1328

60. Neis PF (1981) Zeub. Über die Anwendbarkeit von Fluoresceindilaurat zur exokrinen Pankreasfunktionsprüfung bei Kindern. Monatsschr. Kinderkeilkd. 129: 347–348

61. Nielsen OH, Larsen BF (1982) The incidence of anemia, hypoproteinemia, and edema in infants as presenting symptoms of cystic fibrosis: a retrospective survey of the frequency of this symptom complex in 130 patients with cystic fibrosis. J Pediatr Gastroenterol Nutr 1: 355–359

62. Park RW, Grand RJ (1981) Gastrointestinal manifestations of cystic fibrosis: a review. Gastroenterol 81: 1143–1161

63. Quinton PM (1983) Chloride impermeability in cystic fibrosis. Nature. 301: 421–422

64. Reardon MC, Hammond KB, Accurso FJ, Fisher CD, Mccabe ERB, Cotton EK, Bowman CM (1984) Nutritional deficits exist before 2 months of age in some infants with cystic fibrosis identified by screening test. J Pediatr 105: 271–274

65. Robinson P, Sly PD (1990) Placebo-controlled trial of misoprostol in cystic fibrosis. J Pediatr Gastroenterol. Nutr. 11: 37–40

66. Robinson PJ, Smith AL, Sly PD (1990) Duodenal pH in cystic fibrosis and its relationship to fat malabsorption. Dig. Dis. Sci. 35: 1299–1304

67. Shmerling DH, Forrer JCW, Prader A (1970) Fecal fat and nitrogen in healthy children and in children with malabsorption or maldigestion. Pediatrics. 5: 690–695

68. Shwachman, H (1975) Gastrointestinal manifestations of cystic fibrosis. Pediatr. Clin N Am 22: 787–805

69. Shwachman H, Lebenthal E, Khaw K-T (1975) Recurrent acute pancreatitis in patients with cystic fibrosis with normal pancreatic enzymes. Pediatrics 55: 86–95

70. Skopnik H, Kentrup H, Kusenbach G, Pfaeffle R, Kock R (1993) Glukosehomöostase bei zystischer Fibrose: Oraler Glukosetoleranztest im Vergleich zu einer Formulabelastung. Monatsschr Kinderheilkd 141: 142–147

71. Sokol RJ, Reardon MC, Accurso FJ, Stall C, Narkewicz M, Abman SH, Hammond KB (1989) Fat-soluble-vitamin status during the first year of life in infants with cystic fibrosis identified by screening of newborns. Am J Clin Nutr 50: 1064–1071

72. Sturgess JM (1984) Structural and developmental abnormalities of the exocrine pancreas in cystic fibrosis. Proceedings of the 5th Professional Conference of the Candian Cystic Fibrosis Foundation. J Pediatr Gastroenterol Nutr 3: 55–66

73. Thompson GN (1988) Excessive taurine loss predisposes to taurine deficiency in cystic fibrosis. J Pediatr Gastroenterol Nutr 7: 214–219

74. Vantrappen GR, Rutgeerts PJ, Ghoos YF, Hiele MI (1989) Mixed triglyceride breath test: a noninvasive test of pancreatic lipase activity in the duodenum. Gastroenterol 96: 1126–1134

75. Waters, D. L., S. F. A. Dorney, K. J. Gaskin, M. A. Gruca, M. O'halloran, B. Wilcken. Pancreatic function in infants identified as having cystic fibrosis in a neonatal screening program. N Engl J Med. 322 (1990) 303–308

76. Weber AM, Roy CC, Morin CL, Lasalle R (1973) Malabsorption of bile acids in children with cystic fibrosis. N Engl J Med 289: 1001–1005
77. Welsh, M. J., A. E. Smith. Molucular mechanisms of CFTR chloride in cystic fibrosis. Cell. 73 (1993) 1251-1254
78. Wilcken B, (1987) An evaluation of screening for cystic fibrosis in genetics and epithelial cell dysfunction In: Riordan JR, Buchwald M (eds). *Cystic fibrosis*. New York: Alan R. Liss, pp. 201
79. Zipf WC (1990) Cystic Fibrosis Foundation. Consensus conference on CF-related diabetes mellitus. pp.1 1. Concepts in Care.

Pathogenetische Vorstellung zur Entwicklung von Kolonstrikturen bei Mukoviszidosepatienten

H.-G. Posselt, B. Krackhardt, M. Pohl

Verschiedene Komplikationen im Bereich der Abdominalorgane sind bei Mukoviszidose bereits langzeitig bekannt. Ein operationsbedürftiger Mekonium-Ileus wird mit bei ca. 12 % bis 15 % der neugeborenen Mukoviszidosepatienten vorgefunden. Vereinzelt werden Darmatresien oder intraabdominelle Verkalkungen als Zeichen einer stattgehabten pränatalen Darmperforation beobachtet. Bei nichtdiagnostizierten Patienten oder nicht genügend mit Enzympräparaten therapierten Patienten wurde früher in einer Häufigkeit von ca. 20 % ein Rektumprolaps gesehen. Im weiteren Krankheitsverlauf werden oft Kotresistenzen – bevorzugt im rechten Unterbauch – festgestellt. Sie sind in der Regel Vorläufer des „DIOS" (distales intestinales Obstruktionssyndrom). Dieses mit ileusähnlichen Beschwerden einhergehende Krankheitsbild ist bedingt durch zähe Stuhlmassen, die mit der Darmwand verbacken bevorzugt im distalen Ileum zu einer Passagebehinderung führen. Bei frühzeitiger Intervention und gezielter Gabe mit Gastrogafin und/oder „Golytely" in Kombination mit Cisapride und rektalen Schwenkeinläufen kann dieses Geschehen meist konservativ beherrscht werden. Als weitere Komplikationen werden in 1 % bis 2 % der Patienten Invaginationen festgestellt, die in der Regel ebenfalls durch mit der Darmwand verbackene Stuhlmassen ausgelöst sind.

Seitens der Leber wird häufig eine Steatosis hepatis gesehen. Vor der Ära der Ursodeoxycholsäure-Therapie entwickelten zahlreiche Patienten eine fokale oder diffuse biliäre Leberzirrhose, die bei erwachsenen Mukoviszidosepatienten (CF-Patienten) heute noch in einer Häufigkeit von ca. 15 % angetroffen wird. Als weitere hepatobiliäre Komplikation sind Gallensteine in einer Häufigkeit von ca. 20 % bei älteren Patienten anzutreffen.

Kolonstrukturen – fibrosierende Kolopathie

Colonstrikturen (neuerdings fibrosierende Colopathie genannt) stellen eine bisher unbekannte Komplikation dar, die epidemieartig zuerst im Einzugsbereich der CF-Ambulanz Liverpool (England) beobachtet wurde und insgesamt bei 14 Patienten in England zwischen April 1993 und Juli 1994 diagnostiziert wurde [2, 3/13, 14, 15, 19, 20].

M. Kist et al. (Hrsg.)   Ökosystem Darm VII
© Springer-Verlag Berlin Heidelberg 1996

Eine sorgfältige Analyse in den USA deckte 32 vergleichbare Fälle auf, die zwischen Januar 1992 und Dezember 1994 wegen intestinaler Obstruktion operativer Behandlung bedurften [6]. Aus Dänemark wurden insgesamt 6 Patienten gemeldet, die unter dem Bild einer mehr diffusen Kolitis Darmwandveränderungen entwickelten und bei einem Patienten zu einer totalen Kolektomie führten [10].

Das histopathologische Bild der Darmwandveränderungen ist geprägt durch eine mehr oder minder stark und unterschiedlich langstreckig vorliegende Verdickung der Submukosa. Die Veränderungen der Submukosa beruhen auf einer ungewöhnlichen Anreicherung fibrotischen Gewebes, das mit Fettzellinfiltraten durchsetzt ist. Die Mukosa selbst bietet in der Regel nur geringe Zeichen einer entzündlichen Aktivität und erinnert an ein Regenerationsepithel. Zeichen einer transmuralen Entzündung, wie z.B. bei Morbus Crohn, existieren nicht. Eine Fettauflagerung auf der Serosaseite wird z.T. gesehen [8, 22].

Bemerkenswert ist, daß die fibrosierende Kolopathie gleichermaßen in England und den USA nur bei jungen CF-Patienten (2 bis 13 Jahre) gefunden wurde. Die in England registrierte Wendigkeit zuungunsten männlicher Patienten (12 männlich/2 weiblich) konnte bei den Patienten in den USA nicht in diesem Ausmaß bestätigt werden (66 % männlich/34 % weiblich) [6, 19].

Bereits in den ersten Publikationen vermuteten die Autoren einen ursächlichen Zusammenhang mit der Therapie mit hochkonzentrierten Pankreatinpräparaten, da bei den in Liverpool beobachteten Fällen einheitlich ca. 12 bis 15 Monate vor der Diagnose der Kolonstrikturen eine Umstellung auf die hochkonzentrierten Präparate erfolgte [20]. Für die Gesamtheit der aus Großbritannien publizierten Fälle gilt, daß alle Patienten binnen einer Zeitspanne von 12 Monaten vor Auftreten der Komplikation hochkonzentrierte Pankreatinpräparate erhalten haben. Zum Zeitpunkt der Diagnose der Komplikation standen alle Patienten unter Präparaten der Miktrotablettenpräparation. In den Vormonaten fand jedoch ein mehrfacher Wechsel von den verschiedensten Präparaten auf das zuletzt gegebene Präparat statt [19].

In der englischen epidemiologischen Studie konnte gezeigt werden, daß die Patienten, die die Komplikationen entwickelten, etwa die doppelte Menge an Enzymen erhielten im Vergleich zu der Kontrollgruppe. Die Analyse der Begleitmedikation ergab, daß die Gruppe der Indexpatienten zu einem höheren Prozentsatz Therapien mit Antibiotika, Steroiden, H_2-Rezeptorblockern, Laxantien und Gastrografin innerhalb der letzten 24 Monate vor Auftreten der Komplikation erhielten [19].

Von den in den USA beobachteten Fällen liegen zahlreiche Einzelpublikationen vor [16, 23]. In Zusammenarbeit mit der amerikanischen CF-Foundation und der FDA wurde eine ausführliche Feldstudie veranlaßt, deren Ergebnisse bisher nur in vorläufiger Form verfügbar sind. Im Zeitraum zwischen Januar 1990 und Januar 1995 wurden aus dem amerikanischen CF-Register insgesamt 45 Verdachtsfälle gemeldet. 32 dieser Patienten wurden nach Begutachtung der Resektionspräparate als Patienten mit fibrosierender Kolopathie akzeptiert. 31 dieser Patienten erhielten eine partielle Kolektomie, ein Patient eine totale Kolektomie.

Sämtliche Komplikationen wurden in der Zeit zwischen Januar 1992 und Dezember 1994 beobachtet. Wie bereits oben erwähnt, handelte es sich um junge Patienten im Alter zwischen 2 und 12 Jahren, 2/3 waren männliche Patienten [6].

Die bisher bekannten Ergebnisse der amerikanischen Studie zur Analyse der Enzymtherapie vor Auftreten der Komplikation lassen sich folgendermaßen zusammenfassen: Die Indexpatienten erhielten zum Zeitpunkt der Operation die 2 1/2fache Dosis an Lipase-Einheiten/kg Körpergewicht und Tag im Vergleich zu den Kontrollpatienten (54.570/21.329 E. Lipase/kg KG und Tag). Innerhalb der letzten 24 Monate vor Auftreten der Komplikation erfolgte bei bereits hoher Ausgangsdosis ca. eine Verdoppelung der Dosis, bezogen auf Lipase-Einheiten/kg KG und Tag. Die produktbezogene Analyse ergab, daß – bezogen auf den Operationstag – in der Vorphase 64 % der Indexpatienten und 33 % der Kontrollpatienten hochkonzentrierte Mikrotabletten und 7 % der Indexpatienten bzw. 22 % der Kontrollen pelletierte Präparate für mehr als 6 Monate erhielten [6].

Die Analyse der Begleitmedikation sowie von Begleitproblemen bei den amerikanischen Patienten ergab, daß etwa die doppelte Anzahl der Indexpatienten in der Neonatalperiode wegen eines Mekoniumileus operiert wurde (44 %/27 %). Zeichen eines DIOS (distales intestinales Obstruktionssyndrom) wurden 3fach häufiger bei den Indexpatienten (47 %/14 %) gesehen. Entscheidend häufiger (16 %/1 %) wurde bei den Indexpatienten ein Morbus Crohn als Begleiterkrankung diagnostiziert. Folgende Begleitmedikationen wurden bei den Indexpatienten häufiger gefunden: H_2-Rezeptorblocker (59 %/16 %), Steroide (44 %/22 %) und intravenöse Antibiotikatherapie (16 %/3 %). Die Autoren vermuten, daß es sich bei den Indexpatienten insgesamt um ein Kollektiv von Patienten handelt, das einen deutlich komplizierteren Krankheitsverlauf als die Durchschnittspatienten aufweist [6].

Überlegungen zur Kausalität der fibrosierenden Kolopathie

Zweifelsfrei scheint ein ursächlicher Zusammenhang zwischen der Entstehung der fibrosierenden Kolopathie und ungewöhnlich, ja z.T. irrational hoher Dosierung von Pankreasenzymen. Im Vergleich zu den Kontrollpatienten wurden die Indexpatienten in England und den USA mit einer 2 bis 21/2fach höheren Dosis an Lipase-Einheiten/kg KG und Tag therapiert. Die aus Kopenhagen beschriebenen Patienten, die ein mehr kolitisches Krankheitsbild mit kolikartigen Leibschmerzen, z.T. blutigen Durchfällen boten, unterstreichen diese Vermutung. Die Kopenhagener Patienten erhielten 90 bis 200.000 Einheiten LipaseTkg KG und Tag, so daß das mehr akut toxisch imponierende Erscheinungsbild erklärlich scheint [9, 10].

Es ist derzeit unklar, ob die Proteasen, die Lipasen oder galenikbedingte Additiva die Schädigung der Darmmukosa verursachen. Es ist bekannt, daß Patienten mit Mukoviszidose z. T. intakte Pankreasenzymkapseln, v. a. aber intakt erscheinende Mikrotabletten oder Pellets mit dem Stuhlgang ausscheiden, so daß man davon ausgehen kann, daß in unterschiedlich hoher Konzentration aktive Enzympräparate das terminale Ileum bzw. das Kolon erreichen können

[11]. Begleitmedikationen, wie z. B. Cisapride, das die Darmpassagezeit verkürzt oder H_2-Rezeptorblocker können zusätzlich eine Rolle spielen. Die Analyseergebnisse der beiden epidemiologischen Studien im Hinblick auf Begleitmedikation wie auch Begleitprobleme lassen theoretisch auch ein multifaktorielles Geschehen möglich erscheinen. Mit Recht muß darauf hingewiesen werden, daß die Patienten, die die Kolonstrikturen entwickelten, ein Patientenkollektiv darstellen, das einen wohl insgesamt deutlich schwierigeren Krankheitsverlauf bietet als das des Normalkollektivs [6].

Da die in England diagnostizierten Patienten zum Zeitpunkt der Operation ausschließlich unter hochkonzentrierten Enzympräparaten mit Mikrotablettenform standen, stellte van Velzen die Hypothese auf, daß der magensäureresistente Überzug („enteric coating") der Mikrotabletten für die Mukosaschädigung verantwortlich sei. Dieser Überzug besteht aus „Eudragit L 30 D", einem Kopolymerisat der Methacrylsäure. Von Monomeren der Methacrylsäure ist bekannt, daß sie im Tierversuch Schädigungen des Darmtraktes auslösen können [22]. Nach Informationen des Herstellers von Eudragit L 30 D sind die toxischen Monomeren in gelösten Mikrotabletten nicht nachweisbar, so daß vermutet wird, daß diese Monomeren beim Aufdampfen auf die Mikrotabletten zerstört werden. Die Analyse der amerikanischen Studie widerlegt die ausschließliche Verursachung durch Mikrotablettenpräparate, da 2 Patienten präoperativ langzeitig mit pelletierten Präparaten behandelt waren [6]. Die von Jones und Taylor publizierten Patienten würden diese Hypothese ebenfalls widerlegen. Da der von Taylor publizierte Patient jedoch nicht einer Kolonresektion unterzogen werden mußte und somit keine histopathologische Beurteilung des Resektates vorliegt, kann derzeit nur spekuliert werden, ob es sich bei diesem Patienten um einen Patienten mit echter fibrosierender Kolopathie handelt [7, 21].

Vor einer Schuldzuweisung sind sicherlich umfangreichere epidemiologische Untersuchungen und Tiermodellversuche notwendig. Die von Croft et al. mittels Darmperfusionstechnik bei CF-Patienten gewonnenen Daten sind erste Schritte in dieser Richtung. Es bedarf jedoch sicher eines größeren Patientenkollektivs, um herauszuarbeiten, ob iatrogene Einflüsse oder andere krankheitstypische Mechanismen Auslöser für entzündliche Reaktionen des Darmtraktes bei Mukoviszidosepatienten sind [4].

Die Tatsache, daß der überwiegende Teil der Patienten vor Auftreten der operationsbedürftigen Komplikation mit mehrfach wechselnden Enzympräparaten therapiert wurde, mahnt derzeit ebenfalls zur Zurückhaltung im Hinblick auf eine Schuldzuweisung.

Enzymdosierungsverhalten in der Bundesrepublik Deutschland

Bemerkenswert ist, daß bisher keine operationsbedürftigen fibrosierenden Kolopathien aus anderen Ländern publiziert wurden. Mittels einer schriftlichen Befragung konnte das Dosierungsverhalten aus 60 bundesdeutschen Mukoviszidosezentren 1994 analysiert werden. 52,4 % der Patienten wurden zum Zeitpunkt der Analyse mit hochkonzentrierten Enzympräparaten (20.000 Einheiten

Tabelle 1. Darmstrikturen bei CF. Ergebnis einer Umfrage

Anzahl der Kliniken	Patienten	Hochdosis-Patienten	0	< 5.000	50.000 -10.000	10.000 -20.000	20.000 -50.00	> 50.000
					Enzymsubstitution Dosierung von n= 2.782 Pat. Lipase-Einheiten/kg KG/Tag			
60	3.205	1.619	100	939	922	623	175	23
		52,4 %	3,6 %	33,8 %	33,1 %	22,4 %	6,3 %	0,8 %
Varianz der Dosierung in den Ambulanzen			0 bis 10,4 %	1,3 % bis 94 %	5,5 % bis 88,2 %	3,0 % bis 97 %	0 bis 50 %	0 bis 7,1 %

Lipase und mehr) therapiert. 70 % von 2.859 Patienten aus diesen 60 Ambulanzen erhielten eine Enzymdosis von weniger als 10.000 Einheiten Lipase/kg KG und Tag, 22,2 % erhielten eine Dosis zwischen 10.000 und 20.000 Einheiten Lipase/kg KG und Tag und insgesamt 7,2 % der Patienten erhielten eine Dosis von mehr als 20.000 Einheiten Lipase/kg KG und Tag; hierunter sind 24 Patienten, die eine Dosis von mehr als 50.000 Einheiten Lipase pro kg KG und Tag erhielten [18] (s. Tabelle 1). Im Vergleich zu den Daten der amerikanischen Studien wird somit der überwiegende Teil der deutschen Patienten mit deutlich niedrigerer Dosis therapiert. Dies gilt insbesondere in bezug auf die Indexpatienten, aber auch auf das Normalkollektiv.

Basierend auf der Hypothese, daß es sich bei der fibrosierenden Kolopathie um einen dosisabhängigen, dynamisch progredienten Prozeß handelt, wurde 1994 in Deutschland mit einer multizentrischen Studie begonnen, in der die Darmwanddicke der CF-Patienten prospektiv mittels Sonografie gemessen wurde. Eine erste Querschnittsanalyse ergab, daß die Darmwanddicke bei CF-Patienten im Kolon im Mittel gering über der von Kontrollpatienten liegt. Gleichzeitig wurde eine deutliche „Akzentuierung" der verschiedenen Darmwandschichten beobachtet, die in dieser Form als beinahe Mukoviszidose-spezifisch gewertet werden kann. Es konnte keine positive Korrelation zwischen der Gesamtenzymdosis und der Darmwanddicke gefunden werden. Patienten, die unter hochkonzentrierten Enzympräparaten standen, zeigten eine im Median stärkere Darmwand als Patienten, die unter niedrigkonzentrierten Präparaten standen.

Dieser Befund wurde in einem Zentrum als statistisch signifikant gefunden, konnte in dieser Form in einem anderen Zentrum nicht bestätigt werden. Bemerkenswert war, daß eine Patientin mit 4 mm eine deutlich erhöhte Wandstärke aufwies, als pankreassuffiziente Patientin bisher aber nie Pankreasenzympräparate erhalten hatte [5, 17]. Die inzwischen durchgeführten Kontrollsonografien nach einem Jahr zeigen bei dem Kollektiv der Frankfurter Mukoviszidosepatienten keine Zunahme der Wanddicke trotz Beibehaltung des Therapie- und Dosierungsverhaltens. Die multizentrisch erhobenen Daten wurden in der Tendenz durch MacSweeney und King bestätigt [8, 12]. Es erscheint jedoch fragwürdig, ob durch eine kurzzeitige Dosisminderung tatsächlich eine Reduzierung der Kolonwanddicke möglich ist.

Hinweise zum Dosierungsverhalten und zur Patientenführung

Die Ergebnisse der englischen und amerikanischen epidemiologischen Studie zeigen auf, daß der überwiegende Teil der Patienten, die eine fibrosierende Kolopathie entwickelten, mit irrational hoch erscheinenden Dosen von Pankreatinpräparaten behandelt wurden. In der Diskussion zu den oralen Publikationen und in den Workshops des englischen „Cystic Fibrosis Trust" (Manchester 28.2.94 und Manchester 3.11.95) kam zum Ausdruck, daß die Patienten nicht unter Monitoring des Fettresorptionskoeffizienten oder der Stuhlfettausscheidung in der Dosis hochtitriert wurden. Zum Teil wurde die Dosis aufgrund von geklagten Leibschmerzen und „schlechten" Stühlen schrittweise gesteigert. Zum Teil wurde auf eine Selbstmedikation seitens der Patienteneltern oder Patienten verwiesen. Bemerkenswert in diesem Zusammenhang ist, daß ausschließlich junge Patienten (2 bis 13 Jahre) von der Komplikation betroffen sind.

Eine Analyse der Frankfurter Patienten zeigt, daß die jüngeren Patienten, bezogen auf Lipase-Einheiten/kg KG und Tag, z.T. deutlich höher therapiert werden als ältere Patienten. Es ist bekannt, daß jüngere Patienten einen relativ höheren Fettanteil mit ihrer Nahrung aufnehmen [18]. Die im Frankfurter Zentrum bei den jüngeren Patienten gefundenen Dosierungen liegen jedoch entscheidend höher als dieses durch den höheren Fettanteil der Nahrung der jüngeren Patienten gerechtfertigt wäre.

Jüngere Patienten bieten insgesamt eine raschere Transitzeit des Gastrointestinaltraktes als ältere Patienten. Erhöhte Stuhlfrequenz und unverdaut erscheinende Stühle können leicht als Zeichen ungenügender Enzymsubstitution vom Laien fehlgedeutet werden, wenn eine Kontrolle der Stuhlfettausscheidung fehlt. Zudem artikulieren Kinder bei unterschiedlichsten Problemen Leibschmerzen, ohne daß eine organbezogene Problematik vorliegt. Die detaillierten Fallbeschreibungen während der Workshops des englischen CF-Trusts lassen zusätzlich vermuten, daß erste Symptome, die auf die beginnenden Mukosaschäden hätten hinweisen können, als Zeichen der ungenügenden Enzymsubstitution fehlgedeutet wurden und zu weiterer Dosissteigerung veranlaßten. Ebenfalls berechtigt wird zur Diskussion der epidemiologischen Studien kritisch hinterfragt, ob die Indexpatienten tatsächlich in deutlich höherem Maß DIOS-Episoden erlebt haben oder ob nicht erste, durch die Fibrosierung bedingte Subileus-Zustände als DIOS fehlgedeutet wurden. Der ungewöhnlich hohe Anteil von Indexpatienten mit Mekoniumileus kann kaum in kausalem Zusammenhang zu den Fibrosierungen gesehen werden. Es ist jedoch allgemein bekannt, daß bei einem Teil dieser Patienten die Maldigestion schwerer therapierbar ist und daß besonders bei Patienten, bei denen eine Resektion der Ileozoekalregion notwendig wurde, eine höhere Stuhlfrequenz und kürzere Transitzeit des Gastrointestinaltraktes resultiert. Eine solche Situation würde somit erklären, daß aktive Pankreasenzyme in ungewöhnlich hoher Konzentration das Colon ascendens erreichen könnten [11].

Bereits 1994 wurde in Abstimmung mit dem damals zuständigen Bundesgesundheitsamt in Berlin in die Monografie zu den Enzympräparaten der Hinweis aufgenommen, daß eine Dosis von 15.000 Einheiten Lipase/kg KG und Tag nicht überschritten werden sollte. Der Consensusreport der amerikanischen CF-Foundation zur Pankreasenzymtherapie, der unter dem Eindruck der fibrosierenden Colopathien erstellt wurde, kommt zu vergleichbaren Richtwerten und empfiehlt als oberen Richtwert die Gabe von 4.000 Einheiten Lipase/ Gramm Fett der Nahrung bzw. 2.500 bis max. 6.000 Einheiten Lipase pro kg KG und Mahlzeit [1]. Für die klinische Anwendung am praktikabelsten erscheint ein Richtwert, der allgemein auf das Körpergewicht bezogen ist, da eine genaue Analyse der aufgenommenen Fettmenge im Alltag nicht präsent ist und andererseits der Fettgehalt einzelner Mahlzeiten sehr variiert. Bei Kindern und jugendlichen Patienten, deren Ernährungsgewohnheiten wachstumsbedingt Änderungen unterliegen, sind jährliche Kontrollen der Stuhlfettausscheidung notwendig, um die individuell optimale Enzymsubstitution festzustellen. Ein Überschreiten der o.g. Richtwerte ist nur indiziert, wenn der Nachweis einer verbesserten Fettresorption unter höherer Dosierung mittels Bestimmung des Fettresorptionskoeffizienten belegt werden kann. Bei Patienten, die einen höheren Enzymbedarf haben, sollte jedoch auch die Compliance der Medikamenteneinnahme überprüft werden. Weiterhin sollte ausgeschlossen werden, daß die Maldigestion oder Malabsorption durch andere Begleiterkrankungen verursacht sind. Hier sind neben dem allgemeinen Eßverhalten der Patienten, Hyperazidität im Duodenum, Gallensäureimbalanzen, Kohlehydratmalabsorptionen, Zöliakie, Morbus Crohn und andere Begleiterkrankungen zu nennen.

Bei Überschreiten der oberen Richtwerte sollte weiterhin eine regelmäßige Kontrolle der Darmwanddicke mittels Sonographie erfolgen. Regelmäßige Hämoccult-Kontrollen können zusätzlich frühe Warnhinweise auf die Entstehung einer fibrosierenden Kolopathie liefern. Bei einem größeren Teil der Patienten, die eine fibrosierende Kolopathie entwickelten, war in der voroperativen Phase mehrfach eine Blutbeimengung zum Stuhlgang beobachtet worden.

Eine Abkehr von den hochkonzentrierten Enzympräparaten oder Meidung bestimmter Präparateformen erscheint bei ungeklärter Kausalität und unter Beachtung der Dosierungsrichtlinien derzeit nicht gerechtfertigt und angeraten.

Zusammenfassung

Im Januar 1994 wurde erstmalig über eine bisher unbekannte Komplikation bei Mukoviszidose berichtet. Es handelt sich um eine fibrotische Hyperplasie der Mukosa und Submukosa, überwiegend im Colon ascendens, die bei 5 Patienten zum resektionsbedürftigen Ileus führte. Das primär als Kolonstriktur bezeichnete Phänomen wird jetzt treffender als fibrosierende Kolopathie benannt. Inzwischen wurden aus England 14 und aus den USA 32 Patienten mit identischem Befund berichtet. Es handelt sich um junge Patienten im Alter zwischen 2 und 13 Jahren. Der bereits in der ersten Publikation vermutete ursächliche Zusammenhang dieser Komplikation mit der Therapie der Patienten mit hochkonzentrierten Pankreasenzymen konnte durch epidemiologische Studien aus England und den USA erhärtet werden. Die tägliche Enzymdosis lag bei den Indexpatienten 2 bis 2 1/2fach höher als bei Kontrollpatienten, so daß die Enzymdosis sicherlich von Bedeutung ist. Da inzwischen auch Patienten mit ähnlichen Befunden unter Therapie mit niedrig konzentrierten Enzympräparaten berichtet wurden und die auslösende Ursache bisher nicht geklärt ist, sollte ein strengeres Augenmerk auf eine kontrollierte Enzymdosierung gelegt werden. Eine Obergrenze von 15.000 E Lipase/kg Körpergewicht und Tag sollte nach Möglichkeit nicht überschritten werden.

Literatur

1. Borowitz DS, Grand RJ, Durie PR, and the Consensus Committee (1995) Use of pancreatic enzyme supplements for patients with cystic fibrosis in the context offibrosing colonopathy, J Peditr 127: 681–684
2. Briars GL, Griffiths DM, Moore IE, Williams PH, Johnson K, Rolles CJ (1994) High-strength pancreatic enzymes. (Letter) Lancet 343: 600
3. Campbell CA, Forrest J, Musgrove C (1994) High-strength pancreatic enzyme supplements and large-bowel strictures in cystic fibrosis. (Letter) Lancet 343: 109
4. Croft NM, Marshall TG, Ferguson A (1995) Gut inflammation in children with cystic fibrosis on high-dose enzyme supplements. Lancet 346: 1265–1267
5. Fitzke G, Benda N, Drews K, Haber P, Lang A, Riethmüller J, Stern M. (1995) High-dose lipase and protease supplements do not influence colon wall thickness in cystic fibrosis. Poster-presentation at the 20th European cystic fibrosis conference, Brüssel 18.–21.06.1995
6. Fritz Simmons St C et al (1995) Epidemiology of fibrosing colonopathy in the Unites States. Peditatr Pulmonol Suppl 12: 170–171
7. Jones R, Franklin K, Spicer R, Berry J (1995) Colonic strictures in children with cystic fibrosis on low-strength pancreatic enzymes. (Letter) Lancet 346: 499
8.King SJ, van Velzen D, Smyth R, Carty H, Heaf D (1994) Strictures of the colon in cystic fibrosis. Clin Radiol 49: 476–477
9. Knabe N, Zak M, Hausen A, Moesgaard J, Kvist N, Beck B, Damgaard K, Koch C (1994) Extensive pathological changes of the colon in cystic fibrosis and high-strenght pancreatic enzymes. (Letter) Lancet 343: 1230
10. Koch C (1994) Colonic strictures in cystic fibrosis. Oral presentation on an extraordinary meeting of CF center directors. Organized by the UK Cystic fibrosis trust in Manchester, 28. February 1994
11. Lebenthal E, (1994) High strength pancreatic exocrine enzyme capsules associated with colonic strictures in patients with cystic fibrosis: "More is not necessarily better". J Pediatr Gastroenterol Nutr 18: 423–425
12. Mac Sweeney EJ, Oades PJ, Buchdahl M, Bush A (1995) Relation of thickening of colon wall to pancreatic-enzyme treatment in cystic fibrosis. Lancet 345: 752–756
13. Mahony MJ, Corcoran M (1994) High-strength pancreatic enzymes. (Letter) Lancet 343: 599–600
14. McHugh K, Thompson A, Tam P (1994) Case report: Colonic stricture and fibrosis associated with high-strength pancreatic enzymes in a child with cystic fibrosis. Br J Radiol 67: 900–901
15. Oades PJ, Bush A, Ong PS, Brereton RJ (1994) High-strength pancreatic enzyme supplements and large-bowel stricture in cystic fibrosis. (Letter) Lancet 343: 109
16. Pettei MJ, Leonidas JC, Levine JJ, Gorvoy JD (1994) Pancolonic disease in cystic fibrosis and high-dose pancreatic enzyme therapy. J Pediatr 125: 587–589
17. Pohl M, Krackhardt B, Posselt H-G, Lembcke B (1995) Ultrasound studies of the intestinal wall diameter in patients with cystic fibrosis. Poster-presentation at the 20th European cystic fibrosis conference, Brüssel 18.–21.6.1995
18. Posselt H.-G. (1995) Presentation on the questionnaire in CF-centers in Germany. In: Consensus Conference on the management of cystic fibrosis. Springer-Verlag, Berlin Heidelberg, pp 3–5

19. Smyth RL, Ashby D, O'Hea U, Burrows E, Lewis P, van Velzen D, Dodge JA (1995) Fibrosing colonopathy in cystic fibrosis: Results of a case-control study. Lancet 346: 1247û1251
20. Smyth RL, van Velzen D, Smyth AR, Lloyd DA, Heaf DP (1994) Strictures of ascending colon in cystic fibrosis and high-strength pancreatic enzymes. Lancet 343: 85–86
21. Taylor CJ, Steiner GM (1995) Fibrosing colonopathy in a child on low-dose pancreatin. (Letter) Lancet 346: 1106û1107
22. van Velzen D (1995) Colonic strictures in children with cystic fibrosis on low-strength pancreatic enzymes (Letter) Lancet 346: 499–500
23. Zerin JM, Kuhn-Fulton J, White SJ, Chong SKF, Stevens JC, West KW, Teitelbaum DH, Nasr SZ (1995) Colonic strictures in children with cystic fibrosis. Radiology 194: 223–226

Ultraschall-Morphologie der Darmwandveränderungen bei Mukoviszidose: krankheits- oder medikamentenbedingt?

B. Lembcke, M. Pohl, B. Krackhardt, C. Dietrich, H.-G. Posselt

Hochdosis-Pankreatinpräparate (HDPP) ermöglichen eine praktikable Therapie der pankreatogenen Stetaorrhoe. Die Entwicklung von Pankreatinpräparaten mit 20 000, 25 000 und 40 000 FIP-Einheiten Lipase/Dosis entspricht dabei der therapeutischen Notwendigkeit, bei exokriner Pankreasinsuffizienz mahlzeitengerecht ausreichend hohe Enzymmengen für die Fettverdauung, d. h. etwa 100 000–150 000 E Lipase/Tag zu substituieren. Dabei werden bei Patienten mit zystischer Fibrose (CF) deutlich höhere Pankreatinmengen benötigt als bei Patienten mit exokriner Pankreasinsuffizienz auf dem Boden einer chronischen Pankreatitis.

Abgesehen von Übelkeitserscheinungen, Hyperurikämie und sehr seltenen allergischen Reaktionen galten Pankreatinpräparate traditionell als sehr sichere Medikamente.

Fallbeschreibungen von klinisch relevanten Strikturen des Colon ascendens und des Zäkums unter ultrahoher Dosierung von HDPP bei Patienten mit zystischer Fibrose [3] haben eine intensive Diskussion über den Kausalzusammenhang von Hochdosis-Pankreatinpräparaten und diesen Veränderungen ausgelöst, die in ihrer weiteren Entwicklung zu einer erheblichen Verunsicherung unter CF-Patienten geführt hat.

Eigene Untersuchungen. Diese Situation war Veranlassung für eine Querschnittsuntersuchung unter den insgesamt 260 pädiatrischen und erwachsenen CF-Patienten im Krankengut der Kinderklinik und der Medizinischen Klinik II am Universitätsklinikum Frankfurt, die die Charakterisierung des sonographischen Aspektes und meßbarer quantitativer Veränderungen der Darmwandmorphologie bei der Mukoviszidose in Abhängigkeit von der Pankreasenzym-Medikation umfaßte.

Untersucht wurden insgesamt 214 der 260 Mukoviszidosepatienten im Alter von 1–38 Jahren, 12 gesunde Kinder (Kontrolle) und 23 Erwachsene mit chronischer (alkoholinduzierter) Pankreatitis (CP) sowie 30 gesunde Erwachsene als Kontrollen.

Alle Ultraschalluntersuchungen (US) erfolgten mit dem Acuson 128-Gerät und einer 5MHz-Linear-Sonde. Alle Ultraschalluntersuchungen bei den CF-Patienten und den pädiatrischen Kontrollpatienten wurden von einem Untersucher (B.L.) durchgeführt, alle Sonographien bei den Patienten mit chronischer

M. Kist et al. (Hrsg.) Ökosystem Darm VII
© Springer-Verlag Berlin Heidelberg 1996

Pankreatitis und den erwachsenen Kontrollpersonen erfolgten durch einen weiteren Untersucher (C.D.).

123 CF-Patienten erhielten HDPP ($\geq$ 20 000 FIP-U Lipase/Kps.), 69 Mukoviszidosepatienten und die 23 Erwachsenen mit chronischer Pankreatitis normal starkes Pankreatin (NSP; 10 000 U Lipase/Kps.). 8 Patienten mit zystischer Fibrose waren ohne Pankreatin-Substitution(snotwendigkeit). Hierunter ist auch eine Patientin subsumiert, die seit einem Jahr eine unwirksame Dosis Pankreatin (10 000 E Lipase/Tag) einnahm. In 14 Fällen war die Ultraschalluntersuchung nicht aussagefähig (vorwiegend kleine Kinder mit eingeschränkter Kooperativität und ausgeprägter Darmüberlagerung). Die sonographischen Befunde wurden von dem Untersucher erhoben, der die Patienten und ihre Therapie zuvor nicht kannte.

Untersuchungsgang: Die Ultraschalluntersuchungen erfolgten ohne besondere Vorbereitung (keine Nüchternbedingungen, keine entblähende oder motilitätswirksame Medikation). Grundsätzlich wurden zunächst die rechte A. und V. iliaca communis aufgesucht, die ventral und kranial des Abganges der A. iliaca interna zur Darstellung des terminalen Ileums im Querschnitt führen. Von hier aus erfolgte die Ultraschalluntersuchung des Zäkums und der Bauhin'schen Klappe, wobei die Darstellung des terminalen Ileums im Längsschnitt nochmals zu einer exakten Lagebestimmung genutzt wird. Die meisten Fälle der 14 nicht auswertbaren Untersuchungen beruhten darauf, daß keine exakte topographische Zuordnung bzw. Abgrenzung der dilatierten und stark Chymusgefüllten Darmschlingen möglich war. Dargestellt und vermessen (longitudinal, transversal) wurden nach dem terminalen Ileum das Zäkum, das Colon ascendens unterhalb der rechten Flexur und das Colon descendens (Mitte bis zum Übergang zum Sigma).

Große Sorgfalt wurde darauf verwandt,

• die Darmwand im Transversalschnitt exakt orthograd darzustellen und zu vermessen,
• kontraktionsbedingte Wandstärkenänderungen zu minimieren, d.h. die Messungen erfolgten unter Dilatationsbedingungen und
• die luminale Oberfläche korrekt darzustellen (möglich durch Luftreflexe).

Dementsprechend betrug die Untersuchungsdauer unter Einschluß der Dokumentation meistens 15–30 Minuten.

Ergebnisse

Ultraschall-Morphologie. CF-Patienten mit Pankreatintherapie wiesen einheitlich ein charakteristisches Ultraschallmuster der Darmwand mit prominenter Submukosa auf, das bei Patienten mit chronischer Pankreatitis nicht beobachtet wurde. Qualitativ lassen sich diese Veränderungen als weitgehend gleichmäßige „Sandwich"-Struktur mit 3 Schichten (echoarme T. muscularis, echoreiche Mittelschicht (Submukosa), echoarme Mukosaschicht) charakterisieren (s. Abb. 1).

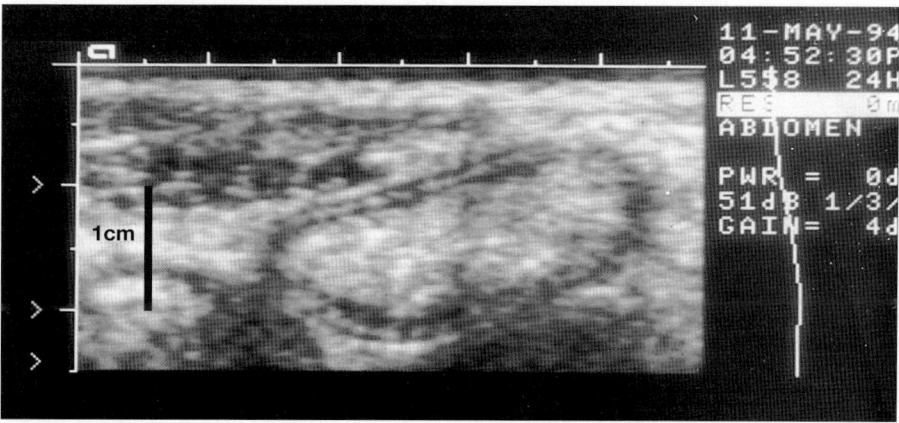

Abb. 1. Typische Sandwich-Struktur im terminalen Ileum mit regelmäßig akzentuierter T. mucosa, T. submucosa und T. muskularis bei Mukoviszidose. Wandstärke normal

Dieser Befund war ganz überwiegend im Zäkum, im Colon ascendens und im terminalen Ileum zu erheben, in einem Fall auch im linken Kolon.

Abbildung 2 stellt den Befund eines unauffälligen terminalen Ileums (Abb. 2 oben) dem Befund einer dreischichtigen, akzentuierten Darmwand bei CF gegenüber (Abb. 2 unten; beides CF-Patienten unter Pankreatinsubstitution).

Abbildung 3a zeigt den ausgeprägtesten Befund einer deutlichen Wandverdickung mit präferentieller Submukosaverbreiterung im Zäkum eines CF-Patienten in unserem Krankengut im Vergleich zum makropathologischen Schnittbild eines in der Arbeit von Smyth et al. wiedergegebenen C. ascendens-Resektates (Abb. 3 b).

Quantitative Veränderungen. Eine Darmwandverdickung war im Ileum signifikant unter NSP und HDPP, im Zäkum zu dem auch *ohne* Pankreatin und im Colon ascendens nur unter HDPP nachweisbar (s. Tabelle 1). Sie war zur HDP-Einnahme (bzw. deren Notwendigkeit) korreliert, nicht aber zur aktuellen täglichen Pankreatindosis.

Auch bei den erwachsenen Patienten mit chronischer Pankreatitis und Pankreatineinnahme lag die mittlere Darmwanddicke ileozäkal und im C. ascendens höher als bei entsprechenden Kontrollen, erreichte jedoch nicht das Ausmaß der Veränderungen wie bei den CF-Patienten und wies überdies morphologisch keine dominante „Sandwich"-Struktur auf (s. Tabelle 1).

Fazit. Sonographische Veränderungen der Darmwand sind bei Mukoviszidosepatienten unter Pankreatinpräparaten nahezu regelhaft darstellbar, unter Hochdosispräparaten aber besonders auffällig. Dabei auftretende ileozäkale Darmwand*verdickungen* sind nicht HDPP-spezifisch, sondern eine Pankreatinpräparat-Nebenwirkung bei CF; sie finden sich nicht bei erwachsenen Patienten mit Pankreatinsubstitution wegen chronischer Pankreatitis. Eine inter-

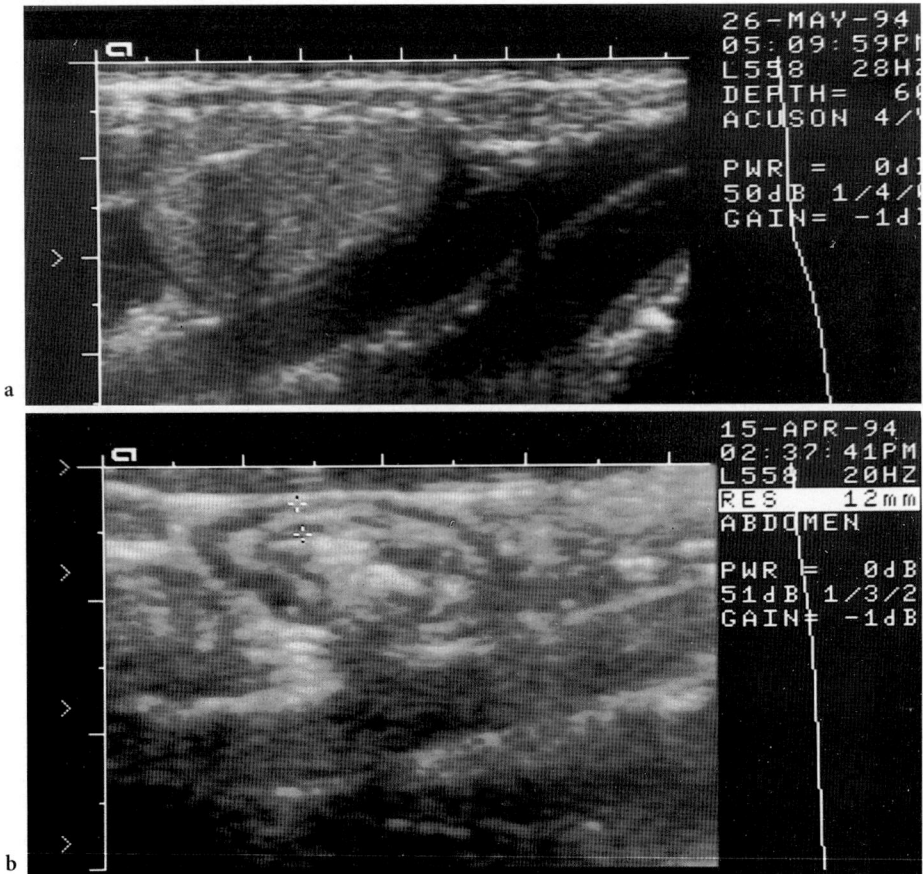

Abb. 2. Unauffälliges terminales Ileum (**a**) und akzentuiertes Schichtenbild des terminalen Ileums (**b**) bei zwei CF-Patienten unter Pankreatineinnahme. Das Ileum ist jeweils an der Überkreuzung der Iliakalgefäße dargestellt

ventionsbedürftige „Striktur" war in unserem Krankengut nicht nachweisbar, vielmehr handelt es sich bei den beschriebenen Veränderungen um längerstreckige Befunde.

Da nur 20 Patienten in dem hier untersuchten Krankengut > 20 000 IU Lipase/kg KG/Tag erhielten, 46 Patienten 10 000–20 000 IU und 127 Patienten < 10 000 IU Lipase/kg KG/Tag und da alle bisher aufgetretenen Fälle klinisch relevanter Kolonwandverdickungen bei CF-Patienten unter Pankreatindosierungen mit > 10 000–50 000 U.Ph.Eur. Lipase/kg Körpergewicht/Mahlzeit bzw. >40 000 U.Ph.Eur. Lipase/kg KG/Tag aufgetreten sind, ist das Fehlen interventionsbedürftiger Stenosen in unserem Krankengut plausibel. Charakteristische Wandveränderungen waren jedoch bei den meisten CF-Patienten auch unter den oben aufgeführten geringeren Dosierungen nachweisbar.

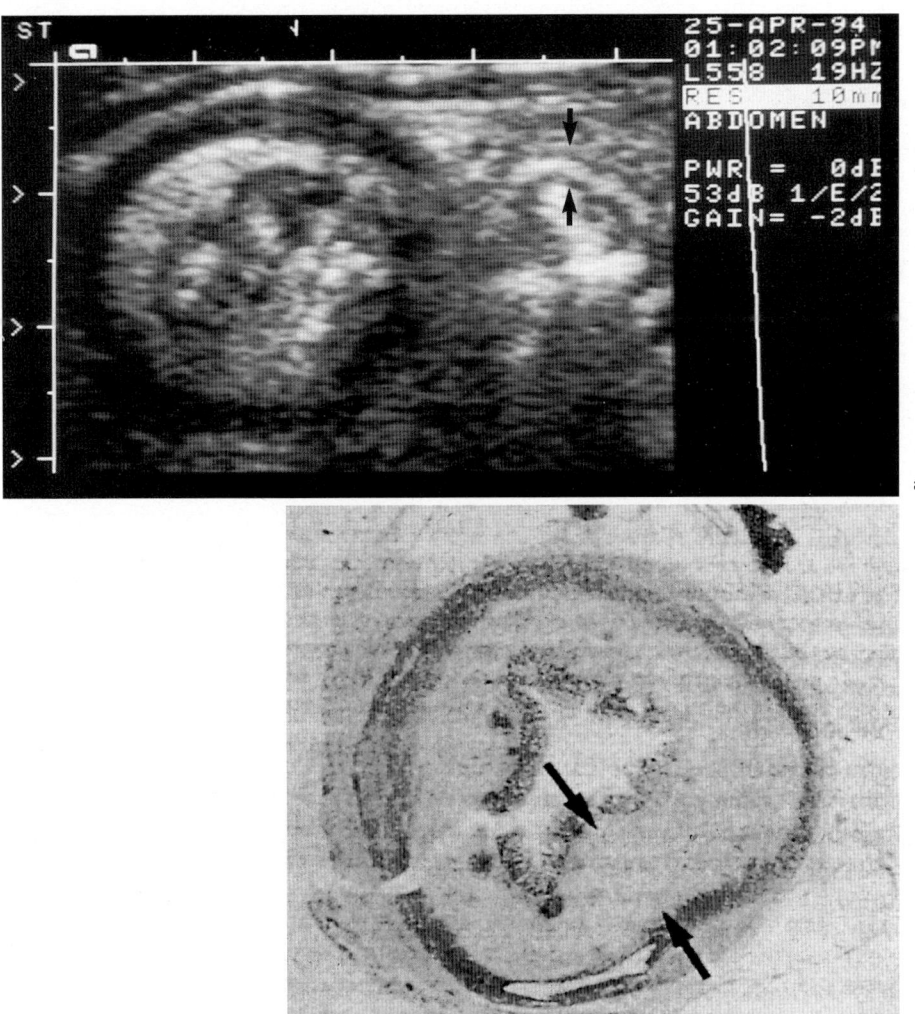

Abb. 3. a Ausgeprägte Wandverdickung im Zäkum mit präferentieller Submukosaverdickung bei CF und Hochdosis-Pankreatineinnahme. *Rechts angeschnitten* das ebenfalls akzentuierte Ileum (Pfeile); **b** Vergleichende Darstellung des makropathologischen Schnittbildes des in der Arbeit von Smyth et al. [3] wiedergegebenen C. ascendens-Resektates

Zur Frage der Kausalität mit den Hochdosispankreatinpräparaten kann daher derart Stellung genommen werden, daß auch „Normalpräparate", zwar geringer ausgeprägt, aber statistisch in signifikantem Umfang zu einer Wandverdickung des terminalen Ileums und Zäkums bei CF-Patienten führen und daß sogar bei CF-Patienten *ohne* Pankreatinmedikation eine Zäkumwandverdickung meßbar ist. Bei erwachsenen Patienten mit exokriner Insuffizienz

Tabelle 1. Darmwanddicke unter Pankreatin

Studie I: CF-Patienten und Kontrollen   Mittelwerte ± SD [mm]

signif.	Ileum	Zäkum	C. asc.	C. desc
Kontrolle (n = 12)	1.23 ± 0.20	1.29 ± 0.14	1.21 ± 0.21	1.15 ± 0.17
∅ Suppl. (n = 8)	1.31 ± 0.39	1.82 ± 0.69	1.27 ± 0.13	1.41 ± 0.19
NSP (n = 69)	1.60 ± 0.55	1.94 ± 0.75	1.54 ± 0.70	1.32 ± 0.41
HDPP (n = 123)	1.76 ± 0.55	2.38 ± 0.97	1.72 ± 0.77	1.50 ± 0.63

Unterlegt: signifikante Zunahme der Darmwandstärke vs. Kontrolle

Studie II: CP-Patienten und Kontrollen   Mittelwerte ± SD [mm]

	Ileum	Zäkum	C. asc.	C. desc.
Erw. Kontr. (n = 30)	1.05 ± 0.11	1.12 ± 0.10	1.13 ± 0.13	1.43 ± 0.15
CP (n = 23)	1.23 ± 0.19	1.50 ± 0.21	1.43 ± 0.21	1.68 ± 0.22

infolge chronischer Pankreatitis und NSP-Substitution läßt sich demgegenüber nur eine geringfügig breitere Wand des Ileums, Zäkum, C. ascendens und C. descendens darstellen, die jedoch nicht das oben genannte typische Dreischichtenphänomen ausbildet.

Gemeinsam belegen diese Befunde,

1. daß die Hochdosispräparate in der hier verwandten Dosierung unter 200 CF-Patienten in keinem Fall zu einer Kolonstenose/-striktur geführt haben und
2. daß sie weder notwendige noch hinreichende Bedingung für segmentäre Darmwandverdickungen im Ileum und Kolon sind.
3. Notwendige (und in wenigen Fällen auch hinreichende) Bedingung ist nach dieser Untersuchung aber die Erkrankung an einer Mukoviszidose.
4. Hochdosis-Pankreatinpräparate führen bei CF jedoch eindeutig zu ausgeprägteren Darmwandveränderungen als NSP.

Altersunterschiede können die hier beschriebenen Darmwandverdickungen bei den CF-Patienten nicht erklären, da das Alter der Patienten mit Hochdosispankreatinpräparaten (15,4 ± 8,3 J.), Normaldosis-Pankreatin (14,9 ± 10,1 J.) und ohne Pankreasenzymsubstitution (16,8 ± 6,7 J.) gleich war; die Kinder der Kontrollgruppe waren demgegenüber 9,0 ± 2,7 Jahre alt.

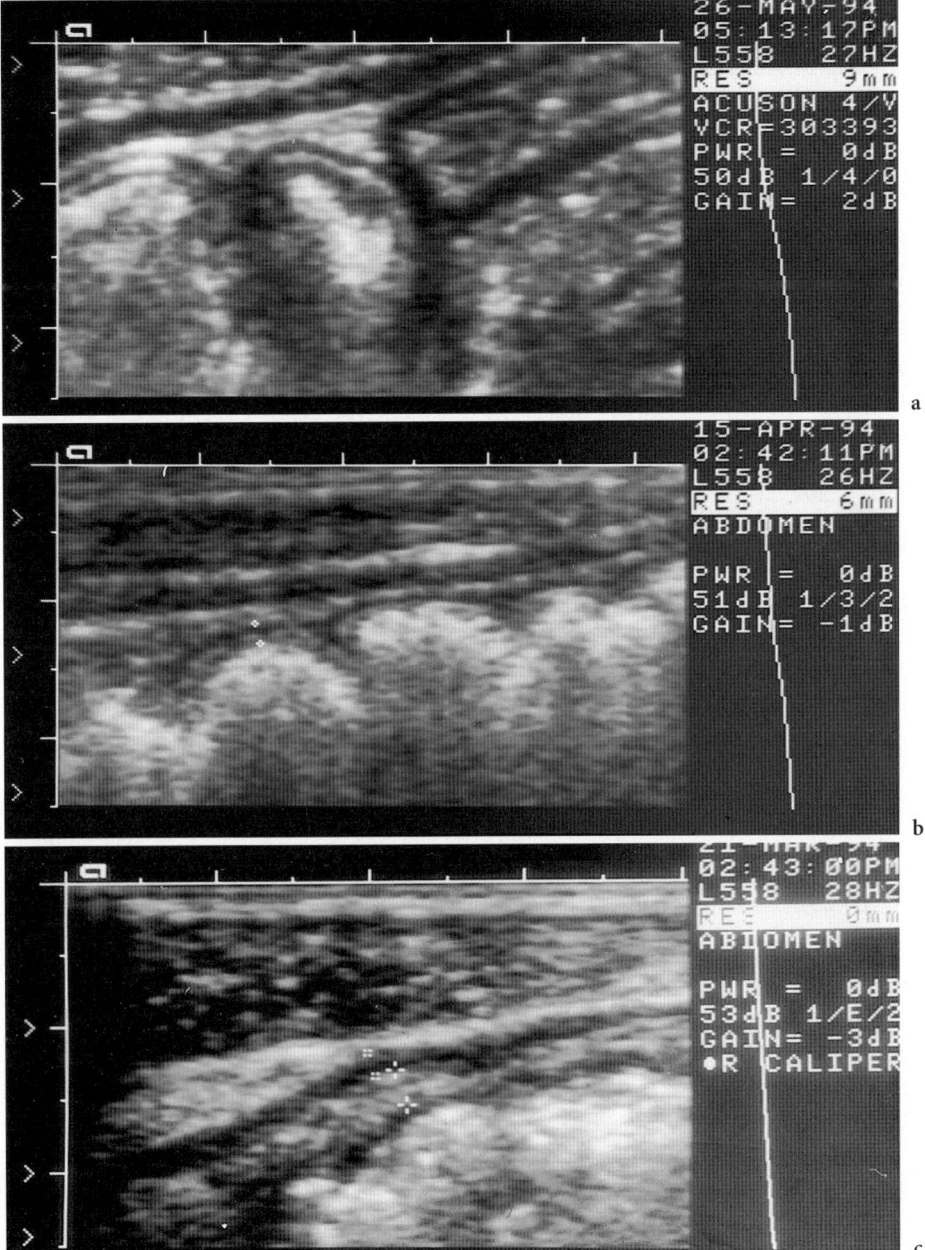

Abb. 4 a–c. Lineares Dreischichtenbild; **a** im Zäkum, **b** im C. ascendens. Gute Darstellungsmöglichkeit durch die Luftsicheln in der Haustrierung. Während die Wandstärke im C. ascendens hier unauffällig ist, ist der morphologische Aspekt unphysiologisch, **c** zeigt demgegenüber eine quantitative Verbreiterung der Darmwand im C. ascendens. Die T. muscularis mißt hier 1,6 mm (grundsätzlich Motilitätsbedingt variabel) und die T. submucosa stellt mit 2,5 mm die dominante Wandstruktur. Gesamtwandstärke 5 mm

Demgegenüber waren die Patienten (7 Frauen, 16 Männer) mit alkoholbedingter chronischer Pankreatitis mit 50,7 ± 10,7 Jahre deutlich älter als die vergleichend untersuchte Kontrollgruppe (30,5 ± 5,4 J.; 12 Frauen, 18 Männer), so daß die einheitlich geringfügig stärkere Wanddicke bei den Patienten mit CP (Tabelle 1; Studie II) nicht sicher als pankreatinbedingt angesehen werden kann.

Diese Befunde deuten nicht in die gleiche Richtung wie die Untersuchung von MacSweeney et al. [2], die eine Relation der sonographischen Darmwandstärke zur eingenommenen Proteasenmenge sieht. Vielmehr sind sowohl die Mukoviszidose als Grundkrankheit wie auch die Einnahme von Pankreasenzympräparaten als kausale Faktoren für die Darmwandverdickung zu nennen, wobei neben dem Pankreatin als Wirkstoff auch die galenische Präparation der Enzympräparate von Bedeutung sein kann. Die CF-Erkrankung per se ist nach unseren Befunden notwendige und hinreichende Bedingung für die Entwicklung einer pathologischen Darmwand-Morphologie. Die ausgeprägtesten Veränderungen im Sinne der in Einzelfällen zu klinisch relevanten Strikturen führenden Befunde werden jedoch nur bei CF-Patienten mit gleichzeitiger Einnahme von Hochdosis-Pankreatinpräparaten erreicht.

Sonomorphologisch ist das Muster der Darmwandveränderungen mit deutlicher, scharf abgegrenzter Dreischichtung, fehlender Muskelhypertrophie und (mit Beginn einer deutlichen Wandverbreiterung) dominanter Submukosa durchaus charakteristisch (s. Abb. 4 a–c) und wird vom Erfahrenen nicht mit dem Bild einer pseudomembranösen Kolitis, eines M. Crohn, einer Invagination oder eines Adenokarzinoms verwechselt werden [1]. Da insbesondere Invaginationen und maligne Entartung bei der CF vorkommen, stellt die Kenntnis dieser Entität und ihrer sonographischen Charakteristika einen wichtigen Beitrag zur Patientensicherheit dar.

Literatur

1. Dik H, Nicolai JJ, Schipper J, Heijerman HGM, Bakker W (1995) Erroneous diagnosis of distal intestinal obstruction syndrome in cystic fibrosis: clinical impact of abdominal ultrasonography. Eur J Gastroenterol Hepatol 7: 279–281
2. MacSweeney EJ, Oades PJ, Buchdahl R, Rosenthal M, Bush A (1995) Relation of thickening of colon wall to pancreatic-enzyme treatment in cystic fibrosis. Lancet 345: 752–756
3. Smyth RL, van Velzen D, Smyth AR, Lloyd DA, Heaf DP (1994) Strictures of ascending colon in cystic fibrosis and high-strength pancreatic enzymes. Lancet 343: 85–86

Festvortrag

D. S. Lutz

Frieden ist das Meisterwerk der Vernunft

D. S. Lutz

In Bosnien erzählt man sich einen makaberen Witz:

Auf dem Feld rackert ein bosnischer Bauer im Schweiße seines Angsichts, als ihm eine gute Fee erscheint. „Du hast einen Wunsch frei, lieber Bauer, aber bedenke: Von allem, was Du Dir wünschst, bekommt Dein Nachbar das Doppelte." Der Bauer bittet um Bedenkzeit. Es sind ja nicht – wie üblich – drei Wünsche, die er frei hat, vielmehr ist es nur ein Wunsch. Das muß gut überlegt werden. Die Fee stimmt zu, gibt ihm eine Nacht zum Überschlafen. Am nächsten Morgen wartet sie schon auf dem Felde, als der Bauer völlig übernächtigt eintrifft. „Ich habe es mir sehr gut überlegt", sagt der Bosnier. „Nimm mir ein Auge!"

Wer wäre durch diesen Witz nicht erschüttert? Allerdings scheint er die Realität in Bosnien widerzuspiegeln. Analytisch gesehen, läßt er sich in zwei Aussagen auf den Punkt bringen:

1. Es kann der Frömmste nicht in Frieden bleiben, wenn es dem bösen Nachbarn nicht gefällt.
2. Es ist nicht von vornherein oder zwangsläufig die Vernunft, die das Wünschen, Entscheiden und Handeln bestimmt.

Beide Erkenntnisse sind allerdings nicht neu oder nur auf Bosnien bezogen. Die erste Aussage legt der große Dichter Friedrich Schiller bereits 1803/1804 dem mittelalterlichen Wilhelm Tell in den Mund.[1] Die zweite Erkenntnis ist bereits den Werken des Königsberger Philosophen Immanuel Kant zu entnehmen, dessen 250. Geburtstages wir 1994 gedachten. In einer Art Umkehrschluß besagen sie: „Der Friede ist das Meisterwerk der Vernunft."[2]

Heute aber leben wir weder im Jahre 1724 noch im Jahre 1803. Wir schreiben 1996. Das heißt, wir stehen am Ende des 20. Jahrhunderts, sind auf dem Sprung

---

[1] Schiller, Friedrich (1968) Wilhelm Tell. Reclam, Stuttgart, S. 89.

[2] Vgl.: Kant, Immanuel (1985) Werke in sechs Bänden, Toman, R. (Hrsg) Köln und dort insbes.: die „Kritik der reinen Vernunft", die „Kritik der praktischen Vernunft", „Die Metaphysik der Sitten" und die Schrift „Zum ewigen Frieden"; ferner: Höffe, O. (1995) (Hrsg) Immanuel Kant. Zum ewigen Frieden, Berlin; Fischer, C. (1992) Lebensweisheiten von A bis Z. Niedernhausen/Ts. S 75.

M. Kist et al. (Hrsg.) Ökosystem Darm VII
© Springer-Verlag Berlin Heidelberg 1996

in das 3. Jahrtausend nach Christus. Hat die Menschheit, hat insbesondere auch Europa in den vergangenen Jahrzehnten und Jahrhunderten nichts dazugelernt? Können wir zwar mit Raketen und Satelliten das Weltall durchqueren und Galaxien hinter den Galaxien entdecken? Können wir zwar mit Internet und anderen Mitteln fast jeden Punkt dieser Erde mit Informationen überfluten oder virtuelle Realitäten erzeugen? Können wir zwar in Labors und Werkhallen künstliche Intelligenz konstruieren oder gentechnologisch veränderte Lebewesen schaffen oder – wie vor wenigen Tagen – völlig neue chemische Elemente erzeugen? Sind wir umgekehrt aber nicht in der Lage, Frieden und Sicherheit vernünftig und dauerhaft zu organisieren?

Also nochmals: Hat Europa in den vergangenen Jahrhunderten oder Jahrzehnten nichts oder nicht ausreichend dazugelernt? Die Brisanz und die Dimension dieser Frage verdeutlicht ein Blick zurück auf den erst vor 5 Jahren beendeten Ost-West-Konflikt und auf das Abschreckungssystem der vergangenen Jahrzehnte nach dem 2. Weltkrieg.

In einem Vortrag in der Evangelischen Akademie Tutzing im März 1982 sagte der Physiker, Philosoph und Friedensforscher Carl Friedrich von Weizsäcker u. a. zum Abschreckungssystem:

> Meines Erachtens hat es niemals eine Chance gegeben, daß die atomare Abschreckung das Friedensproblem für immer lösen wird; diese Hoffnung wirkte und wirkt auf mich als eine hirnverbrannte Verrücktheit. Der Weltfriede stabilisiert sich nicht technisch; er ist nur politisch stabilisierbar. Die atomare Abschreckung konnte uns eine Atempause von einigen Jahrzehnten geben, um eine politische Lösung des Friedensproblems zu suchen.[3]

Was Carl Friedrich von Weizsäcker mit „hirnverbrannte Verrücktheit" meinte, war u. a. das nukleare Rüstungskarussel, das sich zu Zeiten des Abschreckungssystems immer höher schraubte. Zuletzt erreichte es einen Stand von ca. 60 000 nuklearen Sprengköpfen, obwohl doch jeder wußte, daß das nukleare Potential von nur wenigen hundert Sprengköpfen ausreicht für die sog. „overkill", d. h. für die Vernichtung der Menschheit. Die eigentliche Verrücktheit lag aber noch nicht einmal so sehr in der bloßen quantitativen Anhäufung von Nuklearpotentialen, sondern in der Abschreckungs-Logik, die zu eben dieser Anhäufung führte, nämlich die Kalkulation mit und die Vorbereitung auf den vorbeugenden Krieg. Die mich selbst und andere spätestens seit Ende der 70er Jahre bewegende Frage war: Ist ein nuklearer Präventivkrieg zu erwarten, der vorbeugend und ohne eigene Absichten und „nur" aus dem einen Grund geführt wird, dem möglichen Gegner zuvorzukommen? Einem solchen „Weltkrieg wider Willen" würden zwar durchaus als Katalysator noch äußere Krisen wie etwa der damalige Afghanistan-Konflikt und/oder die persisch-irakischen Kämpfe vorangehen; das auslösende Moment – die Ursache für den Nuklearkrieg – würde aber weniger im äußeren Anlaß als vielmehr in der inneren Logik der damaligen rüstungstechnologischen Tendenz zu suchen sein. Sie ließ

---

[3] Von Weizsäcker, C. F. (1982) Abschreckung – nur eine Atempause. In: Die Zeit Nr. 13 vom 26. März 1982, S. 17–19, hier S 18.

sich mit der Frage illustrieren: Wem fällt im Krisenfall die Prämie des Erst-schlags zu? 100 Millionen Tote sind weniger als 300 Millionen Tote![4]

Nicht undenkbar schien mir und anderen damals ein Szenario – und ich zitiere jetzt einige Passagen aus einem Feature, das ich 1980 für den Südwest-funk[5] formuliert habe – in dem der Verteidigungsminister und sein General-stabschef Mitte der 80er Jahre den Regierungschef ihrer Supermacht aufsuchen – Ort, Personen und Anrede sind austauschbar, die Frage wird stets die gleiche sein:

> Wie lautet der Befehl, Genosse Generalsekretär? Oder: What's your order, Mr. President?
> Wir haben alle gegnerischen Nuklearstreitkräfte bis auf wenige U-Boote geortet. Unsere eigenen Raketen sind mittlerweile so treffgenau und zuverlässig, daß wir einen Erstschlag führen können. Und die Vorwarnzeit beträgt seit Stationierung der neuen Mittelstreckenwaffen in Europa nur noch wenige Minuten. Wir sind zwar friedfertig und wollen eigentlich keinen Krieg; auch müssen wir davon ausgehen, daß es dem Gegner selbst noch nach einem Erstschlag gelingt, uns ebenfalls Schaden zuzufügen. Doch wird der Schaden um ein Vielfaches höher sein, wenn nicht wir, son-dern der Gegner den Erstschlag führt. Und alle Anzeichen sprechen dafür, daß er morgen einen ähnlich hohen technologischen Standard erreicht haben wird wie wir heute. Noch ist die Gelegen-heit günstig.
> What's your order, Mr. Presiden? (. . .) Wie lautet der Befehl, Genosse Generalsekretär?

Wie hätten sich die Verantwortlichen entschieden, wären sie mit einer solchen Frage konfrontiert worden – sei es in ruhigen Zeiten, sei es in einer sich zuspit-zenden Krise, sei es in Zeiten des Alarms, verursacht vielleicht nur durch einen Computerirrtum, durch Fehlinformationen und ähnliches mehr? Wie hätte ich mich selbst entschieden, wäre ich an der Stelle der Verantwortlichen gewesen?

Glücklicherweise sind diese und ähnliche Fragen heute, Mitte der 90er Jahre, rhetorischer Natur. Was viele herbeigesehnt haben, aber kaum jemand erwartet hat, ist Ende der 80er Jahre eingetreten: Der Kalte Krieg ist vorbei, der War-schauer Pakt ist aufgelöst, die Sowjetunion ist zerfallen, Deutschland ist wieder-vereint. Vor allen Dingen: Der 3. Weltkrieg hat nicht stattgefunden, auch nicht der „wider Willen".

Hat die Menschheit, hat insbesondere Europa – und damit komme ich auf meine Eingangsfrage zurück – also doch dazugelernt? Ist das Ende des Ost-West-Konfliktes und die Auflösung des Abschreckungssystems der Beleg hier-für? Hat die Vernunft obsiegt?

Meine persönliche Interpretation ist, daß das Ende des Ost-West-Konfliktes und des Abschreckungssystems weniger etwas mit der Vernunft der Apparate, Institutionen, Strukturen und Menschen insgesamt zu tun hat, als vielmehr und vor allen Dingen mit dem Glücksfall Gorbatschow, also mit dem Willen und dem Handeln letztlich einer einzigen Person. Ich betone: Diese Aussage ist als eine persönliche und subjektive Interpretation zu nehmen, als einen Eindruck, nicht aber als eine wissenschaftlich gesicherte und fundierte These. Allerdings wird dieser Eindruck – und damit komme ich nach dem Exkurs über das

---

[4] Lutz, D. S. (1981) Weltkrieg wider Willen. Reinbek bei Hamburg.
[5] Abgedruckt als: Lutz, D. S. (1982) Rüstungswettlauf und Kriegsgefahr. In: Lutz, D. S. (Hrsg) Sicherheitspolitik am Scheideweg? Bonn S. 255f.

Abschreckungssystem der vergangenen Jahrzehnte zur Hauptlinie meiner Überlegungen zurück – bestätigt durch das Geschehen nach den revolutionären Umbrüchen nach 1989/90.

Nochmals: Ende der 80er Jahre ist eingetreten, was kaum jemand zu diesem Zeitpunkt und in dieser Größenordnung erwartet hatte. Entsprechend euphorisch waren die Begriffe, die das Ende des Ost-West-Konfliktes begleiteten: Gesprochen wurde von „Epochenbruch", „Zeitenwende", „Jahrhundertchance", „Neuer Weltordnung". Endlich schien die Erfüllung aller Hoffnungen aus den Zeiten des Ost-West-Konfliktes zum Greifen nahe. In der Pariser Charta vom 21. November 1990 formulierten die Staats- und Regierungschefs der KSZE-Teilnehmerstaaten u. a.:

Europa befreit sich vom Erbe der Vergangenheit. Durch den Mut von Männern und Frauen, die Willensstärke der Völker und die Kraft der Ideen der Schlußakte von Helsinki bricht in Europa ein neues Zeitalter der Demokratie, des Friedens und der Einheit an.
Nun ist die Zeit gekommen, in der sich die jahrzehntelang gehegten Hoffnungen und Erwartungen unserer Völker erfüllen: unerschütterliches Bekenntnis zu einer auf Menschenrechten und Grundfreiheiten beruhenden Demokratie, Wohlstand durch wirtschaftliche Freiheit und soziale Gerechtigkeit und gleiche Sicherheit für alle unsere Länder (. . .)
Das nun ungeteilte und freie Europa fordert einen Neubeginn. Wir rufen unsere Völker dazu auf, sich diesem großen Vorhaben anzuschließen.[6]

Auch in der „Gemeinsamen Erklärung von 22 Staaten", welche die Unterzeichnerstaaten der Vereinbarung über konventionelle Sicherheit in Europa (VKSE) am 19. November 1990 abgaben, heißt es u. a.:

Die Unterzeichnerstaaten erklären feierlich, daß sie in dem anbrechenden neuen Zeitalter europäischer Beziehungen nicht mehr Gegner sind, sondern neue Partnerschaften aufbauen und einander die Hand zur Freundschaft reichen wollen (. . .)
Sie erkennen an, daß Sicherheit unteilbar ist und daß die Sicherheit eines jeden ihrer Länder untrennbar mit der Sicherheit aller KSZE-Teilnehmerstaaten verbunden ist.[7]

Heute, nur 5 Jahre später, sieht die Realität in dramatischer Weise anders aus:[8] Keine der hochgesteckten Erwartungen hat sich wirklich erfüllt. Vor allen Dingen aber kann von einer stabilen und auf Dauer ausgerichteten Friedensordnung in Europa nicht gesprochen werden. Im Gegenteil: Erstmals seit Jahrzehnten herrschte über viele Monate hinweg auch mitten in Europa Krieg. Spätestens seit August 1995 ist auch die NATO – erstmals seit ihrer Gründung – quasi Kriegspartei. Mittlerweile hat sie Tausende von Kampfeinsätzen gegen Stellungen der bosnischen Serben geflogen, am 1. September 1995 erstmals auch in

---

[6] Charta von Paris für ein neues Europa. Erklärung des KSZE-Treffens der Staats- und Regierungschefs, Paris, 21. November 1990. In: Fastenrath, U. (Hrsg) KSZE. Dokumente der Konferenz über Sicherheit und Zusammenarbeit in Europa. Neuwied/Berlin, Losebl.-Ausg., Kap. A.2.

[7] Gemeinsame Erklärung von 22 Staaten vom 19. November 1990. In: Bulletin der Bundesregierung 137/1990, S 1422 f., hier Punkte 1 und 3.

[8] Vgl.: Mutz, R. Schoch, B. Solms, F. (1995) Friedensgutachten 1995. Hamburg, Münster; Institut für Friedensforschung und Sicherheitspolitik an der Universität Hamburg. IFSH (Hrsg) OSZE-Jahrbuch 1995. Baden-Baden.

der Geschichte der Bundeswehr unter Beteiligung von Tornados der deutschen Luftwaffe.

Vielleicht ist der Krieg im vormaligen Jugoslawien aber doch nur ein Ausrutscher der Vernunft bzw. Unvernunft? Also jene berühmte Ausnahme, welche die Regel bestätigt? Die Realität der europäischen Sicherheitsordnung 5 Jahre nach dem „Zeitenwechsel" spricht gegen diese Hoffnung. Mitte der 90er Jahre handelt es sich bei der europäischen Sicherheitsordnung noch immer – oder wieder – um eine defizitäre und fragmentierte Sicherheitsarchitektur aus nicht weniger als 5 bis 6 internationalen Einrichtungen. Statt Arbeitsteilung und Kooperation stehen Konkurrenz und Dominanz auf der Tagesordnung. Schon ist Europa wieder in Zonen ungleicher Sicherheit gespalten. Die Gruppierung der NATO-, EU- und WEU-Staaten beansprucht und garantiert Sicherheit exklusiv für sich. Gegenüber steht Rußland, nach außen militärisch stark, nach innen relativ instabil. Dazwischen liegen die konfliktreiche Zone der „nach Westen" tendierenden Reformstaaten andererseits. Keine dieser 4 Zonen ist gleichzeitig in sich und auch in bezug auf die Nachbarn stabil. Keine der Zonen bildet ein regionales System kollektiver Sicherheit oder ist mit den anderen Zonen durch den Kitt kollektiver Sicherheit – sprich: durch eine Beistandsgarantie – verbunden.

Was ist die Konsequenz einer solcherart defizitären, fragmentierten und im übrigen auch überrüsteten Sicherheitslandschaft? Zeichnet sich am Horizont nicht bereits wieder ein in Abschreckungsblöcke zerrissenes Europa ab, in dem die Militärpotentiale der Staaten eine größere Rolle spielen als ihre zivilen Möglichkeiten? 5 Jahre nach der „Zeitenwende" scheint diese Alternative jedenfalls nicht länger im Bereich des Irrealen zu liegen. Schon spricht auch Boris Jelzin wieder vom „Kalten Frieden" und von „2 Blöcken in Europa". Schon treibt die Saat des Abschreckungswahnsinns aufs neue Keimlinge. Die jüngsten Atomtests Frankreichs sind nur ein Beispiel unter vielen.

Zu lange schon ist Mitteleuropa hingehalten, Osteuropa vernachlässigt und insbesondere Rußland ausgegrenzt worden. Zu sehr auch ist Westeuropa immer noch uneins mit sich selbst, und zu stark schließlich ist auch das vereinte Deutschland auf eine „Normalität" fixiert, die mehr aus der Vergangenheit stammt denn in die Zukunft weist. Die Folgen sind ablesbar – nicht nur in Bosnien. Sie sind ablesbar auch in Tschetschenien, in Georgien und Moldawien, aber auch in der Türkei und in kurdisch bewohnten Gebieten und (noch immer) auf Zypern – und (wieder) als große Gefahr für Abrüstung und Rüstungskontrolle.

Ist die Menschheit dabei, ihre Jahrhundertchance zu verpassen, den Weltfrieden nach dem Ende des Ost-West-Konfliktes dauerhaft zu sichern? Hinken Entscheidungsträger und Akteure nicht selbst dem tagespolitischen Geschehen hinterher? Diese Fragen richten sich an die Regierenden, aber auch und gerade an die Opposition. Politik wird aus dem hohlen Bauch gemacht. Weder ist eine mittelfristige Konzeption noch eine über den Tag hinausreichende „grand strategy" erkennbar.[9] Lassen sich die Versäumnisse der Regierung vielleicht noch

---

[9] Lutz, D. (1995) Europa verpaßt auch seine letzte Chance...? In: Frankfurter Rundschau Nr. 280 vom 1. Dezember 1995, S 8.

mit dem Alltagsgeschäft erklären, so gibt es für das intellektuelle Versagen der Oppositionspolitiker und -politikerinnen (sei es von der SPD, sei es von den Grünen) keine Entschuldigung. Als Friedensforscher, der mit seinen Forderungen und alternativen Vorstellungen immer wieder auf das Ende des Abschreckungssystems und der Ost-West-Konfrontation vertröstet wurde, bedaure ich dieses Versagen der politischen Klasse – nicht nur in Deutschland – und das Versäumnis der Opposition – nicht nur in Deutschland – ganz besonders.[10] Im übrigen bin ich überzeugt, daß es vielen Menschen ähnlich geht wie mir.

Ganz sicherlich gilt dies jedenfalls für die unmittelbar Betroffenen des Krieges im vormaligen Jugoslawien. Dieser Krieg mußte über 4 Jahre dauern, bis schließlich am 14. Dezember 1995 die Präsidenten Serbiens, Kroatiens und Bosnien-Herzegowinas das zuvor in Dayton/Ohio ausgehandelte Friedensabkommen unterschrieben haben. Hundertausende Menschen haben auf grausame Weise ihr Leben lassen müssen, Millionen von Menschen sind vergewaltigt, verstümmelt, vertrieben worden, Werte in Milliardenhöhe sind durch Bomben, Granaten und Brandschatzung vernichtet worden, bis sich endlich nach mehrwöchigen Bombereinsätzen der NATO Mitte Dezember 1995 Slobodan Milosevic, Franjo Tudjman und Alija Izetbegovic in Dayton die Hände zum Frieden reichten.

Bereits am 28. November 1995, d.h. noch vor Unterzeichnung des Abkommens im Elysée-Palast in Paris, beschloß die deutsche Bundesregierung die Teilnahme von Bundeswehr-Einheiten am Einsatz einer internationalen Militärstreitmacht in Bosnien-Herzegowina. Am 6. Dezember 1995 stimmte der Deutsche Bundestag (u. a. auch mit Stimmen der SPD und von Bündnis 90/Die Grünen) dem Kabinettsbeschluß zu. Die Deutschen zogen mit diesen Beschlüssen die Lehren aus dem 4jährigen Morden im vormaligen Jugoslawien – schneller im übrigen als der US-Kongreß oder der UN-Sicherheitsrat. Die Lehren heißen für viele: Kriegführung ist die Fortsetzung der Politik mit anderen Mitteln. Frieden kann herbeigebombt werden. Frieden kann ohne Rücksicht auf Recht und Gerechtigkeit militärisch stabilisiert werden.

Diese Lehren sind falsch![11]

Im Interesse der Betroffenen und Leidtragenden muß die Bosnien-Vereinbarung von Paris bzw. Dayton zwar uneingeschränkt begrüßt werden. Im langfristigen Interesse der Leidtragenden darf aber nicht übersehen werden, daß auch die Bosniengespräche von Dayton und ihre Ergebnisse noch immer bzw. wieder unter den gleichen Strukturfehlern leiden, die auch das Europäische Sicherheitssystem der letzten 5 Jahre kennzeichnen und Krieg erst möglich machen: Die Politik folgt dem Tagesgeschehen statt es zu lenken, reagiert statt zu gestalten, repariert statt zu verhüten. Insofern ist seit den Tagen von Schiller und Kant nichts hinzugelernt worden.

---

[10] Vgl. auch die parteiübergreifende Diskussion unter dem Themenschwerpunkt „Von der Tagespolitik zur Konzeption". In: Vierteljahresschrift für Sicherheit und Frieden (S + F) 1/1996.

[11] Vgl.: Lutz, D. (1995) Die politische Lehre aus dem Kriegsmorden in Bosnien heißt ESG. In: IFSH-aktuell 20/1995, S 1ff.

Aufgabe der Sicherheitspolitik ist es, Krieg zu verhüten, nicht ihn zu führen. Dieser eigentlichen Aufgabe von Sicherheitspolitik – der Kriegsverhütung – kommt derzeit die politische Klasse weder in Deutschland noch in Europa nach.

Die Folgen sind nach 4 Jahren Krieg ablesbar: Ausländische Streitkräfte in einem Umfang von 60 000 Soldaten sollen Bosnien stabilisieren. Die Kosten dieses Militäreinsatzes sollen – befristet für 1 Jahr – ca. 8 Mrd. US-Dollar betragen. Ebenso hoch werden die Kosten für den Wiederaufbau des Landes veranschlagt. Der Erfolg des militärischen und finanziellen Engagements ist gleichwohl nicht garantiert. Ein 4jähriges Kriegsmorden endet nicht auf Befehl von einem Tag auf den anderen. Leid, Haß und Rache können nicht innerhalb von 12 Monaten vergessen und bewältigt werden. Das historische Gedächtnis zum Beispiel der Serben reicht weit ins Mittelalter bis hin zur Niederlage auf dem „Amselfeld" zurück. Auch im Zypern-Konflikt – verglichen mit der Bosnien-Barbarei ein fast banaler Konflikt – ist selbst 2 Jahrzehnte nach dem Ausbruch des Konfliktes noch immer die Stationierung der Blauhelme auf Zypern erforderlich.[12] Im übrigen sind am Zypern-Konflikt zwei NATO-Partner – die Türkei und Griechenland – beteiligt.

Deshalb nochmals: Die eigentliche Aufgabe der Sicherheitspolitik ist es, im Interesse der möglichen Leidtragenden und Opfer, nicht zuletzt aber auch im Interesse der eigenen Soldaten, Krieg zu verhüten, nicht ihn zu führen. Wer Krieg verhüten will, statt ihn zu führen, darf sich deshalb aber auch mit einer bloßen Kriegsbeendigungs-Konferenz (mit überdies unzureichenden Ergebnissen) nicht begnügen. Wer Frieden darüber hinaus auf eine stabile und dauerhafte Grundlage für Gesamteuropa stellen will, kann sich mit bloßen Dreiergesprächen zur selektiven Regelung eines einzelnen Konfliktfalles nicht zufrieden geben, muß vielmehr eine grundsätzliche Neuordnung der Sicherheitsarchitektur mit dem Ziel der Kriegsverhütung in Europa und unter Einschluß aller europäischen Staaten fordern. Die Alternative ist die beständige Gefahr der Wiederholung oder der Neuauflage des kriegerischen Mordens: In Bosnien-Herzegowina oder im Kosovo, im Kaukasus oder im Baltikum, in Tschetschenien oder in einer der anderen bislang „noch immer" – oder je nach Perspektive „bislang erst" – etwa 3 bis 4 Dutzend Krisengebiete Gesamteuropas.

Bislang gibt es diese so dringend erforderliche Kriegsverhütungspolitik in Europa weder konzeptionell noch operativ. Ihre Notwendigkeit ist die eigentliche Lehre aus dem Morden auf dem Balkan und die eigentliche Forderung an und für die Politik. Auch und gerade im Hinblick auf Deutschland. Wegen seiner Geschichte und seiner moralischen Schuld. Wegen seiner geographischen und strategischen Lage mitten in Europa. Wegen seiner wirtschaftlichen Größe und seiner politischen Macht.

Wer Versagen und Versäumnisse vorwirft, muß selbst eine Alternative anbieten können. Ich will deshalb versuchen, eine erste, zweifelsohne diskussionsbe-

---

[12] Vgl.: Karadi, M., Lutz, D. S. Landesverteidigung. In: Stefani, W. (Hrsg) Südosteuropa-Handbuch. Zypern, Göttingen i.E.

dürftige Antwort auf die von mir in den vorangegangenen Überlegungen expressis verbis oder indirekt gestellten Fragen nach den Ursachen von Kriegen und Gewalt und nach der Kriegsverhütung zu geben. Zu Beginn meiner Überlegungen hatte ich die beiden bekannten Feststellungen vorgetragen:

1. Es kann der Frömmste nicht in Frieden bleiben, wenn es dem bösen Nachbarn nicht gefällt; und
2. Es ist nicht von vornherein oder zwangsläufig die Vernunft, die das Wünschen, Entscheiden und Handeln bestimmt.

Beide Feststellungen sind Erläuterungen der Realität, geben aber nicht die Ursachen von Gewalt, schon gar nicht ihre Bandbreite wieder. Das Spektrum der Ursachen, Gründe, Motive für Gewaltanwendung und Krieg ist natürlich breiter und vielschichtiger als der makabre Witz, den ich an den Anfang gestellt habe, signalisiert. Faschismus und Rassenwahn gehen einher mit Machterhalt und Machtmißbrauch, ökonomischen Interessen und religiösem Fundamentalismus, ökologischer Zerstörung und existenzieller Verzweiflung, Mordlust und Aggression. Und doch läßt sich das Spektrum dieser und ähnlicher Ursachen, Gründe, Motive, trotz seiner Komplexität in eine einfache Antwort zusammenführen: Das „Weltgewissen", sprich: Völkerrecht, hat seit den Zeiten von Schiller und Kant tatsächlich in einem Punkt dazugelernt. Es hat die Frage von Gewaltfreiheit und Gewaltanwendung bereits vor Jahrzehnten und abschließend entschieden. Spätestens seit Gründung der Vereinten Nationen 1945 ist Gewalt als Mittel der internationalen Politik verboten, ist insbesondere die Führung von Kriegen untersagt. Stellvertretend für dieses Gewaltverbot nenne ich die Präambel und Artikel 2 Ziffer 4 der Charta der Vereinten Nationen von 1945 sowie – für Europa besonders bedeutsam – Punkt II des Prinzipienkatalogs der KSZE-Schlußakte von Helsinki vom 1. August 1975.

Andererseits fehlen auch 50 Jahre nach Unterzeichnung der UN-Charta noch immer die institutionellen Konsequenzen, die erst das Gewaltverbot ermöglichen, notfalls erzwingen. Gemeint sind obligatorische Regelungen der friedlichen Streitbeilegung einerseits und automatische Maßnahmen des kollektiven Beistandes andererseits. Beide sind die unabdingbare Konsequenz des Gewaltverbotes. Beide sind die Kehrseite ein und derselben Medaille. Beide sind ferner als Idee keineswegs neu. Bereits das Gewaltverbot des erwähnten Artikel 2 Ziffer 4 UN-Charta wird von ihnen umrahmt. In Artikel 2 Ziffer 3 UNCh heißt es:

Alle Mitglieder (der Vereinten Nationen) legen ihre internationalen Streitigkeiten durch friedliche Mittel so bei, daß der Weltfrieden, die internationale Sicherheit und die Gerechtigkeit nicht gefährdet werden.

Und Artikel 2 Ziffer 5 ergänzt:

Alle Mitglieder leisten den Vereinten Nationen jeglichen Beistand bei jeder Maßnahme, welche die Organisation im Einklang mit dieser Charta ergreift.

In der Realität der internationalen Beziehungen sind beide Konsequenzen bislang allerdings nicht gezogen oder nur unzureichend umgesetzt worden. Dies gilt auch und gerade für den institutionellen Dreh- und Angelpunkt jeglicher zivilisierter Konfliktlösung: die Forderung nach einer effektiven (obligatorischen) internationalen Gerichts- bzw. Schiedsgerichtsbarkeit. Nach wie vor existiert eine solche effektive Gerichtsbarkeit als Korrelat des Gewaltverbotes nicht. Eine der Hauptaufgaben der Sicherheitspolitiker – von Kohl über Kinkel bis Fischer und Lafontaine, aber auch von Clinton über Jelzin bis Chirac und Nasserbajew – müßte es deshalb nach meiner Auffassung sein, mitzuhelfen, einen entsprechenden Gerichtshof zu schaffen, seinen Zugang für alle Streitparteien obligatorisch zu gestalten, ggf. aber auch die Beachtung seiner Entscheidungen zu erzwingen. Orientierungshilfe für ein entsprechendes Vorhaben könnte Artikel 24 Absatz 3 des Grundgesetzes der Bundesrepublik Deutschland sein. Ein erster Ansatz ließe sich auch im Schiedsgerichtshof der OSZE in Genf finden.[13]

Greifen die Regelungen der friedlichen Streitbeilegung, funktioniert insbesondere die internationale Schieds- und Gerichtsbarkeit, so ist auch die gegenwärtig diskutierte Frage von Pazifismus oder Bellizismus gegenstandslos. Das Gewaltverbot ist Norm und Praxis zugleich. Die innergesellschaftliche Praxis dieser Regelungen liefert Tag für Tag den grundsätzlichen Beweis für die Richtigkeit dieser Annahme.

Aus der innergesellschaftlichen Realität wissen wir allerdings auch, daß es Ausnahmen gibt. Für diese Fälle sind (auch militärische) Abhalte-, Sanktions- und Erzwingungsmittel erforderlich. „Wer Außenminister werden will", muß deshalb gleichwohl keineswegs anerkennen – wie die Frankfurter Allgemeine Zeitung schreibt –, „daß Gewalt eines der Mittel zur Fortsetzung der Politik ist". Minister oder gar Bundeskanzler sollte aus meiner Sicht vielmehr nur werden dürfen, wer selbstverständlich weiß und befolgt, daß kriegerische Gewalt ausschließlich als – im übrigen letztes – Mittel zur Durchsetzung von *Recht* angewandt werden darf. Von der Politik verlangt werden muß deshalb die Schaffung eines Systems Kollektiver Sicherheit in und für Europa auf der Basis einer Rechtsordnung mit völkerrechtlich überprüfbaren und sanktionierbaren Grundlagen.

Der Gebrauch von Waffengewalt in den Beziehungen zwischen Staaten darf nicht zurückfallen in das politische Ermessen oder Belieben von einzelnen Akteuren, sondern muß als „ultima ratio" einer überstaatlich verbindlichen Normierung unterworfen werden. Es darf nicht geschehen, daß Embargo-Schiffe, z.B. der USA, wegen wechselnder innenpolitischer Konstellationen über Nacht einseitig (und sogar ohne Benachrichtigung der Verbündeten) aus der Adria abgezogen werden. Es kann nicht sein, daß UNO-Blauhelme dem Morden macht- und hilflos zuschauen müssen. Es kann nicht sein, daß Politiker wie Clinton und Jelzin lediglich aus wahlkampftaktischen Erwägungen der Bereitstellung von Truppen zustimmen oder eben auch nicht. Die Reihe dieser Beispiele könnte nahezu beliebig fortgesetzt werden. Bereits die wenigen Beispiele zeigen jedoch, wie unabdingbar notwendig es ist, die gegenwärtige defizitäre und fragmentierte und überrüstete Sicherheitsarchitektur Europas in eine Europäische Sicherheitsgemeinschaft auf der Basis einer Rechtsordnung zu über-

---

[13] Vgl.: Lutz, D. S. (1995) Der OSZE-Gerichtshof. In: OSZE-Jahrbuch 1995, a.a. O. (Anm. 8), S 241–253.

führen, in der Streitkräfte zu Sanktionsinstrumenten gegen den Rechtsbruch werden. An die Stelle von Intervention tritt Ordnungsrecht, an die Stelle des Rechts des Stärkeren tritt die Stärke des Rechts.

Das Leid aus den Kriegsgebieten Europas schreit nach einer grundlegenden Alternative der Verhütung von Krieg und Gewalt. Wie eine solche alternative Sicherheitsarchitektur aussehen könnte, hat das Hamburger Friedensforschungsinstitut (IFSH) in den vergangenen Monaten intensiv als „Sicherheitsmodell für das 21. Jahrhundert" diskutiert. Die Überlegungen der Hamburger Wissenschaftler und Wissenschaftlerinnen sind Ende 1995 als Buch von der Stiftung Entwicklung und Frieden in Bonn veröffentlicht worden. Das Buch trägt den Titel „Europäische Sicherheitsgemeinschaft" (ESG).[14]

Die vom IFSH konzipierte und zur Diskussion vorgelegte Europäische Sicherheitsgemeinschaft (ESG) stellt ein regionales System Kollektiver Sicherheit dar. Sie funktioniert so, wie die Vereinten Nationen ihrer Gründungsabsicht zufolge funktionieren sollten, aber aus unterschiedlichen Gründen weder während des Kalten Krieges noch danach funktionieren konnten: nach dem Prinzip des konsequenten Einstehens der Gemeinschaft für die Sicherheit jedes einzelnen ihrer Mitglieder. Große wie kleine Staaten stehen unter gleichem Recht, erhalten gleiche Sicherheit, übernehmen gleiche Verpflichtungen. Die verläßliche Funktionsfähigkeit verlangt dazu einen begrenzten Schritt von der zwischenstaatlichen Zusammenarbeit zu einem übernationalen Mechanismus; deshalb wird die Gewaltoption, die letzte Zuflucht des Rechts auf Sicherheit, aus der Verfügung der Einzelstaaten bzw. ständiger oder zeitweiliger Interessenkoalitionen in die Obhut der internationalen Rechtsgemeinschaft überführt. Aufgabe der ESG ist es, in allen Fällen aktiv zu werden, in denen eine Friedensgefährdung, eine Friedensbedrohung, ein Friedensbruch oder eine Aggression vorliegt. Im Falle eines bewaffneten Angriffs gegen ein Mitglied der Gemeinschaft sind die Gemeinschaft und deren Mitglieder zum automatischen Beistand verpflichtet, gleichviel, ob der Aggressor Mitglied der ESG ist oder nicht. Im Falle innergesellschaftlicher Konflikte gewaltsamer Art in den Mitgliedstaaten der Gemeinschaft ist die ESG dann zuständig, wenn sich diese Konflikte zu internationalen Streitigkeiten entwickeln oder zu entwickeln drohen. Sie ist ferner zuständig, wenn die Verpflichtung zur Achtung vo Minderheiten- und Menschenrechten nicht eingehalten wird.

Ihren Organisationszweck erfüllt die ESG mittels Gewaltverhütung durch friedliche Streitbeilegung. Dazu dient ihr ein breiter Fächer ziviler Einwirkungsmittel von der obligatorischen (Schieds-) Gerichtsbarkeit („Aggressor in einem bewaffneten Konflikt ist, wer sich dem Schiedsverfahren entzieht") über klassische und unkonventionelle politische Einflußnahmen bis zur Verhängung wirtschaftlicher Sanktionen. Mit dem Beitritt zur ESG ist automatisch der Beitritt zum obligatorischen (Schieds-) Gerichtshof der Gemeinschaft verbunden.

---

[14] Institut für Friedensforschung und Sicherheitspolitik an der Universität Hamburg (IFSH) (1995) Die Europäische Sicherheitsgemeinschaft (ESG). Das Sicherheitsmodell für das 21. Jahrhundert. Bonn.

Militärischer Waffeneinsatz bleibt die äußerste Sanktion gegen Bruch der ESG-Regeln, gegen Aggression oder zur Beendigung bereits ausgebrochener militärischer Gewalt. Sollte zu Zwangsmaßnahmen gegriffen werden müssen, stehen hierfür (neben nationalen) auch systemeigene Verbände zur Verfügung. Der Einsatz von Streitkräften unterliegt dabei der ausschließlichen Verantwortlichkeit der Gemeinschaft im Einklang mit der Charta der Vereinten Nationen. An die Stelle von Intervention tritt Ordnungsrecht.

Ein Novum in diesem Sicherheitsmodell für das 21. Jahrhundert bildet zweifelsohne der Zugriff der ESG auf Streitkräfte, unter Einschluß auch von Verfügungskräften. Diese Verfügungskräfte würden – wie der Name sagt – dem ESG-Generalsekretär ständig zur Verfügung stehen. Er hätte das Recht, diese Kräfte an jeden Ort innerhalb des ESG-Gebietes zu beordern, in dem Krisen und insbesondere der Ausbruch bewaffneter Auseinandersetzungen drohen. Seine Kompetenzen wären allerdings auf die Entsendung und Dislozierung der Truppe beschränkt. Um Mißverständnisse auszuschließen, sei an dieser Stelle betont, daß die Hauptfunktionen der ESG Konfliktverhütung und friedliche Streitbeilegung sind, daß eine „funktionierende" ESG den Einsatz militärischer Streitkräfte nur als ultima ratio kennt, mit dieser finalen Zielsetzung aber gerade abhaltend und damit kriegsverhütend wirkt.

Naturgemäß kann ein knapper Aufsatz einem Buch nicht bis ins Detail gerecht werden. Ich will deshalb nochmals an einem Beispiel illustrieren, wie eine funktionierende Kriegsverhütungspolitik im Rahmen einer ESG aussehen könnte.

Nehmen wir das jüngste Beispiel, den Ägäis-Konflikt der Griechen und Türken Ende Januar 1996. Für ihn scheint der Stoßseufzer Kants mehr als angemessen:

Aus so krummem Holze, als woraus der Mensch gemacht ist, kann nichts ganz Gerades gezimmert werden.[15]

Zur Erinnerung: Laut griechischer Heldensage durchbohren Odysseus und seine Kumpane mit einem glühenden Pfahl das einzige Auge des menschenfressenden Zyklopen Polyphemos. Voller Wut und Schmerz wirft der blinde Riese dem fliehenden Odysseus und seiner Mannschaft gewaltige Felsbrocken hinterher, die heute noch aus der Ägäis ragen.[16] Jahrtausende später, heute vor einem Monat, streiten sich die Türkei und Griechenland um einen dieser Felsbrocken, eine kleine, nur 400 m² große unwirtliche Insel namens Imia (türkisch Kardak).

Der Konflikt war ausgebrochen, nachdem ein kleines türkisches Schiff, die „Sigen Akad" im Verlauf eines Gewitters auf dem unbewohnten Felseneiland gestrandet war. Die griechische Küstenwache eilte dem Schiff zu Hilfe. Mit dem Argument, die Insel sei türkisches Territorium, lehnte der türkische Kapitän der „Sigen Akad" aber die Hilfe der Griechen ab. Der Vorfall alarmierte die Einwoh-

---

[15] Hier zitiert nach: Zippelius, R. (1994) Geschichte der Staatsideen. München, S. 157 und dort die Quelle.

[16] Homer, Ilias und Odyssee. In der Übersetzung von Johann Heinrich Voss, Gütersloh o.J., hier: Neuinter Gesang, S. 493–506.

ner der benachbarten griechischen Insel Kalymnos. Der Bürgermeister von Kalymnos hißte am 25. Januar auf Imia die griechische Flagge. 2 Tage später lan-
dete mit einem Helikopter ein Reporterteam der türkischen Tageszeitung Hür-
riyet auf dem Felseneiland. Die türkischen Journalisten holten die griechische
Flagge ein und hißten die türkische Flagge. Am 29. Januar ersetzte dann die
griechische Marine die türkische Flagge wieder durch die griechische. Mittlerweile hatten beide Seiten, die Türkei und Griechenland, jeweils 10 Kriegsschiffe
in das Krisengebiet geführt. Mit Raketen bewaffnete Flugzeuge überfliegen die
See. Nur mit Mühe kann durch Anrufe des amerikanischen Präsidenten der
Abzug der Kriegsschiffe und Landungstruppen am 31. Januar herbeigeführt
werden. Im Verlauf des Abzugs stürzt ein griechischer Marinehubschrauber
beim Erkundungsflug ins Meer. 3 Soldaten werden vermißt.[17]

Trotz Abzugs der Kriegsschiffe kommt es zu keiner wirklichen Beilegung des
Konfliktes. Die Gefahr des Wiederaufflammens des Konfliktes bleibt bestehen,
obwohl allen Seiten klar ist, wie schnell der Konflikt in einen heißen Krieg um-
schlagen kann. Folgt man dem US-Vermittler Richard Holbrooke, so hat es sich
bei den Drohungen der Türkei und Griechenlands nicht nur um hohle Phrasen
gehandelt: „Wenn die USA nicht interveniert hätten, dann hätte die Türkei die
Insel besetzt. Ein Krieg wäre vermutlich die Folge gewesen."[18] Auch der griechische Verteidigungsminister Gerassimos Arsenis bestätigte diese Einschätzung:
„Die Feuerkraft in der Gegend war immens, und jeder Zwischenfall hätte zu
einem richtigen Krieg führen können."[19]

Von Bedeutung ist an diesem Beispiel nicht so sehr der Konflikt als solcher,
sondern sein Verlauf und seine Beilegung bzw. Nicht-Beilegung. Obwohl beide
Kontrahenten Mitglieder der NATO sind, gibt es derzeit keine zwingenden Regeln, wie der Konflikt beigelegt werden muß. Es gibt keine Institution, welcher
der Konflikt vorgetragen und die für eine Lösung verantwortlich ist – und zwar
obligatorisch und rechtlich verbindlich. Es gibt auch keine Person oder Institution, die von sich aus, quasi automatisch, tätig wird. Es lag vielmehr im politischen Belieben, nicht in der Pflicht des amerikanischen Präsidenten, sich einzu-
schalten. Was, wenn Clinton zufällig keine Zeit oder keine Lust gehabt hätte, zu
müde oder mit der Abwehr innenpolitischer Angriffe, wie z. B. gegenwärtig gegen seine Frau, beschäftigt gewesen wäre? Hat US-Vermittler Richard Holbrooke also recht, wenn er Europa wegen der „offenkundigen Unfähigkeit" rügt,
„den Konflikt zwischen Griechenland und Türkei allein beizulegen"?[20]

Würde ein regionales System Kollektiver Sicherheit in und für Europa – eine
Europäische Sicherheitsgemeinschaft (ESG) – bereits bestehen, so wäre der
skizzierte Ägäis-Konflikt nicht nur schon längst beigelegt worden, sondern hätte vermutlich auch einen anderen Verlauf genommen, wäre möglicherweise erst
gar nicht entstanden:

---

[17] Vgl. stellvertretend: Die Neue Zürcher Zeitung vom 31. Januar 1996; Süddeutsche Zeitung vom
31. Januar 1996.
[18] Süddeutsche Zeitung vom 1. Februar 1996.
[19] Ebda.
[20] Frankfurter Rundschau vom 10. Februar 1996, S. 2.

1. Anders als die NATO, die als System Kollektiver Verteidigung nur gegen einen Feind von außen gerichtet ist, also nicht für Streitigkeiten der NATO-Mitglieder Griechenland und Türkei vorgesehen ist, wäre ein System Kollektiver Sicherheit wie die ESG auch und gerade für Konflikte im Inneren des Systems zuständig. An die Stelle von Beliebigkeit und Zufälligkeit würden also Zuständigkeit und Automatik treten.
2. Innerhalb der ESG gibt es Institutionen, Regeln, Mechanismen, die je nach Konfliktstand greifen, und zwar im Sinne der friedlichen Streitbeilegung. Türkei und Griechenland könnten z.B. den Europäischen Sicherheitsrat anrufen, oder den Generalsekretär um Vermittlung bitten oder den Streit dem ESG-Gerichtshof vorlegen. Letztlich ist der Gerichtshof bzw. Schiedsgerichtshof sogar obligatorisch und rechtsverbindlich nach dem Grundsatz „Aggressor ist, wer sich dem Gerichtshof entzieht".
3. Sind die beiden Streitparteien nicht bereit, die Regeln der ESG zu achten, die Entscheidungen der zuständigen Institutionen zu respektieren oder vor den Gerichtshof zu ziehen, so können diese Maßnahmen durch die ESG auch selbst – notfalls militärisch – erzwungen werden.
4. Eskaliert der Konfliktfall, sind z.B. schon Kriegsschiffe in der Adria aufgezogen, so kann der ESG-Generalsekretär eigene Verfügungskräfte, also Militär, quasi als Puffer zwischen die Streithähne setzen.
5. Kommt es gleichwohl zum Krieg, so muß die ESG dem Angegriffenen gegenüber dem Aggressor auch militärisch Beistand leisten. Nochmals: Aggressor ist, wer sich letztlich dem Gerichtshof entzieht oder sich dem Gerichtsspruch nicht beugt.
6. Im Optimalfall, der sicherlich noch nicht in der nahen Zukunft eintritt, wird es im Rahmen der ESG keine rein nationalen Streitkräfte mehr geben. Neben den bereits erwähnten Verfügungskräften werden Krisenreaktionskräfte existieren, die entweder supranationaler oder multinationaler Verantwortung unterstehen und entsprechend strukturiert sind. Krieg im Rahmen der ESG wird dann kaum noch stattfinden können. Es ist jedenfalls kaum vorstellbar, daß eine multinationale Schiffsmannschaft auf eine andere multinationale Schiffsmannschaft schießt, selbst wenn der (zufällig) türkische oder der (zufällig) griechische Kapitän im unwahrscheinlichen Fall den Befehl dazu geben sollte.

In der Logik dieser Gedanken liegt die Vision eines Europäischen Systems Kollektiver Sicherheit – eine Vision, die auch von der Verfassung der Bundesrepublik Deutschland in Artikel 24 Absatz 2 GG geteilt wird. Die Zeit ist reif, der geschichtliche Augenblick da, diese Wegweisung des Grundgesetzes und Vision des Parlamentarischen Rates von 1948/49 neu zu beleben. Nach dem Ende des Ost-West-Konfliktes besteht – bislang jedenfalls noch – die Jahrhundertchance, aus der Vision Realität werden zu lassen.

Was die Alternative bedeutet, illustriert folgende kleine Szene:

Ein Ozeandampfer, mitten auf dem Atlantik. In seiner Luxuskabine schläft ein Passagier. Da reißt der Steward die Tür auf und schreit: „Aufstehen, sofort aufstehen, das Schiff sinkt!" Der Passagier reibt sich die Augen und sagt: „Lassen Sie mich gefälligst schlafen. Es ist doch nicht mein Schiff, oder?"